Perspectivas en el
Tratamiento de la Enfermedad de Lyme

I0029651

Perspectivas en el
Tratamiento de la Enfermedad de Lyme

13 Profesionales de la Salud Expertos en la Enfermedad de Lyme Comparten Sus Estrategias de Curación

Con Artículos Extra de
Dietrich Klinghardt, M.D., Ph.D., y
James Schaller, M.D., M.A.R.

Escrito Por:	**Connie Strasheim**
Traducida por:	**M. Magdalena Medina Tejero**
Redactada por:	**Miguel Angel Ramírez Ortega, Connie Strasheim**
Prólogo por:	**Dra. Maureen Mcshane, M.D.**

BioMed Publishing Group
www.LymeBook.com

BioMed Publishing Group
P.O. Box 9012
South Lake Tahoe, CA 96158
www.LymeBook.com

Copyright 2010 por Connie Strasheim.
ISBN 13: 978-0-9825138-1-1
Reservados todos los derechos. Ninguna
parte de este libro será copiada, difundida o
almacenada en una base de datos sin
permiso.

**Para libros y DVDs relacionados visítenos online en: www.lymebook.com.
Visite el blog de la autora en: www.lymebytes.blogspot.com.**

Aviso legal - Descargo de responsabilidad

Este libro fue publicado originalmente en inglés. La traducción al español puede presentar errores semánticos o errores que pueden modificar significativamente el sentido original del texto. La traducción no ha sido realizada por un profesional médico. Consulte otras fuentes de información externas, incluido su médico autorizado antes de utilizar la información contenida en este libro. El autor, el editor y los aquí entrevistados declinamos toda responsabilidad que pueda derivarse de un error de traducción. Mediante el uso de la información contenida en este libro, el lector acepta eximir de toda responsabilidad al autor, al editor y a los aquí entrevistados en el caso de un error de traducción. Utilice este libro bajo su propia responsabilidad.

Este libro no pretende dar consejo médico. Ni tampoco tiene por objeto prevenir, diagnosticar, tratar o curar enfermedades. En cambio, este libro tiene por objeto compartir las opiniones y las investigaciones de los aquí entrevistados, así como las de la autora Connie Strasheim. Este libro ha sido creado sólo con fines educativos e informativos, y no como instrucciones de tratamiento para ninguna enfermedad. Gran parte del libro es una exposición de opiniones en áreas donde los datos son controvertidos o no existen. La información incluida en este libro no debe ser considerada más válida que cualquier otro tipo de opinión informal.

Los médicos y terapeutas que aparecen en este libro han sido entrevistados bajo circunstancias informales y sus declaraciones aquí expresadas no necesariamente representan sus opiniones profesionales. Este libro no fue escrito para sustituir el consejo o la atención de un profesional de la salud cualificado. Asegúrese de hacer una revisión con su terapeuta autorizado antes de iniciar cualquier protocolo o procedimiento discutido en este libro, o antes de suspender o modificar cualquier dieta, estilo de vida u otra terapia previamente recomendada por su terapeuta.

La enfermedad de Lyme es un tema controvertido y este libro no se considerará como la última palabra respecto a la atención médica de la enfermedad de Lyme. Este libro sólo será considerado como un trabajo literario no corroborado. Las declaraciones expresadas en este libro no han sido evaluadas por la FDA.

Agradecimientos

Me gustaría extender mi más sincero agradecimiento a las siguientes personas:

A Dios, que me dio el coraje para escribir este libro; a mi familia y amigos, por su apoyo durante este enorme y exigente proyecto, a mi editor Bryan Rosner, por ayudar a hacer realidad el libro; a los profesionales sanitarios que han participado en este libro, por sus valientes esfuerzos en compartir sus perlas de conocimiento con un mundo que tan desesperadamente las necesita: a Scott Forsgren, por revisar mi trabajo antes de la publicación, y por último, a los que padecen la enfermedad de Lyme, por inspirarme a escribir otro libro más sobre un tema tan importante como éste. Benditos sean en su viaje hacia la salud.

Dedicatoria

A todos los valientes médicos de la enfermedad de Lyme que diariamente hacen todo lo posible por ayudar a sus pacientes. Sus acciones están realmente plasmadas en el Juramento Hipocrático:

"En cualquier casa en que entre, sólo entraré para aportar mi ayuda a los enfermos y me abstendré de cualquier acción injusta intencionada..."

También por Connie Strasheim

The Lyme Disease Survival Guide: Physical,
Lifestyle and Emotional Strategies for Healing

(Guía de Supervivencia en la Enfermedad de Lyme: Estrategias Físicas,
Emocionales y del Estilo de Vida para la Curación)

Available from:

www.Lymebytes.Blogspot.com

www.LymeBook.com

Tabla De Contenidos

Capítulo 1: Steven J. Harris, M.D. Redwood City, CA......................... 117

Capítulo 2: Steven Bock, M.D. Rhinebeck, NY 145

Capítulo 3: Susan L. Marra, M.S., N.D. Seattle, WA 173

Capítulo 4: Ginger Savely, DNP
San Francisco, CA 219

Capítulo 5: W. Lee Cowden, M.D., M.D. (H) Panama City, Panamá 247

Capítulo 6: Ingo D. E. Woitzel, M.D. Pforzheim, Alemania 279

Capítulo 7: Ronald Whitmont, M.D. Rhinebeck, NY 303

Capítulo 8: Deborah Metzger, Ph.D., M.D. Los Altos, CA 331

Capítulo 9: Peter J. Muran, M.D., M.B.A. San Luis Obispo, CA 359

Capítulo 10: Nicola McFadzean, N.D. San Diego, CA.............................. 401

Capítulo 11: Marlene Kunold, "Heilpraktiker" (Profesional de la Salud) Hamburgo, Alemania 427

Capítulo 12: Elizabeth Hesse-Sheehan, DC, CCN Kirkland, WA 455

Capítulo 13: Jeffrey Morrison, M.D. New York, NY 489

Prólogo por Dra. Maureen Mcshane, M.D.

Este libro tan informativo es el primero de su clase sobre médicos y profesionales de la salud que tratan las enfermedades crónicas transmitidas por insectos y garrapatas con diferentes métodos. No existe un tratamiento único como respuesta a todas las personas con enfermedad de Lyme. Mientras que los antibióticos pueden mejorar la salud de una persona, la siguiente puede necesitar otros tratamientos. Para la mayoría, parece que una combinación de tratamientos es lo que mejor funciona. No importa cuántas horas haya dedicado a estudiar la enfermedad de Lyme y las coinfecciones, creo que siempre hay algo nuevo que aprender, de manera que he leído este libro con gran placer. Es como una ventana a través de la cual uno puede curiosear las prácticas de otros médicos para ver lo que hacen para mejorar la salud de sus pacientes. Es un complemento perfecto del primer libro de Connie Strasheim, *The Lyme Disease Survival Guide: Physical, Lifestyle and Emotional Strategies for Healing,* el cual proporciona perspectivas del proceso de enfermedad así como los diferentes métodos para tratarla. La autora entiende perfectamente lo que esta enfermedad supone y la ha investigado por completo.

Hubo un tiempo en el que pensaba que una buena salud era el resultado de una dieta excelente, ejercicio regular y descanso. Mi percepción era que esta combinación de estrategias podía mantener a una persona saludable sin importar lo que le sucediera a él o ella. Esta actitud me fue de mucha utilidad en la Facultad de Medicina en los momentos cuando que necesitaba más aguante para completar mi formación. Entonces un día y en un sólo verano, todo esto cambió. Dos semanas después de las vacaciones de la construcción y después de realizar algún trabajo de jardinería en St. Donat, Quebec, me desperté un día con un dolor de cabeza acompañado de rigidez y dolor en mi cuello y articulaciones. Estaba tan rígida que tuve que dar un paseo de unos quince minutos para relajarme lo suficiente como para conducir hasta mi trabajo en Chazy, NY, que estaba a una hora al sur de Montreal donde vivía. Durante los siguientes días, los síntomas empeoraron, y empecé a sufrir escalofríos, sudoración intensa, pérdida de peso, temblores y síntomas como de gripe. No podía comer, dormir ni pensar.

Tenía a mi disposición el sistema de atención sanitaria canadiense y lo utilicé varias veces durante los siguientes diez meses, sin embargo nada me ayudó a recuperar mi anterior estado de buena salud. Me había topado con un sistema de creencias que desconocía la enfermedad de Lyme y las coinfecciones. Durante esta época de mi vida, acudí a múltiples especialistas que me decían que quizás estaba llegando a la menopausia. Un especialista había conocido una vez a alguien que había padecido síntomas similares, afirmando que "todo lo que tenía era fibromialgia"- ¡Como si la fibromialgia fuera una enfermedad tan insignificante! Luego me dijo que "en apariencia era la paciente más saludable de la consulta".

La prescripción fue la habitual de una dieta saludable, un descanso adecuado y un montón de ejercicio que ya no me funcionaba. A medida que me iba debilitando, ya no podía levantar pesos, caminar cuesta arriba o hacer ejercicio. Cada noche me despertaba varias veces con dolor. Las largas búsquedas en Internet se me hacían cada vez más difíciles y las sensaciones iniciales de confusión y disfunción cognitiva que había padecido se convirtieron en una pérdida de memoria a corto plazo tan sólo unos pocos meses más tarde. Envié mi sangre al laboratorio Mayo Clinic, que me realizó una prueba Western Blot para la enfermedad de Lyme. Los resultados fueron negativos.

Es un sentimiento extraño ser una médica, acostumbrada a tomar decisiones sobre la salud de otras personas y luego de repente tener que depender de otros médicos para cuidar tu propia salud. Por último, fui a visitar al Dr. Horowitz, un médico de la ILADS (Sociedad Internacional de la Enfermedad de Lyme e Infecciones Asociadas) que, después de escuchar mi historia, sospechó que tenía la enfermedad de Lyme. Una prueba realizada en los laboratorios IGeneX labs confirmó este diagnóstico. El Dr. Horowitz, que después supe que formaba parte de un pequeño pero creciente número de médicos considerados los "expertos en Lyme" (de ahí el acrónimo LLMD, o "Doctor en Medicina Experto en Lyme"), fue de mucha ayuda en todos los sentidos. Posteriormente, llegué a ser miembro de la ILADS, aprendí más sobre las enfermedades transmitidas por las garrapatas, y tuve la suerte de poder realizar un curso formativo como residente del Dr. Horowitz, así como de otra médica llamada Dra. Ann Corson, con el objetivo de aprender más acerca de cómo tratar adecuadamente la enfermedad de Lyme.

Dos años de antibióticos y más años de medicaciones alternativas me ayudaron a recuperar una buena salud. Durante este tiempo tuve muchos altibajos. Utilicé remedios alternativos que nunca habría tomado en mi anterior estado de buena salud. Pasar por esta enfermedad puede implicar mucho más que tomar solamente antibióticos. Como podrá leer en este libro, el tratamiento tiene múltiples facetas y está basado en los síntomas particulares de cada persona. Además, no sólo se trata de la adquisición de una infección, también se trata de nuestra salud en general, tanto en el momento en que contraemos la infección, como a partir de entonces. Se trata de las exposiciones previas a otras infecciones, metales pesados, hongos y las micotoxinas que éstos producen. Y sí, recuperar una buena salud también es comer de manera saludable, hacer ejercicio y descansar. De hecho, las personas que no hacen estas cosas junto con otros tratamientos no tienden a curarse tan bien como aquéllas que sí lo hacen. Las emociones negativas influyen de manera adversa en la curación, así como los traumas emocionales pasados. Y la lista de tratamientos adjuntos necesarios continuará a partir de ahí. La recuperación puede ser difícil si no se abordan varias áreas de curación. También es importante tener un buen sistema de apoyo – en mi caso, tuve bastante suerte por tener un marido y una familia que me apoyaron a pasar por todos los malos momentos. Celebrábamos cada mejoría.

El camino de la curación comienza cuando tomamos una decisión consciente de hacer todo lo necesario para recuperar el estado de buena salud. Esto significa darnos permiso a nosotros mismos para analizar los medicamentos prescritos y los diferentes tratamientos, hacer preguntas y ser guiados por otras personas que han pasado por experiencias similares. Estimulada por mi propia mala salud, analicé muchas alternativas de tratamiento diferentes durante mi proceso de curación. Hubo una época en la que creía que nunca me libraría de mi dolor de espalda y de piernas. En algún momento, decidí probar una nueva modalidad de tratamiento, tras perderme por Internet, y dar con una médica de TNM (Técnica de NeuroModulación) en Montreal. Esta médica fue tan hábil, que después de visitarla tres viernes seguidos y sufrir un Herx cada fin de semana mientras estaba sin tomar ninguna medicación, desperté después del tercer fin de semana sin dolor en la espalda ni en las piernas – algo que no había experimentado en tres años. Luego aprendí cómo utilizar la TNM, TLE (Técnica de Liberación Emocional) y TAT (Técnica de Acupresión de Tapas) en mi propia consulta médica.

Durante el curso de mi recuperación, descubrí que muchos pacientes de mi consulta también tenían la enfermedad de Lyme. Un número importante de ellos tenían síntomas crónicos que se aliviaron con ciclos largos de antibióticos. Debido a la falta de médicos canadienses dispuestos a tratar la enfermedad de Lyme, los pacientes canadienses empezaron a visitarme para que los tratara . Muchos no presentaban la erupción cutánea en ojo de buey (teóricamente el síntoma "indicativo" de la enfermedad de Lyme), ni habían viajado fuera del país. Hasta el año anterior, había trabajado en una clínica sin cita previa en Chazy, NY; sin embargo, cada vez se me hacía más difícil atender a estos pacientes tan enfermos en una clínica en la que había previsto ver de tres a cuatro pacientes por hora. Si dedicaba una hora y media con cada paciente, (que es lo necesario si el médico realiza una adecuada historia, un examen físico completo y discute el plan de tratamiento del paciente), entonces los otros pacientes tendrían que esperar. De forma que dejé mi trabajo y abrí mi propia consulta en Plattsburgh, NY, en enero del 2009.

Cuento mi historia porque quiero que los lectores comprendan la complejidad de la enfermedad de Lyme. La enfermedad puede producir muchos síntomas difíciles de identificar y por tanto requiere una metodología de tratamiento coordinada, cuidadosa, directa y delicada. El "complejo" de la enfermedad de Lyme no sólo implica a la Borrelia burgdorgferi, que es la propia bacteria causante de la enfermedad de Lyme, sino también a patógenos que son conocidos como "coinfecciones", y que pueden ser transmitidos en la misma picadura de garrapata. Estas coinfecciones causan síntomas que no pueden ser reconocidos como parte de una compleja enfermedad parasitaria por médicos que no están formados para identificarla. Incluso realizar pruebas en los mejores laboratorios es problemático, ya que algunos de los pacientes más enfermos pueden obtener resultados de test negativos. La creencia de que no hay o hay poca enfermedad de Lyme en Canadá es una ilusión creada por las pruebas deficientes y la ignorancia de los síntomas que originan las infecciones transmitidas por insectos y garrapatas. Es muy fácil atribuir un diagnóstico inútil de fibromialgia o un síndrome de fatiga crónica a pacientes muy enfermos que, en realidad, tienen la enfermedad de Lyme.

La Fundación Canadiense de la Enfermedad de Lyme (www.canlyme.org) está trabajando con los gobiernos provincial y federal para conseguir la concienciación ante la enfermedad de Lyme y las coinfecciones. La organización se reúne con los gobiernos de Canadá, Ontario y Manitoba. Sin embargo, debido a que la enfermedad de Lyme y las coinfecciones pueden producir múltiples síntomas que pueden empeorar con el tiempo y necesitan de caros y largos estudios de reconocimiento y de muchas visitas a los médicos, especialistas y salas de urgencias, el coste para el gobierno sería astronómico si la enfermedad de Lyme fuera reconocida como lo que es y tratada como corresponde. Además, muchos de los enfermos ya no son capaces de trabajar, terminar el colegio o apoyar a la familia, lo que agrava una situación ya de por si catastrófica.

Prólogo por Maureen Mcshane, M.D.

Independientemente de las políticas y del dinero, es hora de que la gente sea consciente de este problema. Muchos de mis pacientes canadienses (y uno de Florida que cayó enfermo mientras estaba de camping en Ontario) habían estado expuestos a la Borrelia en áreas endémicas, pero no eran conscientes de ello en el momento de su exposición. Como consecuencia, no tomaron las medidas preventivas oportunas, ni sospecharon de la enfermedad de Lyme después de caer enfermos. No hay suficiente información difundida para protegerles y para proteger a otros como ellos. La Fundación Canadiense de la Enfermedad de Lyme ha estado ayudando al público a ser más consciente de esta amenaza para la salud. Es hora de que nuestros gobiernos hagan lo mismo.

Connie ha redactado un libro muy informativo y bien escrito tanto para pacientes como para médicos. Es un libro que leeré y releeré con interés. Es una brillante idea combinar las metodologías de varios médicos y sus diferentes estrategias de tratamiento en un solo libro, y da a los lectores un sentido de dirección y coherencia ante la posibilidad de poder compararlas. El libro ofrece explicaciones para los diferentes tipos de tratamiento que ya existen y también proporciona a los lectores nuevas vías de tratamiento a explorar. Mi agradecimiento a los médicos que generosamente han compartido su información y estilo de práctica.

Dra. Maureen Mcshane, M.D.
Colegiado en Medicina de Familia por la Academia Americana
Miembro de la ILADS (Sociedad Internacional de la Enfermedad de
Lyme e Infecciones Asociadas)
medart@sympatico.ca

Prólogo por Connie Strasheim

Empecé a investigar la enfermedad de Lyme en el 2005, después de que fuera diagnosticada por primera vez de esta enfermedad devastadora. Mis descubrimientos durante los últimos cuatro años me han llevado a probar una variedad de tratamientos, algunos de los cuales han resultado en mejorías espectaculares en mis síntomas. En el 2007, creé un blog sobre la enfermedad de Lyme para compartir las conclusiones de mi investigación, así como las lecciones que me ha enseñado el vivir con Lyme y que continúa enseñándome. Esta información se puede encontrar en Internet en www.lymebytes.blogspot.com. En el 2008, escribí un libro titulado *The Lyme Disease Survival Guide: Physical, Lifestyle and Emotional Strategies for Healing*, en el cual comparto información sobre varios tratamientos de la enfermedad de Lyme, así como un consejo práctico para hacer frente a las dificultades emocionales y del estilo de vida en las enfermedades crónicas. Estos dos últimos temas no se suelen tratar mucho en los libros de Lyme ni durante las visitas a los médicos, aunque creo que abordar estos aspectos de la enfermedad no es menos importante para la recuperación que los tratamientos médicos.

Como resultado de este libro, recibí numerosos emails y llamadas telefónicas de otros pacientes con la enfermedad de Lyme que compartieron conmigo sus historias personales de sufrimiento. Y durante los últimos cuatro años, he recorrido este camino junto con muchos otros, que, como yo, se han sentido a veces como si estuvieran ante una misión aparentemente imposible para recuperar la salud. Puede que sepamos que la curación es posible, pero sentimos como estuviéramos caminando a lo largo de un precipicio de imposibilidad, porque el camino es largo y difícil, y mientras no consigamos estar bien, nuestras vidas – en realidad, nuestro medio de vida, pende de un hilo.

A pesar de que hay mucha información difundida sobre la enfermedad de Lyme – en grupos de apoyo de Internet, en apuntes de conferencias publicados y en libros escritos por pacientes de Lyme y de vez en cuando por algún médico experto en Lyme – aún veo muchos pacientes con la enfermedad de Lyme vagando por el desierto, indecisos sobre cómo tratar sus síntomas.

Estas personas se preguntan si están haciendo lo bastante por curarse; si deberían cambiar de protocolo, de médico o algún otro aspecto de su tratamiento. Para algunos, sus opiniones y sus esperanzas han sido formadas y modificadas por lo que han leído en un libro o en un grupo de apoyo en Internet, por lo que han visto en YouTube, o por lo que le funcionó a su vecino quien también padeció de Lyme. Sin embargo, creo que lo que funcionó para un paciente de Lyme no necesariamente funcionará para todos los demás, y he observado intereses delicados en todos los grupos de apoyo que a veces llevan a las personas, al no ver más allá, por caminos menos beneficiosos. Sí, los grupos de apoyo pueden ser las mejores fuentes de información y consuelo para aquellos que necesitan saber más sobre la enfermedad, pero mi propia experiencia me ha enseñado que uno no puede detenerse ahí si quiere una perspectiva equilibrada acerca de cómo tratar la bestia multifácetica denominada Lyme. O quizás debería llamarla más correctamente la enfermedad crónica *en torno al* Lyme, pues el tratamiento de la enfermedad de Lyme es mucho más que simplemente conseguir librarse de las infecciones. Ni puede detenerse en el testimonio de su vecino sobre su propia curación, que afirma que la terapia X es el único modo de conseguir la salud, ni en el de su médico local que le dice que dos ciclos de doxiciclina es todo lo que usted necesita para su bienestar. Puede que incluso no sea capaz de detenerse en su médico experto en Lyme, quien debería haber sabido más que su médico de familia habitual – quizás lo bastante para alejarle de los bosques – pero no lo suficiente para remediar el incómodo problema hormonal o curarle por completo de su misteriosa cepa de Babesia. O puede que haya encontrado respuestas en alguno de los libros de Lyme que ya están en el mercado, pero se pregunta cuántas personas se han curado en realidad mediante estos protocolos, ya que ha probado algunos de ellos pero no le han funcionado en la medida en que usted lo necesitaba.

Dicho esto, estoy agradecida por toda la información que ha sido publicada sobre la enfermedad de Lyme en Internet y en libros. Sin ella, todavía estaría hundida en un pozo oscuro, preguntándome por qué mis extremidades y mi cerebro no funcionan, y tan deprimida como el día en que me enteré de que algo estaba verdaderamente mal en mi bioquímica. Por supuesto, no he descartado la amplia y valiosa información que ya está difundida, pero creo que cuanta más información haya publicada por profesionales de la salud expertos en Lyme, mejor será para los médicos y los pacientes de Lyme.

Por lo tanto este libro, no es sólo para los que padecen Lyme, sino también para los profesionales de la salud que los están tratando y deseen adquirir conocimientos más profundos de lo que realmente significa tratar la enfermedad crónica en torno al Lyme. O incluso lo que significa tratar otra enfermedades crónicas, puesto que las disfunciones múltiples que se han presentado en el Lyme, tales como los desequilibrios hormonales y la disbiosis intestinal, también se presentan en otros estados de enfermedad crónica. Porque a veces, los procesos que llevan y prolongan las enfermedades crónicas son los mismos, tanto si los marcas con una etiqueta de "Lyme" como si no.

Debido a que he escrito este libro tanto para profesionales de la salud como para pacientes de la enfermedad de Lyme, puede que a veces la terminología sea difícil, o nueva para, el profano medio con enfermedad de Lyme. Invertí una gran cantidad de tiempo y energía en un esfuerzo por comunicar los conceptos más difíciles en términos fáciles de entender por los lectores.

Prólogo por Connie Strasheim

La enfermedad de Lyme es una de las enfermedades más complicadas de tratar. Dado que ningún terapeuta tiene el monopolio en el tratamiento de las enfermedades crónicas en torno al Lyme, y debido a la existencia de otras perspectivas valiosas, mi objetivo al escribir este libro ha sido descubrir y compartir tales perspectivas, con la esperanza de proporcionar el mayor conocimiento para la curación. Si bien los profesionales de la salud pueden, en algunos casos, tener metodologías similares para el tratamiento del Lyme, creo que todo médico que haya estado tratando esta enfermedad durante algún periodo de tiempo tiene algo único que ofrecer. Este "algo" puede proporcionar el eslabón(es) perdido que otros médicos necesitan con el fin de ayudar a curar a sus pacientes, así como lo que necesitan otros pacientes de Lyme para curarse ellos mismos. Al mismo tiempo, mediante la representación de las perspectivas de trece diferentes profesionales de la salud expertos en Lyme, la evidencia de que lo que mejor funciona para el tratamiento de Lyme puede ser establecido tácitamente mediante las similitudes, o diferencias, encontradas entre los protocolos de estos médicos.

Al escribir este libro, busqué incansablemente respuestas a algunas de las cuestiones más analíticas sobre el tratamiento del Lyme, como: ¿Quiénes son los que se curan, y quiénes no? ¿Qué factores participan en la curación aparte de la carga evidente de las infecciones? Preguntas que se han realizado entre pacientes de la enfermedad de Lyme en grupos de apoyo o que se manifiestan como un tipo de pregunta vaga, pero a las que las personas no parecen encontrar respuestas a menos que puedan introducirse en el cerebro de alguien que haya estado tratando pacientes de Lyme durante años.

Por lo tanto, escribí este libro para proporcionar las perspectivas en el tratamiento de la enfermedad de Lyme, pero en realidad no soy su autora. Los autores son los trece médicos y otros profesionales de la salud a los cuales he entrevistado y cuyos protocolos aparecen en este libro. Yo escribí la información que compartieron conmigo, editándola y reeditándola de forma que se leyera como un libro en lugar de como una entrevista. Luego, los autores de manera individual editaron y matizaron sus capítulos a partir de la finalización del manuscrito. Un par de ellos incluso participaron en el proceso original de escritura. Estoy agradecida por sus amplias contribuciones. Un trabajo que incluye a quince personas (pues incluyo a mi editorial y a mi editor), escribir este libro fue una tarea inmensa, una que nunca imaginé que fuera a ser tan exhaustiva. Al final, sin embargo ha merecido la pena el esfuerzo por la gran cantidad de valiosa información que creo que este libro brindará a sus lectores. Por otra parte, los capítulos de este libro no aparecen en un orden particular; encontré que la información contenida en todos ellos era muy valiosa y cualquier intento por organizar su orden hubiera sido difícil.

Cuando lea este libro, por favor sea consciente de que la información presentada no tiene por objeto proporcionar una completa descripción y análisis de cada uno de los protocolos de los médicos, para hacer esto sería necesario un libro para cada uno de ellos. Por el contrario, está destinado a proporcionar una visión general de los tratamientos y filosofía de curación de cada uno de los médicos. No creo que esta limitación sea una desventaja, porque muchos con "cerebro Lymoso" son propensos a liarse con los detalles. Además, los médicos y los pacientes de Lyme que lean este libro y encuentren útil su información pueden más adelante centrarse en aquellas ideas que sean de interés para ellos y realizar una investigación más completa por su cuenta.

Por consiguiente, este libro no pretende ofrecer información sobre los fundamentos de la enfermedad de Lyme crónica; qué es, cómo se contrae, cuáles son los síntomas, cómo se diagnostica, etc. Para esto, animo a los lectores a que echen un vistazo a uno de los libros disponibles sobre Lyme, o visiten la ILADS (Sociedad Internacional de la Enfermedad de Lyme e Infecciones Asociadas) sitio en Internet; www.ILADS.org, el cual es uno de los pocos sitios que brinda información precisa sobre la enfermedad de Lyme crónica.

Este libro tampoco discute las políticas de Lyme, otro aspecto muy importante de esta enfermedad que todo médico y paciente deben tener en cuenta. El acceso a un diagnóstico y tratamiento adecuados ha estado muy limitado por intereses políticos, incluyendo los de la IDSA (Sociedad de Enfermedades Infecciosas de América) y el CDC (Centros para el Control de la Enfermedad). Tener conocimiento de las políticas que están detrás de la enfermedad de Lyme puede hacer que el camino de la curación sea más suave para aquellas personas con dicha patología, y tal conocimiento es clave para cualquier médico que decida tratar casos de enfermedades crónicas en torno al Lyme. El tratamiento de la enfermedad de Lyme crónica literalmente pende de un hilo entre dos posiciones políticas diametralmente opuestas.

Por último, aunque cada uno de los médicos que han participado en este libro ha ofrecido una perspectiva única, he observado que surgieron un par de temas comunes como resultado de la información combinada. En primer lugar, el tratamiento de la enfermedad de Lyme no se trata sólo de librarse de una o dos infecciones; se trata de abordar y tratar las múltiples disfunciones o causas que llevan a la enfermedad crónica, siendo la Borrelia sólo una de estas causas. Las personas normalmente no sólo enferman a causa de una bacteria; enferman porque otros factores contribuyen al mal funcionamiento de sus cuerpos. En segundo lugar, con respecto a las enfermedades crónicas y de Lyme, no existe un protocolo que sirva para todas las personas. Sí, puede ser útil escuchar las experiencias de otras personas con ciertos tratamientos, pero al final, no existen dos personas iguales, y el tratamiento debe ser adaptado de forma individual. Los tratamientos de recetario no funcionan para esto, ni para ninguna otra enfermedad crónica.

Espero que este libro aporte más claridad en estos temas, o al menos amplíe la perspectiva de aquellos que están buscando saber más sobre los tratamientos de la enfermedad de Lyme. Puede que el libro lleve al paciente de Lyme un paso más cerca de la puerta de la salud, y puede que lleve al médico un paso más cerca de cruzarles al otro lado de esa puerta.

Nota del Editor

Este libro contiene una tremenda cantidad de información, y los lectores pueden sentirse abrumados si no están preparados para asimilarla.

Cuando lea este libro, le animo a emplear una "estrategia de organización de la información", de forma que pueda realizar un seguimiento de aquella que sea más relevante e importante para usted.

Se recomienda que cuando lea este libro, tenga a mano un rotulador subrayador y un bloc de notas. Puede utilizar el subrayador para destacar la información que crea que es importante, y que desee volver a leer en el futuro. Puede utilizar el bloc de notas para escribir los nombres de los tratamientos, pruebas o procedimientos que quiera integrar en su plan de tratamiento o discutir con su médico.

• INTRODUCCIÓN •

Tópicos Avanzados Acerca de la Enfermedad de Lyme: Claves Para Diagnosticar y Guías para el Tratamiento de la Enfermedad de Lyme y Otras Infecciones Transmitidas por Garrapatas

Décimo Sexta Edición
Copyright Octubre, 2008

Por Joseph J. Burrascano, JR., M.D.
Miembro de la Junta Directiva,
International Lyme and Associated Diseases Society (ILADS)

TRADUCIDO POR VIRGINIA AÑEZ Y
MIGUEL ANGEL RAMÍREZ ORTEGA, D.V.M

Descargo de Responsabilidad

La información contenida en esta monografía es sólo para propósitos informativos. El tratamiento de las infecciones transmitidas por garrapatas en un paciente debe ser abordado de una manera individual usando el mejor juicio de su médico.

Nota de Connie Strasheim

Los capítulos de este libro se enfocan principalmente en los tratamientos para la enfermedad de Lyme crónica, y en menor medida en la información básica sobre la enfermedad, tales como lo que es la enfermedad, como se diagnostica, cuales son las síntomas, como se transmiten las infecciones, y como prevenirlas. Una de las mejores fuentes de información básica sobre la enfermedad de Lyme se encuentra en el artículo escrito por el Dr. J. Burrascano, MD, " Claves Para Diagnosticar y Guías Para El Tratamiento De La Enfermedad De Lyme Y Otras Infecciones Transmitidas Por Garrapatas." Por lo tanto, hemos incluido ese artículo aquí, antes de los demás capítulos. El Dr. Burrascano es un líder internacional en el establecimiento de guías para el tratamiento de infecciones transmitidas por garrapatas. Estas guías son usadas internacionalmente por los profesionales de la salud que buscan saber más acerca del tratamiento de las enfermedades transmitidas por garrapatas. Leyendo estas guías antes de leer los demás capítulos del libro le proveerá una buena "base" de información desde la cual Ud. pueda seguir investigando.

¡Bienvenidos!

Bienvenidos a la décimo sexta edición de los "Tópicos avanzados en la Enfermedad de Lyme."

Sorprendentemente, esta edición no sólo es la décimo sexta de la serie, sino que como la primera edición apareció en 1984, refleja veinticuatro años de esfuerzo.

Desde la última edición, se ha puesto a nuestra disposición suficiente información nueva para justificar esta revisión. Se incluyen nuevos hallazgos referente a co-infecciones, pruebas y regímenes de tratamiento. Casi cada uno de los temas ha sido revisado, pero a pesar del gran esfuerzo para condensar la información, la enorme cantidad de información nueva incluida aquí ha resultado en una cantidad de páginas mayor que nunca.

La información incluida aquí está basada en la literatura médica, presentaciones en conferencias científicas, las muchas observaciones valiosas hechas por mis colegas, más la experiencia adquirida debido al cuidado de mis propios pacientes. He tratado de presentar esta información lo más actualizada posible y tan inclusiva como sea práctica. Por favor use la información contenida en este documento como una fuente de información y guía. Nunca puede reemplazar su juicio clínico o experiencia propia.

Introducción

Extiendo una vez más mis mejores deseos a los muchos pacientes que sufren de la Enfermedad de Lyme junto con las personas que les prestan soporte cuya sabiduría agradezco profundamente y un sincero agradecimiento a mis colegas, cuyas infinitas contribuciones, me han ayudado a darle forma a mi abordaje de las enfermedades transmitidas por garrapatas. Espero que esta nueva edición sea de utilidad. ¡Feliz Lectura!

Antecedentes

¿Qué es la Enfermedad de Lyme?

Yo tengo una visión más amplia de lo que la Enfermedad de Lyme es en realidad. Tradicionalmente, la Enfermedad de Lyme está definida como una enfermedad infecciosa causada por la espiroqueta Borrelia burdorgferi (Bb). Mientras que con certeza esto es técnicamente lo correcto, clínicamente la enfermedad es a menudo mucho más que eso, especialmente en las formas diseminada y crónica.

En su lugar, pienso en la Enfermedad de Lyme como la enfermedad que resulta después de la picadura de una garrapata infectada. Esto incluye la infección causada no sólo por Borrelia burdorgferi sino también las diversas co-infecciones que además puedan resultar. De hecho en la forma crónica de la enfermedad, otros factores pueden asumir un papel todavía más significativo - la disfunción inmunológica, infecciones oportunistas, co-infecciones, toxinas biológicas, desequilibrios metabólicos y hormonales, decondicionamiento, etc. Me referiré a la infección por Borrelia burdorgferi como "Borreliosis de Lyme" (BL) y usaré la designación de "Lyme" y "Enfermedad de Lyme" para la definición más amplia descrita anteriormente.

Principios Generales

En general, se puede pensar que la BL tiene tres categorías: aguda, diseminada temprana y crónica. Cuanto antes se comience el tratamiento al principio de la infección, mayores serán las probabilidades de éxito. De todas formas, como tratar la enfermedad temprana es lo más sencillo, esta categoría de LB debe ser tomada con MUCHA seriedad. Las infecciones no tratadas por completo resurgirán inevitablemente, usualmente como Lyme Crónico, con los tremendos problemas de morbilidad y dificultad con el diagnóstico y tratamiento y alto costo en todo el sentido de la palabra.

Entonces, aunque la mayor parte de este documento se enfoca a los pacientes crónicos más problemáticos, se hace gran énfasis también en las fases tempranas de esta enfermedad donde debe prestarse la máxima atención y cuidado.

Un asunto de mucha importancia es la definición de "Enfermedad de Lyme Crónica".

Basado en mi propia información clínica y la última información publicada ofrezco la siguiente definición. Para emplear el término "Enfermedad de Lyme Crónica" estos tres criterios deben de estar presentes:

1. Enfermedad presente al menos por un año (este periodo es aproximadamente cuando el déficit inmunológico alcanza niveles clínicos significativos)

2. Tener afectación neurológica mayor persistente (tales como encefalitis/encefalopatía, meningitis, etc.) o manifestaciones artríticas activas (sinovitis activa).

3. Tener todavía infección activa con Borrelia burdorgferi, independientemente de un tratamiento previo con antibióticos (si lo hubiera).

La Enfermedad de Lyme Crónica es una enfermedad completamente distinta comparándola con su fase temprana, principalmente debido a los efectos inhibidores que la Bb ejerce sobre el sistema inmunológico (ha sido demostrado in vitro que Bb inhibe y mata las células T y B y disminuye el recuento del subconjunto CD 57 de las células natural killer). Como resultado, no solo la infección con Bb se perpetua y se permite su avance sino que también todo el asunto

Introducción

de las coinfecciones cobra relevancia. Las garrapatas pueden contener y transmitir al hospedador múltiples patógenos potenciales. Por lo tanto, la presentación clínica del Lyme refleja cuales patógenos están presentes y en qué proporción. Aparentemente durante infecciones tempranas, antes de que ocurra un daño extenso en el sistema inmunológico, si la carga de gérmenes es baja, y el Lyme es tratado apropiadamente, mucho de los otros microbios transmitidos por las garrapatas pueden ser contenidos y eliminados por el mismo sistema inmunológico. Sin embargo, en el paciente crónico, debido a la inhibición de las defensas, los componentes individuales de las co-infecciones son lo suficientemente activos como para también añadir síntomas a la enfermedad y deben ser tratadas. Adicionalmente, muchas otras infecciones latentes adquiridas anteriormente a la picadura, como por ejemplo, herpes virus, podrían reactivarse, contribuyendo a la enfermedad.

Un corolario desafortunado, es que las pruebas serológicas pasan a tener menor sensibilidad en la misma medida en que la infección progresa, obviamente por el deterioro de la respuesta inmunológica en la cual se basan dichas pruebas. Además los inmuno complejos secuestran los anticuerpos Bb. Estos anticuerpos en complejos no son detectados mediante las pruebas serológicas. No es sorprendente que el paciente seronegativo se convierta en seropositivo un 36% de las veces después de que haya iniciado el tratamiento con antibióticos y ya esté en vías de recuperación. De forma similar los títulos de anticuerpos también se elevarán y también aumentaran la cantidad de bandas del Western Blot mientras el tratamiento progresa y el paciente se recupera. Sólo años después de que la infección haya sido tratada con éxito es cuando la respuesta inmunológica a pruebas serológicas empezará a disminuir.

La gravedad de la enfermedad clínica es directamente proporcional a la carga de espiroquetas, la duración de la infección y la presencia de coinfecciones. Estos factores son proporcionales también a la duración e intensidad del tratamiento necesario para la recuperación. Una enfermedad más grave es también resultado de otras causas que debilitan las defensas como lo son el stress, el uso de medicamentos inmunosupresores y otras enfermedades concurrentes. Este es el motivo por el que los esteroides y otras medicinas inmunosupresoras están absolutamente contraindicadas en la Enfermedad de Lyme. Esto también incluye a los esteroides intra-articulares.

Muchas condiciones colaterales resultan en aquellos que han estado enfermos de forma crónica, por lo tanto no es sorprendente que virtualmente todos los sistemas corporales resulten dañados. Por lo tanto para una recuperación completa no solo es importante tratar todas las infecciones activas, sino también abordar debidamente todas estas dolencias de forma detallada y sistemática. Un solo tratamiento o medicación no va a resultar en una recuperación total del paciente más severamente enfermo. Solo abordando todas estas condiciones mediante la combinación de medicinas y diseñando tratamientos y soluciones ingeniosas es cuándo podremos re establecer de forma total la salud en nuestros pacientes. De la misma forma, el paciente no se recuperará a menos que tenga una completa complianza con cada uno de los aspectos del plan de tratamiento. Esto se le debe enfatizar al paciente, a menudo en repetidas ocasiones.

Está claro que en la gran mayoría de los pacientes, el Lyme crónico es una enfermedad que afecta predominantemente el sistema nervioso. Por lo tanto una evaluación cuidadosa debe incluir pruebas neuropsiquiátricas, escáner SPECT y RM del cerebro, análisis del líquido céfalo raquídeo cuando sea apropiado, input regular de neurólogos y psiquiatras familiarizados con la Enfermedad de Lyme, clínicas contra el dolor y ocasionalmente especialistas en psicofarmacología.

Eje Hipotalámico Hipofisario

Como una extensión de los efectos de la Enfermedad de Lyme Crónico en el sistema nervioso, a menudo hay un efecto deletéreo en el eje hipotalámico hipofisario. Se han observado en estos pacientes distintos grados de insuficiencia pituitaria, la cual una vez corregida, ha resultado en la restauración de la energía, la estamina y la libido, y también la resolución de hipotensión persistente.

Desafortunadamente no todos los especialistas reconocen la insuficiencia pituitaria, esto en parte es debido a la dificultad en hacer el diagnóstico laboratorial. De todas formas, los beneficios potenciales de diagnosticar y tratar esta condición justifican el esfuerzo necesario de una evaluación completa. Es de interés, que en un número significativo de estos pacientes cuando las infecciones han sido tratadas con éxito, las disfunciones hormonales pueden como consecuencia quedar revertidas pudiendo eliminarse la terapia de reemplazo hormonal.

Co-Infecciones o Infecciones Secundarias

Un amplio cuerpo de investigación y experiencia clínica han demostrado el fenómeno casi universal en los pacientes con Lyme crónico de la co-infección con múltiples patógenos transmitidos por garrapatas. Estos pacientes han mostrado ser portadores potenciales de especies de Babesia, organismos similares a la bartonella, Ehrlichias, Anaplasmas, Micoplasmas y virus. Rara vez, se han detectado formas de levaduras en la sangre periférica. En su momento, se dijo que hasta los nematodos eran patógenos transmitidos por garrapatas. Estudios han mostrado que las co-infecciones contribuyen a una presentación clínica más severa, con más daño en los órganos, y los patógenos se hacen más difíciles de erradicar. Además es bien sabido que las infecciones por Babesia, al igual que las Borreliosis de Lyme, son inmunosupresoras.

Hay cambios en la presentación clínica del paciente co-infectado cuando se compara con cuando se presenta cada infección de forma individual. Puede haber síntomas diferentes y signos atípicos. Puede haber disminución de confiabilidad en las pruebas de diagnóstico estándar, y lo más importante, es que hay reconocimiento de que de hecho existen formas crónicas y persistentes de cada una de estas coinfecciones. Estoy convencido de que a medida que el tiempo pase, todavía más patógenos serán descubiertos.

Por lo tanto, el Lyme clínico real que conocemos, especialmente, las presentaciones tardías y más severas, probablemente representa infecciones mixtas con muchos factores complicando. Dejaré al lector las implicaciones de cómo esto puede explicar las discrepancias entre los estudios de laboratorio de infecciones puras de Borrelia y lo que los médicos de primera línea han estado viendo durante años en sus pacientes reales.

Debo destacar muy enérgicamente que todos los diagnósticos de enfermedades transmitidas por garrapatas siguen siendo por diagnóstico clínico. Las claves clínicas serán presentadas más tarde en ésta monografía, pero la información relativa a los exámenes y pruebas se resume brevemente a continuación:

En la Borreliosis de Lyme, el western blot es la prueba serológica preferida. Las pruebas de detección de antígenos (captura de antígenos y PCR) aunque insensibles, son muy específicas y especialmente útiles en la evaluación del paciente seronegativo, aquellos que permanecen enfermos o que recaen después de la terapia. A menudo estas pruebas de detección de antígenos son los únicos marcadores positivos de la infección por Bb, ya que se ha reportado que la seronegatividad ocurre entre un 30% y un 50% de los casos. No obstante la Borreliosis de Lyme BL activa puede estar presente a pesar de que todas estas pruebas no sean reactivas. Por lo tanto se requiere un diagnóstico clínico.

Para la Babesiosis, no hay ninguna prueba lo bastante fiable para ser utilizada por sí sola. Sólo en infecciones tempranas (menos de dos semanas de duración) la extensión de sangre estándar puede ser útil. En las etapas posteriores uno puede usar serología, PCR y ensayo de hibridación fluorescente in situ ("FISH"). Desafortunadamente, muchos otros protozoos pueden ser encontrados en las garrapatas, que probablemente representen otras especies distintas de B. Microti, pero hasta ahora sólo están disponibles las pruebas comerciales para B Microti y B. Duncani (conocida previamente como WA-1). En otras palabras, el paciente podría tener una infección para la que no hay prueba. Aquí, como en la borrelia, una evaluación clínica es la herramienta primaria de diagnóstico.

En la Ehrlichiosis y la Anaplasmosis, se tienen que evaluar por definición los dos tipos monocítica y granulocítica . Esto se puede llevar a cabo mediante frotis de sangre, PCR y serología. Pueden encontrarse en las garrapatas muchos organismos, actualmente sin caracterizar, similares a las Ehrlichias que no deben detectarse mediante las pruebas actualmente disponibles, por lo tanto en esta enfermedad también, estas pruebas son sólo un complemento en la elaboración del diagnóstico. Raramente, la Fiebre Manchada de las Montañas Rocosas puede coexistir, e incluso ser crónica. Afortunadamente, los regímenes de tratamiento son similares para todos los agentes de este grupo.

Para la Bartonella, se usa tanto serología como PCR. La PCR no solo se realiza en sangre o liquido cefalorraquídeo, sino también al igual que en la BL, se puede realizar en especímenes de biopsias. Desafortunadamente, según experiencia propia, estas pruebas aunque se hagan ambos tipos, actualmente pasarán por alto más de la mitad de los casos diagnosticados clínicamente.

Exposiciones frecuentes a Micoplasmas son habituales, lo que resulta en una alta prevalencia de seropositividad, por lo que la mejor manera de confirmar la infección activa es por PCR.

Infecciones virales crónicas podrían estar activas en el paciente crónico, debido a una respuesta inmune debilitada. Se deben emplear pruebas de PCR, y no de serología, para el diagnóstico. Los virus que habitualmente se ven son HHV-6, CMV y EBV.

Condiciones Colaterales

La experiencia ha demostrado que existen condiciones colaterales en aquellos pacientes que llevan enfermos mucho tiempo. La evaluación debe incluir pruebas tanto para el diagnóstico diferencial como para descubrir otras anormalidades sutiles que pueden coexistir.

Evalúe los niveles de Vitamina B12, y esté preparado para tratar agresivamente con formulaciones parenterales. Si las complicaciones neurológicas son severas, se debe considerar entonces el tratamiento con metilcobalamina (como se indica más adelante en la sección de soporte nutricional).

Muy a menudo se presentan deficiencias en magnesio que son bastante severas. Hiperreflexia, temblores musculares, irritabilidad miocárdica, poca energía e intensos espasmos musculares recurrentes son las claves para esta deficiencia. El Magnesio es predominantemente un ión intracelular, por consiguiente cuantificar sus niveles en sangre es de poca utilidad.

Los preparados orales son aceptables para el mantenimiento, pero las personas con deficiencias graves necesitan, dosificación parenteral adicional: 1 g IV o IM al menos una vez a la semana hasta que la irritabilidad neuromuscular se haya despejado.

Las alteraciones endocrinas tanto pituitarias como de otros tipos son mucho más comunes de lo que cabe esperar. Evaluar completamente, incluyendo los niveles de la hormona del crecimiento. Muy a menudo, se necesita una completa batería de pruebas de provocación, para definir completamente el problema. Cuando examine la tiroides, mida niveles libres de T3 y T4, y la TSH, podrían necesitarse escáner nuclear y pruebas de auto-anticuerpos.

La activación de la cascada inflamatoria ha sido implicada en el bloqueo de los receptores celulares de hormonas. Un ejemplo de esto es la resistencia a la insulina; el hipotiroidismo clínico puede ser el resultado del bloqueo del receptor y, por tanto, el hipotiroidismo puede darse a pesar de haber niveles normales de la hormona en suero. Esto explica en parte la dislipidemia y aumento de peso notado en el 80% de los pacientes de Lyme crónico. Además de la medición de niveles libres de T3 y T4, compruebe también las temperaturas corporales basales por la mañana. Si se detecta hipotiroidismo, puede que tenga que tratar con preparaciones de T3 y T4 hasta que los niveles en sangre de ambas se normalicen. Para asegurar niveles sostenidos, cuando se prescribe T3, que sea formulado en la forma de liberación prolongada.

La hipotensión mediada necrológicamente (HMN) no es poco habitual. Los síntomas incluyen palpitaciones, mareos y temblores especialmente después de algún esfuerzo o estar levantado mucho tiempo, intolerancia al calor, vértigo, desmayo (o casi desmayo) y deseos inevitables de sentarse o recostarse. Se confunde muy a menudo con la hipoglucemia, a la cual imita. La HMN puede ser el resultado de neuropatías autonómicas y discrasias endocrinas. Si la HMN está presente, su tratamiento disminuye dramáticamente la fatiga, las palpitaciones y el aturdimiento, y eleva la energía. La HMN se diagnostica mediante la prueba de la mesa basculante. Esta prueba debe ser realizada por un cardiólogo e incluye la provocación con Isuprel. Ésta no sólo demostrará si la HMN está presente, sino también las contribuciones relativas de la hipovolemia y de la disfunción simpática. La terapia de apoyo inmediata se basa en la expansión del volumen de sangre (aumento de la ingesta de líquidos y de sodio, y posiblemente Florinef más potasio). Si no es suficiente, se pueden añadir beta bloqueantes basados en la respuesta a la provocación con Isuprel. La solución a largo plazo implica la recuperación de los niveles hormonales apropiados y tratar el Lyme para hacer frente a este y a la disfunción autonómica.

SPECT del Cerebro a diferencia de las RM y los TAC, que muestran la estructura, los SPECT muestran la función. Por lo tanto los SPECT nos dan información inalcanzable a través de los rayos-X, TAC, RM, o incluso punciones lumbares. En la mayoría de los pacientes con Lyme crónico estos SPECT son anormales. Aunque no es específicamente diagnóstico del Lyme, si el SPECT es anormal, esto no sólo nos permite cuantificar las anormalidades sino que el patrón nos ayuda también a diferenciar las causas médicas de las causas psicológicas correspondientes a estos cambios. Además, repetir el SPECT después de un curso de tratamiento puede utilizarse para evaluar la eficacia del tratamiento. Tenga en cuenta que la mejoría en los SPECT se retrasa muchos meses con respecto a la mejoría clínica.

Si se hace por radiólogos expertos usando equipos de alta resolución, el SPECT mostraría alteraciones características de la encefalopatía de Lyme- hipoperfusión global (puede ser homogénea o heterogénea). Lo que estos SPECT demuestran es la disfunción neuronal y/o grados variados de insuficiencia cerebro vascular. Si es necesario, para evaluar la contribución relativa de estos dos procesos, el SPECT puede hacerse antes y después de acetazolamida. Si el SPECT después de la acetazolamida muestra reversibilidad significativa de las alteraciones, entonces hay una vasoconstricción, y puede ser tratado con vasodilatadores, lo que puede disipar algunos síntomas cognitivos. La terapia puede incluir acetazolamida, agonistas de la serotonina e incluso Ginkgo biloba, siempre que sea de calidad farmacéutica. Pueden ser necesarios ensayos terapéuticos sobre éstos.

No se debe administrar acetazolamida si hay una enfermedad renal o hepática severa, anomalías de electrolitos, embarazo, alergias a la sulfa, apoplejía reciente, o si el paciente está tomando dosis altas de aspirina.

Borreliosis de Lyme

Claves para el Diagnóstico

La Borreliosis de Lyme (BL) se diagnostica clínicamente, ya que ninguna prueba disponible actualmente, sin importar la fuente o tipo, es definitiva para confirmar o descartar la infección por estos patógenos, o si estas infecciones son responsables de los síntomas del paciente. Se debe tener en cuenta todo el cuadro clínico, incluyendo la búsqueda de condiciones concurrentes, diagnósticos alternativos y otras razones para algunos de los síntomas presentes. A menudo, gran parte del proceso de diagnóstico del Lyme diseminado tardío implica descartar otras enfermedades y la definición de la magnitud de los daños que podrían requerir evaluación y tratamiento por separado.

Introducción

Debería considerarse la posibilidad de exposición a garrapatas, erupciones cutáneas (incluso las atípicas), la evolución de los síntomas típicos de una persona previamente asintomática, y los resultados de las pruebas de detección de patógenos transmitidos por garrapatas. Otro factor muy importante es la respuesta al tratamiento- la presencia o ausencia de reacciones de tipo Jarisch Herxheimer- el clásico ciclo de cuatro semanas de síntomas crecientes y menguantes, y la mejoría con la terapia.

Eritema Migratorio

El eritema migratorio es diagnóstico de infección por Bb, pero está presente en menos de la mitad. Incluso aunque esté presente, puede pasar desapercibido para el paciente. Es una lesión eritematosa, que se expande centrífugamente, tiene relieve y puede estar caliente. Rara vez hay picazón o prurito leve. El eritema migratorio comenzará entre cuatro días y varias semanas después de la picadura, y puede estar asociado con síntomas constitucionales. Las lesiones múltiples están presentes menos del 10% de las veces, eso sí, representan enfermedad diseminada. Algunas lesiones tienen presentaciones atípicas pudiendo ser de ayuda los especímenes de biopsias de piel. Cuando se observa un centro ulcerado o vesicular, esto puede representar una infección mixta, que involucre otros organismos además de Bb.

Después de una picadura de garrapata, no se espera que las pruebas serológicas (ELISA IFI, western blots, etc.) lleguen a ser positivas hasta que hayan pasado varias semanas.

Por lo tanto si está presente el eritema migratorio, el tratamiento debe comenzar inmediatamente, y no se debe esperar a los resultados de las pruebas de Bb. No se debe perder la oportunidad de tratar la enfermedad temprana, pues es cuando la probabilidad de éxito es la más alta. De hecho muchos médicos con experiencia ni siquiera solicitan las pruebas de Bb bajo estas circunstancias.

Perspectivas en el Tratamiento de la Enfermedad de Lyme

Diagnóstico de la Enfermedad de Lyme Tardía

Cuando son reactivas, las serologías sólo indican exposición y no indican directamente si la espiroqueta está presente en la actualidad. Como las pruebas para Bb a menudo dan resultados inconsistentes, solicítelas en laboratorios de referencia reconocidos. La sugerencia de hacer las pruebas en dos etapas, usando al ELISA como herramienta de cribado, seguido, si es positivo, por un western blot confirmatorio, es ilógica en esta enfermedad. El ELISA no es lo suficientemente sensible como para servir como una criba adecuada, y hay muchos pacientes de Lyme con ELISA negativos que tienen western blots positivos plenamente diagnósticos. Recomiendo, por tanto, no utilizar el ELISA. Solicite western blots IgG e IgM pero sea consciente de que en la enfermedad tardía pueden haber picos de IgMs en repetidas ocasiones y consecuentemente una IgM reactiva puede no diferenciar la enfermedad temprana de la tardía, pero sí indica una infección activa. Cuando los casos de BL tardía son seronegativos, el 36% se convierten transitoriamente en seropositivos al completar la terapia con éxito. En la Borreliosis de Lyme crónica el recuento de CD57 es útil e importante. (Vea la información siguiente).

Western Blots en el informe se muestra qué bandas son reactivas. Las Bandas 41KD son las más precoces pero pueden dar reacciones cruzadas con otras espiroquetas. Las bandas 18KD, 23-25KD (OspC), 31KD (OspA), 34KD (OspB), 37 KD, 39KD, 83KD y 93KD son especificas de especie, pero aparecen más tarde o pueden no aparecer en absoluto.

Se debe ver al menos la 41KD y una de las bandas especificas. 55KD, 60KD, 66KD y 73KD son no específicas y no diagnósticas.
Las pruebas PCR están disponibles en la actualidad, y aunque son muy especificas, su sensibilidad permanece pobre, posiblemente menos de un 30%. Esto es porque Bb causa una infección del tejido profundo y se encuentra sólo transitoriamente en los fluidos corporales. Por lo tanto, así como en los cultivos de sangre rutinarios, deben recogerse múltiples especímenes para aumentar el margen; un resultado negativo no descarta la infección, pero uno positivo es

Introducción

significativo. Puedes examinar la sangre entera, la capa de leucocitos, el suero, la orina, el fluido espinal y otros fluidos corporales y biopsias de tejidos.

Se pueden hacer varias PCR en sangre o puedes realizar PCR en sangre entera, suero y orina simultáneamente en un momento con síntomas activos. El paciente debe estar libre de antibióticos al menos durante 6 semanas antes del examen para así obtener el margen más alto.

La Captura de Antígenos está cada vez más ampliamente disponible, y se puede hacer en orina, LCR y liquido sinovial. La sensitividad todavía es baja (alrededor del 30%), pero su especificidad es alta (más de un 90%).

Las Punciones Lumbares no se recomiendan rutinariamente, ya que una punción lumbar negativa no descarta el Lyme. Los anticuerpos frente a Bb se encuentran principalmente en la meningitis de Lyme , y se observan rara vez en infecciones no meníngíticas del SNC , incluyendo encefalopatía avanzada. ¡Incluso en casos de meningitis, los anticuerpos se detectan en el LCR en menos del 13% de los pacientes con Lyme tardío! Por lo tanto, las punciones lumbares se practican solamente en pacientes con manifestaciones neurológicas pronunciadas en los que el diagnóstico es incierto, si son seronegativos, o siguen aún significativamente sintomáticos después de completar el tratamiento. Cuando sea realizada, el objetivo es el de descartar otras condiciones, y determinar si están presentes antígenos y ácidos nucleicos de Bb (y Bartonella) . Es especialmente importante observar si las proteínas y glóbulos blancos están elevados, lo que dictaría la necesidad de una terapia más agresiva, así como también la presión de apertura, que puede ser elevada y contribuir a los dolores de cabeza, especialmente en los niños.

Enfáticamente insto a hacer biopsias en todas aquellas lesiones/sarpullidos de la piel inexplicables y realizar PCR y cuidadosa histología. Se deberá alertar al patólogo en cuanto a la observación de espiroquetas.

Prueba CD57

Nuestra habilidad para medir los recuentos de CD57 representa un gran avance en el diagnóstico y tratamiento de la Borreliosis de Lyme BL.

Las Infecciones crónicas de BL se sabe que suprimen el sistema inmune y pueden disminuir la cantidad del subconjunto CD57 de las células natural killer. Así como en la infección del VIH, se usan rutinariamente los recuentos de células T anormalmente bajos como marcadores para saber qué actividad tiene la infección, en la BL podemos usar el grado de la disminución en el recuento del CD57 para indicar la actividad de la infección de Lyme y si, después del fin del tratamiento, es probable que ocurra una recaída. Incluso puede utilizarse como una prueba de cribado sencilla de bajo costo, porque en este momento, creemos que sólo Borrelia es capaz de deprimir los CD57. Así, un paciente enfermo con un CD57 alto, esta probablemente enfermo de algo distinto del Lyme, tal como una co-infección.

Cuando esta prueba se realiza por LabCorp (el laboratorio preferido actualmente, ya que los estudios publicados se basan en sus ensayos), queremos que nuestros pacientes de Lyme estén por encima de 60; un recuento normal es por encima de 200. Generalmente hay un grado de fluctuación en el recuento a través del tiempo, y el número no aumenta progresivamente a medida que avanza el tratamiento. Sino que, permanece bajo hasta que la infección con BL esté controlada, y luego subirá de golpe. Si el recuento de CD-57 no está en el rango normal cuando se concluya un curso de antibióticos, entonces es casi seguro que tendrá lugar una recaída.

Lista de Verificación de los Síntomas Actuales

Esto no pretende ser utilizado como un sistema de diagnóstico, pero se proporciona para simplificar la entrevista durante la consulta.

Introducción

¿En relación a esta enfermedad ha experimentado alguno de los siguientes ?(MARQUE "SI" o "NO"):

Picadura de Garrapata	**S N**
Erupción EM	**S N**
Erupción o sarpullido en área amplia	**S N**
Marcas de estrías rojas/lineales	**S N**

Los signos y síntomas que se enumeran abajo deben ser evaluados basados en su frecuencia y gravedad usando los siguientes criterios:

Frecuencia Actual: **nunca, ocasional, a menudo, constante**
Severidad: **ninguno, leve, moderado, severo**

Lista de Síntomas y Signos

- Garganta Irritada

- Fiebres

- Dolor en Plantas de los Pies, esp. AM

- Dolor Articular:
  - *Dedos de los manos y pies*
  - *Tobillos, muñecas*
  - *Rodillas, codos*
  - *Caderas, hombros*

- Inflamación de las Articulaciones:
  - *Dedos de los manos y pies*
  - *Tobillos, muñecas*
  - *Rodillas, codos*
  - *Caderas, hombros*

- Dolores de Espalda Inexplicables

- Rigidez de articulaciones o espalda

- Dolor muscular o calambres

- Debilidad muscular evidente

- Temblores en la cara u otros musculos

- Dificultad al pensar, confusión

- Dificultad para concentrarse y leer, problemas para absorber nueva información

- Búsqueda de palabras, bloqueo de nombres

- Olvido, mala memoria a corto plazo, mala atención

Perspectivas en el Tratamiento de la Enfermedad de Lyme

- Desorientación: perderse, ir a sitios equivocados.

- Errores de discurso, palabras equivocadas, no hablar bien.

- Cambios de humor, irritabilidad, depresión.

- Ansiedad, ataques de pánico

- Psicosis (alucinaciones, delirios, paranoia, desorden bipolar)

- Temblores

- Convulsiones

- Dolor de Cabeza

- Sensibilidad a la Luz

- Sensibilidad a sonidos

- Visión: doble, borrosa, floaters

- Dolor de oído

- Audición: zumbidos, pitidos, disminución de la audición

- Aumento de mareo, vértigo

- Pérdida de equilibrio, sensación de caminar de puntillas.

- Mareo, debilidad, necesidad inevitable de sentarse o acostarse

- Hormigueo, entumecimiento, sensación de quemazón o apuñalamiento, pinchazos, hipersensibilidad en la piel.

- Parálisis Facial-Parálisis de Bell's

- Dolor en los dientes

- Crujidos en el cuello, rigidez, dolor de cuello

- Fatiga, cansancio, falta de energía

- Insomnio, sueño fraccionado, despertar precoz

- Sueño nocturno excesivo

- Siestas durante el dia

- Ganancia de Peso inexplicable

- Perdida de Peso inexplicable

- Perdida del Cabello inexplicable

- Dolor en el área genital

- Irregularidad Menstrual inexplicable

Introducción

- Producción de Leche inexplicable, dolor de las glándula mamarias.

- Vejiga irritable o disfunción vesical

- Disfunción Eréctil

- Perdida de Libido

- Mareo, debilidad, necesidad inevitable de sentarse o acostarse

- Hormigueo, entumecimiento, sensación de quemazón o apuñalamiento, pinchazos, hipersensibilidad en la piel.

- Parálisis Facial-Parálisis de Bell's

- Dolor en los dientes

- Crujidos en el cuello, rigidez, dolor de cuello

- Fatiga, cansancio, falta de energía

- Insomnio, sueño fraccionado, despertar precoz

- Sueño nocturno excesivo

- Siestas durante el dia

- Ganancia de Peso inexplicable

- Perdida de Peso inexplicable

- Perdida del Cabello inexplicable

- Dolor en el área genital

- Irregularidad Menstrual inexplicable

- Producción de Leche inexplicable, dolor de las glándulas mamarias.

- Vejiga irritable o disfunción vesical

- Disfunción Eréctil

- Perdida de Libido

Lista de Control de Diagnóstico

Para ayudar al médico, se desarrolló un conjunto de criterios para el diagnóstico con la contribución de docenas de médicos de primera línea. El documento que resultó, perfeccionado a lo largo de los años, ha probado ser extremadamente útil no sólo para los médicos, sino también puede ayudar a aclarar el diagnóstico a terceras partes pagadoras y comités de valoración de incapacidades. Es importante señalar que los criterios de presentación de informes publicado por el CDC son sólo para propósitos de vigilancia, y no para el diagnóstico. No deben ser usados de forma incorrecta en un esfuerzo para diagnosticar el Lyme o establecer directrices para la aceptación del diagnóstico por parte de la compañía de seguros de salud, ni ser utilizados para determinar la elegibilidad para la cobertura.

Criterio Diagnóstico para la Borreliosis de Lyme	Valor Relativo
Exposición a garrapatas en un áreas endemic	1
Historial y evolución de los síntomas a lo largo del tiempo compatibles con la Enfermedad de Lyme	2
Signos y síntomas sistémicos compatibles con una infección por Bb (otros diagnósticos potenciales excluidos):	
• Sistema único por ejemplo, mono arthritis	1
• 2 o más sistemas por ejemplo, mono artritis y parálisis facial	2
Eritema Migratorio EM confirmado por un médico	7
Acrodermatitis Crónica Atrófica ACA, confirmado mediante biopsia	7
Seropositividad	3
Seroconversión en sueros pareados	4
Microscopía de tejidos, tinción argéntica	3
Microscopía de tejidos, inmunofluorescencia monoclonal	4
Cultivo positivo	4
Recuperación de Antígenos correspondiente a B. Burdorferi	4
Recuperación de ADN/ARN de B. Burdorferi	4

Introducción

Diagnóstico:

Probable Borreliosis de Lyme:	**7 o más**
Posible Borreliosis de Lyme:	**5-6**
Poco probable Borreliosis de Lyme:	**4 o menos**

Sugiero que al emplear estos criterios se indique "poco probable", "posible" o "probable" basado en los siguientes criterios- a continuación enumere los criterios.

Guia para el Tratamiento de la Enfermedad de Lyme

Información General

Después de una picadura de garrapata, Bb pasa rápidamente a diseminarse de forma hematógena , y puede encontrarse, por ejemplo, en el sistema nervioso central tan pronto como doce horas después de haber penetrado en el torrente sanguíneo. Esta es la razón de por qué incluso en infecciones tempranas se necesitan tratamientos con antibióticos a dosis completa con un agente capaz de penetrar todos los tejidos a concentraciones que se sabe que son bactericida para el organismo.

Se ha demostrado que cuanto más tiempo un paciente ha estado enfermo con la BL previamente a la primera terapia definitiva, mayor debe ser también la duración del tratamiento, y la necesidad de un tratamiento más agresivo.

Se han acumulado más pruebas que indican los graves efectos perjudiciales del uso concomitante de inmuno supresores incluyendo esteroides en el paciente con infección activa por B. burgdorferi. Nunca prescriba esteroides o algún otro inmuno supresor a ningún paciente que ni por lo más remoto pueda estar sufriendo de Lyme, o podrían resultar serios daños permanentes, especialmente si son administrados por algo más allá de un tratamiento de corta duración. Si la terapia inmuno supresora es absolutamente necesaria, entonces un tratamiento potente con antibióticos debe iniciarse al menos 48 horas antes que los inmunosupresores.

Resistencia al Tratamiento

Bb contiene beta lactamasas y cefalosporinasas que, en algunas cepas, pueden conferir resistencia a las cefalosporinas y penicilinas. Esto es aparentemente un sistema enzimático de acción lenta, y puede ser superado mediante niveles elevados y continuos del fármaco especialmente cuando son mantenidos a través de infusiones continuas (cefotaxima) y preparaciones depot (penicilina benzatina). No obstante, ocurren algunos fracasos terapéuticos con penicilinas y cefalosporinas que luego han respondido a la sulbactam/ampicilina, imipenem y vancomicina, que actúan a través de diferentes mecanismos de pared celular que las penicilinas y cefalosporinas.

Se ha asociado la endocarditis vegetativa con Borrelia burgdorferi, pero las vegetaciones pueden ser demasiado pequeñas como para ser detectadas por ecocardiografía. Téngalo en cuenta al evaluar pacientes con soplos, ya que esto podría explicar por qué algunos pacientes parecen recaer continuamente incluso tras largos cursos de antibióticos.

Terapia de Combinación

El tratamiento de la enfermedad de Lyme crónica requiere frecuentemente combinaciones de antibióticos. Hay cuatro razones para ello:

1. DOS COMPARTIMIENTOS: Bb puede encontrarse en ambos compartimientos el fluido y el tejido, sin embargo todavía no hay un sólo antibiótico usado actualmente para infecciones con Bb que sea efectivo en ambos compartimientos. Esta es una razón de la necesidad del uso de terapia de combinación en el paciente más enfermo. Una combinación lógica podría ser, por ejemplo, la azitromicina más una penicilina.

Introducción

2. NICHO INTRACELULAR: Otra razón, discutida a continuación, es el hecho de que Bb puede penetrar y mantenerse viable dentro de las células y evadir los efectos de agentes extracelulares. Combinaciones típicas incluyen un antibiótico extracelular más un agente intracelular como un derivado de la eritromicina o metronidazol. Tenga en cuenta que algunos expertos rechazan la coadministración de agentes bactericidas y agentes bacteriostáticos, por eso la recomendación de evitar un fármaco de pared celular combinada con una tetraciclina.

3. FORMAS L (ESFEROPLASTOS) Se ha reconocido que B. burgdorferi puede existir en al menos 2, y posiblemente 3 formas morfológicas distintas: espiroqueta, esferoplastos (o forma L), y la recientemente descubierta forma quística (actualmente, hay controversia sobre si la forma quística es diferente de la forma L). Las formas L y las formas quísticas no contienen paredes celulares, y por lo tanto los antibióticos beta lactámicos no las afectarán. Los esferoplastos parecen ser susceptibles a las tetraciclinas y a los derivados avanzados de la eritromicina. Aparentemente, Bb puede cambiar a cualquiera de estas tres formas durante el curso de la infección. Por esta razón, podría ser necesario rotar diferentes clases de antibióticos y/o prescribir una combinación de agentes diferentes.

4. FORMA QUISTICA: Cuando hay un ambiente hostil, ya sea por la pobreza de nutrientes en el medio de crecimiento, fluido cefalorraquídeo o suero con ciertos antibióticos añadidos, Bb puede cambiar de la forma espiral ("espiroqueta") a la quística. Este quiste parece ser capaz de permanecer inactivo, pero cuando se coloca en un entorno más favorable para su crecimiento, Bb puede revertir a la forma de espiroqueta. Los antibióticos comúnmente empleados contra el Lyme no matan la forma quística de Bb. Sin embargo, hay evidencias de laboratorio de que el metronidazol y el tinidazol son disruptivos. Por eso, el paciente crónicamente infectado que tiene enfermedad resistente podría necesitar que el metronidazol (o tinidazol) fuera añadido a su régimen. Más detalles en la sección sobre opciones de tratamientos.

Neurotoxina de la Borrelia (Agradecimientos al Dr. Shoemaker)

Dos grupos han informado sobre pruebas de que Bb, al igual que algunas otras bacterias, produce neurotoxinas. Estos compuestos pueden causar muchos de los síntomas de la encefalopatía, causar una reacción inflamatoria en curso que se manifiesta como algunos de los síntomas virales comunes en el Lyme tardío, y también interferir potencialmente con la acción hormonal mediante el bloqueo de receptores hormonales. En estos momentos, no hay ninguna prueba disponible para detectar si este compuesto está presente, ni puede cuantificarse la cantidad de toxina. Actualmente se emplean mediciones indirectas, tales como las medidas de la activación de citoquinas y la resistencia hormonal. Un examen de la sensibilidad de contraste visual (VCS test) al parecer es bastante útil para documentar los efectos de la neurotoxina en el SNC, y para seguir los efectos del tratamiento. Esta prueba está disponible en varios centros y en Internet.

Se ha dicho que cuanto más tiempo uno esté enfermo de Lyme, más neurotoxina estaría presente en el cuerpo. Probablemente esté almacenada en los tejidos adiposos, y una vez presente, persiste por mucho tiempo. Esto podría ser debido a la circulación entero-hepática, donde la toxina es excretada mediante la bilis en el tracto intestinal, pero luego es reabsorbida desde el tracto intestinal de nuevo al torrente sanguíneo. Esto forma la base para el tratamiento.

Dos medicamentos con prescripción que ligan estas toxinas son la resina de colestiramina y las píldoras de Welchol. Cuando se toman en cantidades generosas, las neurotoxinas presentes en el tracto intestinal se unen a la resina, son capturadas, y luego excretadas. Por lo tanto, tras varias semanas, el nivel de neurotoxinas se reduce y puede percibirse mejoría clínica. La experiencia actual indica que la mejoría comienza a apreciarse a las tres semanas, y el tratamiento puede continuar por un mes o más. Siempre es posible tratar más de una vez.

Introducción

Estos medicamentos pueden unirse, no sólo a toxinas, sino también a otros fármacos y suplementos vitamínicos. Por lo tanto no se deben ingerir otras medicinas orales o suplementos entre media hora antes y 2 horas después de una dosis de alguno de éstos agentes de fibra.

La Colestiramina debe tomarse de dos a cuatro veces al día, y del Welchol se prescriben 3 píldoras dos veces al día. Mientras que el último es mucho más simple de usar, es menos efectivo que la colestiramina. Los efectos secundarios principales son la hinchazón y el estreñimiento, el mejor modo de tratarlos es con el aumento de la ingesta de líquidos y laxantes suaves.

Tratar la Borreliosis de Lyme

Información sobre el Tratamiento de la Enfermedad de Lyme

No hay un antibiótico universalmente efectivo para el tratamiento de la BL. La selección de la medicina empleada y la dosis prescrita variará de una persona a otra en función de múltiples factores. Incluyendo la duración y la gravedad de la enfermedad, la presencia de co infecciones y deficiencias inmunitarias, el previo uso significativo de inmuno supresores durante la infección, la edad, el peso, la función gastrointestinal, los niveles en sangre alcanzados, y la tolerancia del paciente. Las dosis clínicamente eficaces son a menudo superiores a las recomendadas en los textos obsoletos. Esto se debe a la profunda penetración en el tejido por la Bb, su presencia en el sistema nervioso central incluyendo el ojo, dentro de las células, en los tendones y porque se han estudiado muy pocas de la muchas cepas de este organismo de las que actualmente se conoce su existencia, en cuanto a su susceptibilidad a los antibióticos. Además, al día de hoy todos los estudios en animales sobre susceptibilidad sólo abordan la infección temprana en modelos que se comportan de manera diferente a los hospedadores humanos. Por lo tanto, empiece con un régimen apropiado de acuerdo al escenario, y si es necesario, modifíquelo a lo largo del tiempo basándose en mediciones del nivel de antibiótico en sangre y la respuesta clínica.

Antibióticos

Hay cuatro tipos de antibióticos de uso general para el tratamiento de Bb.

Las TETRACICLINAS, incluyendo la doxiciclina y minociclina, son bacteriostáticas a menos que sean administradas a dosis altas. Si no se obtienen altos niveles en sangre, son comunes los fracasos en los tratamientos de la enfermedad temprana y tardía. Sin embargo, estas dosis altas pueden ser difíciles de tolerar. Por ejemplo, la doxiciclina puede ser muy efectiva pero sólo si se alcanzan los niveles en sangre adecuados ya sea mediante dosis orales más altas (300 mgs a 600mgs diarios) o a través de administración parenteral. Las cinéticas de inhibición indican que un gran pico del nivel en sangre y tejidos es más efectivo que niveles sostenidos, que es por lo que con la doxiciclina, dosis orales de 200 mg bid es más efectivo que 100 mg qid. De la misma manera, esta es la razón por la cual dosis IV de 400 mg una vez al día es más efectivo que cualquier régimen oral.

PENICILINAS son bactericidas. Como es de esperar al manejar infecciones con organismos gram negativos tales como la Bb, se ha demostrado que la amoxicilina es más efectiva que la penicilina V oral. Con agentes que atacan la pared celular, tales como las penicilinas, las cinéticas de inhibición indican que son necesarios niveles bactericidas sostenidos por 72 horas para que sean efectivos. Entonces el objetivo es tratar de alcanzar niveles sostenidos en sangre y tejidos. Sin embargo, como los niveles en sangre son extremadamente variables entre los pacientes, deben medirse los niveles de picos y valles (para más detalles, consulte la tabla de dosificación de antibióticos). Debido a su corta vida media y la necesidad de niveles altos, la amoxicilina se administra habitualmente junto con probenecid. Una formulación de liberación prolongada de amoxicilina + clavulánico (Augmentin XR) también puede considerarse si los niveles mínimos adecuados son difíciles de alcanzar. Una alternativa atractiva es la penicilina benzatina ("Bicillin LA"- véase más adelante). Se trata de una inyección intramuscular depot, y aunque

Introducción

las dosis son relativamente pequeñas, los niveles sostenidos en sangre y tejidos son los que hacen muy efectiva esta preparación.

CEFALOSPORINAS deben ser de generación avanzada: los fármacos de primera generación son raramente efectivos y los fármacos de segunda generación son comparables a la amoxicilina y doxiciclina tanto in-vitro como in-vivo. Actualmente los agentes de tercera generación son los más efectivos de las cefalosporinas debido a sus muy bajos MICs (0.06 para la ceftriaxona), y su relativamente larga vida/media. Las cefalosporinas han demostrado ser efectivas cuando las penicilinas y tetraciclinas fallan. La cefuroxima axetilo (Ceftin), un agente de segunda generación, es también efectiva para el estafilo y por lo tanto útil para el tratamiento del eritema migratorio atípico que podría representar una infección mixta que contenga uno de los patógenos más comunes de la piel junto a la Bb. Debido a los efectos secundarios de este agente en el sistema gastrointestinal y su alto coste, ésta no se usa a menudo como fármaco de primera línea. Como con las penicilinas, intente conseguir altos niveles sostenidos en sangre y tejidos mediante dosis frecuentes y/o el uso de probenecid. Mida en lo posible los niveles sanguíneos pico y valle.

Cuando seleccione una cefalosporina perteneciente a la tercera generación, es bueno recordar varios puntos: la Ceftriaxona se administra dos veces al día (una ventaja para la terapia en el hogar), pero tiene 95% de excreción biliar y se puede cristalizar en el árbol biliar resultando en cólicos y posibles colecistitis. La excreción gastrointestinal produce mayor impacto en la flora intestinal. Los problemas biliares y de superinfección con ceftriaxona se pueden disminuir si este fármaco se administra en cursos interrumpidos (conocidos comúnmente como terapia pulsada- se refieren al capítulo sobre ésta en la página 20), por lo tanto la recomendación actual es la de administrarla 4 días seguidos cada semana. La cefotaxima, que se debe dar al menos cada 8 horas o como infusión continua es menos conveniente, pero como tiene solo el 5% de excreción biliar, nunca causa concreciones biliares, y podría producir un menor impacto en la flora intestinal.

ERITROMICINA se ha demostrado lo prácticamente ineficaz que es como monoterapia. El azálido azitromicina es por alguna razón más efectivo pero sólo mínimamente cuando se administra oralmente. Como fármaco IV, se ven mucho mejores resultados. La claritromicina es mucho más efectiva como agente oral que la azitromicina, pero puede ser difícil de tolerar debido a la tendencia de promover la proliferación de levaduras, mal sabor en la boca, y poca tolerancia gastrointestinal a las altas dosis necesarias. Estos problemas son mucho menos severos con el ketolido telitromicina, el cual es generalmente bien tolerado.

Las eritromicinas (y los derivados de generaciones avanzadas mencionados arriba) tienen MIC impresionantemente bajos, se concentran en tejidos y penetra en las células, por lo tanto teóricamente deberían ser los agentes ideales. ¿Pero por qué la eritromicina no es efectiva, y por qué los resultados clínicos iniciales con la azitromicina (y en menor grado, con la claritromicina) han sido decepcionantes? Se ha sugerido que cuando la espiroqueta Bb está dentro de una célula, ésta está contenida en una vacuola y bañada en un fluido con pH bajo , y ésta acidez podría desactivar la azitromicina y la claritromicina. Por lo tanto, estos agentes se administran simultáneamente con hidroxicloroquina o amantadina, las cuales elevan el pH de la vacuola, haciendo estos antibióticos más efectivos. No se sabe si esta misma técnica haría de la eritromicina un antibiótico más efectivo en la Borreliosis de Lyme BL. Otra alternativa es administrar parenteralmente la azitromicina. Los resultados son excelentes, pero espere observar reacciones de Jarisch-Herxheimer abruptas.

Por otra parte, la Telitromicina, es estable en el ambiente acido intracelular, que puede ser por lo qué actualmente es, con mucho, el medicamento más efectivo de esta clase, y podría reemplazar a los otros en la mayoría de los pacientes con BL. De la misma forma, no hay necesidad de co-administrar amantadina o hidroxicloroquina. Este antibiótico tiene otras ventajas- ha sido ingeniado para prevenir la resistencia medicamentosa, casi no tiene impacto negativo sobre la E. Coli del tracto intestinal (ojala minimice el riesgo de diarrea), y puede ser tomado con o sin comida.

Sin embargo, hay desventajas:

1. Puede interactuar con una amplia variedad de medicamentos ya que es un inhibidor del citocromo CYP3A4. Es vital que esto se tenga en cuenta ya que muchos pacientes con Lyme toman simultáneamente una variedad de medicamentos , y a menudo de médicos diferentes.

2. Puede alargar el intervalo QT. Esto debe medirse antes de prescribir este fármaco, y si está al límite, re-chequear después de iniciarse.

3. Puede causar de forma transitoria visión borrosa, retraso de la acomodación, y hasta visión doble.

4. Pueden elevarse las enzimas hepáticas. Deben realizarse análisis de sangre regularmente para monitorizarlas.

5. Las precauciones usuales al tomar cualquier otro antibiótico también se siguen aplicando- riesgo de alergias, molestia en el estómago, reacciones de Herxheimer, etc.

Intervalo QTc:

- QTc es el QT corregido para el ritmo cardiaco.

- Mida la derivación precordial que tiene la mejor onda T

- (usualmente V-2 o V-5).

- Mida desde el comienzo de la onda Q hasta el final de la onda T.

- El intervalo QT es inversamente proporcional al ritmo cardiaco (un pulso lento da como resultado un QT más largo)

- QTc=QT / Ö intervalo RR

- Normales: Femenino < 450 ms., Masculino < 470 ms.

- Requiere K+ > 4.0, Mg++ > 2.0; evite hipocalcemia.

METRONIDAZOL (Flagyl) Cuando está presente en un ambiente hostil, como un medio de cultivo carente de algunos nutrientes, líquido cefalorraquídeo, o suero con determinados antibióticos añadidos, Bb puede transformarse en una forma quística. Este quiste parece ser capaz de permanecer inactivo, pero cuando se coloca en un entorno más favorable para su crecimiento, el quiste puede volver a la forma de espiroqueta. Los antibióticos convencionales usados para el Lyme, tales como las penicilinas, cefalosporinas, etc. no matan la forma quística de la Bb, sin embargo hay evidencia de laboratorio de que el metronidazol la mataría. Por lo tanto, la tendencia ahora es la de tratar al paciente infectado crónicamente que tiene enfermedad resistente mediante la combinación de metronidazol con uno u otros dos antibióticos para abarcar todas las formas de Bb. Debido a que hay evidencia de laboratorio de que las tetraciclinas pueden inhibir el efecto del Flagyl, esta clase de medicación no debe ser usada en estos regímenes de dos y tres medicamentos. Algunos clínicos prefieren el tinidazol ya que podría ser igualmente efectivo pero producir menos efectos secundarios. De todas maneras esto aún está por ser documentado.

Precauciones importantes:

1. Mientras se tome Flagyl no es aconsejable el embarazo, ya que hay riesgo de defectos de nacimiento.

2. ¡No consumir alcohol! Ocurrirá una reacción "Antabuse" severa , que consiste en nauseas severas, enrojecimiento de la cara, dolor de cabeza, y otros síntomas.

3. Es especialmente frecuente la proliferación de levaduras. Debe seguirse un estricto régimen de lucha contra las levaduras.

4. El Flagyl puede ser un irritante del sistema nervioso- a corto plazo, podría causar irritabilidad, sensaciones de despersonalización, etc. A un plazo más largo, puede afectar los nervios periféricos, causando hormigueo, adormecimiento, etc. Si es leve, podría requerirse un cambio de dosis. A menudo, un extra de vitamina B puede eliminar estos síntomas. Si los síntomas en nervios persisten o son intensos, entonces debe retirarse el metronidazol o estos síntomas podrían llegar a ser de muy larga duración.

5. Se ven fuertes reacciones de tipo Herxheimer en casi todos.

RIFAMPICINA es un antibiótico muy conocido que ha estado en uso durante muchas décadas. Se usa primordialmente para tratar la tuberculosis, pero también se ha usado para otras condiciones, tales como la prevención de la meningitis en aquellos expuestos, para tratar estafilos resistentes, etc. Potencialmente, la rifampicina podría ser efectiva en el tratamiento de Bartonella, Ehrlichia, Micoplasma y Borrelia. No hay por ahora, estudios clínicos formales acerca del uso de este medicamento en estas enfermedades, pero muchos pacientes han sido tratados con rifampicina y han tenido resultados favorables. Cuando se usa, usualmente se realizan análisis de sangre rutinarios (RCS, enzimas hepáticas) para monitorizar efectos secundarios. La rifampicina puede también teñir la orina, lagrimas y sudor (marrón-anaranjado). Podría manchar también algunos tipos de lentes de contacto permeables al agua. No se recomienda tomar Rifampicina durante el embarazo. Finalmente, como este fármaco es un inductor del citocromo (CYP3A4), la co-administración con otras medicaciones podría resultar en niveles en sangre más bajos y menos duraderos del medicamento co-administrado. Por consiguiente, esté alerta de estas potenciales interacciones farmacológicas.

PENICILINA BENZATINA: Estudios comparativos publicados por Fallon et. al. en la Universidad de Columbia han mostrado que la terapia parenteral es superior a la terapia oral en pacientes crónicos. Las opciones son las inyecciones intramusculares de acción prolongada de Penicilina G (penicilina benzatina o "Bicillin LA") o los antibióticos intravenosos.

Para que un antibiótico de la familia de las penicilinas sea efectivo, las curvas de tiempo-inhibición muestran que deben mantenerse durante 72 horas niveles significativos del antibiótico. Bicillin LA es una formulación de liberación prolongada que cumple estos criterios.

Estudios publicados en niños y adultos, combinados con las experiencias de más de una década de médicos de primera línea, especializados en el tratamiento del Lyme han establecido la eficacia, seguridad y utilidad de este medicamento. En muchos pacientes es más efectivo que los antibióticos orales en el tratamiento del Lyme y es casi equiparable a la terapia intravenosa en términos de efectividad si la dosis es lo suficientemente alta.

Se suele administrar tres o cuatro veces por semana durante seis a doce meses. Tiene la ventaja de ser relativamente barato, libre de efectos secundarios gastrointestinales, raramente promueve la proliferación de levaduras, y tiene un excelente historial de seguridad que abarca muchas décadas.

Por último, un plus añadido es que los miembros de la familia pueden ser entrenados para administrar este tratamiento en casa.

TRATAMIENTO CON CEFTRIAXONA un subconjunto de pacientes con una enfermedad severa de larga duración, debida a Borrelia burgdorferi portan una infección persistente a pesar de haber recibido previamente tratamientos antibióticos que hubieran eliminado la enfermedad en personas menos enfermas. El mecanismo de tal persistencia ha sido objeto de muchos artículos revisados por expertos. Entre ellos se incluyen la persistencia de B. burgdorferi en nichos protectores, la inhibición y lisis de los linfocitos, la supervivencia en vacuolas fagocíticas, las variaciones

Introducción

antigénicas, el crecimiento lento, la conversión en formas alternativas, y la hibernación y latencia.

Un enfoque efectivo para el paciente más enfermo, que fue publicado a principios de los 90s, es el de usar dosis más altas de ceftriaxona en un régimen de dosis-pulsada. Desde entonces la experiencia clínica ha ampliado este concepto, y en el Congreso MLDA de Lyme en Septiembre del 2002, Cichon presentó datos acerca de un régimen pulsado de altas dosis, que apoyan y refinan este concepto. Este régimen se considera en la actualidad el actual estándar terapéutico para el uso de ceftriaxona.

El tratamiento con ceftriaxona es administrado a dosis de 4 gramos diarios, ya sea como 2 gramos IV dos veces diarias, o bien 4 gramos lentamente una vez al día, cuatro días seguidos cada semana, usualmente por 14 o más semanas. Tal régimen no sólo es más efectivo para el paciente enfermo crónico de Lyme, sino que además estas interrupciones regulares en el tratamiento disminuyen las complicaciones potenciales de una terapia antibiótica intensiva con ceftriaxona, tales como concreciones biliares y colitis. Es por consiguiente, un régimen más efectivo y seguro que por virtud de las interrupciones en el tratamiento, es menos costoso y ofrece al paciente un estilo de vida más aceptable. Es posible (y preferible) el acceso IV con vía heparinizada.

Ciclos durante la Terapia

Como la espiroqueta tiene un tiempo de generación muy largo (de 12 a 14 horas in vitro y posiblemente mucho más largo en los sistemas vivos) y podría tener periodos de latencia, tiempo durante el cual los antibióticos no matarían al organismo, el tratamiento ha de ser continuado por un periodo de tiempo prolongado para erradicar todos los síntomas activos y prevenir una recaída, especialmente en infecciones tardías. Si el tratamiento se interrumpe antes de que todos los síntomas de infección activa hayan sido eliminados, el paciente permanecerá enfermo y posiblemente recaerá todavía más. Por lo general, la BL temprana se trata durante 4 a 6 semanas, y la BL tardía normalmente requiere un mínimo de 4 a 6 meses de tratamiento continuo. Todos los pacientes responden de forma diferente y la terapia debe ser individualizada. No es raro que un paciente que haya estado enfermo durante muchos años requiera regímenes de tratamiento por tiempo indefinido; de hecho, algunos pacientes van a requerir terapia de mantenimiento continuada durante años para permanecer bien.

Varios días después del inicio de una terapia apropiada de antibióticos, los síntomas a menudo se intensifican debido a la lisis de espiroquetas con liberación de cantidades elevadas de material antigénico y posiblemente toxinas bacterianas. Esto se conoce como una reacción de tipo Jarisch Herxheimer. Puesto que se requiere de 48 a 72 horas de terapia para que se inicie la destrucción bacteriana, la reacción de Herxheimer es por lo tanto diferida. A diferencia de la sífilis, en la cual estas reacciones puede ocurrir en horas.

Se ha observado que los síntomas se intensifican en ciclos cada cuatro semanas. Se piensa que esto refleja el ciclo celular del organismo, con una fase de crecimiento que ocurre una vez al mes (el crecimiento intermitente es común en las especies de Borrelia). Como el antibiótico sólo destruye bacterias en su fase de crecimiento, se diseña la terapia para abarcar al menos un ciclo de generación completo. Es por esto por lo qué la duración del tratamiento debe ser al menos de cuatro semanas. Si los antibióticos están funcionando, a lo largo del tiempo estas intensificaciones disminuirán en severidad y duración. La propia existencia de ciclos mensuales en curso indica que hay todavía organismos vivos presentes y que los antibióticos deben continuarse.

Con el tratamiento, se exageran estos ciclos mensuales de intensificación de síntomas que representan presumiblemente reacciones recurrentes de tipo Herxheimer en que a medida que Bb van entrando en su fase vulnerable de crecimiento van siendo lisadas. Por razones desconocidas, lo peor ocurre en la cuarta semana de tratamiento. La observación sugiere que mientras más severa es ésta reacción, más alta es la carga de gérmenes, y más enfermo está el paciente. En aquellos con una enfermedad muy sintomática de larga duración sometidos a tratamiento IV, la intensificación de la cuarta semana puede ser muy severa, similar a una reacción de enfermedad del suero, y estar asociada a leucopenia transitoria y/o elevación de las enzimas hepáticas. Si esto ocurre, disminuya la dosis temporalmente, o interrumpa el tratamiento por varios días, luego reanúdelo con dosis más bajas. Si eres capaz de continuar o reanudar el tratamiento, entonces los pacientes siguen mejorando. Aquellos en los que el tratamiento es interrumpido sin reiniciarse en este momento, por lo general necesitarán ser tratados de nuevo en el futuro debido a síntomas continuos o recurrentes ya que la infección no fue erradicada. Aquellos pacientes sometidos a tratamiento IV que tengan una reacción fuerte a la cuarta semana, necesitarán continuar la antibioterapia parenteral durante varios meses, para que cuando esta reacción mensual finalmente disminuya en severidad, se puedan reemplazar por medicamentos orales o IM. De hecho, es justamente esta observación la que guía al médico para determinar el punto final del tratamiento intravenoso. Por lo general, la terapia IV se administra hasta que haya una respuesta positiva clara, y luego el tratamiento se cambia a IM o po hasta quedar libre de signos de infección activa por 4 a 8 semanas. Algunos pacientes, sin embargo, no responden a tratamientos IM o po y tendrán que usarse la terapia IV en todo momento. Como mencioné anteriormente, la leucopenia podría ser un signo de Ehrlichiosis persistente, así que asegúrese de investigarla.

Los fracasos de tratamiento repetidos deben alertar al médico de la posibilidad de una, de otra forma, inaparente deficiencia inmune, y puede recomendarse un estudio diagnóstico intensivo en esta línea. Obviamente, deben evaluarse co-infecciones y se necesita abordar la investigación de otros diagnósticos diferentes o concurrentes.
Hay tres cosas que, independientemente del tratamiento seleccionado, van a predecir un fallo de tratamiento: falta de complianza, uso de alcohol, y privación de sueño. Recomiéndeles que tomen un descanso cuando llegue (o idealmente antes) la inevitable fatiga a mitad de la tarde (se anima a echarse siesta).

Todos los pacientes deben de mantener un diario de sus síntomas cuidadosamente detallado para ayudarnos a documentar la presencia del ciclo clásico de cuatro semanas, juzgar los efectos del tratamiento, y determinar el punto final del tratamiento. Uno debe seguir tales diarios, las lecturas de temperaturas al final de la tarde, hallazgos físicos, notas de fisioterapeutas, y pruebas cognitivas para juzgar mejor cuando hay que cambiar o interrumpir los antibióticos.

Recuerde- no existe actualmente ninguna prueba de curación, por lo que este seguimiento clínico asume un papel primordial para la atención de la Enfermedad de Lyme.

Elección de Antibióticos y Dosis

Terapia Oral

Revisar siempre los niveles en sangre cuando use los agentes marcados con un *, ajustar la dosis para alcanzar un nivel máximo por encima de diez y un mínimo superior a tres. Debido a esto, las dosis listadas abajo podrían tener que ser aumentadas. Considerar primero la doxiciclina en el Lyme temprano debido a la preocupación por co-infecciones por Ehrlichia.

*Amoxicilina:
- *Adultos: 1g /8h mas probenecid 500mg /8h; a menudo se necesitan dosis de hasta 6 gramos diarios.*
- *Embarazo: 1g /6h y ajustar.*
- *Niños: 50 mg/kg/día dividido en dosis cada 8h.*

*Doxiciclina:
- *Adultos: 200 mgs dos veces al día con comida; a menudo son necesarias dosis de hasta 600mgs diarios, ya que la doxiciclina es sólo efectiva a altos niveles en sangre.*
- *No es para niños o mujeres embarazadas.*
- *Si los niveles son muy bajos a la dosis tolerada, adminístrelo parenteralmente o cambie a otro medicamento.*

Introducción

*Cefuroxima Axetilo:
- *Alternativa oral que podría ser efectiva cuando fallan la amoxicilina y doxiciclina. Útil en erupciones de eritemas migratorios co-infectados con patógenos comunes de la piel.*
- *Adultos y Embarazo: 1g /12h y ajustar.*
- *Niños: 125 - 500 mg /12h según peso*

Tetraciclina: *Solamente adultos, y no durante el embarazo.500mgs de tres a cuatro veces al día.*

Eritromicina: *Respuesta pobre y no recomendada.*

Azitromicina:
- *Adultos: 500 - 1200 mg/día.*
- *Adolescentes: 250-500 mg/día. Añada hidroxicloroquina, 200 - 400 mg al día, o amantadina 100 - 200 mg al día.*
- *No puede ser usado durante el embarazo o en niños pequeños.*
- *En general. los resultados son pobres cuando se administra oralmente.*

Claritromicina:
- *Adultos: 250 - 500 mg /6h más hidroxicloroquina, 200 - 400 mg/día, o amantadina 100 - 200 mg/d.*
- *No se puede usar durante el embarazo o en niños pequeños.*
- *Clínicamente más efectiva que la azitromicina.*

Telitromicina:
- *Adolescentes y Adultos: 800mg una vez al día. No necesita el uso de amantadina o hidroxicloroquina.*
- *Hasta el momento, es el fármaco más efectivo de esta clase, y si es tolerado es posiblemente el mejor agente oral. Espere reacciones de Herxheimer fuertes y bastante prolongadas.*

- *Debe estar alerta ante interacciones con otras drogas (inhibe el CYP3A-4), comprobar el intervalo QTc , y monitorizar enzimas hepáticas.*
- *No debe usarse durante el embarazo.*

*Augmentin: *El Augmentin estándar no se puede exceder de tres tabletas diarias debido al Clavulanato, por lo tanto es dado con amoxicilina, para que la dosis total del componente amoxicilina sea igual a la listada arriba para la amoxicilina. Esta combinación puede ser efectiva cuando se considere que la beta lactamasa de Bb sea significativa.*

*Augmentin XR 1000:

- *Esta es una formulación de liberación retardada y por lo tanto una mejor elección que el Augmentin estándar.*
- *Dosis- 1000 mg q8h, a 2000 mg /12h basado en niveles en sangre.*

Cloramfenicol: *No se recomienda por no probado y potencialmente toxico.*

Metronidazol: *de 500 a 1500 mg diarios en dosis divididas. No durante el embarazo, sólo adultos.*

Terapia Parenteral

Ceftriaxona:
- *Riesgo de concreciones biliares por consiguiente a menudo se coadministra Actigal 1 - 3 tabletas diarias).*
- *Adultos y embarazo: 2 g /12h, cuatro días seguidos cada semana.*
- *Niños: 75mg/kg/día hasta 2 g al día.*

Cefotaxima:
- *Efectividad comparable a la ceftriaxona, sin complicaciones biliares.*

Introducción

- *Adultos y embarazo: 6 - 12 g diarios. Puede ser dado en dosis divididas /8h, pero una infusión continua podría ser más eficaz. Cuando exceda 6 g diarios, use el esquema de dosis pulsada.*
- *Niños: 90 - 180 mg/kg/día dosificado /6h (preferible) o /8h, no exceder 12 g diarios.*

*Doxiciclina:
- *Requiere línea central ya que es cáustica. Sorprendentemente efectiva, probablemente porque los niveles en sangre son más altos cuando se administra parenteralmente y mayores dosis únicas diarias optimizan las cinéticas de inhibición para este medicamento. Medir siempre niveles en sangre.*
- *Adultos: empiece a 400mg /24h y ajústelo basado en los niveles.*
- *No puede ser usado durante el embarazo o en niños pequeños.*

Azitromicina:
- *Requiere línea central ya que es cáustico.*
- *Dosis 500 - 1000 mg diarios en adolescentes y adultos.*
- *Penicilina G- Penicilina G intravenosa es mínimamente efectiva y no recomendada.*

Penicilina Benzatina:
- *Alternativa IM Sorprendentemente efectiva comparado con la terapia oral.*
- *Podría ser necesario comenzar a dosis más bajas ya que se han observado reacciones de Herxheimer fuertes, y prolongadas (6 o más semanas).*
- *Adultos: 1.2 millones de unidades 3 - 4 dosis semanales.*
- *Adolescentes: 1.2 a 3.6 millones de unidades semanales.*
- *Puede ser usado durante el embarazo.*

Vancomicina: *se ha observado que es uno de los mejores fármacos para tratar el Lyme, pero la potencial toxicidad limita su uso. Es un candidato perfecto para terapia pulsada y así minimizar estas inquietudes. Use dosis estándares y confirme niveles.*

Primaxina y Unasyna: *eficacia similar a la cefotaxima, pero a menudo funciona cuando las cefalosporinas han fallado. Debe administrarse /6 a /8 horas.*

Cefuroxima: *Útil pero no demostrablemente mejor que la ceftriaxona o cefotaxima.*

Ampicilina IV: más efectiva que la Penicilina G. Debe ser administrada /6 horas.

Categorías del Tratamiento

Profilaxis

Profilaxis de grupos de alto riesgo- educación y medidas preventivas. No se administran antibióticos.

Picaduras de Garrapatas

Garrapata de ciervo insertada sin signos o síntomas de Lyme (ver apéndice): Decida tratar de acuerdo al tipo de garrapata, si provino de un área endémica, cómo fue extraída, y el tiempo de inserción (anecdóticamente, tan poco como cuatro horas de inserción puede transmitir patógenos). El riesgo de transmisión es mayor si la garrapata está repleta, o si fue extraída inapropiadamente permitiendo el derrame del contenido de la garrapata en la herida de la picadura. Las picaduras de alto riesgo se tratan como sigue (¡Recuerde la posibilidad de co-infección!):

1. Adultos: Terapia oral durante 28 días.

2. Embarazo: Amoxicilina 1000mg /6h durante seis semanas. Evalúe babesias, bartonellas y ehrlichias. Alternativa cefuroxima axetilo 1000mg /12h durante seis semanas.

3. Niños: Terapia oral por 28 días.

Introducción

Temprana Localizada

Eritema migratorio único sin síntomas constitucionales:

1. Adultos: Terapia oral- se debe continuar hasta quedar libre de signos y síntomas al menos por un mes, con un mínimo de 6 semanas.

2. Embarazo: 1er y 2º trimestre: IV por 30 días luego orales por seis semanas. 3er trimestre: terapia oral por seis o más semanas como arriba. Cualquier trimestre evalúe babesias y ehrlichias.

3. Niños: terapia oral por seis o más semanas.

Diseminada

Lesiones múltiples, síntomas constitucionales, linfadenopatía, o cualquier otra manifestación de diseminación.

→ Diseminación Temprana

Síntomas leves presentes por menos de un año y no complicados por deficiencias inmunológicas o tratamiento previo con esteroides:

1. Adultos: Terapia oral hasta que no haya enfermedad activa durante 4 - 8 semanas (normalmente de 4 - 6 meses)

2. Embarazo: como en la infección localizada pero trate durante todo el embarazo.

3. Niños: terapia oral con duración basada de acuerdo a la respuesta clínica.

Alternativa Parenteral para pacientes más enfermos, donde no hay respuesta o son intolerantes a los medicamentos orales:

1. Adultos y niños: terapia IV hasta una mejoría clara, con un mínimo de seis semanas. Siga con terapia oral o Penicilina Benzatina IM hasta que no haya enfermedad activa por 6 - 8 semanas. Podría reiniciarse el IV si la terapia oral o IM falla.

2. Embarazo: IV y luego terapia oral como arriba.

→ Diseminación Tardía

Presente por más de un año, pacientes más severamente enfermos, y aquellos con terapia significativa previa con esteroides o cualquier otra causa de incapacidad inmunológica:

1. Adultos y embarazo: terapia IV extendida (14 o más semanas), luego orales o IM, si es efectivo, hasta el mismo punto final. Casi siempre se necesita una terapia de combinación con al menos dos antibióticos diferentes.

2. Niños: terapia IV por 6 o más semanas, luego orales o IM siguiendo como anteriormente. Casi siempre se necesita una terapia de combinación.

Enfermedad de Lyme Crónica (Infección Recurrente/Persistente)

Por definición, esta categoría se compone de los pacientes con infección activa, de una duración más prolongada, que posiblemente tienen mayores cargas de espiroquetas, más débiles mecanismos de defensa, posiblemente con cepas más virulentas o resistentes, y probablemente están significativamente co-infectados. Las neurotoxinas también podrían ser importantes en estos pacientes. Investigue y trate todo esto, y busque infecciones concurrentes incluyendo virus, clamidias y micoplasmas. Asegúrese de hacer una evaluación endocrina si está indicada.

Estos pacientes requieren una evaluación completa para todos estos problemas, y cada anormalidad debe ser abordada. Lo más seguro es que este grupo necesitará terapia parenteral, en especial a altas dosis, terapia pulsada y combinación de antibióticos, incluyendo metronidazol. Necesitarán terapia continua con antibióticos por muchos meses, y podrían cambiar de antibióticos periódicamente para superar las fases de meseta en la recuperación. Vigile problemas relacionados con el tratamiento-colitis, proliferación de levaduras, complicaciones del catéter intravenoso, y anormalidades en recuentos y bioquímicas sanguíneos.

Si el tratamiento puede continuarse a largo plazo, entonces es posible un notable grado de recuperación. Sin embargo, para tal recuperación debe prestarse atención a todas las modalidades de tratamiento - no sólo los antibióticos, sino programas de rehabilitación y ejercicios, suplementos nutricionales, reposo forzoso, dietas con mucha fibra, pocos carbohidratos, atención a sensibilidades alimentarias, evitar estrés, abstinencia de alcohol y cafeína, y absolutamente ningún inmunosupresor, ni siquiera dosis locales de esteroides (como por ejemplo inyecciones intra-articulares).

Desafortunadamente, no todos los pacientes con Enfermedad de Lyme crónica se recuperarán completamente y el tratamiento podría no erradicar la infección activa por Borrelia. Tales individuos tendrían que mantenerse en terapia continuada de final abierto con antibióticos, ya que recaen en repetidas ocasiones después de que se suspendan los antibióticos. El mantenimiento de la terapia con antibióticos en este selecto grupo es, por tanto, obligatorio.

En pacientes con Lyme crónico, que no responden completamente a los antibióticos, se debería buscar una explicación. En muchos casos, se han descubierto en dichos pacientes grados variables de insuficiencia pituitaria. Las anomalías pueden ser extremadamente sutiles, y deben hacerse pruebas de provocación para un diagnóstico completo. Una fatiga persistente, energía limitada, hipotensión, y pérdida de la líbido sugieren esta posibilidad.

Del mismo modo, un pequeño, pero significativo número de estos pacientes portan niveles tóxicos de metales pesados. Para su evaluación se necesitan pruebas de provocación realizadas por médicos especialistas con experiencia. El tratamiento debe ser dirigido a corregir las anomalías específicas encontradas, y posteriormente deben hacerse nuevas pruebas para verificar la eficacia del tratamiento y el punto final de la terapia. Sospeche de ello cuando haya una respuesta inmune pobre y estén presentes signos y síntomas neuropáticos persistentes.

Indicadores para Terapia Parenteral

(Lo siguiente son sólo directrices sin intención de ser absolutas. Está basado en un estudio retrospectivo con 600 pacientes con enfermedad de Lyme tardía.)
- *Enfermedad presente por más de un año*
- *Terapia inmunosupresora previa estando ya infectado por Bb.*
- *Afectación neurológica importante.*
- *Sinovitis activa con una tasa de sedimentación elevada.*
- *Células o proteínas abundantes en el LCR*

Opciones para el Tratamiento Avanzado

Terapia pulsada

Terapia pulsada consiste en la administración de antibióticos (normalmente los parenterales) entre dos y cuatro días seguidos por semana. Esto permite varias ventajas:
- *Las dosis son dobles (ejemplo: cefotaxima, 12 g diarios), aumentando la eficacia*
- *Se pueden usar medicamentos más tóxicos con mayor seguridad (ejemplo: vancomicina)*
- *Podría ser efectivo cuando regímenes diarios convencionales han fallado.*
- *Acceso IV podría ser más fácil y tolerable*
- *Estilo de vida más aceptable para el paciente*
- *A menudo es menos costoso que los regímenes diarios*

Tenga en cuenta que se espera que este tipo de tratamiento continúe por un mínimo de diez semanas, y a menudo debe continuar por más de 20 semanas. La eficacia de este régimen se basa en el hecho de que se requieren entre 48 y 72 horas de continuos niveles bactericidas de antibiótico para matar a la espiroqueta, sin embargo la espiroqueta tardará en recuperarse más tiempo que los 4 o 5 días entre pulsos. Como en todos los tratamientos del Lyme, deben adaptarse las dosis y horarios específicos de acuerdo al cuadro clínico individual del paciente basándose en el mejor criterio clínico del médico que lo trate.

Terapia Combinada

Esta consiste en el uso simultáneo de dos o más antibióticos diferentes para lograr un sinergismo antibiótico, a fin de compensar mejor los diferentes perfiles de inhibición y lugares de acción de cada uno de los medicamentos, y para cubrir las tres formas conocidas de Bb. Una combinación típica es el uso de un agente de pared celular más un inhibidor de proteínas (ejemplo: amoxicilina más claritromicina). Tenga en cuenta que la intolerancia gastrointestinal y las sobreinfecciones por levaduras son las mayores desventajas de este tipo de tratamiento. Sin embargo, estas complicaciones a menudo pueden ser prevenidas o tratadas fácilmente, y los beneficios clínicamente observados de este tipo de régimen claramente han superado estos problemas en pacientes seleccionados.

Enfermedad de Lyme y Embarazo

Es bien conocido que la espiroqueta Borrelia burgdorferi puede cruzar la placenta e infectar al feto. Además, se ha demostrado que la leche que proviene de madres infectadas contiene espiroquetas que pueden ser detectadas mediante exámenes de PCR o cultivo.

La Lyme Disease Foundation ubicada en Hartford, Connecticut ha mantenido un registro de gestaciones durante once años empezando a finales de los 80. Encontraron que si las pacientes eran mantenidas bajo dosis adecuadas de terapia antibiótica durante la gestación, entonces no nacían bebes con Lyme. Mi propia experiencia de los últimos veinte años concuerda con esto.

Durante el embarazo, los síntomas generalmente son leves ya que los cambios hormonales parecen enmascarar muchos síntomas. Sin embargo, es durante la etapa post parto cuando las madres pasan momentos difíciles con el retorno violento de todos sus síntomas de la Enfermedad de Lyme, incluyendo una fatiga profunda. La depresión post parto es particularmente severa. Yo siempre recomiendo tener ayuda en casa al menos durante el primer mes, así se aseguran el descanso adecuado y el tiempo para los tratamientos necesa- necesarios.

Las opciones para tratar a la madre incluyen terapia oral, intramuscular, e intravenosa ya mencionadas anteriormente. Es vital que los niveles pico y valle de los antibióticos sean medidos si es posible al comienzo de la gestación y luego al menos una vez más durante el tratamiento.

No recomiendo la lactancia materna por las razones obvias ya mencionadas.

Monitorización de la Terapia

Se miden los niveles del fármaco, siempre que sea posible, para confirmar que la dosificación sea la adecuada. A menudo, el régimen tendrá que ser modificado para optimizar la dosis. Esto puede tener que repetirse de nuevo en cualquier momento que se produzcan cambios importantes en el régimen de tratamiento , y en serie durante el embarazo. Con la terapia parenteral, se hacen RC y panel hepático y bioquímica al menos dos veces cada mes, especialmente durante la intensificación de los síntomas, con análisis de orina y pro-time monitorizados con menos frecuencia.

Seguridad

Más de dos décadas de experiencia en el tratamiento de miles de pacientes con Lyme han demostrado que la terapia, tal como se describe más arriba, aunque intensa, es generalmente bien tolerada. La reacción adversa más frecuentemente observada es la alergia al probenecid. Además, se ven sobreinfecciones con levaduras, pero éstas generalmente se reconocen y manejan fácilmente. La inducción de la producción de toxinas del Clostridium difficile se observa más frecuentemente con la ceftriaxona, pero puede ocurrir con cualquiera de los regímenes de antibióticos mencionados en este documento. Sin embargo, la terapia de dosis pulsada y el uso regular de preparaciones con lactobacillus parecen ser útiles para controlar las levaduras y las colitis asociadas a los antibióticos, ya que el número de casos de C. difficile en pacientes de Lyme es bajo cuando se siguen estas directrices. Asegúrese de examinar las heces para ambas TOXINA A y TOXINA B cuando evalué colitis causada por C. difficile.

Cuando use líneas intravenosas centrales incluyendo líneas CCIP (catéteres centrales insertados periféricamente), si ocurre cualquier problema con la línea, se recomienda que la línea se retire para la seguridad del paciente. Intentos de salvamento (reparar huecos con urokinasa) son a menudo inefectivos y podrían no ser seguros.

Por favor advierta a todos los pacientes que tomen tetraciclinas acerca de la sensibilidad en la piel y los ojos a la luz solar y las precauciones adecuadas, y recomiende en su caso el control de natalidad.-Cuando la doxiciclina se administra de forma parenteral ¡No vuelva a congelar la solución antes de usar!

Recuerde, que años de experiencia con terapia crónica de antibióticos en otras enfermedades, incluyendo la fiebre reumática, acné, gingivitis, otitis recurrente, cistitis recurrente, EPOC, bronquiectasias, y otras no han revelado ninguna consecuencia coherente fatal como resultado de tal uso de medicamentos. De hecho, las consecuencias reales de no tratar una infección crónica persistente por B. burgdorferi puede ser mucho peor que las consecuencias potenciales de este tratamiento.

Co-Infecciones en el Lyme

Piroplasmosis (Babesiosis)

→ Información General

Se pensaba que Babesia microti era el único piroplasma significativo que afecta a los humanos. Ahora se cree que muchas de las más de dos docenas de especies conocidas de piroplasmas pueden ser portadas por las garrapatas y pueden ser transmitidas a los humanos. Lamentablemente, no tenemos pruebas ampliamente disponibles para estas especies no-microti. Es por ello que, una vez más, un diagnóstico clínico es necesario.

Los Piroplasmas no son bacterias, son protozoos. Por lo tanto, no serán erradicados por ninguno de los regímenes de tratamiento actualmente usados para el Lyme. Ahí radica la importancia de las co-infecciones – si un paciente con Lyme ha sido ampliamente tratado y aún sigue enfermo, y especialmente si experimentan síntomas atípicos, sospechar una co-infección. De la literatura:

- *"La co-infección generalmente resulta en una enfermedad aguda más intensa, una mayor gama de síntomas, y una convalecencia más prolongada que las que acompañan a cualquiera de las infecciones por separado"*
- *"El ADN de la espiroqueta se evidencia más a menudo y permanece en la circulación por más tiempo en sujetos co-infectados que en aquellos que experimentan cualquier infección por separado"*
- *"La co-infección puede también contribuir a las lesiones inducidas por la espiroqueta en las articulaciones humanas, corazón y nervios."*
- *"Las infecciones por Babesia pueden perjudicar los mecanismos de defensa del hospedador humano...."*
- *"La posibilidad de una infección concomitante con Babesia se debería considerar cuando sea diagnosticada una enfermedad de Lyme moderada o severa.*

La infección por Babesia es cada vez más reconocida, especialmente en pacientes que ya tienen la enfermedad de Lyme. Se ha publicado que hasta un 66% de pacientes con Lyme muestran evidencia serológica de co infección con Babesia Microti. También se ha divulgado que las infecciones por Babesia pueden variar en gravedad desde leve, infección subclínica, a enfermedad fulminante potencialmente fatal. La infección subclínica a menudo se pasa por alto porque los síntomas se atribuyen incorrectamente al Lyme. Las infecciones por Babesia, incluyendo las leves, pueden recurrir incluso después del tratamiento y causar enfermedad severa. Se ha informado de que este fenómeno ocurre en cualquier momento, ¡Incluyendo incluso varios años después de la infección inicial! Es más, tales portadores de Babesia suponen un riesgo para el suministro de sangre ya que esta infección se ha declarado transmisible por transfusión sanguínea.

→ Síntomas

Indicios de la presencia de babesiosis son una enfermedad inicial más aguda- los pacientes a menudo recuerdan fiebres altas y escalofríos al comienzo de su Lyme. Con el tiempo, pueden notar sudores nocturnos, falta de aire, una tos ocasional, dolores persistentes de cabeza tipo migraña, una sensación vaga de desequilibrio sin vértigo real, encefalopatía y fatiga. Las presentaciones fulminantes se ven en aquellos que están inmunodeprimidos, en especial si son esplénicos, y de edades avanzadas. Estas incluyen fiebre alta, escalofríos con temblor y hemólisis, y puede ser fatal.

→ Pruebas de Diagnóstico

Las pruebas de diagnóstico son poco sensibles y problemáticas. Hay al menos trece, y posiblemente hasta dos docenas de formas de Babesia encontradas en las garrapatas, sin embargo actualmente sólo podemos evaluar Babesia Microti y WA-1 con nuestras pruebas serológicas y nucleares. Las extensiones de sangre estándar al parecer son fiables sólo para las dos primeras semanas de infección, por consiguiente, no son útiles para diagnosticar las infecciones tardías y las más leves incluyendo estados portadores donde la carga de gérmenes es muy baja para ser detectada. Por tanto, están disponibles múltiples métodos diagnósticos y cada una tiene sus propias ventajas y limitaciones y a menudo se deben hacer varias pruebas. Esté preparado para tratar basándose en la presentación clínica, incluso con pruebas negativas.

1. SEROLOGÍA-A diferencia del Lyme, los títulos de Babesia pueden reflejar el estatus de la infección. Así, la persistencia de títulos o western blots positivos sugieren una infección persistente.

2. PCR- Es más sensible que los frotis para B. Microti, pero no detectará otras especies.

3. FROTIS MEJORADO Utiliza la exploración prolongada de la capa de leucocitos (¡Hasta tres horas por muestra!) y fotografía digital a través de microscopios hechos a medida. Aunque más sensible que los frotis estándar, aún puede pasar por alto infecciones. La gran ventaja es que mostrará múltiples especies, no sólo B. microti.

4. ENSAYO DE HIBRIDACIÓN IN SITU FLUORESCENTE (FISH)-Esta técnica es también una forma de extensión sanguínea. Se dice que es 100 veces más sensible que los frotis estándar para B. microti., porque en vez de utilizar tinciones estándar, a base de tinta, usa una sonda de ARN ligada a fluorescente y luz ultravioleta. Los organismos de Babesia son entonces más fáciles de ver cuando se examinan las diapositivas. La desventaja es que actualmente sólo detecta B. microti.

→ Tratamiento

El tratamiento de infecciones por Babesia siempre ha sido difícil, porque la terapia que se recomendaba hasta 1998 consistía en una combinación de clindamicina más quinina. Informes publicados y la experiencia clínica han demostrado que este régimen es inaceptable, ya que casi la mitad de los pacientes así tratados han tenido que abandonar el tratamiento debido a serios efectos secundarios, muchos de los cuales eran incapacitantes. Además, incluso en pacientes que podían tolerar estos medicamentos, hubo una tasa de fracaso de aproximadamente el 50%.

Introducción

Debido a estas sombrías estadísticas, el actual régimen de elección para la Babesiosis es la combinación de atovaquona (Mepron, Malarone), 750 mgs dos veces al día, más un medicamento del grupo de la eritromicina, tal como la azitromicina (Zithromax), claritromicina (Biaxin), o telitromicina (Ketek) a dosis estándar. Esta combinación se estudió inicialmente en animales, y luego se aplicó a los humanos con gran éxito. Menos del 5% de los pacientes tienen que suspender el tratamiento debido a efectos secundarios, y la tasa de éxito es claramente mejor que la de la clindamicina más quinina.

La duración del tratamiento con combinaciones de atovaquona para la babesiosis varía dependiendo del grado de infección, duración de la enfermedad antes del diagnóstico, el estatus de salud e inmunidad del paciente, y si el paciente está coinfectado con Borrelia burgdorferi. Normalmente, se prescribe un curso de tres semanas en casos agudos, mientras que las infecciones de larga duración y crónicas, con morbilidad significativa y coinfección van a requerir un mínimo de cuatro meses de terapia. Se han producido recaídas, y de vez en cuando es necesario el retratamiento.

Problemas durante la terapia incluyen diarrea, nauseas leves, el coste de la atovaquona (más de 600 $ por botella-suficiente para tres semanas de tratamiento), y raramente, una decoloración amarillenta temporal de la visión. Se recomiendan los recuentos sanguíneos, paneles hepáticos y niveles de amilasa cada tres semanas durante cualquier curso prolongado de terapia ya que se podrían elevar las enzimas hepáticas. Los fracasos del tratamiento están normalmente relacionados con niveles inadecuados de atovaquona. Por lo tanto, los pacientes que no han sido curados con este régimen pueden ser tratados de nuevo con dosis más altas (y se pueden comprobar los niveles de atovaquona en sangre), ya que esto ha demostrado su eficacia en muchos de mis pacientes. La Artemisia (una hierba sin receta) se debe añadir en todos los casos. Puede añadirse también metronidazol o Bactrim para aumentar la eficacia, pero hay un mínimo de datos clínicos sobre cuanto más efectivo será.

Organismos Similares a la Bartonella (OSB)

Se ha dicho que la Bartonella es el más común de todos los agentes patógenos transmitidos por las garrapatas. De hecho, parece que hay un síndrome clínico bastante distinto cuando este tipo de organismo está presente en el paciente con Lyme crónico. De todas formas, muchos aspectos de esta infección parecen indicar que esta cepa de Bartonella asociada a la garrapata es diferente de aquella descrita en la "enfermedad por el arañazo del gato". Por ejemplo, en pacientes en los que el cuadro clínico encaja, las pruebas estándar para la Bartonella son normalmente no reactivas. Además, los medicamentos empleados usualmente para la Bartonella no funcionan para esto- suprimen los síntomas pero no los eliminan permanentemente. Por estas razones yo quiero referirme a esto como un "Organismo Similar a la Bartonella" (OSB), en vez de asumir que es una especie más común.

Los indicadores de una infección por OSB serían unos síntomas del SNC (Sistema Nervioso Central) fuera de proporción con respecto a los síntomas sistémicos del Lyme crónico. Parece haber una irritabilidad elevada en el SNC, con agitación, ansiedad, insomnio, e incluso convulsiones, además de otros síntomas inusualmente intensos de encefalitis, tales como déficit cognitivo y confusión. Otros síntomas claves podrían incluir gastritis, dolor abdominal inferior (adenitis mesentérica), dolor en plantas de los pies, especialmente por las mañanas, nódulos subcutáneos doloridos a lo largo de las extremidades, y erupciones cutáneas rojizas. Estas erupciones podrían tener apariencia de estrías rojas como marcas estiradas que no siguen los planos de la piel, arañitas, o erupciones papulares rojizas. Los nódulos linfáticos podrían estar infartados y la garganta puede estar irritada.

Debido a que las pruebas de Bartonella estándar, ya sea mediante serología o PCR, podrían no detectar estos OSB, la prueba en sangre es muy poco sensible. Por consiguiente, el diagnóstico es clínico, basado en los puntos mencionados. También, sospeche infección con OSB en pacientes con Lyme tratados extensivamente que todavía estén encefalopáticos, pero que nunca hayan sido tratados con un curso significativo de tratamiento especifico.

El fármaco de elección para tratar OSB es el levofloxacino. El levofloxacino normalmente no se emplea para el Lyme o la Babesia, así que muchos pacientes con enfermedades transmitidas por garrapatas, y que se han tratado las mismas pero permanecen enfermos, pueden estar de hecho infectados con OSB. El tratamiento consiste en 500mg diarios (puede ser ajustado de acuerdo al peso) al menos por un mes. Trate por tres meses o más en los pacientes más enfermos. Se ha sugerido que el levofloxacino podría ser más efectivo para el tratamiento de esta infección si se añade un inhibidor de la bomba de protones a dosis estándar.

Otro matiz, es que ciertas combinaciones de antibióticos parecen inhibir la acción del levofloxacino, mientras que otras parecen ser neutrales. Yo no recomiendo el uso de un fármaco tipo eritromicina, ya que clínicamente tales pacientes responden mal. Por otra parte, combinaciones con cefalosporinas, penicilinas y tetraciclinas son adecuadas. Alternativas al levofloxacino incluyen la rifampicina, gentamicina y posiblemente la estreptomicina. Un artículo muy reciente sugiere que el uso previo de medicamentos tipo quinina incluyendo atovaquona (Mepron, Malarone) podría hacer el levofloxacino menos efectivo. Por lo tanto, en un paciente coinfectado, trate el OSB antes de abordar las especies de Babesia.

El levofloxacino es generalmente bien tolerado, sin casi ninguna molestia en el estomago. Muy raramente, puede causar confusión-esto es temporal (se disipa en pocos días) y podría ser aliviada bajando las dosis. Hay, sin embargo, un efecto secundario que requeriría que el fármaco fuese suspendido – podría causar una tendinitis dolorosa, usualmente de los tendones más largos. Si esto ocurre, entonces el levofloxacino debe ser suspendido o podría ocurrir la ruptura del tendón. Se ha sugerido que suplementar al paciente con magnesio podría prevenir este problema, y si los tendones llegaran a resultar afectados, dosis parenterales de vitamina c (más magnesio parenteral) pueden ofrecer un rápido alivio.

Desafortunadamente, el levofloxacino y los fármacos de esta familia no pueden administrarse en aquellos con edad inferior a los 18 años, así que se usan otras alternativas, como la azitromicina, en niños.

Por cierto, los estudios en animales muestran que la Bartonella puede transmitirse a través de la placenta. No se han realizado estudios en humanos.

Ehrlichia (y Anaplasma)

→ Información General

Mientras que es cierto que esta enfermedad puede tener una presentación fulminante, y podría incluso ser fatal si no se trata, existen formas más leves, así como infecciones crónicas de bajo grado, especialmente cuando otros organismos transmitidos por garrapatas están presentes. La transmisión potencial de Ehrlichia durante la picadura de garrapata es la principal razón de por qué la doxiciclina es actualmente la primera opción para el tratamiento de picaduras de garrapatas y del Lyme temprano, antes de que las serologías puedan convertirse en positivas. Cuando está presente por separado o coinfectando con B burgdorferi, la leucopenia persistente es una clave importante. La trombocitopenia y las enzimas hepáticas elevadas, comunes en la infección aguda, se ven con menos frecuencia en aquellos que están crónicamente infectados, pero igualmente no deben ser ignoradas. Dolores de cabeza, mialgias, y fatiga continua sugieren esta enfermedad, pero son extremadamente difíciles de separar de los síntomas causados por Bb.

→ Pruebas de Diagnóstico

Las pruebas son problemáticas con la Ehrlichia, similar a la situación con la Babesiosis. Es sabido que más especies están presentes en las garrapatas que las que se pueden evaluar con las serologías y

PCR disponibles clínicamente. Además, las serologías y PCR son de sensibilidad y especificidad desconocida. Los frotis sanguíneos estándar para la visualización directa de los organismos en los leucocitos son de bajo rendimiento. Los frotis mejorados usando la capa de leucocitos, elevan significativamente la sensibilidad y pueden detectar una variedad más amplia de especies. A pesar de esto, la infección puede pasar desapercibida, por consiguiente un diagnóstico clínico sigue siendo la herramienta primaria de diagnóstico. De nuevo, considere éste diagnóstico en un paciente con Borreliosis de Lyme (BL) que no responda bien al tratamiento para el Lyme, y que tenga síntomas sugestivos de Ehrlichiosis.

→ Tratamiento

El tratamiento estándar consiste en doxiciclina, 200 mgs diarios de dos a cuatro semanas. Dosis más altas, terapia parenteral, y duración de tratamientos más larga podrían ser necesarias basándonos en la duración y gravedad de la enfermedad, así como en la presencia de defectos inmunes o edad extrema. Como sea, hay informes de fracasos en tratamientos incluso cuando se administran dosis más altas y tratamientos de larga duración con doxiciclina. En tales casos, debe considerarse la adición de rifampicina, 600 mgs diarios, al régimen.

Clasificación de las Coinfecciones

Además de Borrelia Burgdorferi (Bb.), las garrapatas pueden contener y transmitir otras infecciones. Igualmente, los pacientes con Lyme diseminado complicado por estas co-infecciones están normalmente inmunocomprometidos y pueden manifestar además signos y síntomas de infecciones latentes reactivadas y oportunistas. Todas pueden añadir a la morbilidad y podría ser necesario tratarlas. Debido al gran número de estas otras infecciones, el coste en pruebas fiables para todas ellas de forma rutinaria es prohibitivo. También, como en el caso de la infección por Bb., las pruebas de laboratorio para ellas son a menudo insensibles. Por lo tanto, hay una necesidad de clasificarlas clínicamente a todas para proporcionar orientación en las pruebas y tratamiento. Aquí hay algunas pistas:

Lyme Clásico

- *Progresiva aparición de los síntomas iniciales (similares a un virus)- esto a menudo hace difícil precisar cuándo empezó la infección.*
- *Múltiples sistemas- casi siempre, en etapas diseminadas, se implica más de una parte o sistema (ej. dolores articulares más disfunción cognitiva).*
- *Migratorio- primero duele una rodilla, luego con el tiempo podría disminuir y el hombro o el codo podrían molestar, más tarde se calman las articulaciones pero los dolores de cabeza empeoran.*
- *Rigidez en las articulaciones y crujidos sonoros en las articulaciones, especialmente en el cuello ("encogimiento de hombros de Lyme").*
- *Los dolores de cabeza son a menudo en la nuca y asociados a un cuello rígido, dolorido y crepitante.*
- *Fiebres por las tardes, a menudo pasadas por alto-la mayoría de los pacientes con Lyme tienen temperatura por debajo de lo normal en la mañana pero sube a más de 37º a primera hora de la tarde o a media tarde. Sin sudoración evidente.*
- *Cansancio y energía limitada- a menudo hay una fuerte necesidad de descansar e incluso echarse la siesta por las tardes, especialmente cuando aparece el enrojecimiento facial y la elevación de la temperatura.*
- *Ciclos de 4 semanas- La actividad de Bb., y por consiguiente los síntomas, se intensifican y disminuyen en un ciclo que se repite aproximadamente cada cuatro semanas. Este ciclo, si está claro, puede orientar los tratamientos.*
- *Respuesta lenta al tratamiento, con una intensificación de la mayoría de los síntomas inicialmente ("reacción tipo Herxheimer") luego mejoría a lo largo de semanas, marcada por la intensificación*

Introducción

- *Mensual de los síntomas. Del mismo modo, si el tratamiento se termina demasiado pronto, un periodo inicial de bienestar gradual va a ser reemplazado, en pocas semanas, por el retorno de los síntomas.*
- *Erupción cutánea EM en un 25% - 50%.*

Bartonella y "Organismos Similares a la Bartonella"

- *Progresiva aparición de la enfermedad inicial.*
- *Los síntomas del SNC están fuera de proporción respecto a los músculo-esqueléticos – si un paciente no tiene dolor en las articulaciones o éste es mínimo pero está severamente encefalopático (ver abajo), entonces piense en Bartonella/OSB.*
- *Signos obvios de irritabilidad del SNC pueden incluir contracturas musculares, temblores, insomnio, convulsiones, agitación, ansiedad, cambios de humor severos, estallidos, y comportamiento antisocial.*
- *Afectación gastrointestinal podrían presentarse como gastritis o dolor abdominal (adenitis mesentérica).*
- *Dolor en las plantas de los pies, especialmente por la mañana.*
- *Nódulos subcutáneos doloridos a lo largo de las extremidades, especialmente en cara externa del muslo, las espinillas y, en ocasiones, a lo largo de los tríceps.*
- *Linfadenopatía ocasional.*
- *Fiebres matutinas usualmente alrededor de 37°. Ocasionalmente se aprecian sudores leves.*
- *Factor de crecimiento endotelial vascular (VEGF) elevado, ocurre en una minoría, pero el grado de elevación se correlaciona con la actividad de la infección y podría utilizarse para monitorizar el tratamiento.*
- *Respuesta rápida a cambios de tratamiento- a menudo los síntomas mejoran pocos días después de que se inicien los antibióticos, pero las recaídas también ocurren en pocos días si el medicamento es retirado antes de tiempo.*
- *Puede tener erupciones papulares o lineales rojizas (como marcas de estrías que no siempre siguen los planos de la*

piel), especialmente en aquellos con afectación gastrointestinal.

Especies de Babesias

- Aparición rápida de la enfermedad inicial con fiebre, dolores de cabeza severos, sudores y fatiga, por lo tanto es fácil saber cuándo empezó la infección.
- Sudores obvios, usualmente por la noche, pero también puede haber sudores por el día.
- Falta de aire, necesidad de suspirar y respirar profundamente; tos seca sin razón aparente.
- El dolor de cabeza puede ser severo- pesado, global (envuelve a toda la cabeza, descritos como si la cabeza estuviera metida en un tornillo de banco).
- El cansancio es importante, no se disipa con el descanso, y empeora con el ejercicio.
- Apatía mental y lentitud en las reacciones y respuestas.
- Mareos-más como una sensación de caminar de puntillas, y no vértigo o puramente ortostasis.
- Síntomas de ciclo rápido, con brotes cada cuatro a seis días.
- Estados de hipercoagulación se asocian a menudo con infecciones por Babesia.
- Raramente, esplenomegalia.
- Una enfermedad de Lyme muy severa puede ser un indicio de infección por Babesia, ya que empeorará los síntomas del lyme y hará menos efectivos los tratamientos.

Ehrlichia/Anaplasma

- Rápido debut de la enfermedad inicial con fiebre, dolor de cabeza, postración.
- Los dolores de cabeza son intensos, como cuchilladas, y a menudo detrás de los ojos.
- Dolor muscular, sin dolor en las articulaciones, y puede ser leve o severo.

Introducción

- *Bajo recuento de glóbulos blancos, enzimas hepáticas elevadas, y (raramente) se ven inclusions en los glóbulos blancos.*
- *Raramente se ve una erupción difusa vasculítica, incluyendo las palmas de las manos y las plantas de los pies (menos del 10%).*
- *Respuesta rápida al tratamiento.*

Virus AND (HHV-6, EBV, CMV)

- *Fatiga persistente, que empeora con el ejercicio.*
- *Garganta irritada, linfadenopatía, y otras quejas de tipo viral.*
- *Podrían verse las enzimas hepáticas elevadas y un recuento bajo de los glóbulos blancos.*
- *Disfunción autonómica.*

Terapia de Apoyo

Ciertas reglas absolutas deben seguirse si queremos que los síntomas del Lyme sean permanentemente eliminados:

1. No está permitido el sueño atrasado, o el cansancio extremo.

2. No a la cafeína o a cualquier otro estimulante que pueda afectar la profundidad o duración del sueño, o reducir o eliminar las siestas.

3. ¡Absolutamente nada de alcohol!

4. No fumar en absoluto.

5. Son necesarios ejercicios agresivos y deben iniciarse tan pronto como sea posible.

6. La dieta debe contener cantidades generosas de proteína de alta calidad, y ser alta en fibra y baja en grasas y carbohidratos- los carbohidratos simples no están permitidos. En su lugar, usar aquellos con bajo índice glicémico.

7. Ciertos suplementos nutricionales claves deben ser añadidos.

8. ¡COMPLIANZA!

Suplementos Nutricionales en la Enfermedad de Lyme Diseminada

Estudios en pacientes con enfermedades crónicas tales como el Lyme y fatiga crónica han demostrado que algunos de los síntomas tardíos están relacionados con el daño celular y las deficiencias en ciertos nutrientes esenciales. Estudios controlados, doble ciego con placebo, y en un caso de ensayo directo sobre biopsia de especímenes han probado el valor de algunos de los suplementos enumerados. Algunos son necesarios, mientras que otros son opcionales- vea a continuación. Se enumeran de mayor a menor importancia. Yo sugiero a los pacientes el uso de un organizador de píldoras. Estos tienen cajas de múltiples compartimientos que usted rellena previamente con sus píldoras una vez por semana. Esto hace la tarea de tomar un gran número de píldoras mucho, mucho más fácil y puede minimizar la pérdida de dosis significativamente. The Vitamin Shop vende gran variedad de buenos organizadores.

He encontrado que la calidad de los suplementos utilizados es a menudo más importante que la dosis. De hecho, yo no recomiendo "mega dosis". En cambio, busque, si es posible, productos de grado farmacéutico, especialmente si son certificados USP. Yo recomiendo, entre otros, Pharmanex, Researched Nutricionals y productos Nature Made porque cumplen estos criterios. En la lista de abajo, está indicado si el producto debe ser obtenido de Pharmanex, Researched Nutritionals, un fabricante específico diferente, o incluso si un sustituto genérico está bien.

Para encargar productos de Pharmanex, los usuarios tienen que registrarse como un cliente referido por otro cliente registrado. Ud. puede usar mi número de referencia (US9256681) para iniciarse. Llame al 1 800-487- 1000. Para encargar productos de Researched Nutritionals, los pacientes van a necesitar ser referidos por un

Introducción

médico. Si Ud. no tiene su propia cuenta, Ud. puede usar mi nombre cuando vaya a hacer su pedido. Llame al 1 800-755-3402.

Los productos Nature Made están ampliamente disponibles en tiendas de vitaminas y farmacias.

Regimen Básico Diario (en Orden de Importancia)

1. PROBIOTICOS (necesarios cuando se toman antibióticos)
   Kefir: Este es una bebida tipo yogurt líquido la cual se ha dicho restituye más permanentemente la flora beneficiosa. Es sólo necesario tomar de 2 a 4 onzas al día.
   Acidophilus: los mejores tipos son los congelados o refrigerados para asegurar la potencia. La dosis usual es de dos en cada comida. Planifique mezclar varias marcas diferentes juntas para ampliar el espectro. Los Acidophilus pueden obtenerse en la mayoría de las tiendas de vitaminas pero algunas marcas genéricas son de frescura y potencia desconocida. Una alternativa que no necesita refrigeración y puede tomarse una sola vez al día es, un producto patentado con alta potencia llamado "Pro Bio" de Pharmanex. La última combinación de pre y probióticos con organismos basados en el suelo es un producto llamado "Prescript-Assist Pro" de Researched Nutritionals. Este tampoco necesita refrigeración. Además, tome 4 onzas de yogurt sin azúcar de vez en cuando.

2. MULTIVITAMINICO (necesario). Yo recomiendo la familia Life Pack de multi-vitaminas disponible a través de Pharmanex. Son suplementos únicos- con grado farmacéutico y certificado USP, son los únicos productos comprobados clínicamente en estudios controlados doble ciego, con placebo cruzado que aplaca los radicales libres y eleva los niveles de antioxidantes en la sangre y los lípidos. Elija LifePack para hombres menores de 40, LifePack Women para mujeres hormonalmente activas, LifePack Prenatal en el embarazo, y LifePack Prime para mujeres pos menopáusicas y hombres por encima de 40. LifePack Teen está también disponible. Continuar a largo plazo.

3. CO-Q10 es requerido, pero no lo use mientras tome atovaquone por prescripción (Mepron, Malarone). Se han relacionado sus deficiencias con una mala función del corazón, limitaciones de energía, enfermedad de las encías, y poca resistencia a las infecciones. Estudios de biopsias en corazones de pacientes con Lyme indicaron que deberían tomar entre 300 mgs y 400 mgs diarios. Yo recomiendo el Co Q10 de Researched Nutritionals. Una tableta contiene 400 mgs, por tanto la dosis es una tableta al día con comida.

4. ACIDO ALFA LIPOICO (necesario). Facilita la entrada del CoQ-10 en la mitocondria. La dosis es de 300 mgs dos veces al día. Los genéricos están bien.

5. VITAMINA B (necesario). Estudios clínicos demostraron la necesidad de suplementar con vitamina B en infecciones por Borrelia, para ayudar a eliminar los síntomas neurológicos. Tome una tableta al día de 50 mg de complejo B. Si la neuropatía es severa, pueden añadirse 50 mg adicionales de B-6. Los genéricos están bien.

6. MAGNESIO (necesario). La suplementación con magnesio es muy útil para los temblores, fasciculaciones, calambres, músculos doloridos, palpitaciones del corazón y debilidad. Podría ayudar también en los niveles de energía y la cognición. La mejor fuente es el magnesio L-lactato dehidrato ("Mag Tab SR", comercializado por Niche Pharmaceuticals: 1 800 677 0355, y disponible en Wal Mart). NO confíe en "Cal Mag", tabletas con combinación de calcio más magnesio, ya que no se absorben bien. Tome al menos una tableta dos veces al día. Dosis más altas aumentan el beneficio y deberían intentarse, pero podrían causar diarrea. En algunos casos, podrían necesitarse dosis intramusculares o intravenosas.

7. ACIDOS GRASOS ESENCIALES (necesario). Los estudios muestran que cuando se toman AGEs regularmente, es probable una mejoría estadísticamente significativa de la fatiga, dolores, debilidad, vértigo, mareos, memoria, concentración y depresión. Hay dos tipos mayoritarios: GLA (aceites omega-6) y EPA(aceites

omega-3), derivados respectivamente del aceite de plantas y pescados. Esto es lo que hay que tomar:

a. Aceite de Plantas: Use un producto líquido refrigerado de aceites omega mezclados, obtenidos en la tienda naturista local (siempre evite las capsulas, ya que los aceites de plantas en su interior pueden estar rancios y Ud. nunca lo sabría). Tome de una a dos cucharadas del aceite liquido diariamente. Puede mezclarse con las comidas, en las ensaladas, etc.

b. Aceite de Pescado: Use "Marine Omega" de Pharmanex. Use 4 diariamente, tomadas con el estomago lleno (esta marca es necesaria porque no está hecha con pescado, sino del Krill y está certificado como libre de cualquier cantidad medible de metales pesados y toxinas orgánicas.

8. FACTOR NT. Este producto combate el daño mitocondrial que se piensa que es la causa fundamental de la disfunción metabólica asociada con enfermedades crónicas, el cual, en pacientes con enfermedades transmitidas por garrapatas se manifiesta como fatiga y disfunción neurológica. Es el agente más fiable y el único que he encontrado que pueda aumentar notablemente los niveles de energía. Cuando se añaden suplementos conocidos porque apoyan la función neurológica (ver a continuación), a menudo se produce una mejoría cognitiva y de memoria. Los efectos se notan a las dos o tres semanas. También contiene prebióticos y probióticos de alta calidad. Disponibles por Researched Nutritionals.

Suplementos Opcionales para Circunstancias Especiales

PARA LOS SÍNTOMAS NEUROLÓGICOS: Aquí, el objetivo es triple- suplir las necesidades metabólicas, reponer lo que se ha agotado, y proteger las neuronas y sus células de soporte. Los suplementos "necesarios", anteriores, deben tomarse, y los ítems que siguen a continuación se consideran "adicionales".

ACETIL-L-CARNITINA: Se toma junto con SAM-e. Esta combinación puede producir notables mejorías de la memoria a corto plazo, humor y cognición. También se ha dicho que la Acetil Carnitina ayuda al corazón y a la función muscular. Dosis: Acetil L- carnitina-1500-2000 mg diarios con el estómago vacío; SAM-e- 400 mg diarios con la acetil carnitina. Podrían aparecer efectos positivos tan rápidamente como en 3 semanas; úselo de 2 a tres meses, pero repita o extienda este curso si es necesario. Disponible en la mayoría de las tiendas de vitaminas; el genérico de la acetil carnitina está bien, pero yo recomiendo la marca Nature Made para el SAM-e (también disponible en la mayoría de las tiendas de vitaminas).

METILCOBALAMINA (Methyl B 12): La metilcobalamina es un medicamento de prescripción, derivado de la vitamina B12. Puede ayudar a curar problemas del sistema nervioso central y periférico, mejora la función inmunológica deprimida, y ayuda a restituir los patrones del sueño a la normalidad. Muchos pacientes notan también mejoría en su nivel de energía. Debido a que la forma oral no es absorbida cuando se traga o disuelve debajo de la lengua, el METHYL B12 debe ser administrado mediante inyección. La dosis es generalmente de 50 mg. (1.c.c) diario durante 3 a 6 meses. Los estudios realizados a largo plazo nunca han demostrado ningún efecto secundario por este medicamento. Sin embargo, se espera que la orina se vuelva roja poco después de cada dosis- si la orina no es roja, podría ser necesaria una dosis más alta, o es que la presente muestra ha perdido potencia. La forma inyectable de ésta no está disponible en las farmacias. Debe ser prescrita por fórmula magistral para farmacias especiales.

TE VERDE: El verde, pero no el té negro o blanco, contiene algunos de los antioxidantes más potentes conocidos (80-100 veces más efectivo que la vitamina c). Yo lo recomiendo encarecidamente a cualquier paciente con cambios degenerativos en el sistema nervioso central. Al menos cuatro tazas son necesarias para obtener este beneficio, y el té debe ser descafeinado. Una alternativa adecuada es "TeGreen" en capsulas de Pharmanex. Contiene un 97% de

Introducción

polifenoles de té puro y cada capsula es equivalente a cuatro tazas de té verde descafeinado. Tome de una a tres diarias.

CORDYMAX: El Cordyceps es una hierba bien conocida del Tíbet que se ha probado en estudios clínicos que mejora la energía, el cansancio, realza la función pulmonar y es antioxidante. También eleva los niveles de superóxido dismutasa, importante para prevenir lesiones en el sistema nervioso central, que es la razón por la qué es esencial, junto con el té verde, si la neurodegeneración es una parte de su enfermedad. Los efectos positivos pueden ser dramáticos; debe ser usado a largo plazo. Certificado USP está disponible por Pharmanex como "Cordymax".

CITICOLINA: Muchos estudios han demostrado beneficios cognitivos, especialmente sobre la memoria. Los beneficios se notan lentamente, así que planifique usarla por un tiempo prolongado. Dosis de 500 a 1000mg dos veces al día.

Para Refuerzo Inmunitario

"REISHI MAX": Este extracto mejorado de esporas trituradas del Hongo Reishi ha demostrado en estudios clínicos que aumenta la función de las células natural killer así como también de los macrófagos. Recomendado a todos los pacientes que tienen un recuento de CD 57 por debajo de 60. Tome 4 al día. Disponible sólo en Pharmanex.

TRANSFER FACTORS son las señales naturales del cuerpo destinadas a activar el efecto inhibidor de los agentes patógenos del sistema inmune celular. La terapia con estos agentes consiste en tomar tanto un estimulador general, como una transferencia de factores específicos para la infección que Ud. tiene. Mi experiencia personal me hace creyente en la terapia de transferencia de factores. Para pacientes con Lyme, use Transfer Factor Multi-Immune como el estimulante general, y Transfer Factor Lyme- Plus como el agente especifico. Ambos son exclusivos de Researched Nutricionals, y los he encontrado sorprendentemente efectivos en hacer que los más enfermos respondan mejor al tratamiento. Tómelo según las instrucciones de la etiqueta.

Para Síntomas Articulares

GLUCOSAMINA: La glucosamina puede ser beneficiosa a largo plazo para las articulaciones. No se deje engañar con la compra de un producto que también contiene condroitina, ya que este químico no añade nada, pero puede encarecer el producto. Busque un producto que contenga la hierba Boswellia Serrata- es un antiinflamatorio no irritativo. Aunque existen muchos genéricos, el producto Pharmanex, "Cartilage Formula" tiene los ingredientes apropiados y es de eficacia comprobada. Espere una mejoría solamente con el paso del tiempo (varias semanas), pero planifique usarlo indefinidamente para mantener sanas las articulaciones.

VITAMINA C: La vitamina C es importante para ayudar a mantener un tejido conectivo saludable. Se recomiendan dosis altas- 1000 a 6000 mgs al día según sea tolerada (si la dosis es muy alta para Ud. podría causar acidez gástrica, gases y heces blandas, por lo tanto es necesario el ajuste de la dosis). Considere el uso de "Ester-C" (sin acido y acción más larga), o "C-Salts" (muy bien tolerado). Empiece con una dosis baja y luego auméntela lentamente para encontrar su nivel de tolerancia.

FLEX CREAM: Este es un producto semilíquido sorprendente, que en verdad funciona y ofrece la garantía de devolverle su dinero. Úselo para cualquier dolor en el cuerpo- aplique una capa espesa y no lo frote. Necesita entre 30 y 60 minutos para que actúe, luego dura muchas horas. Exclusivo de Pharmanex.

Otros Suplementos Opcionales

VITAMINA D: Sorprendentemente, la mayoría de las personas en América son deficientes en vitamina D. En el paciente con Lyme, los niveles bajos de vitamina D pueden causar dolores y calambres difusos en el cuerpo que no responden a los suplementos con calcio o magnesio. Otros, también creen que la vitamina D es esencial para una función inmune y hormonal normal. Yo le recomiendo

Introducción

encarecidamente que se haga un examen de sangre en ayunas para medir los niveles. Se recomienda que los niveles en sangre estén más altos que la mitad del rango normal. Si no lo están, entonces son necesarias entre 2000 y 4000 unidades diarias durante varias semanas para compensar el déficit, y luego podría ser necesaria una dosis más baja de mantenimiento, basados en la vigilancia de los resultados repetidos de los niveles en sangre. Si la vitamina D es necesaria, la mejoría tarda dos o tres semanas en apreciarse, pero vale la pena esperar.

CREATINA: La creatina ha demostrado ser beneficiosa en las enfermedades neuromusculares degenerativas tales como la enfermedad de Lou Gehrig (ELA) y puede ser de gran ayuda en el tratamiento de la presión arterial baja, como en la HMN. También, podría beneficiar la fortaleza, la energía, y la función cardiaca. Es importante, para usarla de forma segura, que se tenga una ingestión de fluidos adecuada. El producto de creatina debe contener taurina, un aminoácido necesario para realzar la absorción de creatina, más algún carbohidrato para ayudar a la entrada de la creatina en el músculo. Se necesitan 20 gramos diarios de dosis de ataque durante los primeros cinco días, luego entre 4 y 10 gr. de mantenimiento diario. "Cell Tech" de Vitamin Shop, y siga las instrucciones de la etiqueta.

LECHE DE CARDO: Útil para reforzar la función hepática. Tome 175 mg diarios- use uno con un 80% de extracto de Silimarina. Disponible en todas las tiendas de vitaminas.

Rehabilitación en la Enfermedad de Lyme

A pesar del tratamiento con antibióticos, los pacientes no volverán a la normalidad a menos que hagan ejercicio, por consiguiente un programa de rehabilitación agresivo es absolutamente necesario. Es una realidad, que un programa de ejercicios realizado apropiadamente puede de hecho, ir más allá que los antibióticos en la ayuda para eliminar los síntomas y mantener una remisión.

Aunque no se conoce la base científica de los beneficios de los ejercicios, hay varias teorías razonables. Es sabido que Bb moriría si se expusiera a la más mínima concentración de oxígeno. Si un programa agresivo de ejercicios puede aumentar la perfusión tisular y los niveles de oxigeno, entonces esto podría desempeñar un papel en lo que se está observando. También, durante el ejercicio agresivo, la temperatura corporal puede aumentar por encima de los 37 grados; se sabe que B. burgdorferi es muy sensible al calor. Quizás, es la oxigenación añadida del tejido, o la temperatura corporal más alta, o la combinación de ambas la que debilita a la Borrelia de Lyme y le permite a los antibióticos y a nuestras defensas ser más efectivos. Los movimientos regulares relacionados con el ejercicio ayudan a movilizar la linfa y aumentan la circulación. Además, ahora hay evidencia de que un programa de ejercicios cuidadosamente estructurado podría beneficiar la función de las células T: esta función se deprimirá de 12 a 24 horas después de los ejercicios, pero luego rebota. Esta depresión de las células T es más pronunciada después del ejercicio aeróbico, esto es por lo qué los ejercicios aeróbicos no están permitidos. El objetivo es ejercitar intermitentemente, con días de ejercicios separados por días de descanso total, incluyendo un esfuerzo para tener suficiente sueño de calidad abundante. El truco está en sincronizar los días de ejercicio para sacar ventaja de estos rebotes. Por ejemplo, empiece con un día de ejercicios seguido de 3 - 5 días de descanso; según el nivel de energía vaya mejorando, serán necesarios menos días de descanso entre sesiones. De todas formas, debido a que la función de las células T disminuye por lo menos durante un día después de ejercicios agresivos, asegúrese de nunca hacer ejercicio dos días seguidos. Por último, en un programa de ejercicio intermitente, la correcta ejecución, podría ayudar a restablecer el eje HPA más hacia la normalidad. En la siguiente página hay una prescripción para ejercicios que detalla estas recomendaciones.

Este programa podría empezar con una terapia física clásica si es necesario. La terapia física debería incluir masajes, calor, ultrasonidos y una simple serie de ejercicios de movimientos para aliviar molestias y promover un mejor sueño y flexibilidad. No se deben

Introducción

usar el hielo (vasoconstricción) y la estimulación eléctrica (espasmos musculares y trauma)!

El programa debe evolucionar desde un programa de ejercicio gradual hasta uno intenso que consista en un régimen de acondicionamiento específico sin aeróbicos- ver a continuación. Haga que el paciente complete una hora suave de los ejercicios prescritos, luego vaya a casa, tome una ducha o baño caliente, y después trate de echarse la siesta. Al principio, los pacientes van a necesitar esta siesta, pero a medida que se vayan recuperando, el ejercicio les dará energía y la siesta ya no será necesaria.

NOTA: Podría ser necesaria una evaluación de resistencia cardiaca previa a la práctica de ejercicio para garantizar la seguridad.

Prescripción para Terapia de Rehabilitación Fisica Para el Lyme

Nombre_____

Fecha de Nacimiento _____ Fecha _____

Por favor inscriba a este/a paciente en un programa de terapia para rehabilitarle de los efectos de las enfermedades crónicas transmitidas por garrapatas. Si es necesario, empiece con una terapia física clásica, luego cuando sea apropiado vaya progresando a un programa de acondicionamiento para todo el cuerpo.

Objectos Terapéuticos (para ir superando según la habilidad del paciente lo permita):

Terapia Física (si es necesaria):

1. El papel que aquí juega la terapia física es el de preparar al paciente para el programa de ejercicio requerido, basado preferiblemente en la gimnasia, delineado a continuación. Planifique varias semanas de TF clásica y luego haga una transición a la gimnasia.

2. Alivie el dolor y los espasmos musculares utilizando tantas modalidades como estén indicadas y disponibles: masajes, calor, ultrasonido, y rango de movimientos pasivos y activos. NO use hielo o estimulación eléctrica a menos que se lo ordene específicamente nuestra oficina. Los baños de parafina pueden ser de cierta utilidad.

3. Aumente la movilidad, tono y fortaleza mientras protege las articulaciones, tendones y ligamentos dañados y debilitados, y enseñe estas técnicas al paciente. Use un mínimo de resistencia pero con muchas repeticiones en cualquier ejercicio prescrito. Al comienzo del programa de ejercicios, especialmente si el paciente está débil , evite pesos libres, bandas y pelotas de ejercicio grandes, y favorezca las máquinas (especialmente hidráulicas) que pueden guiar a las extremidades a través de un arco prescrito; los pesos libres, etc. pueden tener riesgo de híper extensión y movimientos descontrolados que podrían causar o agravar las lesiones. Haga una transición lenta del paciente al programa basado en ejercicios de gimnasia detallado a continuación. Nota-los aeróbicos no están permitidos.

4. Por favor vea al paciente 2 o 3 días por semana-pero no programe dos días seguidos!

Ejercicios: Empiece con un entrenador personal para una dirección y educación cuidadosa.

Educacion y manejo del paciente (para hacer durante las sesiones particulares iníciales y reforzar después en todas las visitas):

1. Instruya a los pacientes en la técnica correcta de los ejercicios, incluyendo un calentamiento apropiado, respiración, protección articular, posicionamiento apropiado del cuerpo durante el ejercicio, y como enfriar y hacer estiramientos al finalizar.

2. Por favor trabaje un grupo de músculos por separado y realice estiramientos extensivos y extendidos en cada grupo de

músculos inmediatamente después de que cada uno se haya ejercitado, antes de seguir adelante con el siguiente grupo de músculos.

3. Debería realizarse una entrevista cuidadosa al principio de cada sesión, para exponer tanto los efectos positivos como los negativos de la terapia en la visita anterior, y ajustar la terapia según corresponda.

Programa:

1. Los ejercicios aeróbicos NO están permitidos, ni siquiera los de una variedad de impacto leve, hasta que el paciente esté recuperado.

2. Acondicionamiento: trabaje para mejorar el fortalecimiento y revertir la mala condición física que resulta del Lyme, a través de un programa de ejercicios para todo el cuerpo, consistente en calisténicos ligeros y/o entrenamiento de resistencia, usando resistencia ligera y muchas repeticiones. Esto puede llevarse a cabo en clases de ejercicios llamados "tono y estiramiento", "escultura corporal", o puede ser logrado en el gimnasio con máquinas de ejercicios o cuidadosamente con pesos libres (vea las precauciones anteriores).

3. Cada sesión debe durar una hora. Una hora suave es preferible a media hora intensa. Si el/la paciente no puede continuar la hora completa, entonces disminuya la intensidad para permitírselo.

4. No ejercite más a menudo que un día si y otro no: El paciente podría necesitar para empezar hacer ejercicio cada 4 o 5 días inicialmente, y a medida que sus habilidades mejoren, ejercite más a menudo, pero NUNCA dos días seguidos. Los días siguientes sin ejercicio deben de ser empleados para el descanso.

5. Este programa de acondicionamiento de todo el cuerpo es necesario para conseguir bienestar. Un programa simple de caminatas no funcionaría, y simplemente colocar al paciente en una cinta o bicicleta estática no es aceptable (excepto muy

brevemente, como parte de un precalentamiento), así como también los aeróbicos que pueden ser perjudiciales y deben evitarse.

FIRMA DEL MEDICO:_____

Manejo de la Proliferación de Levaduras

Muchos pacientes con las defensas débiles, tales como los de enfermedades crónicas, incluyendo la enfermedad de Lyme, desarrollan una proliferación de levaduras. Empieza en la boca y luego se extiende hasta el tracto intestinal. Por lo tanto, la primera línea de defensa es una higiene oral cuidadosa, restituyendo las bacterias beneficiosas mediante el consumo diario de yogurt, Kefir y/o acidophilus , y siguiendo una dieta estricta baja en carbohidratos.

HIGIENE ORAL:

- LIMPIEZA: Cepille los dientes, lengua, encías, parte interna de las mejillas y paladar primero con pasta de dientes, luego otra vez durante 30 segundos mientras tenga un antiséptico oral en la boca. Luego, enjuague cepillándose mientras tenga agua en la boca.
- PASTA DE DIENTES: Use "AP-24" pasta de dientes, comercializada por NuSkin enterprises. A diferencia de las pastas de dientes convencionales que podrían contener alcohol, formaldehídos y abrasivos, este producto limpia en una forma única. Contiene 2 "surfactantes" (limpiadores tipo-detergente) que son muy efectivos sin ser muy ásperos. Este producto está disponible en dos formas- regular y blanqueador (ambos contienen flúor). Elija cualquiera de los dos. Además, obtenga de ellos su cepillo de dientes patentado que está diseñado para trabajar con esta pasta de dientes. Limpia mejor y es mucho más suave que los cepillos de dientes regulares o eléctricos. Encargue productos AP-24 llamando al 1 800-487-1000. El # de referencia U.S es 9256681-R

- ENJUAGUES ORALES: Use un enjuague bucal antiséptico (Scope, Listerine, etc), y cepille los dientes, la lengua, las encías, mejillas y el paladar manteniendo el enjuague oral en la boca. Haga esto por 30 segundos, luego enjuáguese repetidamente con agua.

- Para el THRUSH espeso o resistente, el tratamiento más efectivo (y drástico), empleado como último recurso, consiste en usar la "Solución de Dakin" como enjuague bucal. Hágalo mezclando una cucharadita de la lejía usada en la limpieza del hogar (Clorox) en 4 onzas de agua. Una pequeña cantidad se mantiene en la boca mientras se cepilla, luego escúpalo, y repítalo hasta que el THRUSH sea eliminado. Usualmente es un tratamiento de una sola vez, pero podría tener que repetirse cada pocas semanas. Después de usar un antiséptico, es necesario comer yogurt inmediatamente o chupar una capsula de acidophilus para restituir la flora beneficiosa en la boca. Debido a que el recuento de gérmenes, tanto los perjudiciales como los beneficiosos, será artificialmente reducido después de tal limpieza, y porque las levaduras son oportunistas, la infección con levaduras podría restablecerse. Tomando el yogurt o acidophilus, la levadura sería desalojada y entonces resultaría una flora oral más normal.

TRACTO INTESTINAL:

- Una proliferación de levaduras aquí, va a fermentar los azúcares y las harinas de la dieta, formando ácidos, gases, alcoholes y una variedad de químicos orgánicos. Los síntomas incluyen gases, hinchazón, acidez y/o dolores en el área del estomago, y debido a los químicos orgánicos, puede haber dolores de cabeza, mareos. Debilidad, aturdimiento y cansancio después de las comidas. Para eliminar las levaduras intestinales, primero la lengua y la boca deben estar limpias así las levaduras no se reintroducirán en el sistema con cada trago. Después, puesto que los gérmenes de las levaduras se alimentan de los azúcares y las harinas, siga la dieta baja en carbohidratos detallada a continuación. Finalmente, para restituir los microbios beneficiosos, normales, coma yogurt normal diariamente, tome Kéfir, 4 onzas diariamente, y/o tome acidophilus, 2 capsulas tres veces al día después de las comidas.

DIETA PARA EL CONTROL DE LEVADURAS (Régimen restringido de carbohidratos):

- COMIDAS SIN RESTRICCION: Todas las proteínas, tales como carne, pescado, aves, queso, huevos, lácteos, tofu.
- COMIDAS RESTRINGIDAS
    - o FRUTAS: Las frutas podrían ser un problema porque contienen grandes cantidades de azúcar. Como también, si la fruta contiene mucha fibra, esto podría compensar lo del azúcar hasta cierto grado. Por tanto:
        - Las frutas están permitidas solo después de las comidas, y nunca con el estómago vacío.
        - Sólo están permitidas las frutas altas en fibra.
        - Sólo muy pequeñas cantidades.

        EJEMPLO:
        - PERMITIDO EN CANTIDADES GENEROSAS: Pomelo, limones, limas, tomates, aguacate
        - PERMITIDO SOLO EN PEQUEÑAS CANTIDADES (El alto contenido de fibra en estas frutas duras, crujientes compensan parcialmente los carbohidratos): peras, manzanas, fresas, melón, etc.
        - NO PERMITIDO (Estas frutas suaves no tienen suficiente fibra): Naranjas, sandias, plátanos, uvas, etc. Tampoco el zumo de frutas!
    - o VEGETALES: Los vegetales verdes y las ensaladas están permitidos. Evite o limite los vegetales con almidón (patatas, arroz, legumbres, etc.) y evite las pastas.

- o HARINAS: Ninguna!! Si esta hecho de harina-cualquier tipo de harina-no está permitido. (No a los panes, cereales, tortas, etc.)
- o EDULCORANTES
  - NO PERMITIDO: Ningún azúcar por completo y tampoco jarabe de maíz o fructose
  - PERMITIDO (si se tolera): Stevia (el más seguro), miel y esplenda, Aspartamo (Nutrasweet, Equal) podría no ser tolerado por algunos pacientes Productos de la sacarina no son recomendados
- o BEBIDAS:
  - PERMITIDAS: Agua, Seltzer, refrescos Light libres de cafeína, café y té sin azúcar ni cafeína, zumo de vegetales.
  - NO PERMITIDO: Zumo de frutas, refrescos normales, y cualquier bebida endulzada con azucares o siropes. Nada de alcohol en absoluto.
- o OTROS: No se salte ninguna de las comidas. Al menos tres comidas regulares diarias son necesarias; una mejor opción es la de comer muy pequeñas porciones pero tome tentempiés entre comidas para mantener los niveles de azúcar e insulina en sangre. ¡Si se toman aperitivos a la hora de dormir, deben ser totalmente libres de carbohidratos!!

Instrucciones para el Paciente Acerca de la Prevención de Picaduras y Extracción de Garrapatas

Cómo Protegerse Ud. Mismo de las Picaduras de Garrapatas

- PARCELA: Retire maderas amontonadas, paredes de piedra, y comederos de pájaros, ya que éstos atraen a pequeños animales portadores de garrapatas y puede aumentar el riesgo de adquirir Lyme.

- INSECTICIDAS: La parcela debería ser tratada con un producto diseñado para atacar a los roedores portadores de garrapatas- pueden usarse cajas con cebos y un producto llamado "Damminix". Use estos productos en conjunción con insecticidas líquidos o granulados.

- PESTICIDAS LIQUIDOS Y GRANULADOS: Son preferibles productos destinados a una amplia aplicación, como la permetrina y sus derivados. Están disponibles como liquido concentrado y como gránulos. Si se usan insecticidas líquidos, la aplicación debería ser mediante nebulización y no mediante sprays ordinarios. Aplicar estos productos en una franja de unos pocos pies de ancho en el perímetro del césped en las zonas adyacentes a cualquier bosque y sotobosque. También trate cualquier arbusto ornamental cerca de la casa que pudiera servir como hábitat para animales pequeños. El mejor momento para aplicar estos productos es al final de la primavera y al comienzo del otoño. En todos los casos, se recomienda la aplicación profesional.

- VESTIMENTA cuando lleve pantalones largos, meta los dobladillos dentro de los calcetines para que cualquier garrapata en los zapatos o las medias pueda verse cuando camine por fuera de los pantalones y sea menos probable que le piquen. También, deben usarse prendas de colores claros para que las garrapatas sean fáciles de localizar. Materiales lisos tales como los cortavientos hacen más difícil que las garrapatas se adhieran y es preferible a los tejidos, etc. Los repelentes contra garrapatas que contienen "permetrina" (Permanone, Permakill) son para aplicar sobre la ropa. Aplíquelo en la ropa antes de que se vista, y déjelo secar primero. No aplique este químico directamente en la piel. Las garrapatas son muy intolerantes a la sequedad. Después de haber estado al aire libre en un área infectada, coloque las ropas en la secadora por unos pocos minutos para matar cualquier garrapata que pudiera todavía estar presente.

- PIEL: Repelentes contra insectos que contienen "DEET" son de alguna manera efectivos cuando son aplicados en los brazos, piernas y alrededor del cuello. No use cualquier repelente sobre áreas amplias del cuerpo ya que pueden ser absorbidos causando toxicidad. Tampoco se recomienda usar un producto que contenga más de 50% de DEET, se prefieren concentraciones del 25%. Use los repelentes con mucho cuidado en niños pequeños, ya que son más susceptibles a sus efectos tóxicos. Sea consciente de que este repelente se evapora rápidamente y debe volverse a aplicar frecuentemente.

- ¡Revise cuidadosamente en busca de garrapatas no sólo cuando regrese a casa sino frecuentemente mientras que está al aire libre!

Cómo Extraer una Garrapata Preñida

Usando una pinza (¡No los dedos!), sujete la garrapata tan cerca de la piel como sea posible y tire hacia fuera. Luego aplique un antiséptico. No trate de irritarlas con calor o químicos, o sujetarlas por el cuerpo, ya que esto podría causar que la garrapata inyecte más gérmenes en su piel. Pegue la garrapata en una tarjeta y anote la fecha y localidad de la picadura. Recuerde, cuanto antes se retire la garrapata, menor será la posibilidad de que se infecte.

Apéndice: Motivación para el Tratamiento de las Picaduras de Garrapatas

Se recomienda tratamiento profiláctico con antibióticos una vez reconocida la picadura para aquellos que entren en las siguientes categorías:

1. Personas con mayor riesgo de salud al ser picados por un tipo de garrapata desconocido o una garrapata capaz de transmitir Borrelia burgdorferi, como por ejemplo, mujeres embarazadas, bebes y niños pequeños, personas con problemas de salud serios, e inmunodeprimidos.

2. Personas picadas en un área altamente endémica para la Borreliosis de Lyme por una garrapata no identificada o una garrapata capaz de transmitir B. burgdorferi.

3. Personas picadas por una garrapata capaz de transmitir B. burgdorferi, cuando la garrapata esté hinchada, o la duración del prendimiento de la garrapata sea mayor de cuatro horas, y/o la garrapata fue retirada inapropiadamente. Esto quiere decir cuando el cuerpo de la garrapata sea apretado en el momento de la extracción, irritado con químicos tóxicos en un esfuerzo para que se desprenda, o perturbado de tal manera que sus contenidos tuvieran contacto con la herida de la picadura. Tales prácticas aumentan el riesgo de transmisión de la enfermedad.

4. Una persona, cuando ha sido picada por una garrapata reconocida, solicita profilaxis oral y claramente entiende los riesgos. Es una decisión individual.

El médico no puede confiar en ninguna prueba de laboratorio o hallazgo clínico en el momento de la picadura para descartar o diagnosticar definitivamente una infección de enfermedad de Lyme, por lo tanto debe emplear un criterio clínico si quiere usar profilaxis con antibióticos. Evaluar a la misma garrapata para la presencia de la espiroqueta, incluso con tecnología PCR, es útil pero no 100% fiable.

Una infección establecida por B. burgdorferi puede tener consecuencias medicas serias, duraderas o permanentes, y dolorosas, y ser costosa de tratar. Ya que la probabilidad de daño ocasionado por la aplicación profiláctica de antibióticos antiespiroquetas es baja, y ya que el tratamiento no es costoso ni doloroso, la relación riesgo-beneficio favorece a la profilaxis en la picadura de garrapata.

Sugerencias de Material de Lectura y Recursos

Evidence Based Guidelines for the Management of Lyme Disease. The International Lyme and Associated Diseases Society. Expert Rev. Anti-infect. Ther.2(1), Suppl. (2004)

Lyme Disease: Point/Counterpoint. Stricker, Raphael B. Lautin, Andrew. Burrascano, Joseph J. Expert Rev. Anti-infect. Ther, April 2005. 3(2), 155-165

Introducción

An Understanding of Laboratory Testing for Lyme Disease. Harris, Nick S. J. Spiro. and Tick-Borne Dis. Vol 5, 1998. 16-26

Gestational Lyme Borreliosis. MacDonald, Alan B. Rheumatic Diseases Clinics of North America 15 (4), Nov. 1989. 657-678

Cerebral Malaria. Newton, Charles R.et al. J. Neurol. Neurosurg. Psychiatry. 2000. Vol 69, 433-441.

Recursos

International Lyme and Associated Diseases Society
P.O. Box 341461
Bethesda, MD 20827-1461
www.ILADS.org

Lyme Disease Association, Inc.
P.O. Box 1438, Jackson, NJ 08527
(888) 366-6611
www.lymediseaseassociation.org

•CAPÍTULO 1•

Steven J. Harris, M.D.
REDWOOD CITY, CA

Biografía

Dr. Steven J. Harris, M.D. ha ejercido la medicina privada desde el 2001. El Dr. Harris es un doctor de medicina, especialista en Medicina de Familia. Su consulta privada estuvo funcionando como una empresa unipersonal hasta el 2006, después de esta fecha constituyó una sociedad médica en California, la Pacific Frontier Medical, S.A.

Desde el 2001, el Dr. Harris ha centrado su actividad en el diagnóstico y tratamiento de la enfermedad de Lyme y otras coinfecciones transmitidas por garrapatas. Él considera que la enfermedad de Lyme persistente y crónica es una epidemia en los Estados Unidos, no obstante existen muchos tratamientos efectivos disponibles para aquellas personas infectadas. Su tratamiento para la enfermedad de Lyme, incluye estrategias de la medicina convencional, funcional y complementaria.

El Dr. Harris ha asumido un papel de liderazgo en CALDA (La Asociación de la Enfermedad de Lyme de California), un grupo de investigación, defensa del paciente y educación que ha sido en gran medida, responsable de encabezar la legislación favorable para la protección de los derechos de los pacientes, expandiendo el conocimiento de la enfermedad de Lyme y promoviendo la educación continuada en salud pública.

El Dr. Harris es además, un miembro activo de la ILADS (La Sociedad Internacional del Lyme y Enfermedades Asociadas). Ésta es una sociedad profesional de médicos y científicos que se han convertido en la autoridad de hecho en el tratamiento efectivo de la enfermedad de Lyme crónica, y son una contrapartida racional a las opiniones prevalentes de la IDSA (Sociedad Americana de Enfermedades Infecciosas), la cual rebate la existencia de la enfermedad de Lyme crónica. La ILADS ha centrado sus esfuerzos en la educación médica global con el fin de aumentar el número de médicos disponibles para tratar a aquellas personas con la enfermedad de Lyme.

Actualmente, existe una gran escasez de médicos que traten a aquellas personas con la enfermedad de Lyme crónica, especialmente en la Costa Oeste. Por consiguiente, durante los tres últimos años, el Dr. Harris ha mantenido tres consultas en funcionamiento en varias ciudades (Malibú, Redwood City y en la consulta del Dr. Tod Thoring, en Arroyo Grande), con el fin de proporcionar la máxima cobertura geográfica a los pacientes en California, Oregón y Washington. En Junio de 2007, fueron contratados dos nuevos médicos, con el objetivo de aumentar la eficacia de funcionamiento y el tamaño de la consulta. El Dr. Harris prevee que ahora, la consulta tendrá más recursos, con la capacidad de atender a más del doble de pacientes que antes.

Filosofía de Curación

Mi filosofía de curación es similar a la de los Drs. Richard Horowitz, Greg Bach, Joseph Burrascano, Therese Yang y Dietrich Klinghardt. Creo que las infecciones son una parte importante del proceso de la enfermedad, pero que (tal como dijo Klinghardt) "la fisiología deteriorada, la carga de biotoxinas y la desregulación inmune" son los factores que determinan el aderezo particular de la enfermedad, así como lo enfermas que se encontrarán las personas. Veo a la Borrelia burgdorferi (Bb), como uno de los principales organismos de procesamiento central que hacen que otros fenómenos, tales como las infecciones oportunistas, biotoxinas, toxinas inorgánicas, y demás sustancias similares adquieran importancia. Muchas personas presentan otros problemas junto con la Bb, como hongos, levaduras, virus y metales; y aunque éstos, por sí mismos, pueden hacer que dichas personas enfermen, cuando no está asociada la enfermedad de Lyme, éstas pueden no sufrir un impacto tan profundo sobre el cuerpo. Sin embargo, cuando la enfermedad de Lyme está asociada, estos factores corolarios (que son diferentes a los de las coinfecciones de Lyme) comienzan a causar realmente estragos. Es casi como si la enfermedad de Lyme devastara el cuerpo hasta tal punto que estos factores toman vida propia. La vigilancia inmunológica, y las vías de detoxificación en el hígado, riñones, sistema linfático y piel, apenas pueden mantener el ritmo. Existen otras bacterias que pueden causar enfermedades graves, como la Brucella, Micoplasmas, y quizás incluso el Mycobacterium (que produce la tuberculosis), así como muchas otras. Pero las biotoxinas, los virus Herpes, el virus Epstein-Barr, y el estilo de vida de las personas en general, no tendrían tanta importancia, si la enfermedad de Lyme no estuviera causando que el cuerpo se encontrara bajo tanto estrés.

Cuando la Enfermedad de Lyme No Es la Causa Principal de los Síntomas

Existen casos de enfermedad de Lyme, en los que dicha patología, no es la principal en el cuadro de la sintomatología general; por ejemplo, en aquellas personas que padecen la enfermedad de Lyme y autismo, aunque nunca estoy del todo seguro. Creo que, aproximadamente, uno de cada cuatro niños autistas padecen la enfermedad de Lyme, pero no creo que ésta sea, por lo general, la razón principal del autismo de estos niños. Es un factor contribuyente, pero puede que no sea la razón principal por la cual padezcan autismo. También, aunque pueda ser importante para las personas que, además de la enfermedad de Lyme, padecen otras enfermedades como ELA, artritis reumatoide y Alzheimer; tratar su Borreliosis no significa que el Lyme sea su problema central o que ni siquiera esté causando la mayoría de sus síntomas.

Dicho esto, las Borrelias pueden a veces, permanecer latentes en el cuerpo, especialmente si uno sigue atacando de forma implacable a la infección. Cada vez que observo que esto ocurre en mis pacientes, compruebo que aparecen metales pesados, levaduras, un parásito o algún otro problema, y se convierte temporalmente, en el principal problema (el más grande) para ellos. Por lo tanto, dichos problemas también deben ser tratados.

Además, el cuerpo sólo puede realizar tanto trabajo simultáneo, así como médico tengo que escoger y elegir los problemas que quiero tratar en mis pacientes en cualquier momento dado. De esta forma, si la Borreliosis es su problema central, pero se presentan veinte obstáculos diferentes al tratamiento, entonces necesitaría tratar en primer lugar algunos de estos obstáculos, y luego centrarme en la Borrelia. Por ejemplo, cuando los pacientes presentan infecciones dentales importantes, o incluso anomalías estructurales, como una mala ATM, y si se encuentran realmente enfermos entonces creo que, a menos que me encargue de estas otras infecciones o problemas estructurales, después será muy difícil tratar sus infecciones de Lyme de forma satisfactoria sólo con antibióticos. Así que recomendaría, por ejemplo, que se realizaran un examen dental para tratar las infecciones por anaerobios en la boca, las cuales producen enfermedades como la osteonecrosis y la osteomilietis. Una vez que estos problemas hayan sido tratados, entonces será mucho más fácil tratar las infecciones de Lyme. Algunos médicos siguen un orden en el cual tratan los problemas de los pacientes, pero no creo que necesariamente exista una receta de libro de cocina para hacer las cosas, porque cada persona es única. Tengo que creer, en cualquier caso, que es importante tratar aquellos obstáculos que interfieren con el tratamiento adecuado de las infecciones de Lyme.

Tratamientos Antibióticos para las Infecciones

Soy un alumno de muchos médicos que comenzaron a tratar la enfermedad de Lyme antes que yo. Estoy intentando mantenerme en pie a hombros de gigantes, pero a veces creo que esos gigantes están haciendo un trabajo tan asombroso, que es muy difícil para mí superarlos.

No cuento con un protocolo estándar que utilizo para todos mis pacientes. Mis tratamientos para las infecciones de Lyme, por lo general, implican métodos de medicina homeopática, herbal, naturopática y, algunas veces, incluso energética, además de un fuerte tratamiento farmacológico. Compruebo que la mayoría de mis pacientes, necesitan tomar algún antibiótico farmacológico para eliminar realmente las infecciones. El empleo de metodologías alternativas, por si solas hace mucho menos probable, estadísticamente, que se superen la enfermedad.

Mi tratamiento antibiótico es parecido al del Dr. Horowitz, e incluye el uso de doble terapia con antibióticos de acción intracelular, junto con fármacos de pared celular y de destrucción quística tales como el metronidazol y el tinidazol (5-nitroimidazoles) o la nitazoxanida. También podría utilizar fármacos macrólidos y tetraciclinas, tales como las cefalosporinas de tercera generación. No necesariamente los administro todos al mismo tiempo y algunos los alterno.

También trato las coinfecciones de forma agresiva, y aunque no crea que sea obligatorio tratar primero las coinfecciones, si tengo que administrar a mis pacientes antibióticos IV para la Borreliosis, entonces trataré sus coinfecciones antes de tratar su Borreliosis. A excepción de la Babesia, los regímenes antibióticos para las coinfecciones también deben ser alternados y sustituidos a intervalos regulares. Para la Babesiosis, los tratamientos son más efectivos cuando los pacientes comienzan con un tipo de medicación y se mantienen durante un largo periodo, y luego, con el paso del tiempo, "se apilan" otras medicaciones por encima de aquélla. Las medicaciones para la Babesiosis incluyen fármacos de acción intracelular y antiparasitarios, tales como la atovaquona (Mepron o Malarone), la mefloquina (Lariam), la clindamicina, la quinina, la nitazoxanida (Alinia) y, posiblemente el metronidazol. También, puede ser útil emplear un fármaco de fase extracelular como la primaquina. Sin embargo, la forma más efectiva para tratar las especies de Babesia, todavía está incierta en la comunidad médica.

Cuando los pacientes vienen por primera vez a mi consulta, si sé que tienen Borrreliosis pero no estoy seguro de si tienen o no coinfecciones, entonces pediré pruebas para las coinfecciones. Mientras tanto, o esperaré para tratarlos o comenzaré con una medicación como el Zithromax (azitromicina). El Zithromax es un buen fármaco para comenzar, porque si resulta que los pacientes tienen Borreliosis, entonces el Zithromax combina bien con la rifampicina (la cual se utiliza para el tratamiento de la Bartonella). O si los pacientes tienen Babesiosis, entonces el Zithromax combina bien con Mepron (el cual se utiliza para el tratamiento de la Babesiosis). O si los resultados de sus pruebas muestran Ehrlichia, entonces la doxiciclina, minociclina, tetraciclina o rifampicina también pueden ser combinadas con el Zithromax. Si los pacientes terminan teniendo sólo Borreliosis, entonces se puede combinar Zithromax con una tetraciclina o cefalosporina, o incluso un destructor quístico si parece que sus cuerpos son resistentes y pueden aguantar un tratamiento agresivo de forma inmediata.

Con frecuencia prescribo terapia parenteral (IV o IM) a pacientes que presentan síntomas neurológicos marcados, a aquéllos que han estado muy enfermos durante más de un año, a los que presentan problemas gastrointestinales, o a los que no pueden tolerar medicaciones orales. Tiendo a probar los antibióticos orales durante al menos tres meses, antes de ir a la vía intravenosa. Esto es porque si someto a los pacientes a medicaciones IV demasiado rápido, éstos pueden luego empeorar como consecuencia de una reacción de Jarisch-Herxheimer grave. Esto sucede cuando se produce un exceso de carga tóxica en el cuerpo y por consiguiente los órganos pasan a estar en tensión. Las medicaciones IV también pueden prolongar el crecimiento excesivo de levaduras. Por estas razones, siento que podría estar jugando con fuego si comienzo algunos de mis pacientes con antibióticos IV.

También puede resultar difícil tratar pacientes si éstos presentan muchas coinfecciones, tales como Bartonella, Mycoplasma, Babesia y Ehrlichia, o si están lo bastante enfermos con síntomas predominantes de una o dos de estas coinfecciones. Dichos pacientes tienden a sufrir reacciones muy intensas a los tratamientos, lo que significa que no puedo atacar sus infecciones tan directamente como me gustaría, porque enfermarían demasiado. La doxiciclina en particular, produce este tipo de escenario, especialmente en las mujeres. De modo que aunque sea una medicación eficaz, no me gusta utilizarla en pacientes con coinfecciones múltiples o graves. A muchos médicos les gusta empezar con doxiciclina porque es barata y se metaboliza principalmente en el colon (en lugar del hígado y los riñones), lo que significa que es bastante suave con los órganos. Además, posee una gran actividad contra la Borrelia, el Anaplasma y la Ehrlichia, y es algo eficaz para el tratamiento de la Babesiosis, Bartonelosis y Micoplasmosis, pero creo que las personas sólo "se estrellan" si toman doxiciclina cuando tienen muchas coinfecciones.

Realizar las pruebas del estrés oxidativo, ácidos orgánicos, aminoácidos plasmáticos, (elementos RBC) eritrocitos, anticuerpos contra levaduras y de las heces, así como las pruebas para metales pesados, hongos y otros agentes contaminantes del medioambiente pueden ayudarme a tener una idea de qué problemas tienen mis pacientes además de las infecciones de Lyme. Dicha información también me ayuda a determinar si "se van a estrellar" con un régimen antibiótico particular.

Los análisis de sangre como el C3A, C4A, CD-57, C3D, C1-Q inmunocomplejos e incluso de los ANA, factor reumatoide y otras pruebas inmunes similares, me dicen la cantidad de inflamación que tienen los pacientes, lo cual también me ayuda a determinar la probabilidad de los mismos de empeorar con un régimen. Realizar un panel de metilación y un perfil genético también puede resultar útil para este objetivo.

Una nueva y prometedora prueba de Genelix analiza lo que pueden tolerar los pacientes que toman fármacos, según su genotipo. También mide otras funciones, tales como hasta que punto metabolizan, asimilan y metilan. Dicha información me permite determinar si mis pacientes presentan problemas con la detoxificación hepática tanto como otros problemas. Si los resultados de las pruebas demuestran que no toleran los antibióticos muy bien, por ejemplo, tendría que abstenerme de recetar fármacos y en cambio aplicarles un protocolo de detoxificación hasta que aumente su capacidad de tolerar medicaciones.

Si sospecho que mis pacientes son sensibles a las medicaciones, comenzaré por recetarles una medicación suave para la Borrelia, o en cambio tratarles las coinfecciones, mientras vigilo signos de "choque". Antes, golpeaba duro a mis pacientes con antibióticos, y a la larga, mejorarían, pero también sufrirían un brote o reacción de Herxheimer de hasta doce o quince meses después del tratamiento, y esto no es aceptable para mí. Cuando ya los pacientes se sienten mal, no pueden sentirse "aún peor" durante un año y medio antes de que comiencen a sentirse bien, especialmente si no existe una promesa desde el principio de que ¡Alguna vez van a sentirse bien! Si a los pacientes les va mal su régimen antibiótico, entonces esto quiere decir que necesito ocuparme de otros problemas que tienen y que están previniendo que los antibióticos sean totalmente eficaces. O podría enviarles a un médico naturópata que sabe mucho sobre la detoxificación, como son los Drs. Claire Riendeau, Nicola McFadzean (para más información de su protocolo, ver en este libro el último capítulo del Dr. McFadzean), Susan Marra y Amy Derksen, donde pueden recibir tratamientos de detoxificación antes de someterles de nuevo a los antibióticos.

Síntomas Típicos de Diferentes Infecciones

Babesia

Ya que las pruebas no siempre revelan si los pacientes están coinfectados, también cuento con los diagnósticos clínicos para determinar qué infecciones, además de la Borreliosis, están presentes y causando problemas en mis pacientes. Por ejemplo, si mis pacientes femeninas no son menopáusicas, (puedo revisar las hormonas para verificarlo) y presentan sudoración nocturna, sofocos, dolores de cabeza opresivos y severos, pesadillas violentas o sueños muy intensos, considerable dificultad respiratoria en ausencia de otras causas, suspiros frecuentes o tos seca en ausencia de problemas cardíacos, entonces pueden tener Babesiosis. Para confirmar el diagnóstico, podría realizarles una prueba de provocación clínica, especialmente si sus análisis de laboratorio resultaron ser negativos. Para la provocación clínica, debo pedirles que tomen hierbas como la cryptolepsis o artemisia, mientras observo su reacción a las mismas. El Dr. Tod Thoring, en Arroyo Grande, elabora un compuesto de cryptolepsis que consiste en cryptolepsis, smilax, y boneset, así como una crema de carda, artemisia y cryptolepsis, la cual es bastante efectiva para tal fin. También puedo utilizar las fórmulas herbales de Enula y Mora (marca NutraMedix), o alguno de los aceites ozonizados (BioPure). Una respuesta positiva del paciente a cualquiera de ellos, puede indicar que está presente una infección parasitaria. No siempre estoy seguro al 100% de que el parásito sea Babesia, pero las pruebas pueden ayudarme a valorar mejor de cuál se trata. A veces, también realizo una prueba de provocación en los que ya sé que están infectados con Lyme, utilizando hidroxicloroquina y Zithromax, o Flagyl con Zithromax, porque la Babesia también responde a estas medicaciones.

Bartonella

Los síntomas típicos en aquellos pacientes con Bartonelosis y Borreliosis (a diferencia de la Bartonelosis que produce la enfermedad por arañazo de gato) incluyen dolores de cabeza como si te dieran con un picahielo, fotofobia importante, ansiedad o problemas psiquiátricos, e incluso síntomas bipolares. También puede manifestarse una neuropatía, distrofia simpático refleja (DSR) o autismo, así como importantes problemas intestinales o cardíacos. Las "rayas" que no palidecen que algunas personas encuentran en su piel también pueden ser un síntoma revelador. Algunos sostienen que el dolor en la fascia plantar se encuentra tanto en la Babesiosis como en la Bartonelosis, pero yo creo que está más relacionado con la Bartonelosis. En cualquier caso, siempre que la ansiedad extrema sea el síntoma fundamental de los pacientes y se encuentre junto con síntomas neuropáticos, tales como el dolor urente, entonces sospecho que un organismo como la Bartonella está causando tales síntomas.

Ehrlichia y Anaplasma

Si los pacientes tienen fatiga profunda y dolor muscular severo, especialmente junto con las enzimas hepáticas elevadas, un bajo recuento de glóbulos blancos y fiebres, puede que tengan Ehrlichiosis.

Mycoplasma

Debido a que el Mycoplasma es un organismo intracelular, es difícil de analizar, pero muchos de mis pacientes lo tienen. La artritis persistente, sobre todo en una articulación realmente inflamada, o la presentación de artritis reumatoide, indican la posible presencia de Mycoplasma. En los niños, los problemas psiquiátricos graves también pueden indicar que la infección está presente.

Lyme (Borreliosis)

Las personas con Borreliosis pueden tener todos los síntomas antemencionados, así como muchos otros, porque la Borreliosis abarca toda la gama de síntomas. Por esta razón, las personas con esta infección pueden sentirse mal de numerosas formas diferentes. Sin embargo, los síntomas suelen migrar con esta infección y/o tienden a agudizarse de cuatro a siete días al mes.

También, creo que las coinfecciones, como la Babesiosis, Bartonelosis, Ehrlichiosis no son generalmente factores importantes en el cuadro de síntomas generales de los pacientes, a menos que la Bb (Borrelia burgdorferi) esté presente para darles un punto de apoyo.

Compruebo que algunos de mis pacientes tienen sólo Bb, sin ninguna de las otras coinfecciones, sobre todo aquéllos que han estado enfermos durante más de veinte años. Dichos pacientes han estado viviendo con un nivel inferior de funcionalidad, y puede que hayan estado sufriendo síntomas de dolor generalizado, fatiga y problemas cognitivos durante una enorme cantidad de tiempo. Aún así, como sus problemas tienden a estar en su mayoría relacionados con le enfermedad de Lyme pura (Borrelia), con frecuencia son más fáciles de tratar que los pacientes coinfectados.

Otras Tendencias Sintomáticas

Otra tendencia que he observado, es que la mayoría de mis pacientes que tienen la enfermedad de Lyme (Bb) junto con artritis reumatoide, EM (Esclerosis Múltiple), Alzheimer o Parkinson, probablemente también tienen Babesiosis. Si tuviera que calcular, diría que al menos un tercio de los pacientes con enfermedad de Lyme tienen coinfecciones, y posiblemente más.

Uso de Remedios Herbales para Tratar la Borreliosis y Otras Infecciones

Encuentro que, obtengo una mayor eficacia del tratamiento de mis pacientes con hierbas, cuando las uso junto con antibióticos farmacológicos. Si tuviera que recomendar sólo hierbas para el tratamiento de la enfermedad de Lyme, tendría frecuentes fracasos terapéuticos. Si prescribo sólo antibióticos, entonces tendría que utilizar más antibióticos que si los hubiera combinado con hierbas. Creo que, en realidad, estas hierbas actúan para potenciar los efectos de los antibióticos, y por lo tanto, generalmente formulo un protocolo utilizando de dos a ocho hierbas antimicrobianas, además de entre uno y cuatro antibióticos.

El Dr. Thoring, a quién mencioné anteriormente, ha elaborado una tintura herbal prometedora, denominada BLT de Clinical Response Formulas, que contiene raíz roja, carda, boneset, nuez negra, lomatium, smilax, y stillingia. Encuentro que estos productos funcionan realmente bien en el tratamiento de la Borreliosis y Bartonelosis, y también pueden tener alguna actividad contra la Babesiosis.

Otras hierbas o fórmulas herbales que utilizo en mi consulta incluyen Mora, Enula, Cumanda y Banderol de NutraMedix; cryptolepsis de Woodland Essence; los aceites ozonizados Epsilon, My, Kappa, Gamma y Zeta de BioPure; y los productos herbales del Dr. Zhang Circulación P, houttuynia, alicina, artemisia y coptis. También utilizo un poco de noni, de vez en cuando, así como Borrelogen y Microbogen de David Jernigan, y alguno de los cócteles herbales de Monastery of Herbs. También puedo recetar remedios homeopáticos a mis pacientes, como los mohos homeopáticos de Bioresource, Notatum y Quentan; y las bacterias homeopáticas, Fermis y Subtilis. Las hierbas recomendadas de Stephen Buhner, tales como la andrographis, el resveratrol, la raíz de stephania, y la uña de gato, son igualmente importantes, como lo son la chanca piedra y el ajo entero. El ajo es beneficioso para aquellas personas que no tengan problemas para metabolizar alimentos que contienen azufre. Por último, utilizo extracto de hojas de olivo y monolaurina o lauricidina para los virus, aceite de orégano para las levaduras, y productos de Raintree, como el Myco, el Amazon C-F y A-F para fines varios. Todo lo anteriormente mencionado son sólo las hierbas antimicrobianas que utilizo en mi consulta; existen otras que recomiendo para ayudar al cuerpo en los procesos de curación.

Detoxificación

Tratamientos

Antes de que yo pueda detoxificar a mis pacientes, tengo que conseguir el buen funcionamiento de sus glándulas adrenales. Recomiendo una amplia gama de suplementos suparrenales con este objetivo, incluyendo adaptógenos como la rhodiola, la seta Cordyceps, la ashwaganda y el Multiplex y NT Factor Energy de Researched Nutritionals. Las vitaminas B-5 y C, magnesio, molibdeno y las fórmulas para las glándulas adrenales son igualmente importantes. A veces, también prescribo Isocort de Bezwecken, o de forma puntual, hidrocortisona a dosis bajas.

Para tratar el aspecto de drenaje de la detoxificación—es decir, lo que implica la apertura de las vías de detoxificación del cuerpo de modo que las toxinas puedan abandonar más libremente el cuerpo, recomiendo que mis pacientes tomen Burbur y Parsley de Nutra-Medix. Éstos son productos básicos definitivos en mi consulta. También, utilizo L-Drain y K-Drain de Transformation Products, Mundipur de Bioresource, apo-Hepat, Renelix, Itires y Toxex.

Como apoyo hepático, recomiendo Liver Extende, el cual es un compuesto de zarzaparrilla y alcachofa; Hepol de Projoba y Med-caps DPO de Xymogen, así como ácido alfa lipoico, glutatión y otros precursores de éste. Las arcillas verde y roja, especialmente la arcilla de Argiletz y la bentonita de grado USP simple, son también extraordinariamente útiles. La Neuro-Antitox II CNS de David Jernigan, un producto llamado Detox Factors de Natural Partners, y algunas veces, zumos de frutas concentrados como el acai, el extracto del mangostán y la baya del goji son también beneficiosos. Además la Pinella de NutraMedix, la raíz roja, la raíz de bardana, el zumo de remolacha, la hoja y la raíz del diente de león, todas ayudan al funcionamiento de las diferentes vías de detoxificación. Por último, puedo recomendar que mis pacientes utilicen parches podales detoxificadores y pediluvios iónicos, paquetes de aceite de castor y enzimas digestivas como Wobenzym, Vitalzym, Inflamma-quel (Researched Nutritionals), así como otros.

Hacer ejercicio ayuda a la detoxificación. He encontrado que terapias tales como la sacro craneal, el masaje linfático y abdominal, son beneficiosas para mis pacientes, así como la terapia cervical superior, la cual es una técnica que aumenta el flujo sanguíneo al cerebro. El Dr. William Amalu lleva a cabo esta última, y es bastante bueno al utilizarla en su consulta. La NET (Técnica Neuro-Emocional) es una estrategia fisiológica que también puede ser realmente útil para conseguir que el cuerpo libere toxinas. También, recomiendo ejercicios de estiramiento y técnicas de exfoliación cutánea a todos mis pacientes.

Si los metales pesados son un problema, recomiendo la terapia de quelación utilizando agentes tales como chlorella, cilantro, zeolites, DMSA, DMPS y EDTA de Calcio Disódico. El OSR también se muestra muy prometedor, especialmente cuando se mezcla con fosfolípidos. Chelex de Xymogen, Metalloclear y Ultraclear de Metagenics también son buenos productos de quelación suave.

Por último, administro chlorella a la mayoría de mis pacientes, porque creo que sus usos y beneficios son numerosos. También puedo utilizar otros agentes aglutinantes de toxinas; de todo, desde la Colestiramina al carbón vegetal activado, el Chitosan Nanotecnología del Allergy Research Group, el glucomannan y la pectina de manzana o limón. Otros médicos pueden recomendar agentes aglutinantes adicionales o diferentes.

Abordaje de los Problemas de Detoxificación

Los mecanismos de detoxificación comprometidos en aquellas personas con la enfermedad de Lyme en ocasiones son debidos a defectos en las vías de metilación. Para corregir este tipo de problemas, a veces recomiendo que mis pacientes hagan un protocolo de Amy Yasko, y mientras tanto, intentaré conseguir la eliminación del amoniaco de sus cuerpos, empleando elementos como la raíz de yuca, BH4, y algunas veces, RNA Ammonia Support Formula. Rich Van Konynenburg ha desarrollado una versión simplificada del protocolo de Yasko, que parece tener alguna utilidad clínica. También encuentro que las células madre de las plantas del Dr. Richard (Gemmo terapia) pueden ser excelentes para resolver los problemas de detoxificación, pero tiendo a referir a mis pacientes a otros médicos para este tipo de tratamientos.

Uno de los problemas en pacientes que no son capaces de detoxificar bien, es que están desnutridos. De forma intracelular, no son capaces de absorber sus nutrientes, de modo que una de las cosas que debo hacer para corregir este problema es solicitar un perfil de aminoácidos en orina y plasma, y un análisis de glóbulos rojos. Después, recomiendo que complementen sus dietas con cualquier mineral y aminoácido en el que resulten ser deficientes, de acuerdo con los resultados de sus análisis. Algunas veces es necesaria la administración IV de aminoácidos y minerales. También puedo recomendar que tomen Peltier Electrolytes de Crayhon Research, los cuales son algo así como un Gatorade pretencioso, pero que funciona bien para reponer algunos de los elementos celulares que faltan. También podría referir a estos pacientes para la nutrición IV, para que reciban diferentes cócteles de Myer y demás, y así recuperarlos más equilibrados nutricionalmente.

Suplementos del Sistema Inmune

Varios suplementos inmunológicos pueden ser beneficiosos para fortalecer el sistema inmune, el cual es otro componente importante en la curación de la compleja enfermedad de Lyme. A veces, administro a mis pacientes un factor de transferencia intramuscular, o podría darles Researched Nutritionals' Transfer Factor LymPlus, o el Multi-Immune Transfer Factor, el último de los cuales puede ser realmente útil para calmar un sistema inmune hiperactivo. En mi consulta también utilizo dosis bajas de Naltrexona.

Curación del Intestino

Es importante para mí apoyar la fisiología de mis pacientes, en la medida posible, añadiendo el tipo correcto de nutrición a sus dietas, que les sea fácil de tolerar. Muchos de mis pacientes son sensibles a la caseína y al gluten, y tienen muchas alergias alimenticias, así que, eliminar estos alérgenos de sus dietas es importante.

Con el fin de curar sus intestinos y disminuir el Síndrome del Intestino Permeable, puedo darles sustancias como IgG-2000 DF de Xymogen, que son inmunoglobulinas de origen bovino que calman el intestino. Puedo utilizar éstas junto con un producto llamado Intestimax, que es una combinación de malvavisco, butirato y glutamina que ayudan a la integridad del revestimiento intestinal. O podría darles butirato rectal, el cual también calma el intestino, o Ketotifeno, el cual reduce la inflamación y favorece la curación del intestino. Sygest, Juvecal y Roqueforti, así como otros homeopáticos espagíricos de Bioresource son igualmente útiles para tal fin.

Después de esto, comenzaré el tratamiento de sus problemas de levaduras. El crecimiento micótico debe ser controlado con el fin de curar por completo el intestino, y utilizo una amplia gama de remedios para eliminar las levaduras; de todo, desde celulasa, ácido caprílico, pau d' arco, y aceite de orégano, hasta los medicamentos farmacéuticos.

Tratamiento de la Disfunción Hormonal

El equilibrio hormonal es un componente notablemente importante en la curación de la enfermedad de Lyme. En el Lyme, el HPA (eje hipotalámico-pituitario- adrenal) está gravemente dañado, y es una de las áreas del cuerpo más difíciles de curar. Las células madre de las plantas pueden ayudar en cierta medida al eje HPA, pero creo que las hormonas son una de las áreas de la medicina que todavía necesitan ser investigadas, si los médicos realmente quieren optimizar todo el sistema endocrino de sus pacientes.

Las hormonas bioidénticas, cuando se utilizan correctamente, pueden ayudar a restaurar la función del HPA en algunos pacientes con enfermedad de Lyme. A la Borrelia le gusta destruir el tejido conectivo del cuerpo, y las glándulas endocrinas tienen mucho tejido conectivo, de modo que es importante llevar los antibióticos y otros antimicrobianos al interior de estas glándulas. La optimización de la función endocrina también es importante, pero si los médicos recetan hormonas de forma indebida, entonces sus pacientes pueden llegar a "desequilibrarse". Por esta razón, con frecuencia refiero a mis pacientes a un endocrinólogo o médico naturópata cualificado que se ocupe correctamente de este aspecto de su curación.

Recomendaciones sobre los Estilos de Vida para la Curación

Creo que la "vida isla" (tranquilidad y pocas toxinas) es probablemente, la más adecuada para el enfermo crónico, aunque este estilo de vida no sea a lo mejor el más realista para la mayoría. En cualquier caso, es importante que aquellas personas con enfermedad de Lyme se alejen de las fuentes de tensión electromagnética cuando sea posible. Aunque puedan existir más recursos de curación en las ciudades, a aquellos que son un poco más alejados de la cuidad, les irá mejor con sus tratamientos. Vivir un ritmo de vida más lento es además, beneficioso para la curación, como lo es consumir una dieta rica en alimentos orgánicos. Está bien para aquellos con enfermedad de Lyme tomar proteína animal, pero es necesario que sea carne realmente orgánica (sin químicos) y saludable. Básicamente, aquellos que estén llevando una vida realmente impoluta, en ausencia del mayor número de toxinas medioambientales como sea posible, cuentan con un mayor éxito en su viaje hacia la curación.

Dieta

Es importante que las personas con la enfermedad de Lyme mantengan una dieta sin gluten, sin azúcar y sin levaduras, manteniendo el pH de sus cuerpos elevado mediante productos alimentarios que favorezcan que la sangre sea menos ácida. Para aquellos con problemas de metilación, mantener los alimentos que contengan azufre como el brócoli y el ajo, bajo mínimos, así como las cebollas y la proteína animal, es una buena idea. Las dietas del tipo sanguíneo pueden ser beneficiosas para algunos. He observado que a los tipos sanguíneos A y AB les cuesta más tolerar los tratamientos, así que, dichas personas pueden beneficiarse siguiendo una dieta del tipo sanguíneo. La eliminación de los productos lácteos de la dieta es especialmente importante para aquellos con artritis y determinadas enfermedades neurológicas. Por último, aquellos con enfermedad de Lyme deberían minimizar cualquier alergia alimentaria que aparezca en los resultados de sus análisis de sangre para la IgG y la IgA.

Ejercicio

Creo que el enfoque del Dr. Burrascano hacia el ejercicio es correcto. Él recomienda el entrenamiento con pesas ligeras, así como ejercicios de estiramiento, pero advierte contra la realización de demasiado ejercicio aeróbico. Estoy de acuerdo que las personas con la enfermedad de Lyme necesitan estirar y hacer ejercicios suaves, y que demasiado ejercicio aeróbico, excesivamente rápido, agotará las glándulas adrenales, disminuirá las células T, y se abrirá la barrera hematoencefálica, de forma que más Borrelias pueden entrar en el cerebro. Los ejercicios tipo anaeróbicos son los más importantes, sobre todo cuando las personas acaban de iniciar un nuevo protocolo de tratamiento.

Tratamientos para el Alivio Sintomático

Insomnio

Mi método para el tratamiento del insomnio es comenzar dando a mis pacientes un remedio para dormir de cada vez, y luego ir añadiendo otros si es necesario, mediante su "apilamiento", unos encima de otros, hasta que los pacientes sean capaces de dormir bien. Empiezo por la prescripción de remedios naturales como la glicina, la L-teanina y el GABA. El Dr. Zhang tiene un producto fantástico llamado Herb Som, que contiene schizandra. Para vencer el insomnio, es importante que aquellos con la enfermedad de Lyme encuentren los complementos que favorezcan sus vías del GABA.

Si los remedios naturales no funcionan para mis pacientes, entonces les recetaré medicamentos farmacológicos. Básicamente, haré todo lo posible para ayudarles a dormir, de forma que si los medicamentos no funcionan, entonces como último recurso, les remitiré a un psiquiatra para una prescripción de Xyrem, que parece de ayuda cuando todo lo demás falla.

CAPÍTULO 1: Steven J. Harris, M.D.

Dolor

Para tratar el dolor neurálgico de mis pacientes, empleo de todo, desde remedios transdérmicos hasta medicamentos antiinflamatorios no esteroideos. La crema de Ketoprofeno, el Kaprex de Metagenics,el Kapp Arrest de Biotics, el Saloxicin y el Doloryx de Xymogen, y el UltraInflamX de Metagenics son todos útiles. Las farmacias y boticas tienen geles y cremas transdérmicas para las neuropatías, que son elaboradas y combinadas usando diferentes preparaciones. Además utilizo medicaciones como la Gabapentina y la Lyrica, y de forma puntual, ácido Valproico, Carbamazepina y Dilantin. Intento mantenerme alejado de recetar drogas narcóticas porque, a largo plazo, aumentan las citoquinas inflamatorias en el cuerpo.

Si el dolor de mis pacientes no puede ser mitigado mediante ninguna de las estrategias anteriormente citadas, entonces les remitiré a un especialista en el manejo del dolor. Con frecuencia, los niños necesitan una mayor atención del dolor que los adultos.

Por último, la curcumina procedente de la cúrcuma puede ser sumamente útil para la disminución de la inflamación y la reducción del dolor, como lo son el veneno de abeja y la terapia urinaria (aunque yo no utilizo ésta última en mi consulta). El trabajo energético y las estrategias de estiramiento y detoxificación también pueden aliviar el dolor, dependiendo de su origen. Comprender el origen del dolor es importante para determinar cuál será el mejor remedio. Si el dolor de mis pacientes es por la mañana, suele ser debido a las toxinas de sus cuerpos. Si empeora a lo largo del día, entonces puede ser que sus infecciones de Lyme estén causando el dolor.

Depresión y Ansiedad

Como es el caso para el dolor, cuando prescribo remedios para la ansiedad y la depresión, es importante conocer la causa de estos síntomas. A veces, creo que es necesario recetar antidepresivos, y remito a mis pacientes a psiquiatras expertos en la enfermedad de

Lyme que conozco. No soy un gran fan de las medicinas, pero algunas personas las necesitan, al menos por algún tiempo. Para determinar la causa subyacente de la ansiedad o la depresión de mis pacientes, en ocasiones compruebo los niveles de sus neurotransmisores utilizando laboratorios como NeuroScience o Sanesco, y luego, prescribo aminoácidos y otros complementos para compensar cualquier deficiencia. Complementar sólo con magnesio o selenio puede ser a menudo extraordinariamente útil, como también lo sería en la detoxificación del cuerpo de metales pesados, en el apoyo de su nutrición, y en la eliminación de amoniaco y otras neurotoxinas.

Fatiga

La fatiga es una de los síntomas más difíciles de tratar, y además es uno de los más molestos. Igual que los otros síntomas, es importante descubrir su causa, lo cual no es una tarea fácil. El Provigil, el Transfer Factor NT, el glutatión y la metil o hidroxi B-12 pueden ser beneficiosos para atenuar este síntoma. Si los pacientes no tienen muchas levaduras, el uso de D-ribosa o incluso alguno de los productos gluconutrientes de Mannatech, también pueden ser útiles.

Disfunción Cognitiva

Anticoagular la sangre con dosis bajas de coumadina, heparina, boluoke (lumbrokinasa), serrapeptasa, ginkgo o Pentoxifilina puede a veces reducir la "niebla mental" y otros síntomas cognitivos. El Puerarin, la raíz de yuca, la NutraMedix Pinella, la Chlorella y la Bacopa también son buenos para tal fin.

Curación de Traumas Emocionales

El trauma emocional es un componente decisivo de la enfermedad y puede ser un obstáculo a la curación de los pacientes. Pienso que, en cierto sentido, las células se aferran a los recuerdos. Realizar terapias que accedan a la mente subconsciente, como la DRMO (Desensibilización y reprocesamiento por movimientos oculares) (EMDR) y la hipnosis, pueden ser útiles para la liberación de memorias traumáticas a nivel celular, así como el trabajo de Constelación Familiar y la psicoterapia. Mirar realmente en el interior de uno mismo para descubrir las causas espirituales de la enfermedad, así como la exploración y la curación de las memorias pasadas de manera fiel es importante. Las personas con enfermedad de Lyme con frecuencia necesitan "profundizar" con el objetivo de curar su trauma emocional.

¿Quiénes Son Los Que Se Curan De La Enfermedad De Lyme? ¿Quiénes Son Los que No?

Las personas que tienden a curarse de la enfermedad de Lyme son aquellas que no saben lo enfermas que están. Son aquellas que están ahí haciendo cosas, viviendo la vida y funcionando en medio de toda la adversidad que la enfermedad de Lyme trae a sus vidas. Son las que realmente, se empujarán a sí mismas a mejorar, lo que significa que irónicamente, las personas con más agotamiento suprarrenal, pueden ser las que tengan mayor éxito en su recuperación. Dichas personas salen y reciben la luz del sol todos los días. Hacen ejercicios y todas las tareas que se les requieren para curarse, tales como la cepillado de la piel, uso de colónicos y mantenimiento de una buena dieta. Son capaces de centrarse en sus síntomas, pero no hacen de sus síntomas el centro de sus vidas.

Además, las personas que saben arreglárselas, se toman las cosas con calma, se adaptan a las adversidades, automanejan sus síntomas tal como vienen y toman decisiones por sí mismas, son las que se curan. Son la clase de personas que pueden tomar la decisión de dejar un complemento si ya no lo necesitan, y buscar nuevos complementos pero no basan las decisiones de su vida en lo que los demás les digan acerca de estos complementos. Se acomodan y permanecen en el proceso de curación a largo plazo; y pueden compensar la gratificación inmediata con la gratificación demorada. Están abiertas a probar cosas nuevas, no se centran en cada uno de los síntomas que se manifiestan en sus cuerpos y no tienen que saber la razón y "el por qué" de todo; por ejemplo, por qué determinados remedios funcionan y por qué ciertas cosas están sucediendo en sus cuerpos.

Creo que es realmente importante para aquellas personas con la enfermedad de Lyme, tener también una actitud positiva. Esto puede ser llevado al extremo; algunos pacientes de Lyme podrían estar "herxando felices" durante años, y creo que es ridículo, pero es bueno si son capaces de adaptarse a la adversidad y ver los fracasos como un golpe en el camino, en vez de como una maldición.

Por ejemplo, la persona que es capaz de superar un cólico de vesícula biliar, una reacción negativa a la medicación o una complicación de la vía IV y dice, "Vale, no funcionó, vamos a probar otra cosa", en lugar de desanimarse y rendirse, tendrá un periodo de curación más fácil. Los que no se quedan "aferrados" a pensamientos persistentes de la enfermedad o no sufren el estrés postraumático de sus enfermedades o tratamientos también se curan más rápido que los que sí lo hacen.

Los compañeros tóxicos son otro obstáculo para la curación. Es sumamente difícil para los familiares comprender por lo que están pasando las personas enfermas y es un enorme perjuicio para la curación de éstas.

De igual manera, cuando las personas esconden su enfado, culpan a otros, se aferran y se obsesionan con los detalles, o presentan otras formas de estrés emocional, su proceso de curación puede llegar a verse comprometido.

Otros impedimentos para la curación incluyen los mohos, las levaduras y otros productos químicos tóxicos del medioambiente.

Por último, las personas que no están todo el tiempo en Internet haciendo preguntas sobre la enfermedad de Lyme y que no se quedan completamente abatidos al escuchar historias de pacientes que matan a sus perros, ¡Tendrán un proceso de curación más fácil!

El Papel de la Espiritualidad en la Curación

Creo que existe un componente espiritual en la curación que realmente importa. Las personas necesitan sentirse conectadas con algo más grande que ellos mismos, tanto si este algo se encuentra dentro de una religión oficial como en cualquier otra parte. Si hay un modo de que, aquellas personas con la enfermedad de Lyme puedan interactuar con la divinidad, tal como por medio de la oración o de la meditación, entonces esto puede marcar una diferencia positiva para ellos en su proceso de curación.

Cómo Afectan las Finanzas a la Curación

La enfermedad de Lyme es, tristemente, una enfermedad para ricos. Que los recursos financieros estén directamente relacionados con el ritmo de mejoría, me causa más consternación en mi tratamiento de pacientes con la enfermedad de Lyme que cualquier otra cosa. Luego, puedo hacer todo lo habido y por haber por ellos, pero si las limitaciones financieras son el principal motivo de su estrés, entonces será realmente difícil hacerles mejorar. Si por ejemplo, no pueden pagar los probióticos o alguno de los principales complementos de detoxificación, entonces sus procesos de curación se complicarán. Es difícil de admitir, pero es casi como si los pacientes adinerados estuvieran preparando el terreno para que surjan los protocolos adecuados y escaparse de ahí. Sin embargo, hasta que un camino racionalizado hacia el bienestar llegue a estar más claro, los pacientes sin recursos financieros tendrán un proceso más difícil para mejorarse.

Dicho esto, tengo algunos pacientes que, mediante la ayuda de sus amigos, iglesia, sinagoga o familia, han sido capaces de hacer cosas por si mismos, incluso cuando pensaban que no podían permitirse un tratamiento particular. Lo han hecho por ir más allá en sus pensamientos. Se dicen a sí mismos cosas como, "Voy a hacer este tratamiento IV y no voy a obsesionarme con los detalles sobre cómo se desarrollará. Además no voy a ir a la bancarrota, o si lo hago, entonces refinanciaré mi casa." Ellos pueden encontrar un camino. Por eso, creo que aquellos que pueden priorizar completamente esta enfermedad y el proceso de curación, mejorarán. Aquellos que dicen cosas como, "Tengo 2,000 $ y si no mejoro después de habérmelos gastado, entonces me suicidaré," seguramente no mejorarán después de haberse gastado esos 2,000 $.

Errores en el Tratamiento de la Enfermedad de Lyme y Tratamientos Menos Beneficiosos

Cuando los profesionales en asistencia sanitaria se centran sólo en el tratamiento de las coinfecciones, es un problema, como lo es centrarse de forma excesiva en un único aspecto de la curación. Tener cócteles predefinidos para los pacientes también es perjudicial para su bienestar.

En lo que se refiere a los tratamientos específicos, me preocupan los aparatos de Rife sin frecuencia específica, el peróxido de hidrógeno IV, el protocolo de vitamina C/sal y la plata coloidal IV. Pienso que, mientras que éstos tienen su lugar en la curación de la enfermedad de Lyme, y he visto algunas personas mejorar por hacerlos, puede haber problemas con tales tratamientos.

También soy cauteloso con los "últimos, mejores tratamientos" que se avecinan. Durante los últimos nueve años, he visto muchos tratamientos a los que los pacientes se agarran sólo porque son nuevos, pero pocos tienen beneficios a largo plazo. Aunque puede ser cierto que los médicos pioneros están de vez en cuando desarrollando protocolos revolucionarios, no es prudente para aquellas personas con enfermedad de Lyme probar cada uno de ellos tan pronto como llegan. Creo que sería más responsable para ellos observar y esperar más o menos un año para ver qué complicaciones surgen y qué beneficios reciben los demás como consecuencia de dichos tratamientos. Por ejemplo, vi surgir problemas con el MMS y la terapia de calor intracelular; y no quiero ser un agente nocivo en una loca carrera por conseguir la mejoría de las personas.

El Mayor Desafío para las Personas con Enfermedad de Lyme

Las personas con la enfermedad de Lyme por lo general están realmente enfermas, y así ha sido durante un largo periodo de tiempo, pero sus familias, médicos o amigos, a veces no creen que estén mal, y sus compañías aseguradoras con frecuencia no pagarán por su asistencia. Por consiguiente, se sienten aislados, como si estuvieran viviendo en una zona de penumbra, o se estuvieran volviendo locos. De esta forma, desarrollan la desconfianza hacia otros, e incluso hacia ellos mismos, y comienzan a cuestionarse si están legítimamente enfermos. Esta segunda suposición y esta carga de culpa que las personas desarrollan por haber sido aparta-das, es el aspecto número uno más difícil de padecer de la enfermedad de Lyme. Pero realmente, las personas con la enferme-dad de Lyme, son algunas de las personas más enfermas del planeta, y los regímenes de tratamiento son algunos de los más complejos que puedo imaginar en medicina. He tenido pacientes tomando más de cincuenta medicaciones diferentes y más de ciento cincuenta hierbas en diferentes momentos durante su tratamiento. Los regímenes de tratamiento son tan complejos, que con frecuen-cia, los pacientes con la enfermedad de Lyme no pueden ni siquiera, cognitivamente atender lo suficiente para escuchar las instruccio-nes sobre lo que necesitan hacer para mejorar. No están lo bastante sanos para encargarse de su propio cuidado, pero el único modo de curarse de la enfermedad de Lyme, es mediante mucho autocuida-do, así que se encuentran atascados en todos estos callejones sin salida, y sólo existen unas pocas escapatorias. De manera que, puede ser muy beneficioso tener amigos y familiares que pueden ayudarles a pasar por todo esto.

Cómo Pueden los Amigos y la Familia Ayudar al Enfermo

Los amigos y la familia del enfermo deberían leer el libro de Pamela Weintraub, *Cure Unknown,* y ver el documental, *Under Our Skin.*

Deberían asistir, de vez en cuando a conferencias sobre la enfermedad de Lyme y documentarse sobre dicha enfermedad. Deberían acompañar a su ser querido a las citas con el médico, al menos parte del tiempo, y llegar a estar muy informados sobre lo que es la enfermedad, y darse cuenta de que no sólo afecta al paciente, sino a la familia entera.

Uno de los problemas más grandes con los enfermos de la enfermedad de Lyme que tienen pareja, es que su líbido está muy baja, o están muy doloridos, así que no quieren tener contacto físico con sus parejas sanas. Por lo general, las personas se casan con la pareja cuando están sanos, y aunque se hacen la promesa de estar ahí, uno para el otro "tanto en la salud como en la enfermedad", durante los tiempos de enfermedad el cónyuge sano a menudo sufre la "fatiga del cuidador," o está enfadado y frustrado con la pareja que está enferma. Las parejas tienen que ser conscientes de esto y buscar asesoramiento para abordar esta situación, de manera que ellos no descarguen estos sentimientos sobre sus seres queridos, que ya sufren enormemente como consecuencia de la enfermedad. Los familiares y los amigos de los enfermos de Lyme tienen que darse cuenta de que el asesoramiento no es sólo para el paciente, sino también para las personas sanas que intentan permanecer saludables. Dicho esto, los cuidadores también necesitan tomarse un tiempo de descanso de las tareas de cuidado que están realizando; pasar solos fines de semana ocasionales o vacaciones para poder restaurar su capacidad de ayuda hacia sus seres queridos.

Por último, es importante que los padres de los niños con enfermedad de Lyme, no conviertan la enfermedad de sus hijos en la primordial característica definitoria de la familia. Los padres tienden a estar agobiados con estrés cuando sus hijos contraen la enfermedad de Lyme, pero necesitan recordar que sus niños tienen esperanzas, aspiraciones y deseos externos a su enfermedad. El niño no es solamente una persona enferma; todavía hay mucho más allá de él o ella que su enfermedad. Por supuesto, los padres necesitan preguntar a sus hijos cómo se sienten, y si están doloridos o cansados, pero no deberían hacer de la enfermedad de sus hijos la característica central que defina sus relaciones. Necesitan encontrar un equilibrio saludable en sus conversaciones y actitudes hacia sus niños, lo cual puede ser difícil.

¿Cuánto Tiempo Lleva Curarse de la Enfermedad de Lyme?

La mayoría de los pacientes necesitan tratamiento de todas formas de entre nueve meses a tres años, si lo hacen todo correctamente. Si cumplen con sus regímenes de tratamiento, la mayoría de ellos mejorarán en un 90% o más.

Últimas Palabras

Siempre estamos elaborando nuevos tratamientos. ¡Ésta es una esperanza para todos aquellos con las enfermedad de Lyme! Si la tecnología actual no ha sido capaz de solucionarlo, existen bastantes médicos con talento por ahí que se preocupan, que están investigando y que se dedican al cuidado de sus pacientes, y por esta razón, creo que mejores respuestas llegarán, con el tiempo.

Cómo Contactar con Steven J. Harris, M.D.

Pacific Frontier Medical
570 Price, #200
Redwood City, CA 94063

•CAPÍTULO 2•

Steven Bock, M.D.
RHINEBECK, NY

Biografía

El Dr. Steven Bock ha estado ejerciendo la medicina complementaria y progresiva durante más de tres décadas. Ha tratado el complejo de la enfermedad de Lyme a lo largo de veinticinco años, utilizando el enfoque de la ILADS, mediante la combinación de la medicina complementaria con la integrativa. Estudió en la Universidad de Medicina de New York y obtuvo su doctorado en 1971. Llegó a ser médico especialista en Medicina de Familia en 1977, y también cuenta con un título de Acupuntura. El Dr. Bock es Co-Fundador y Co-Director del Rhinebeck Center. Está titulado por la Universidad Americana de Medicina Familiar (American College of Family Practice), la Academia Americana de Acupuntura (American Academy of Acupuncture) y la Academia Americana de Medicina Antiedad (American Academy of Anti-aging Medicine). Ha sido miembro de la Sociedad Internacional del Lyme y Enfermedades Asociadas (ILADS-International Lyme and Associated Diseases Society) durante los últimos doce años, y ha trabajado como miembro de la Junta Directiva durante dos años. La práctica médica del

Dr. Bock fusiona la medicina tradicional, con la alternativa y complementaria, y combina la acupuntura, la medicina ambiental, nutricional, funcional, herbal y homeopática dentro de un modelo de atención médica integral para una salud óptima. *Stay Young the Melatonin Way* fue el primer libro del Dr. Bock, y fue publicado en 1995 por Dutton. También ha sido co-autor de dos libros con su hermano, el Dr. Kenneth Bock, D.M., titulados *Natural Relief of Your Child's Asthma,* publicado en 1999 por Harper Collins, y *The Germ Survival Guide*, publicado en 2003 por McGraw-Hill. Nacy Faass, MSW, MPH, participó en su última obra. El Dr. Bock ha escrito para periódicos y dado conferencias, tanto a nivel local como nacional. Y ha aparecido en los medios de comunicación locales y nacionales, incluyendo el ABC news show, 20/20, así como en otros programas de radio y televisión.

La Historia de Mi Práctica Médica

Empecé mi carrera profesional en medicina de familia utilizando la medicina tradicional; sin embargo, mi práctica rápidamente se hizo más integrativa, y incluyó la nutrición, el tratamiento de alergias y trastornos crónicos, como el síndrome de fatiga crónica, y la terapia de quelación para problemas cardíacos. Esto fue aproximadamente hace veintinueve años (he estado ejerciendo durante más de treinta). Después, hace alrededor de veinticinco años, empecé a utilizar la acupuntura y la medicina China en mi práctica, al mismo tiempo que empecé a ver más pacientes con el síndrome de fatiga crónica. Estas personas presentaban síntomas de dolor articular, disfunción cognitiva y fatiga, así como otros síntomas típicos del SFC. Algunos de ellos habían dado negativo en sus pruebas para la enfermedad de Lyme, pero sus síntomas se parecían a los de ésta, y cuando les daba antibióticos, mejoraban. Sin embargo, en aquel entonces, yo era muy "anti-antibiótico", prefiriendo dar a mis pacientes hierbas y remedios naturales para sus síntomas, y ellos a menudo llegaban a quedar libres de síntomas de alergias y otras enfermedades con dichos remedios. (No obstante, ahora creo que, en el caso de la enfermedad de Lyme, los antibióticos son absolutamente necesarios).

No mucho tiempo después, comencé a tratar pacientes con enfermedad de Lyme, y todo empezó con una mujer que era defensora de uno de los primeros grupos de apoyo para la enfermedad de Lyme. Ella vino a mi consulta, puso su historia clínica delante de mí, la cual incluyó información de tres conferencias diferentes sobre la enfermedad de Lyme, y dijo, "Tome, lea esto. He decidido que usted va a ser mi médico". Pensé que era una interesante presentación en el campo de esta patología. Desde entonces, he tratado muchos casos de la enfermedad de Lyme.

Durante los últimos doce años, y como se menciona en mi biografía, también he sido un miembro de la ILADS (Sociedad Internacional del Lyme y Enfermedades Asociadas). Antes, los médicos de esta organización solían seguir un método, sólo a base de antibióticos, para el tratamiento de la enfermedad de Lyme. Hoy en día, la mayoría de los profesionales especialistas en dicha patología, están de acuerdo en que es necesario un método de tratamiento integrativo para la Borreliosis, y que la enfermedad no puede ser tratada sólo con antibióticos.

Por último, hace alrededor de siete u ocho años, obtuve el título en medicina antiedad, de forma que, actualmente también utilizo mucho la endocrinología funcional, incluyendo en mi práctica la sustitución hormonal natural, la cual es una parte integral en el tratamiento del complejo de la enfermedad de Lyme.

Hoy en día, mi práctica es más o menos, un 50% de casos de la enfermedad de Lyme y el otro 50%, de otras patologías.

Cambio del Paradigma: "Una Enfermedad, Una Medicina"

Hace un par de meses, tuve un caso muy interesante. Una paciente que previamente, había sido ingresada en el hospital por poliartritis, vino a mi clínica. Ella estaba tomando una medicación llamada metotrexato, la cual creo, es un fármaco para la artritis muy peligroso y que suprime el sistema inmune. Además, estaba con prednisona. Sospechando que ella tuviera la enfermedad de Lyme, le dí algunos nutrientes e inicié un régimen de antibióticos. Mientras tanto, su reumatólogo controló conmigo su progreso. Después de terminar los antibióticos, había mejorado un 95%. Su médico me escribió una carta, manifestando que, aunque él no estaba familiarizado con mi protocolo y creía que mis prácticas no eran ortodoxas, estaba agradecido de que su paciente se encontrara mejor. De manera que, cuando suceden este tipo de situaciones, pienso que es bueno, porque hace que otros médicos se replanteen sus métodos de tratamiento a los pacientes. Es realmente difícil cambiar el paradigma de la comunidad médica de: "una enfermedad, una medicina", pero afortunadamente, éste se va quedando en el camino, mientras que cada vez más médicos comprenden que para casos de enfermedad crónica, este no es el mejor enfoque.

Metodología de Tratamiento

Me gusta comparar a mis pacientes y sus problemas médicos con una rueda con muchos radios. La rueda representa su salud completa, tanto física y psicológica como espiritual, así como sus factores de estrés físicos, incluyendo infecciones, disfunciones hormonales, problemas inmunes y otros trastornos.

La Rueda Curativa de la Enfermedad de Lyme

(página siguiente) La rueda curativa de la enfermedad de Lyme puede ser descrita en términos del ying y el yang, el cual es un concepto de la medicina China que describe, cómo aparentemente, las fuerzas opuestas son interdependientes y están interconectadas en el mundo natural, y darían lugar la una a la otra, de forma alterna. Este concepto es el eje de muchas ramas de la filosofía y la ciencia China clásica, incluida la medicina. Un lado de la rueda curativa es el "ying" y el otro es el "yang".

Para comprender completamente este concepto es necesario estudiar la medicina China, pero básicamente, existen estados de enfermedad que muestran predominantemente cualidades ying, y otros cualidades yang (aunque esta sea una analogía un tanto simplista). Al formular un protocolo para un paciente en particular, considero qué condiciones son "excesivas" (yang) y cuáles son "deficientes" (ying) en dicho paciente. Esto, a su vez, proporciona un patrón que empleo para determinar cómo expulsar lo "malo" del cuerpo, o cómo suministrarle aquello en lo que es deficiente. El patrón también me muestra cómo priorizar estos problemas. Así, por ejemplo, un paciente puede tener problemas hormonales, insomnio, deficiencias inmunes y nutricionales, todo lo cual perte- nece a un lado de la rueda de la persona (ying), así como la fibromialgia, toxicidad, infecciones fúngicas, enfermedad de Lyme y coinfecciones, que pertenecen al otro lado de la rueda (yang).

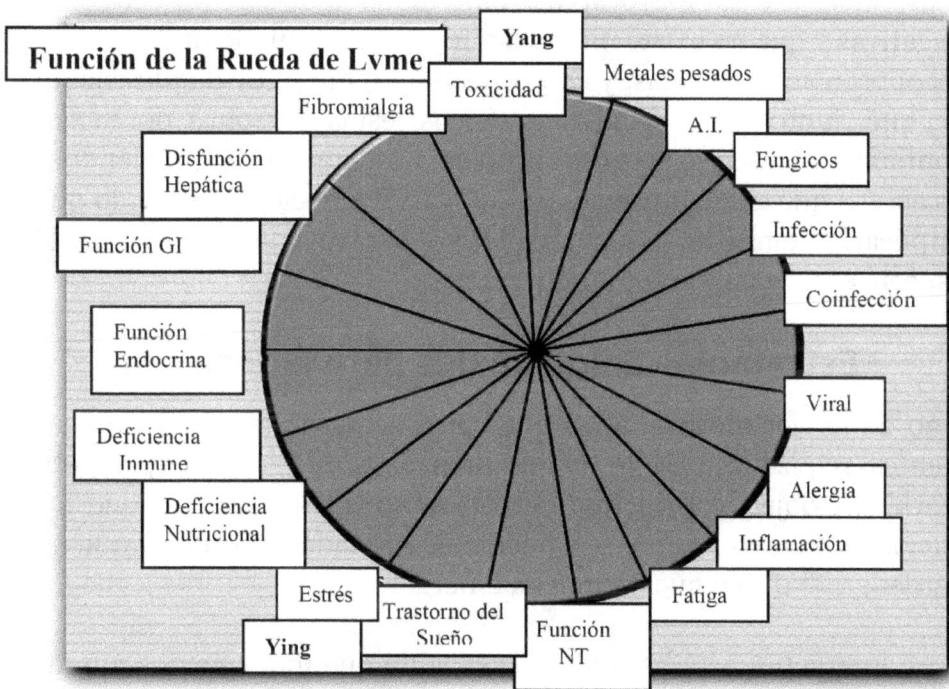

Función de la Rueda de Lyme

Yang

Toxicidad
Fibromialgia
Metales pesados
A.I.
Disfunción Hepática
Fúngicos
Función GI
Infección
Función Endocrina
Coinfección
Deficiencia Inmune
Viral
Deficiencia Nutricional
Alergia
Inflamación
Estrés
Trastorno del Sueño
Función NT
Fatiga
Ying

* Esta rueda es utilizada con el consentimiento del Dr. Bock.

En mis consultas con los pacientes, también intento determinar cuál es el factor desencadenante de todos sus problemas, tomándoles una historia lineal de sus síntomas. Les puedo hacer preguntas tales como, "¿Cuándo fue la última vez que se encontró bien? ¿Qué pasó cuando enfermó por primera vez hace cinco años? ¿Estaba estresado? ¿Su función adrenal estaba baja? O ¿Estaba de senderismo en Cape Cod?".

Las personas acuden a mi consulta con dolencias físicas, y existen muchos otros componentes en sus enfermedades, tales como la disfunción del sistema inmune, inflamación y toxicidad, por nombrar sólo unos pocos. Debo considerar todo esto, con el fin de descubrir lo que necesitan para estar óptimamente bien en sus vidas. De manera que ésta es mi metodología de tratamiento.

Por último, he estado viendo a muchos pacientes que han acudido a diferentes especialistas para sus dolencias físicas; neurólogos, internistas, reumatólogos, especialistas en enfermedades infecciosas, etc., y a la mayoría les han dicho que sus pruebas son negativas y que no existe ninguna alteración. De modo que no se les reconocen sus dolencias, y como resultado, me estoy dando cuenta de que, junto a los problemas físicos, estas personas no tienen confianza y temen padecer un problema mental o estar volviéndose locas. Así que además, tengo que apoyarles emocionalmente, lo que implicaría remitirles a un facultativo para ayudarles a tratar el aspecto emocional de sus enfermedades.

Estratégias Emocionales para la Curación

Uno de los facultativos a los que con frecuencia remito a mis pacientes, realiza un tipo de terapia llamada Core Energetics, o "path work". El objetivo principal de esta terapia es conseguir que los pacientes liberen bloqueos emocionales pasados, de modo que su verdadero "yo" (su núcleo) pueda emerger.

Core Energetics está basada en la idea de que todos hemos aprendido a limitar nuestra fuerza vital e inhibir nuestro potencial creativo y emocional, y debido a esto, hemos perdido contacto con nuestra esencia. Cuando determinadas emociones han sido renegadas a causa de tempranas prohibiciones vitales contra los sentimientos, la energía de estas emociones se queda "atrapada" en el cuerpo. La terapia libera estos sentimientos atrapados, a través de diferentes medios, incluyendo actividades físicas que implican movimiento y respiración, diálogo, trabajo energético y la energía de relación. Core Energetics trabaja en cinco niveles: el cuerpo, las emociones, la mente, la voluntad y el espíritu. Para más información sobre esta terapia visite la página web:www.coreenergetics.org.

Lo estupendo de Core Energetics es que el facultativo puede realmente profundizar para descubrir lo que está alterado en el sistema inmune de los pacientes. Encuentro que esta terapia es particularmente útil cuando los pacientes empiezan a sabotear su tratamiento, (como sucede algunas veces) porque Core Energetics puede hacerles pensar en la razón por la qué lo hacen. Pero no se parece a una terapia de conversación; más bien, es una disciplina psico-espiritual que llega a la raíz de los problemas emocionales.

Además de Core Energetics, recomiendo la meditación para la curación espiritual y emocional de mis pacientes, porque puede ayudarles a relajarse y pensar en las cosas que quieren hacer para curarse. También puedo recomendarles que visiten a un especialista en control del estrés y de la conducta, o un psicólogo clínico.

El Paciente como Barco en un Mar de Toxinas

Cuando los pacientes me dicen que han acudido a muchos médicos, y digamos, por ejemplo, que tienen dolores de cabeza, fatiga, dolor abdominal y SPM, lo primero que hago es tratar de conseguir que dejen de pensar en el paradigma, "una enfermedad, una medicina". Dibujo un barco en un trozo de papel para ayudarme a resaltar este punto y les digo, "Digamos que usted es un barco, y el mar representa los factores estresantes de la vida. A medida que cruza la vida, el agua del mar se filtra dentro de su barco, afectando a su bienestar emocional y físico. Usted no quiere que el nivel del agua en el interior de su barco alcance demasiada altura con el tiempo. Quiere mantener su barco fuerte y poderoso, pero si existen muchos factores estresantes (el agua del mar) incorporándose a dicho barco; toxinas, infecciones, dieta pobre, etc., entonces el nivel del agua en el interior de su barco aumentará lentamente, hasta que un día alcance su límite y se desborde. Es entonces cuando padecerá los síntomas como molestias gastrointestinales, SPM, etc. El modelo occidental de la medicinas estipula que tome un medicamento para detener los síntomas, un poco como protección, pero a estas alturas usted ya no puede hacer esto, porque su barco se está hundiendo. Así que debe someterse a una técnica de curación holística e integral, con el fin de disminuir el nivel de agua en el interior del mismo".

Las personas con la enfermedad de Lyme pueden tener su barco lleno o semi-lleno, pero también puede ser que su barco sea débil, constitucionalmente; y dichas personas se encontrarán tan intoxicadas y débiles como su barco esté de lleno. Si trato de desintoxicarlas demasiado rápido, se "hundirán" y empeorarán. Mi formación en acupuntura y medicina China me ha enseñado que algunas personas son de constitución débil, mientras que otras son fuertes, y este hecho debe ser tenido en cuenta a la hora de tratarlas. Los médicos que no entienden esto, con toda la buena intención, pueden dar a sus pacientes débiles muchos antibióticos o medicamentos de desintoxicación, y al hacerlo, es como si estuvieran abriendo los grifos de estas personas, y pronto los barcos que son sus pacientes se están hundiendo.

La Curación del Cuerpo a un Nivel Energético

Una de las terapias que utilizo en mi práctica incluye el Ondamed, un dispositivo de terapia biofeedback de impulsos electromagnéticos. Aplica frecuencias electromagnéticas para equilibrar el cuerpo. Según James Oschman, autor de Energy Medicine, "Ondamed puede supervisar el estado de la fisiología propia y corregir los desequilibrios según surjan". Se puede tratar la disfunción subyacente del cuerpo con este dispositivo. Aumenta la energía, ayuda a dormir y alivia el dolor.

Recomiendo esta terapia a mis pacientes, porque además de desequilibrios físicos y químicos, muchos de ellos tienen sus sistemas electromagnéticos alterados. El sistema electromagnético del cuerpo está basado en la física cuántica, donde las células se comunican de manera instantánea por vía energética, y cuando los médicos pueden intervenir sobre la energía de sus pacientes con el Ondamed, es posible una curación más rápida. El sistema químico del organismo funciona a un nivel más lento, a través de las reacciones físicas, como las secreciones enzimáticas, y las comunicaciones con hormonas y neurotransmisores. De manera que si yo puedo intervenir sobre la energía de mis pacientes con el Ondamed, así como mediante otras estrategias que se dirigen a la energía, como la acupuntura, encuentro que sanan mejor a nivel físico.

Protocolo Antibiótico para el Tratamiento de las Infecciones de la Enfermedad de Lyme

En lo que se refiere a mi protocolo antibiótico específico para pacientes, podría decir que A, B y C es lo que hago, pero realmente no sería así. La información estaría incompleta. Yo ejerzo la medicina orientada al paciente. No trato la enfermedad de Lyme; trato al paciente que tiene dicha enfermedad.

Dicho esto, tiendo a seguir las pautas de la ILADS al prescribir antiobióticos, y sigo un protocolo parecido al de médicos especializados en la enfermedad de Lyme, como los Drs. Joseph Burrascano y Joseph G. Jemsek.

El Dr. Burrascano solía decirme que es importante tratar a los pacientes durante (aproximadamente) dos años y medio con antibióticos, y aunque actualmente utilizo antibióticos en mi consulta, la idea de administrarlos durante largos periodos de tiempo aún me reconcome. No me gusta que las personas estén con antibióticos durante dos o más años, de forma que aunque inicie un tratamiento antibiótico con mis pacientes, en algún momento durante el mismo, puede ser que les cambie a hierbas anti-microbianas. Dichas hierbas pueden incluir la uña de gato, así como otras. Además, en mi consulta utilizo los remedios homeopáticos, dependiendo de las necesidades del paciente.

Los pacientes que están realmente enfermos pueden requerir antibióticos intravenosos. Puede que se los administre mediante un régimen de terapia pulsada, en el cual están obligados a tomar dosis altas de antibióticos durante tres o cuatro días a la semana. Varío el protocolo según el paciente, aunque teniendo en cuenta una serie de factores. Por ejemplo, es importante saber si sólo tienen la enfermedad de Lyme (Borreliosis), o también coinfecciones; con qué los trataron los médicos anteriormente, y si ya han tomado muchos antibióticos. Además, los pacientes pueden tener un problema que tiene menos que ver con la enfermedad de Lyme, y más con otras patologías, como las infecciones fúngicas o la disfunción hepática. No tengo un solo modo de tratar las enfermedades crónicas asociadas a la enfermedad de Lyme, porque cada paciente es único.

Siempre intento utilizar hierbas y homeopatía junto con los antibióticos. Algunas veces, cuando cambio a mis pacientes a las hierbas después de haber estado con antibióticos durante un determinado periodo de tiempo, no responden bien a las hierbas. Puedo prescribirles un régimen estupendo, pero puede que sus patologías sean tan graves que tenga que mantenerles con antibióticos a lo largo de su tratamiento. Sin embargo, si utilizo hierbas, por lo general a los pacientes no se las administro al mismo tiempo que los antibióticos, a menos que las hierbas sean para tratar algún otro aspecto de la curación, como la inflamación o detoxificación. Utilizo otras hierbas para tales fines, pero no las hierbas de sustitución de antibióticos como la andrografis, porque emplear hierbas al mismo tiempo que los antibióticos farmacológicos sería redundante. Quiero decir, ¿por qué utilizar un cuchillo pequeño para matar a los bichos cuando tienes una gran pistola? Así que prefiero utilizar las hierbas hacia el final de los regímenes de tratamiento de los pacientes, cuando estoy intentando que dejen los antibióticos.

Consideraciones en el Tratamiento de las Infecciones

Aunque puede que prescriba antibióticos intravenosos a algunos de mis pacientes, últimamente he sido probablemente menos agresivo con estos medicamentos. Por lo general, intento descubrir si mis pacientes responderán primero a los antibióticos orales. Si no es así, entonces puede que les prescriba Rocephin IV (ceftriaxona), Zitromax (azitromicina) o doxiciclina. Les administro de dos a cuatro gramos diarios de estos antibióticos, en ciclos alternos de cuatro días con medicación y tres de descanso. Mantengo este ciclo, de forma que el organismo pueda eliminar las toxinas que son generadas por los tratamientos. En mi consulta utilizo mucho la terapia de pulsos, ya sea oral o IV, especialmente para el tratamiento de enfermedades crónicas. Creo que someter a los pacientes a antibióticos todos los días puede agotarles y hacer que lleguen a estar realmente intoxicados. De forma que, por ejemplo, prescribiría antibióticos los lunes, miércoles y viernes, y dejaría los otros días libres, para que el cuerpo tuviera un descanso y la oportunidad de eliminar las toxinas que han sido generadas como consecuencia de los tratamientos.

Otro factor que tengo en cuenta al prescribir regímenes antibióticos es el ciclo de vida del patógeno, porque la bacteria que causa la enfermedad de Lyme puede ocultarse en el cuerpo, y sólo puede ser destruida cuando se está reproduciendo.

Hace más o menos cinco años, hubo un biólogo que dio una charla sobre la bacteria en la conferencia de la ILADS. Dijo que la bacteria había estado tanto tiempo en el entorno que podía adaptarse a cualquier medio, pero que nosotros tendemos a pensar de manera muy simplista sobre ella. Y el problema con el tratamiento de los organismos que originan la enfermedad de Lyme no es que lleguen a ser resistentes a los antibióticos, sino que desarrollen formas de evitarlos. De modo que los regímenes antibióticos de pulsos también pueden ser beneficiosos porque son una forma de sorprender a dichos organismos, ya que los días en que los pacientes no están haciendo el tratamiento, tienden a salir de sus "nichos" o lugares donde se alojan, y al hacer esto, se hacen vulnerables a los antibióticos.

Por último, a pesar de que yo ahora pertenezca al campo de aquellos que creen en la utilización de muchos antibióticos para el tratamiento de la enfermedad de Lyme, siguen sin gustarme, pero creo que son necesarios si los pacientes han de curarse completamente.

Hace veinte años, asistí a dos conferencias, una sobre homeopatía y otra sobre medicina herbal. Un herbalista en su discurso a más de cien herbalistas, dijo, "Si usted trata la enfermedad de Lyme, quiero que sepa que es importante tratar dicha patología, primero con antibióticos, y luego, más tarde con hierbas". Me gustó que dijera que necesitaban utilizar antibióticos para la enfermedad de Lyme, porque era veraz y se lo dijo a un grupo de herbalistas, quiénes normalmente recomendarían hierbas para todo. Sólo porque un tratamiento es "alternativo", no significa que es lo que se necesita para una patología específica, especialmente en lo que respecta a la enfermedad de Lyme. De hecho, yo mismo me considero un médico alternativo, definitivamente.

Diagnóstico Clínico de las Coinfecciones

El diagnóstico clínico de las coinfecciones puede ser difícil, ya que todas las infecciones de Lyme, incluida la Borreliosis, producen síntomas como dolor articular, fatiga y dolores de cabeza que se superponen con los de las otras infecciones.

Dicho esto, he observado varias tendencias. Por ejemplo, cada una de las coinfecciones más comunes tiende a producir en las personas un tipo particular de dolor de cabeza. La Babesia produce dolor en la parte superior de la cabeza, la Bartonella en la frente y la Borrellia en la nuca. La Ehrlichia tiende a causar fuertes dolores de cabeza.

Otros signos reveladores de Bartonelosis incluyen: abundante sudoración nocturna, pérdida de peso y aumento de los síntomas neurológicos, que están desproporcionados para lo que la enfermedad de Lyme (Borreliosis) causaría por sí sola. También, las personas con Bartonelosis podrían tener más dolor en los pies y/o ganglios linfáticos agrandados que aquellas otras que sólo tienen Borreliosis. He tenido dos pacientes con Bartonelosis, que al principio fueron diagnosticadas de linfoma, un cáncer de los ganglios linfáticos. A una la había tratado por enfermedad de Lyme dos años antes, y cuando estaba a punto de ir a quimioterapia, acudió a mí para pedirme consejo sobre el tratamiento de su linfoma. Le dije que sospechaba que tenía Bartonelosis y le pedí su autorización para tratarla. Cuando lo hice, sus síntomas desaparecieron y terminó no necesitando quimioterapia. De forma que la Bartonelosis puede imitar los síntomas de un linfoma; no sucede a menudo, pero puede pasar.

Otro signo revelador de Bartonelosis es una especie de culebrilla, una erupción vascular rojo-púrpura en los costados o en los muslos. Parecen estrías, que es importante reconocer si los médicos o las personas con Lyme están intentando diferenciar entre unas erupciones y otras. Sin embargo, a veces el diagnóstico es intuitivo, y sólo se puede confirmar después de que los pacientes se sometan a un ensayo clínico con un medicamento y los médicos observen una respuesta positiva a dicho medicamento.

Cuando diagnóstico las infecciones de mis pacientes, en primer lugar examino sus síntomas y signos clínicos; y luego, realizo pruebas de laboratorio. Desafortunadamente, estas pruebas no siempre son útiles para diagnosticar las coinfecciones, así que en mi práctica, el diagnóstico clínico es primordial. También les entrego a mis pacientes muchos cuestionarios, y les pido que clasifiquen sus síntomas en escalas de 0-5 o de 0-10, dependiendo del cuestionario. Las respuestas de estos cuestionarios me permiten identificar los grupos de síntomas particulares que están presentes y, por consiguiente, cuáles son las coinfecciones. No obstante, a menudo, no sé muy bien lo que les está pasando a mis pacientes, hasta que los trato, ya que están haciendo frente a muchos problemas diferentes en sus cuerpos.

Consideraciones sobre las Pruebas de Laboratorio

Con frecuencia, los pacientes me preguntan si deberían hacer otra prueba de anticuerpos frente a Borrelia para saber si progresan con sus tratamientos, y les digo que los anticuerpos de la enfermedad de Lyme pueden tanto aumentar como descender durante el tratmiento. Las pruebas de seguimiento no revelan si los pacientes todavía tienen la enfermedad de Lyme.

Una prueba que utilizo y que es muy fiable para determinar el progreso de algunos de los pacientes con los tratamientos, es la del péptido C6. Es una prueba ELISA, que es buena y clasificable para determinadas personas. Para las que esta prueba resulte negativo, pero que todavía tengan síntomas de la enfermedad de Lyme, la prueba no es útil, pero para aquellas personas a las que la prueba resulte positivo, puede ser un buen indicador de progreso durante el tratamiento. Por ejemplo, si los pacientes muestran un "1" o más en la prueba, entonces esto indica que tienen la enfermedad de Lyme, y que esta prueba será de utilidad para determinar su progreso con un régimen. Así, si un/una paciente muestra, por ejemplo, un ocho en los resultados de su prueba, y trato de manera satisfactoria a esta persona con la enfermedad de Lyme, entonces esta cifra debería disminuir antes de un año hasta un valor normal. (Un valor normal es de .9 o menos). Y, de hecho, veo que este tipo de cosas pasan. Con frecuencia, en los resultados de los pacientes el valor desciende de ocho a cuatro, antes de los seis meses, y después de un año, de cuatro a uno. Si sufren una reactivación de su Borreliosis, en cambio, entonces esta cifra se disparará de nuevo hasta cuatro. Lamentablemente, sólo parece ser una buena prueba para aproximadamente treinta por ciento de las personas con enfermedad de Lyme, es decir, es una prueba fiable para los que son sensibles a ella.

Desintoxicación

En general, primero trato los problemas gastrointestinales de mis pacientes, porque dichos problemas necesitan ser tratados antes de que yo pueda iniciar un tratamiento con antibióticos. De forma que si presentan muchos síntomas GI, podría administrarles algún tipo de arcilla bentonita medicinal con psilio para capturar las toxinas que, después de un par de días, reduciría los síntomas de gases e hinchazón. Después, volveré a someterles a un protocolo de detoxificación funcional, que incluye una fórmula hipoalergénica de proteínas del arroz, la cual contiene nutrientes para desintoxicar el hígado, como la NAC (N-acetil cisteína) y el glutatión. Esta fórmula también contiene berros y frambuesas para regular al alza la fase uno de la desintoxicación, y equilibrar la fase dos, junto con antioxidantes fuertes para neutralizar los subproductos tóxicos, que son creados cuando la fase dos del proceso de desintoxicación hepática es disfuncional. También podría recomendar remedios homeopáticos para la desintoxicación, especialmente remedios celulares y de matriz, para el hígado y el tracto GI, así como Questran, que es un secuestrador biliar que expulsa las neurotoxinas del tracto biliar al intestino. En ocasiones, puedo utilizar hierbas con fines de desintoxicación. Además, hago pruebas y trato los problemas potenciales, con las vías de metilación.

Para la desintoxicación de metales pesados, recomiendo sustancias como la chlorella, el cilantro, la DMSA, y la EDTA, dependiendo del metal y en qué punto del proceso de recuperación se encuentren los pacientes. Algunos médicos creen que es importante eliminar los metales antes del tratamiento de las infecciones de Lyme, pero no tengo una norma establecida para esto. No soy lineal en mis pensamientos ni sobre esto ni ninguna otra cuestión.

El moho es un problema grave para algunas personas con la enfermedad de Lyme y necesita ser tratado, junto con otras infecciones. El Dr. Shoemaker tiene una teoría de las biotoxinas sobre los mohos que es de utilidad , pero las toxinas fúngicas no son el único tipo de toxinas por las que los pacientes de Lyme deban preocuparse. Xenobióticos, metales pesados y otras toxinas pueden ser igual de importantes, si no más. Es cierto que algunas personas con cierto perfil genético determinado de HLA, pueden ser propensas a padecer problemas de desintoxicación de mohos, pero existen otras, para las cuales el mercurio u otro tipo de toxina, puede ser más importante. El mercurio por ejemplo, puede causar predisposición a la autoinmunidad, y hacer que la enfermedad de Lyme sea peor, por todos los problemas que origina al sistema inmunitario.
 Por último, otras estrategias que utilizo para la desintoxicación de mis pacientes incluyen la Vitamina C intravenosa y el glutatión. El glutatión, en particular, tiende a estar realmente agotado en las personas con Lyme.

Tratamiento de las Infecciones Oportunistas y el Sistema Inmune

Realizo pruebas a mis pacientes para las infecciones oportunistas, como la del EBV (Epstein-Barr), el VHH-6 (virus del Herpes humano seis), Clamidia y Micoplasma, porque todas éstas afectan al sistema inmune. Sin embargo, no prescribo medicaciones antivirales a menos que los pacientes estén realmente sintomáticos, puesto que no soy un gran fan de dichos medicamentos. Prefiero los tratamientos naturales, y soy un gran partidario de cosas como el factor de transferencia para el tratamiento de virus, hongos y la enfermedad de Lyme en su estadío temprano. El factor de transferencia no debería ser utilizado en los casos de enfermedad de Lyme crónica, debido a que estimula una respuesta Th1, y las personas con dicha patología, con frecuencia ya presentan una respuesta Th1 exagerada. El factor de transferencia específico para la enfermedad de Lyme puede ser utilizado en aquellas personas con dicha patología crónica. Para reforzar el sistema inmune de los pacientes con Lyme crónico, también puedo emplear un tratamiento que estimule las células B, como las inmunoglobulinas orales. O puedo trabajar en la curación del tracto intestinal de los pacientes, porque gran parte del sistema linfocitario del organismo (un tipo de célula inmune) se encuentra en el intestino, y si hay problemas en el mismo, entonces el sistema inmune se verá afectado. De modo que, si curo el tracto intestinal de los pacientes, puedo conseguir una mejoría en esta parte de sus sistemas inmunes, porque los problemas en el intestino están relacionados íntimamente con el sistema inmune y linfático.

El único caso en el que podría utilizar el factor de transferencia regular en la enfermedad de Lyme crónica, sería cuando exista una clara evidencia de que una infección viral es también una parte importante del cuadro sintomático; por ejemplo, si un paciente tiene unos títulos altos de VHH-6 o EBV.

Otros tratamientos que he recomendado, en general, para el refuerzo de la función del sistema inmune incluyen setas y hierbas chinas.

Tratamiento de la Disfunción Hormonal

La enfermedad de Lyme afecta a las hormonas, y particularmente, a las glándulas adrenales y tiroides. Aproximadamente un diez por ciento de los pacientes con la enfermedad de Lyme tienen tiroiditis autoinmune, y la Borreliosis estimula también otros procesos autoinmunes que implican a las hormonas.

Empleo muchas hormonas en mi práctica, porque es importante que los sistemas hormonales de los pacientes estén reforzados si se han de curar completamente de la enfermedad de Lyme. Después de la evaluación de mi paciente, que incluye cuestionarios y/o analíticas, podría empezar a tratar su función tiroidea y adrenal. Realizaría pruebas de laboratorio tradicionales para determinar su función tiroidea, pero también miraría su temperatura corporal basal, y realizaría un test de yodo para ver si presenta un déficit del mismo. El yodo juega un papel muy importante en el metabolismo del cuerpo y en la lucha contra las infecciones. Por ejemplo, muchas personas con quistes ováricos o mamarios, presentan deficiencia de yodo.

Trato con otras hormonas como la pregnenolona, la DHEA, el estrógeno y la progesterona en pacientes femeninas, y la DHEA y testosterona en pacientes masculinos.

Utilizo una amplia variedad de suplementos naturales para tratar la insuficiencia adrenal. Comenzaría recomendado Vitaminas B-6, B-5 y C, y si éstas resultan ser insuficientes para restaurar la función adrenal, entonces recomendaría hierbas. Las hierbas que utilizo incluyen la hierba China rehmannia, que es una hierba para el riñón, así como la ashwaganda y la rodiola, que son buenas para aquellas personas cuyo sistema nervioso esté agotado. El Cordyceps también es beneficioso para las adrenales, y además es una hierba antienvejecimiento. Si las hierbas no proporcionan resultados satisfactorios, entonces puedo aplicar acupuntura, y si esto no funciona, recetaré hidrocortisona fisiológica, (no prednisona, que es farmacológica). Si la función adrenal de los pacientes está baja y los remedios naturales no son suficientes, algunas veces obtengo resultados espectaculares con la hidrocortisona, si prescribo dosis de 5-10 mg. de dos a tres veces al día. Con la hidrocortisona, teóricamente, la supresión inmunológica sólo debería suceder con dosis más altas, pero pienso que a largo plazo, las dosis bajas pueden suprimir la capacidad innata del cuerpo de crear cortisol y hacer más difícil el camino hacia la curación de los pacientes. Además, una de las cosas de las que los médicos deberían ser conscientes cuando dosifican la cortisona, es que demasiada puede hacer que los pacientes empeoren. Es vital no administrar una dosis demasiado alta. Por ejemplo, he visto pacientes empeorar después de ponerse sólo una inyección de Medrol de acción prolongada en sus traseros. (Una inyección de Medrol dura dos semanas). Hace que sus infecciones de Lyme se descontrolen. Si los médicos sólo aumentan los niveles de cortisol de sus pacientes hasta el nivel normal, entonces el cortisol será beneficioso para el cuerpo, pero si las dosis aumentan los niveles por encima de lo normal, los pacientes empeorarán.

Además, algunas personas son alérgicas a sus propias hormonas, especialmente las mujeres, que tienden a ser alérgicas a la progesterona y a los estrógenos de su cuerpo. No he visto con tanta frecuencia alergias al cortisol. Para determinar si las alergias hormonales están presentes, realizo una prueba a mis pacientes, empleando extractos alérgicos de estrógenos, progesterona, LH y FSH. Por ejemplo, recientemente, tuve una paciente que enfermó de un SPM espantoso y dolores de cabeza previas a su ciclo menstrual, y cuando le administré progesterona, tuvo una reacción disparatada. Así que comprobé su FSH (hormona folículo estimulante) y LH (hormona luteinizante), las cuales son hormonas pituitarias. También realicé análisis de sus estrógenos y progesterona, y luego constituí diferentes sueros de alergia basados en esta información, para que ella los tomase durante su ciclo siempre que presentara síntomas. Los sueros neutralizan las reacciones del cuerpo a sus propios estrógenos y progesterona, facilitando de ese modo el equilibrio hormonal e inmune normal.

Tratamientos para el Alivio Sintomático

Insomnio

Con frecuencia, receto melatonina para el tratamiento del insomnio en las personas con Lyme. Hace diez años, escribí un libro sobre esta hormona y tiendo a defenderla porque es fisiológica y natural. A otras personas puede que sólo necesiten minerales como el calcio por la noche para ayudarles a restaurar sus patrones de sueño. Otras se podrían beneficiar tomando 5- HTP si están bajos de serotonina y sufren síntomas de depresión. Si ninguno de estos remedios funciona, entonces podría recomendar hierbas, acupuntura o tratamiento con el dispositivo Ondamed, el cual dispone de un programa del sueño que funciona realmente bien. En caso de mujeres perimenopáusicas, podría administrarles progesterona, porque es una hormona relajante que ayuda a dormir.

De cualquier modo, no tengo un protocolo establecido para el tratamiento del insomnio. De hecho, tengo un amplio menú de remedios, empezando por sustancias naturales y acabando por medicamentos farmacéuticos. De forma que, si mis pacientes han probado cinco o seis remedios naturales para su insomnio, y no han funcionado, entonces les sugeriría, por ejemplo, que tomaran Ambien durante dos o tres semanas, mientras que otras partes de su terapia vayan haciendo efecto. Con esto se evitan preocuparse sobre su estado de fatiga y su incapacidad para dormir. En lo referente al insomnio, existe un tiempo para los remedios naturales y otro tiempo para los fármacos.

Ansiedad y Depresión

A menudo recomiendo una terapia de sustitución de neurotransmisores para el tratamiento de la ansiedad y la depresión en las personas con Lyme, así en lugar de dar a mis pacientes fármacos IRSS para aumentar sus niveles de serotonina, les daría 5-HTP, o si padecen de ansiedad o agitación; GABA o L- teanina. Además puedo utilizar remedios homeopáticos, hierbas Chinas, acupuntura o frecuencias del Ondamed para tratar estos síntomas.

Dolor

Para el tratamiento del dolor y la inflamación, a menudo aplico acupuntura a mis pacientes. Además, utilizo una variedad de diferentes remedios herbales y nutricionales para disminuir este síntoma.

Últimamente, administro a mis pacientes remedios homeopáticos inyectables para sus dolores lumbares y cervicales. Inyecto estos remedios en diferentes puntos de sus cuerpos, donde estos medicamentos funcionan para calmar el dolor muscular y nervioso. Tales remedios también son beneficiosos para el alivio de los síntomas de la artritis.

Si mis pacientes están tomando muchos antibióticos, también puedo elaborar medicaciones para el dolor en un gel, evitando a sus estómagos tener que soportar los efectos de demasiados medicamentos. Utilizo un gel que tiene propiedades relajantes musculares, antiinflamatorias y analgésicas, y está elaborado con una pomada a base de lecitina que los pacientes pueden frotar sobre las partes doloridas de sus cuerpos.

Por último, encuentro que la Naltrexona a dosis bajas es bastante efectiva para el alivio del dolor y para mejorar la función inmune. Existen muchas opciones diferentes para el tratamiento del dolor, y algunas veces, incluso son necesarios analgésicos y medicaciones como el Neurontin y la Lyrica.

Dieta

En mi práctica he ejercido en nutrición durante treinta años. La nutrición es la piedra angular y básica para el tratamiento efectivo de la mayoría de las patologías que trato en mi clínica, incluyendo la enfermedad de Lyme. Determinar la dieta y los suplementos más adecuados para un paciente particular se logra clínicamente y mediante pruebas de laboratorio.

CAPÍTULO 2: Steven Bock, M.D.

En primer lugar, a mis pacientes les realizo un análisis para determinar si tienen anticuerpos anti-gliadina, cuya presencia indica una sensibilidad al gluten. El gluten puede causar innumerables problemas en el cuerpo, incluidas molestias GI, cansancio y neuropatía periférica. Mi formación y experiencia me han enseñado mucho acerca de las sensibilidades alimentarias, y creo que los médicos deben ser cuidadosos al decir que todas las personas con Lyme necesitan llevar el mismo tipo de dieta, motivo por el cual los análisis para las sensibilidades y las alergias pueden ser importantes.

Además, he observado que muchos médicos restringen las dietas de sus pacientes, lo que hace que éstos tengan que manejar más estrés y frustración. Esto a su vez los agota y tiene un impacto negativo sobre sus sistemas inmunes, de forma que los médicos deberían tener en cuenta este factor cuando prescriben una dieta a sus pacientes.

Todos los pacientes con la enfermedad de Lyme deberían evitar el azúcar refinado, porque el azúcar puede aumentar los niveles de leptina e insulina, lo cual a su vez, puede crear resistencia a la insulina o la leptina. Cuando cualquiera de estas afecciones está presente, las personas con Lyme tienen mayor susceptibilidad a la inflamación, lo que hace que su enfermedad empeore.

Dicho esto, creo que es importante para los pacientes con la enfermedad de Lyme poder saltarse sus dietas de vez en cuando. Aquellos pacientes que van bien con su proceso de curación podrían darse algún capricho, como tomarse un postre una vez a la semana, mientras que aquellos que todavía tienen un largo camino para su recuperación, sólo podrían permitirse un trozo de tarta en una fiesta ocasional.

Beber café también afecta a las adrenales, y además causa inflamación, pero si mis pacientes beben tres tazas de café al día, no quiero, por su retirada, provocarles dolores de cabeza que compliquen su cuadro sintomatológico durante su curación. De forma que, podría sugerir que reduzcan lentamente la cantidad de café que beben al día hasta que ya no lo necesiten. La retirada brusca no es buena. No quiero hacer que mis pacientes se sientan como si estuvieran en una situación sin salida.

Recomendaciones del Estilo de Vida para la Curación

Tengo una paciente que no puede conseguir el apoyo financiero ni emocional de sus seres queridos. Ella tiene que pasar por este proceso de curación completamente sola. Trabaja quince horas al día, no duerme, periódicamente abandona medicaciones y vitaminas, y acude a mi clínica cada tres o cuatro meses, con su cuerpo molido y su enfermedad de Lyme descontrolada. Así que, recientemente, tuve una charla con ella, su pareja y sus padres, para plantear los problemas de su vida que están evitando su curación. Les dije a sus seres queridos que tenían que ayudarla en la curación de su enfermedad y en las decisiones no saludables que ella estaba tomando, si querían que se recuperara completamente. Hacer frente a los hábitos no saludables es importante para la curación, así como acceder y tratar las cuestiones más profundas que hacen que los pacientes no lleguen a sanarse, tales como una falta de apoyo financiero o emocional por parte de los familiares.

Obviamente, descansar lo suficiente, hacer ejercicio moderado y oxigenar las células, tomar suplementos, hacer terapia física suave y comer bien, son otros hábitos de vida que ayudan a la curación.

Las personas con enfermedad de Lyme deberían implicar y educar a su familia y amigos acerca de su enfermedad. La mayoría de las personas no conocen esta patología, y los pacientes siempre vuelven de las consultas con sus médicos, con montones de cosas que hacer. Tienen una programación de suplementos y terapias que necesitan empezar, pero siempre existe el tipo de estrés referente a que, están sujetos a sus familiares y amigos, los cuales les dificultan llevar a cabo sus obligaciones. Por ejemplo, los familiares no pueden creer que sus seres queridos están enfermos, o que realmente tienen que hacer todo lo que sus médicos les dicen que necesitan hacer en sus tratamientos. Ellos quizá piensen que sus seres queridos pueden mejorar en unas pocas semanas, o hacen comentarios inútiles como, "¿Cómo es posible que no puedas trabajar?". Para los amigos y los familiares, los síntomas de la persona enferma, son sólo síntomas, pero no se dan cuenta de lo intensos e invalidantes que éstos pueden llegar a ser.

¿Quiénes Son los que Se Curan de la Enfermedad de Lyme y/o una Patología Crónica?

Esta es una pregunta complicada. Diría que las personas que tienen mucho trauma (y no quiero decir que necesariamente sea como resultado de sufrir abusos en el pasado) y quienes estén atravesando muchos problemas, tienen un periodo de curación más difícil. Sus traumas podrían estar relacionados con una multitud de causas, pero en cualquier caso, puede ser que esta gente reciba algún beneficio secundario por estar enfermos o con dolor, como resultado del trauma. Las motivaciones para estos beneficios, así como el trauma en sí mismo, deben ser tratados si las personas han de curarse totalmente.

También, las personas que han padecido la enfermedad de Lyme durante un largo periodo de tiempo, y quienes tienen una función adrenal y/o mitocondrial baja, como resultado puede que no respondan bien a los tratamientos. Sin embargo, es difícil para mí saber si tales factores serán un problema para mis pacientes, hasta que pruebe y supervise con ellos diferentes programas de tratamiento y vea cómo responden.

Cuando miro la rueda de Lyme (descrita anteriormente) y considero a las personas que tienen muchas deficiencias y excesos, o solamente muchos "deshechos" que se acumulan en sus cuerpos, entonces creo que estas personas también pueden tener un proceso de curación más difícil.

Por último, si los pacientes presentan sensibilidad al moho y/o una capacidad genética para eliminar las toxinas disminuida, esto también dificulta su capacidad de curación.

¿Realmente Cualquier Persona con el Síndrome de Fatiga Crónica Tiene la Enfermedad de Lyme?

Antes de nada, no me gustan etiquetas que encasillen a las personas según padezcan síndrome de fatiga crónica o enfermedad de Lyme. Miro las enfermedades como la rueda que describí anteriormente, la cual ilustra que existen muchos componentes en la enfermedad. El treinta por ciento de la disfunción del paciente puede ser debida, por ejemplo, a problemas adrenales, el ochenta por ciento de la misma, a problemas inmunes, o el veinticinco por ciento, a las infecciones. En las patologías crónicas, siempre parece que existe un determinado elemento de estos problemas o un determinado elemento incluido en el cuadro sintomatológico general de los pacientes, pero no siempre está claro cuánto contribuye cada uno de estos elementos en el desajuste del cuerpo. Nuestro cuerpos son más complejos que un simple diagnóstico, y algunas veces, la única forma de saber cuánto está contribuyendo la enfermedad de Lyme al cuadro sintomatológico general de un persona es tratar a esa persona.

¿Por Qué Algunas Personas Ganan Peso y Otras Lo Pierden Cuando Contraen la Enfermedad de Lyme?

Las pruebas metabólicas pueden revelar si los componentes del líquido extracelular de una persona, tales como el sistema linfático o el aire exterior de sus células, están sobrecargados de toxinas. Las personas que tienen demasiadas toxinas en estos espacios son las que son propensas a ganar peso. Yo someto a estos pacientes a un protocolo de detoxificación intenso, junto con antibióticos.

Las personas que pierden peso, tienden a estar en lo que yo llamo una categoría "en deficiencia" (haciendo referencia de nuevo al concepto de los excesos y deficiencias de la medicina China). Estas personas tienden a tener las adrenales débiles, y problemas como la hipoadrenia funcional, y por lo tanto, también tienen una debilidad general. Además tienden a tener problemas con el equilibrio electrolítico, y pierden peso porque no metabolizan adecuadamente sus alimentos. Ayudar a este tipo de personas efectivamente requiere reforzar sus glándulas adrenales.

Los Mayores Retos en el Tratamiento de la Enfermedad de Lyme

Con frecuencia, les digo a otros profesionales de la salud que es su experiencia con los pacientes la que les permite determinar, qué problemas de los mismos se presentarán en el camino y cómo tratarlos. Doy clases a médicos en conferencias, y durante estas conferencias, los médicos aprenden mucho acerca de cómo tratar la enfermedad de Lyme, pero después, cuando tratan a sus pacientes se presentan muchos escenarios diferentes con respecto a sus síntomas. Por lo tanto, si estos médicos se han dedicado a estudiar en profundidad el tratamiento de la enfermedad de Lyme, de repente no saben qué hacer a continuación, porque existen tantos giros y vueltas en esta enfermedad, tanto como resultados posibles del tratamiento. Ellos saben que sus pacientes sufren el complejo de la enfermedad de Lyme y pueden tener una idea general sobre cómo tratarla, pero es realmente cuando empiezan "a ir sobre la marcha" con sus pacientes, cuando las cosas comienzan a ponerse de verdad complicadas. Por ejemplo, sus pacientes pueden acabar con un determinado tipo de reacción de Herxheimer, que requiera una atención especial; pueden tener problemas adrenales o tiroideos y que de repente, después de un mes de tratamiento aparezcan, o desequilibrios en los neurotransmisores que necesiten ser tratados. Hace un par de años, di una conferencia llamada, "Piedras en el camino de la Enfermedad de Lyme Crónica", y hablaba sobre los obstáculos con los que los médicos tropiezan cuando traten pacientes con esta patología, de forma que ellos pudieran saber qué hacer cuando determinadas cuestiones o problemas surjan durante el tratamiento.

Por qué Me Gusta Tratar la Enfermedad de Lyme/ Enfermedad Crónica

Una cosa que me gusta de la práctica en el área del complejo de la enfermedad de Lyme y la enfermedad crónica, es que cada una de las personas que vienen a verme cada día es única, y tiene un espectro de problemas completamente diferente, y disfruto del reto de tratarlas y ayudarlas en la curación de estas enfermedades. Las visitas de mis pacientes tienden a durar una hora y media, y a menudo, durante estas visitas, los pacientes se muestran un poco emocionados, porque están agradecidos de haber encontrado, finalmente, un médico que realmente les escucha. Y yo aprecio poder dedicarles este tiempo, y así poder ayudarles. La mayoría de los doctores sólo pasan siete minutos con sus pacientes, pero mi teoría es que no puedo hacer un diagnóstico si sólo paso siete minutos con un paciente.

No hace mucho tiempo tuve una paciente con muchos síntomas, incluidos dolores de cabeza, dolor articular y aumento de peso. La enfermedad de Lyme afecta a la función metabólica, por lo que no es raro que las personas ganen peso con esta enfermedad. Esta paciente había acudido a un reumatólogo, que registró su historia médica en su ordenador durante aproximadamente cinco minutos antes de prescribirle un medicina para bajar de peso. Después, fue a un internista que le recomendó hacerse una cirugía de bypass gástrico. Así que cuando vino a mi consulta, la escuché y supe que tenía muchos otros problemas, además de la enfermedad de Lyme, y que los tratamientos que los otros médicos le habían recomenda-do que hiciera simplemente estaban locos; un absoluto disparate. Algunas veces, me pregunto: ¿dónde va a ir a parar la medicina occidental? En cualquier caso, durante la consulta de esta paciente conmigo, estuvo llorando con alivio porque ahora, alguien la estaba escuchando por primera vez.

Para mí, es impresionante estar en presencia de personas que, de repente, se dan cuenta de que no están locos y no tienen que estar sujetos a un sistema de atención sanitaria patriarcal que les da un medicamento y dice, "Tome esto. Es todo lo que puedo hacer.

Adiós, adiós". Me encanta marcar la diferencia para la gente. ¿Tengo más éxito que algunos médicos? Sí, eso creo, pues la medicina es un arte. Existen casos difíciles, y los pacientes pueden tener un obstáculo en su curación que no puedo resolver, pero lo cierto es que ningún médico sabe cómo solucionarlo todo.

Cuando les doy clase a otros médicos, a veces dibujo un círculo en mis presentaciones para representar la información médica. Luego divido el círculo en porciones, como si fuera una tarta, para ilustrar lo que los médicos sabemos y no sabemos sobre medicina. Supongamos que veinte o treinta grados de la tarta representan lo que sabemos, y otros treinta lo que sabemos que no sabemos. Por lo tanto, ¿qué representan los otros 300 grados de la tarta? ¡Es lo que no sabemos que no conocemos!

Siempre va a haber una parte de la tarta que representa la información que no sabemos que no conocemos, por eso me gusta ejercer la medicina " desde el interrogante." Los pacientes me traen nueva información todo el tiempo, y les digo, "Gracias. Ahora mismo voy a investigar en este área". De esa forma, mi energía no se estanca, siempre está fluyendo, porque siempre estoy aprendiendo.

Últimas Palabras

En resumen, considero que sea un honor ejercer la medicina, y tratar con las cuestiones más complicadas e íntimas de las personas. En mi intento de marcar la diferencia en la práctica del tratamiento de la enfermedad de Lyme crónica, este sentimiento se magnifica.

Cómo Contactar con Steven Bock, M.D.

Steven J. Bock, M.D.
sbock@rhinebeckhealth.com
Tel: 845-876-7082

•CAPÍTULO 3•

Susan L. Marra, M.S., N.D.
SEATTLE, WA

Biografía

Hace veinticinco años que la Dra. Marra comenzó su carrera profesional para descubrir las complejidades de la conexión mente/cuerpo y cómo sus interacciones se relacionaban con el desarrollo de la enfermedad. Se licenció en la Universidad de Guilford en Greensboro, NC, con matrícula de honor en Psicología y después recibió su Master de Ciencias en Psicología en la Universidad de Bucknell en, PA. Mientras estuvo allí, ganó varios premios estatales y nacionales por sus logros académicos y de investigación.

Poco después, fue contratada por el Instituto Nacional de Salud Mental (National Institute of Mental Health) trabajando bajo la supervisión del Dr. Thomas R. Insel, MD, como psicóloga de investigación en el Departamento de Cerebro y Conducta, y mientras estuvo allí desarrolló un sistema de evaluación para el proceso de recopilación de información y realización de informes. Sin embargo, su interés por la conexión mente/cuerpo y la medicina no se hizo realidad hasta que se matriculó en la Universidad de Bastyr,

Washington. Allí trabajó en estrecha colaboración con el Dr. Alan R. Gaby, MD, estudiando nutrición clínica y terapéutica.

Además, mientras asistía a la Universidad de Bastyr, abrió su primera Clínica de Investigación en Salud Natural (Natural Health Research Clinic) con el Dr. Carlo Calabrese y la Dra. Leanna Standish y trabajó como enlace en los Estados Unidos para Murdock Madaus Schwabe, una compañía fitocéutica alemana especializada en la producción de Echinaguard. En 1999, después de recibir su licenciatura en Medicina Naturopática desde Bastyr, se mudó a Connecticut y abrió una consulta privada que se centró en gran parte en la medicina ambiental y las infecciones transmitidas por garrapatas.

Durante los ocho años siguientes, además de atender su consulta privada, la Dra. Marra se formó junto con expertos de todo el mundo en la enfermedad de Lyme, incluyendo al especialista pediátrico en dicha patología, el Dr. Charles Ray Jones, MD, en New Haven, CT, y al especialista de la enfermedad de Lyme en adultos, Dr. Richard Horowitz, MD, en Hyde Park, NY.

La formación de la Dra. Marra en el diagnóstico y tratamiento de la enfermedad de Lyme es muy amplia. Mantiene su interés profesional en la medicina integrativa y acude a reuniones que fomentan sus conocimientos en este área. Es miembro de varias organizaciones profesionales incluida la ILADS (Sociedad Internacional de La Enfermedad de Lyme e Infecciones Asociadas).

Actualmente la Dra. Marra vive y trabaja en Seattle, WA con su labrador amarillo Saxon y su cachorro "labradoole", Mielle. Espera poder concienciar al público sobre las infecciones transmitidas por garrapatas a través de su consulta privada y dando conferencias a la comunidad.

El Comienzo

En 1999, recién licenciada de Bastyr y siendo una clínica novata, la Dr. Marra se mudó a Westport, CT e inicialmente, comenzó practicando la medicina ambiental poniendo énfasis en la inmunoterapia sublingual para tratar las alergias alimentarias, químicas, por inhalación y las transmitidas por el aire. A medida que entrevistaba a sus pacientes sobre diferentes alergias, se dio cuenta de que había síntomas destacados entre los que se incluían algo más que la clásica rinitis, tos y ojos llorosos. Empezó a tomar nota de estos síntomas y desarrolló un formulario de entrada del paciente con secciones dedicadas a cada sistema orgánico (por ej., sistema nervioso, sistema musculoesquelético). Después de documentar los síntomas de los pacientes en este formulario, se dio cuenta de que la mayoría de ellos presentaban importantes dolores articulares y musculares así como disfunción cognitiva, capacidad de concentración disminuida, extrañas parestesias, dolores de cabeza, tinnitus, dolor de cuello, insomnio, múltiples sensibilidades químicas, sensibilidad al gluten y a la caseína, fotosensibilidad hiperacusia, colon irritable, fatiga incapacitante extrema, sudoración nocturna, dismenorrea y una plétora de síntomas que parecían recorrer muchos, si no todos, los sistemas orgánicos. Hasta ese momento, ella había sospechado que sus alergias eran simplemente un síntoma de un "sistema inmune irritable" alterado a un nivel mucho más profundo, y que la comida, el agua o el entorno eran quizás lo que los envenenaban, debido a que presentaban muchas sensibilidades químicas intolerables acompañadas de fatiga y fuertes dolores de cabeza. Muchos de estos pacientes vivían en y alrededor de La Ciudad de Nueva York y después de una profunda reflexión, llegó a la conclusión de que la contaminación de la ciudad era el factor causal subyacente de esta extraña constelación de síntomas. Pero todavía había algo que no encajaba. Creía que había algo sistémico que ocurría pero no sabía qué era. Llamó a otros médicos del área y les pidió su opinión. Por último, se encontró con el Dr. Bernard Raxlen, un psiquiatra de Greenwich, CT que tenía la reputación de ser un doctor de mente abierta. Además, él creía en la medicina ortomolecular, que era un área de particular interés para la Dra. Marra. Habían comido juntos y cuando discutió con él las presentaciones clínicas de los pacientes, el Dr. Raxlen le informó rápidamente de que ellos padecían la "enfermedad de Lyme" y de que su consulta estaba situada en el epicentro de una epidemia. La

Dra. Marra había estudiado un poco sobre la enfermedad de Lyme en la escuela de naturopatía, pero en ese momento no estaba familiarizada con las ramificaciones de tal diagnóstico. Por otro lado, cuando era niña, estando de vacaciones en el Viñedo de Marta durante los veranos, supo que la enfermedad de Lyme estaba presente pero no era consciente de su enorme prevalencia ni de su riesgo de contagio.

Contactó con el Dr. Nick Harris, el presidente y director ejecutivo de IGeneX, Inc. en Palo Alto, CA y también discutió con él sus observaciones clínicas. Del mismo modo, él llegó a la conclusión de que la mayoría de sus pacientes había estado probablemente expuesta a la Borrelia, la bacteria que causa la enfermedad de Lyme, pero que era necesaria la realización de las pruebas adecuadas con el fin de documentarlo. Impresionada por esta información, pronto se dio cuenta de que toda su consulta podría estar compuesta de pacientes infectados por la enfermedad y comenzó a realizarles pruebas mediante IGeneX. Sorprendentemente, cerca del 90% de los pacientes examinados dieron positivo para al menos una de las infecciones transmitidas por garrapatas. Asombrada por la importancia de esta revelación, empezó a viajar a la consulta del Dr. Charles Ray Jones en New Haven, CT una vez por semana durante los siguientes seis años para aprender sobre cómo diagnosticar y tratar correctamente la enfermedad de Lyme y las coinfecciones. Toda la información que recibió por entonces era desalentadora, pero ella sabía que simplemente no podría curar a sus pacientes hasta que supiera la causa fundamental de sus síntomas. Esto señaló el comienzo de su formación como especialista en naturopatía de la enfermedad de Lyme.

Lo Primero No Hacer Daño

Uno de los juramentos que los estudiantes de medicina naturopática hacen es "lo primero no hacer daño al paciente." Por supuesto, para un médico naturópata esto quiere decir, "intentar no utilizar la intervención farmacéutica", y a su vez, trabajar con la dieta de los pacientes, su estilo de vida y otros factores estresantes con el objetivo de maximizar su salud y bienestar. Sin embargo, tratar de forma adecuada la enfermedad de Lyme, modifica considerablemente la perspectiva naturopática sobre la salud. Al graduarme de la escuela de medicina naturista, toda mi intención era emplear un método de atención sanitaria alternativo y holístico, hasta que clínicamente me encontré con la Borrelia, Babesia, Bartonella, Anaplasma, Ehrlichia, Mycoplasma, Tularemia, Brucella, HemoBartonella y Agrobacteria (ésta última se cree que es el agente causante de la Enfermedad de Morgellons). Con frecuencia, me refiero a estos protagonistas como los "microbios de la cadena de presos del siglo XXI" cuyo propósito es ocupar y monopolizar las "calles" del cuerpo humano. Son malévolos, inteligentes, resistentes, astutos, emplean técnicas de camuflaje y se adaptan a un micro y macro entorno siempre cambiante. Al igual que la mayoría de los seres vivos, ellos tienen un objetivo—la proliferación. De forma que "lo primero no hacer daño" significaría permitirles proliferar en el cuerpo de los pacientes. Por lo tanto, como médica naturópata, tengo que cambiar mi definición de lo que significa "no hacer daño" de manera que pueda estar en paz con mis diagnósticos y tratamientos en medicina y continuar proporcionando una atención individual de alta calidad a mis pacientes. Como profesional de salud, estoy constantemente recordándome cómo tengo que redefinir el término de "lo primero no hacer daño" por el de "lo primero recuperar la salud", porque ésta última es la premisa fundamental con la cual abordo todos los problemas de mis pacientes. En el refinamiento continuado del modo en que ejerzo la medicina, soy consciente de causar el menor daño posible, lo cual siempre ha sido mi intención. Sin embargo, a lo largo de los años he aprendido, y especialmente en el tratamiento de las infecciones transmitidas por garrapatas, que debo elegir el menor de dos males. Por lo tanto, puede ser necesario prescribir un ciclo de antibióticos para disminuir la carga patógena del cuerpo.

El Arte y la Ciencia de Ejercer la Medicina

Como médica naturópata, me siento especialmente afortunada de ser capaz de dedicarme tanto al arte como a la ciencia de la medicina, al igual que reconozco el valor de las funciones cerebrales derecha e izquierda en los humanos. Una no puede funcionar sin la otra, y por eso, creo que la aplicación de ambas, arte y ciencia en medicina, es particularmente importante en el diagnóstico y tratamiento de la enfermedad de Lyme. Claramente, el método científico clásico de estudios doble ciego de eficacia y seguridad, así como otros, nos permiten examinar los hechos que comprenden el conjunto de conocimientos para el tratamiento de las enfermedades infecciosas. A menudo, estudios sofisticados pueden proporcionar una perspectiva única de la fisiopatología subyacente de la enfermedad que puede que no sea observada fácilmente de forma clínica. Sin embargo, creo que comprender la intensidad y complejidad de las enfermedades zoonóticas (aquellas enfermedades que son transmitidas de los animales a los humanos) probablemente requiera un cambio de paradigma donde médicos y científicos den más crédito a los informes de casos particulares y evidencias anecdóticas. Esto es importante porque las presentaciones clínicas de estas enfermedades, con frecuencia son variables y cambian al tiempo que las infecciones proliferan y el sistema inmune se vuelve tolerante y se ve comprometido.

Aquí estriba la necesidad de una apreciación del arte de la medicina. La capacidad de observar similitudes, dar saltos cognitivos, hacer deducciones, utilizar las sospechas intuitivas, observar patrones, planificar estrategias de tratamiento adaptadas y utilizar las técnicas para recopilar la información holística, son de gran utilidad en el tratamiento de las enfermedades transmitidas por garrapatas. De la misma forma que el cerebro humano desarrolla las fuerzas de cada hemisferio, siendo el izquierdo lógico, racional, mecánico y analítico, y el derecho, holístico, intuitivo y creativo, médicos y científicos pueden beneficiarse del uso de la información recopilada de diferentes maneras. Personalmente creo que es necesario utilizar tanto mi bagaje científico como mi propensión artística para resolver problemas cuando trato de dar sentido a estas complicadas enfermedades infecciosas. Mi intención es utilizar la información de una variedad de diferentes disciplinas acreditadas con el fin de conseguir una salud óptima para mis pacientes. En la ciencia, los hechos son el combustible para investigar más allá, pero en el arte, el color, la textura, el tamaño y el matiz son los factores para una mayor comprensión de la enfermedad.

Utilizar ambas permite una interpretación rica del proceso de la enfermedad, así como del diagnóstico y el tratamiento que en última instancia beneficiarán al paciente.

Aceptación de la Inteligencia de la Naturaleza

Como médica naturópata, elijí seguir un patrón profesional que aceptó la inteligencia de la naturaleza. En la escuela de postgrado, estudié el comportamiento de los primates y el trabajo de biólogos evolucionistas como E.O. Wilson, PhD, Konrad Lorenz, PhD, y Stephen Jay Gould, PhD, que configuraron en gran parte mi apreciación por el mundo natural. Por entonces no podía imaginarme que más tarde en mi carrera profesional utilizaría los principios generales de la evolución, adaptación y supervivencia del más fuerte para comprender la naturaleza compleja de los microbios que son responsables de las enfermedades transmitidas por garrapatas. Jeremy Narby, PhD, en su libro, *The Intelligence of Nature*, describe capítulo a capítulo la forma en que las plantas y especies animales han desarrollado rasgos particulares que les permiten proliferar con éxito. Por ejemplo, en un capítulo, Narby describe un guacamayo en América del Sur que se alimenta de bayas que contienen alcaloides tóxicos que pueden ser letales. Pero las especies de guacamayo han desarrollado una forma de librarse de estas toxinas mediante la ingestión de una arcilla que se une a los alcaloides tóxicos, los cuales son posteriormente excretados del cuerpo. Para mí es sorprendente que los guacamayos muestren conductas específicas que les permitan alimentarse de un fruto potencialmente tóxico sin ser perjudicados. Arnot Karlen, en su libro, *The Biography of a Germ,* describe la "brillantez" de las espiroquetas en su capacidad por mutarse de forma relativamente rápida, transformarse en función de la disponibilidad de nutrientes en el entorno y eludir el sistema inmune del huésped acantonándose en el interior de los tejidos con el fin de sobrevivir. Estos invasores son pequeñas bestias inteligentes con una larga historia de proceso evolutivo. Mi creencia es que para entender la enfermedad de Lyme y las coinfecciones, necesitamos examinar detenidamente el entorno donde viven y han vivido estos "bichos", de forma que podamos comprender su total capacidad para realizar "trucos" que les aseguran su supervivencia. Como seres humanos, podemos ser algo "egocéntricos" en nuestra perspectiva de la vida simplemente porque empleamos la conciencia, leemos libros, conducimos coches y participamos en la espiritualidad. Pero cuando ignoramos los complejos comportamientos de los animales, las plantas y las especies microbianas que les han permitido su éxito evolutivo, entonces pasamos por alto la "inteligencia de la naturaleza".

Calentamiento Global y Karma Global

Durante los últimos cinco o diez años, investigadores y científicos han puesto de manifiesto cómo está influyendo el calentamiento global sobre los hábitats de especies salvajes, así como sobre el nuestro propio. El anterior Vicepresidente Al Gore, en el DVD, *An Inconvenient Truth*, realiza un trabajo magnífico describiendo las diferentes razones del aumento de la temperatura del planeta de tres a cinco grados durante los últimos veinte años, y más notablemente, en los diez últimos. Los niveles crecientes de dióxido de carbono en la atmósfera como resultado de la polución global causa un "efecto invernadero" que calienta sustancialmente a la tierra. Leonardo DiCaprio, en su DVD, *The 11th Hour,* destaca la necesidad urgente de reducir nuestro gasto de energía con el fin de proteger la tierra de cualquier destrucción en el futuro debida al calentamiento global. Uno sólo tiene que mirar por la ventana en Febrero para ver flores que antes florecían en Abril o en Mayo para darse cuenta que de hecho, algo ha cambiado. Claramente, una naturaleza inteligente resultado de millones de años de selección natural ha orquestado la vida en la tierra de manera que ésta prospere en una forma y en un tiempo concretos, para que las especies puedan cohabitar, compartir recursos limitados, aprovechar lugares particulares y competir de manera inteligente por los hábitats. Por supuesto, el clima ha sido una fuerza natural que ha formado presiones de selección y que ha afectado a toda la vida en la tierra. Cuando el consumo y el gasto de energía por parte de los humanos alteran el clima en el curso de cuarenta o cincuenta años, la selección natural no puede mantenerse y suceden aberraciones en el microentorno. Esta puede ser una de las razones, entre otras, del por qué hemos visto un aumento astronómico en el número de garrapatas y enfermedades transmitidas por garrapatas durante la última década. El aumento de la temperatura global cambia el microentorno, permitiendo la proliferación de especies portadoras de microbios infecciosos (por ej., garrapatas, mosquitos, flebótomos, piojos, ácaros, etc...). Todo en la vida está en una red, y cuando una variable se altera, los efectos pueden sentirse en cualquier lugar y ser devastadores.

El fenómeno de proliferación de insectos también se puede explicar mediante el "karma global". La noción de karma, que básicamente significa, "todo lo que va, vuelve", se ilustra perfectamente en el caso del rápido aumento de la enfermedad de Lyme. Hemos sido notablemente "inconscientes" en nuestra evolución por el uso de la energía y la gestión de los residuos, tal y como evidencia el hecho de que nosotros hemos alterado actualmente nuestros macro y micro-sistemas hasta tal punto que ahora estamos siendo afectados directamente y negativamente por nuestro propio comportamiento. No puedo pensar un ejemplo mejor de "karma global".

El Dr. Joseph Jemsek, MD, un especialista de enfermedades infec-ciosas de Carolina del Sur, menciona que la epidemia global de la enfermedad de Lyme es un "tsunami" que está a punto de golpear a la especie humana de forma devastadora. Estamos a punto de recoger las consecuencias de nuestro desdeñoso comportamiento pasado en lo que respecta al mantenimiento de un equilibrio con el entorno natural. Andy Abrahams Wilson con Open Eye Pictures en Sausalito, CA describe la situación actual de los pacientes con enfermedad de Lyme en un brillante DVD titulado *Under Our Skin*. Este DVD se puede adquirir por Internet en: www.openeyepictures.com. Recomiendo enfáticamente este vídeo a cualquier persona afectada por la enfermedad de Lyme (incluidos los familiares). Aporta un poco de claridad al conjunto de elemen-tos que han llevado hasta la situación actual de los pacientes con enfermedad de Lyme.

La Esencia del Paciente

En mi ejercicio de la medicina, lo más importante para mí es conse-guir un entendimiento claro de la "esencia" de cada uno de mis pacientes. La esencia es un término que generalmente no se utiliza en la medicina tradicional, pero que es empleado con frecuencia en la medicina homeopática. La esencia se refiere a la "idea" o "totalidad" de un paciente, incluyendo su predisposición genética y medioambiental, personalidad, energía, gustos y aversiones, temperamento, carácter, ambiciones, objetivos, intereses, responsabilidades, preocupaciones, debilidades, fortalezas, dieta, estilo de vida, sensibilidad, creatividad, etc. En mi primera cita de dos horas con mis pacientes, intento hacerme una "idea" de ellos, más allá de sus síntomas, de forma que pueda determinar las pruebas más adecuadas para solicitar y desarrollar un plan de tratamiento personalizado que funcione específicamente para ellos.

Por supuesto, para mí esta es una oportunidad de aprendizaje continuo. Cada paciente enriquece mis conocimientos sobre la condición humana y cómo ésta interactúa con el proceso de la enfermedad transmitida por garrapatas en un individuo. Llegar a un "retrato" acertado de un paciente es fundamental para el desarrollo de un plan de tratamiento que le funcione. Por ejemplo, algunas personas se sienten incómodas al ser tratadas de sus enfermedades transmitidas por garrapatas utilizando antibióticos. Es importante para los médicos entender esto porque los sistemas de creencias de los pacientes deben estar sincronizados con su plan de tratamiento. De otra manera, pueden desarrollar disonancia cognitiva y una "ansiedad" subyacente puede evitarles acceder a sus propias capacidades de curación. También los médicos poseen sistemas de creencias, y los médicos eficaces frenarán sus sistemas de creencias personales para permitir a los pacientes acceder a sus propias capacidades de curación innatas. Sigo perfeccionando mi pericia en este área, éste es uno de mis mayores retos como terapeuta. Tengo una opinión acerca de cuáles serían los mejores tratamientos, pero debido a que no ocupo la psique ni el cuerpo de mis pacientes, debo ser particularmente sensible con sus necesidades con el fin de proporcionar un plan de tratamiento óptimamente efectivo para ellos. A las personas con enfermedad de Lyme, les diría: "¡Tengan cuidado con el médico controlador!"

Escuchar

Quizás uno de mis mayores retos como médica sea escuchar *realmente* a mis pacientes. De la misma forma que maduro como persona y como médica, me doy cuenta de que no escuchar a los pacientes es un acto de arrogancia. Puede que ellos no tengan una formación médica, pero viven en sus cuerpos y diariamente experimentan los efectos de su enfermedad sobre ellos, lo que significa que pueden proporcionar información valiosa a sus médicos. Bajo ninguna circunstancia este hecho se vuelve más importante que en el diagnóstico y el tratamiento de las enfermedades transmitidas por garrapatas, porque a menudo, los pacientes infectados con enfermedades zoonóticas refieren síntomas muy dispares. Por ejemplo, refieren la sensación de estar "paralizados", de sentir como "agua fría paralizando sus caras", "un sabor metálico en sus bocas" o alteraciones visuales/de la percepción como "halos alrededor de luces", "moscas flotantes" en sus ojos o campanas sonando en sus oídos. Hay que reconocer que son síntomas extraños, lo cual es una de las razones por las que los pacientes de enfermedad de Lyme son diagnosticados con frecuencia de enfermedades psicosomáticas. Sin embargo, si los médicos miran más detenidamente los cuadros sintomaticos de dichos pacientes, probablemente encontrarán más pistas acerca de cuáles son las infecciones microbianas que están presentes. Por ejemplo, las personas que se quejan de la sensación de estar eléctricamente paralizadas pueden estar padeciendo una infección por Borrelia en su sistema nervioso central. La Borrelia es conocida por su comportamiento neurotrópico y se siente atraída por las zonas del cuerpo que presentan una alta densidad de ácidos grasos. El cerebro y los nervios periféricos están cubiertos de mielina, la cual está compuesta en su mayor parte por ácidos grasos y aumenta la capacidad conductora de un proceso electroquímico. La sensación de shock eléctrico puede estar relacionada con el hecho de que las Borrelias se abren camino a través de las vainas de mielina de los axones nerviosos, alterando la conductividad eléctrica del sistema nervioso y causando la activación anómala de dichos nervios, lo que el cerebro a su vez interpreta como un shock eléctrico.

No estoy segura de si ésta es una interpretación correcta de los síntomas pero en todos los casos que he visto y en los cuales estaba presente el shock eléctrico, el paciente estaba infectado con Borrelia. Lo que conduce a un análisis y a un diagnóstico adecuado de las infecciones es que los médicos presten mucha atención a los síntomas de sus pacientes y consideren detenidamente el origen de aquéllos. Por ejemplo, manos y pies fríos generalmente son el resultado de una circulación deficiente, pero puede existir algo más que esto. La Bartonelosis también denominada como "Fiebre por Arañazo de Gato" es conocida por tener afinidad por el endotelio vascular, y puede ser que cuando los pacientes estén infectados con Bartonella, experimenten manos y pies fríos porque el microbio está interfiriendo con la vasodilatación y vasoconstricción de los vasos sanguíneos. De nuevo, no sé si estoy interpretando la etiología de estos síntomas de forma correcta, pero casi todos mis pacientes que presentan este síntoma han obtenido un test positivo para la Bartonella. Mi argumento es que los síntomas son pistas del puzzle de la enfermedad y si usted, el médico, puede utilizarlas para ayudarle a llegar hasta un diagnóstico adecuado, conseguirá mayor éxito en el tratamiento de sus pacientes. Por tanto, deje que los pacientes le cuenten su historia de forma que usted pueda utilizar sus síntomas como pistas de este amplio puzzle. Obviamente, este proceso llega a ser un reto increíble en el tratamiento de pacientes con múltiples coinfecciones e infecciones secundarias. Dichas personas están extremadamente enfermas y presentan muchísimos síntomas debilitantes.

Determinación de las Pruebas de Diagnóstico Adecuadas

El diagnóstico de las enfermedades transmitidas por garrapatas es una tarea complicada que implica una multitud de variables que deben ser examinadas. Con frecuencia es difícil "identificar" un microbio específico como el agente causante de unos síntomas particulares y esto es especialmente cierto cuando se trata de infecciones transmitidas por garrapatas. Fiebre, malestar, dolor articular, cefalea y fatiga pueden ser síntomas de muchas infecciones diferentes y por tanto, es importante para el médico hacer un diagnóstico cuidadoso mediante el reconocimiento del paciente. Existen varios laboratorios de diagnóstico especializados en infecciones transmitidas por garrapatas; sin embargo, opté por usar IGeneX, Inc. en Palo Alto, CA para la mayoría de mis análisis, y Fry Laboratories en Scottsdale, AZ. El Dr. Stephen Fry, MD, ha perfeccionado la tinción de giemsa, la cual es un tipo de prueba que identifica un patógeno aún no conocido y denominado provisionalmente HemoBartonella por su características epieritrocíticas. En mi práctica, he descubierto que estos laboratorios son más fiables. Si sospecho que los pacientes tendrán unos análisis con resultados seronegativos, lo cual sucede a menudo como consecuencia de la continua exposición a un patógeno, entonces o bien utilizo una prueba de desafío poliantimicrobiana o bien una prueba de desafío polifitocéutica para ayudar a descubrir los agentes infecciosos. Generalmente, son necesarias de dos a cuatro pruebas de desafío a la semana con el fin de seroconvertir a los pacientes y que sus resultados salgan positivos; sin embargo, a veces necesito realizar dos pruebas de desafío al mes. En algunos casos de enfermedad de Lyme gestacional, llevará como un año conseguir la seroconversión utilizando esta prueba de desafío. Para protocolos de pruebas de desafío, los médicos pueden contactar con IGeneX, Inc (EEUU) en el 1-800-832-3200.

Obviamente, para los médicos también es importante realizar muchos otros tipos de análisis sanguíneos a sus pacientes, incluyendo pruebas del sistema inmune y del estado de las glándulas adrenales y tiroides. Asímismo, son importantes los test que tienen que ver con los marcadores (de HLA) de predisposición genética, de la síntesis de ácido fólico y homocisteína, marcadores de coagulación y autoinmunes, estado del patrón de detoxificación, exposición a químicos y metales pesados, alergias, niveles de Vitamina B-12 y Vitamina D, niveles de las hormonas masculinas y femeninas, sulfato de DHEA, niveles de glutatión y minerales intracelulares. Y existen muchos otros que también son necesarios. Por ejemplo, la enfermedad de Lyme y las coinfecciones pueden afectar a diferentes sistemas orgánicos y los pacientes pueden, por tanto, requerir también pruebas específicas de órganos como (por ej., ECG, EEG,

RM cerebral, escáner PET, radiografía de tórax, ecografía abdominal). Como puede ver, el cuadro se puede volver muy complicado rápidamente. Para colmo de males, muchos pacientes presentan infecciones secundarias que necesitan ser documentadas, como la neumonía por Micoplasmas o Clamidias, el virus del herpes 6 y 8, el citomegalovirus, el virus de Epstein- Barr, y otros. Para los médicos es importante ser conscientes de estas infecciones porque proporcionan un indicio de la carga patógena de sus pacientes. Cuantas más infecciones estén presentes, más sobrecargado estará el sistema inmune. Por último, el Dr. Raphael Stricker, MD, un hematólogo y especialista en la enfermedad de Lyme en San Francisco, CA, ha observado otras tres pruebas que son anormales en los pacientes con enfermedad de Lyme crónica. Éstas incluyen el recuento de CD-57, (el cual mide la actividad citolítica natural e indica el número de células citolíticas presentes), y los marcadores inflamatorios C3a y C4a, que indican la inflamación autoinmune o infecciosa.

Utilizo pruebas de laboratorio para descubrir anormalidades del paciente que normalmente no sería capaz de identificar sólo mediante la realización de una historia completa o un examen físico. Los médicos interesados en aprender más sobre las pruebas complementarias necesarias para realizar un reconocimiento completo de la enfermedad transmitida por garrapatas en sus pacientes, deberían apuntarse a la ILADS en www.ILADS.org y registrarse para un programa educativo. Mi periodo de formación con el Dr. Richard Horowitz en Hyde Park, NY, así como mi aprendizaje con el Dr. Charles Ray Jones en New Haven, CT, han sido inestimables en este sentido. No existen clases ni libros que permitan a los médicos la misma experiencia que la obtenida mediante la observación de un especialista en la enfermedad de Lyme en el ejercicio de sus habilidades. Un programa de formación permite a los médicos conseguir la agudeza clínica que será aplicada de forma inmediata en su ejercicio de la medicina. Es el ejemplo típico de aprendizaje práctico. Otra inestimable herramienta clínica son las *Lyme Disease Treatment Guidelines* del Dr. Joseph Burrascano, que pueden ser descargadas de la página web de la ILADS. Los médicos se encontrarán a menudo consultando este completo manual. Por otro lado, también puede pedir un CD desde la página web de la ILADS titulado *The Nuts and Bolts of Lyme Disease,* el cual proporciona un excelente y completo análisis del tratamiento de las enfermedades transmitidas por garrapatas (en inglés).

Tratamiento de la Enfermedad de Lyme y las Coinfecciones

El tratamiento de las coinfecciones es quizás mi parte favorita de la práctica médica porque requiere la aplicación del arte de la medicina. En mi consulta, aplico algunas pautas de tratamiento destacadas que aprendí a lo largo del camino con los Drs. Jones, Burrascano y Horowitz. De forma general, a continuación se enumeran los componentes importantes de todos mis planes de tratamiento:

1. Tratamiento de infecciones y enfermedades causadas por biotoxinas

2. Disminución de la inflamación

3. Degradación del biofilm

4. Refuerzo de los órganos

5. Aglutinación y detoxificación de toxinas

6. Anticoagulación de la sangre

Si sospecho que mis pacientes tienen envenenamiento por metales pesados, entonces añado la quelación a su plan de tratamiento, o si sospecho que presentan unos patrones de detoxificación anormales, los cuales no son identificados mediante pruebas de laboratorio, corroboro estos patrones por otros medios. Encuentro que tratando todo lo antemencionado, puedo desarrollar un plan de tratamiento completo que refuerza áreas de particular preocupación para mis pacientes.

Tratamiento de las Infecciones

Generalmente utilizo una combinación de antibióticos, hierbas antimicrobianas y vitaminas para tratar la infecciones, dependiendo del/de la paciente y de las infecciones que sospecho que tengan. Adapto el plan de tratamiento de forma específica al "bicho" que actualmente esté siendo el protagonista principal en el cuadro sintomático del paciente, porque es mi creencia que estos microbios en realidad trabajan juntos y que en pacientes con infecciones múltiples, cada bicho toma un turno para ser "protagonista principal". Esto a menudo crea confusión en el tratamiento, especialmente cuando las pruebas de laboratorio indican una conclusión, pero la presentación clínica indica otra. Por consiguiente, la experiencia es útil para dilucidar la infección prominente. Sin embargo, hay veces en las que hay más de una infección dominante y en dichos casos, puede ser necesaria la aplicación de múltiples remedios. Para más información sobre el tratamiento de las infecciones transmitidas por garrapatas, véase las pautas de tratamiento de Joseph Burrascano, MD. Para más información sobre los tratamientos herbales en la enfermedad de Lyme, véase el libro de Stephen Harrod Buhner, *Healing Lyme: Natural Healing and Prevention of Lyme Borreliosis and Its Coinfections*.

Los aparatos de Rife también pueden ser útiles para el tratamiento de la enfermedad de Lyme. Hasta hoy, no he visto que los aparatos de Rife hayan curado a ningún paciente; sin embargo, he visto cómo les ayudaban en la disolución de la carga patógena. Científicos y médicos no están seguros del mecanismo de acción del aparato de Rife, pero creo que todos los organismos vivos son influenciados por los campos electromagnéticos y los patógenos transmitidos por garrapatas no son una excepción. A menudo me he preguntado cómo los CEM pueden afectar a estos microbios. Sospecho que la corriente eléctrica (iones en movimiento cargados negativamente) de algún modo desestabiliza el biofilm del patógeno mediante la aglutinación de los elementos cargados positivamente como el calcio, zinc, magnesio, mercurio, plomo y cadmio; y cuya función sería la de asegurar el entramado del biofilm. Esto también puede ser la razón por la que la terapia de quelación con frecuencia ayuda a los pacientes con enfermedad de Lyme crónica. La eliminación de los iones de metales pesados probablemente también desestabiliza el microentorno del biofilm, haciendo a los microbios más vulnerables a los antibióticos y a las hierbas antimicrobianas. No soy consciente de que ningún estudio científico aclare esta idea, de forma que esto sólo es mi conceptualización de la relación entre "bichos, biofilm e iones". Para más información sobre aparatos de Rife, eche un vistazo al libro de Bryan Rosner, *Lyme Disease and Rife Machines.*

La fototerapia también puede ser un medio útil para disminuir la carga patógena. No soy consciente de ningún estudio sobre este tema pero la luz es una forma de energía y todos los organismos vivos responden de alguna manera a la energía. Quizás con frecuencias suficientemente elevadas, la luz pueda alterar el propio electromagnetismo de determinados microbios y en consecuencia su fuerza vital y patogenicidad. Sin duda alguna es necesaria una mayor investigación en este área.

La ozonoterapia también ha sido utilizada por muchas personas con enfermedad de Lyme, y proporcionado algunos efectos notables. El ozono es un alótropo del oxígeno, una molécula triatómica que se encuentra en la naturaleza. Su nombre deriva de la palabra *ozein,* que significa "oler"—el ozono tiene un olor muy singular que, por ejemplo, es muy perceptible después de una tormenta. Es un agente gaseoso de poder oxidante que puede transferir electrones a un sustrato, debido a su volatilidad. Esto significa que puede neutralizar los efectos deletéreos de las espiroquetas y las neurotoxinas sobre el cuerpo. Existen muchas aplicaciones diferentes del ozono, incluyendo saunas de ozono, bebidas a base de agua ozonada, insuflaciones vaginales, rectales, colónicas y auditivas con aceite de oliva ozonado. El ozono se oxida y por esa razón neutraliza los sustratos tales como las neurotoxinas, mientras reduce el daño de los radicales libres causado por la infección crónica. Sin duda, esto tiene al menos un valor terapéutico complementario en el tratamiento de la enfermedad de Lyme.

La radiación ultravioleta de la sangre y la autohemoterapia son dos terapias complementarias que deben ser consideradas con precaución. Básicamente, estas técnicas limpian la sangre de impurezas que se acumulan como resultado de la infección crónica, pero las personas con enfermedad de Lyme deberían asegurarse de que son supervisadas por médicos experimentados y cualificados, así como de que el daño potencial con estos tratamientos no se considere insignificante (sin importancia).

La eliminación de las infecciones fúngicas y virales secundarias es importante para reducir la carga patógena del sistema inmune. Hierbas tales como el regaliz *(Glycyrrhiza glabra)*, el orégano *(Origanum vulgare)*, el aloe *(Aloe vera)*, y el astrágalo, así como las Vitaminas A y C, y el aminoácido lisina son buenas para el tratamiento de los virus. Para los problemas fúngicos pueden ser útiles los taninos de las plantas, el orégano, el pao d'arco *(Tabebuia species)*, el ajo, el regaliz, el árbol del té *(Melaleuca)*, el nogal negro *(Juglans nigra)*, la manzanilla (camomila) *(Matricaria recutita)*, el sello de oro (goldenseal) *(Hydrastis Canadensis)* o la cúrcuma *(curcumen longa)*. Para un tratamiento viral más agresivo, se pueden utilizar Valtrex o Valcyte, y para un tratamiento fúngico más agresivo pueden ser adecuados Nystatin, Diflucan, Sporanox, o Anfotericina B. Para hongos nasales son buenos los sprays de Diflucan o Anfotericina B, el último de los cuales es elaborado por una farmacia especializada. Las Excelentes Cremas de Zim o Lamasil, que se pueden adquirir en www.crackcreme.com, pueden ser beneficiosas para el tratamiento tópico de los hongos.

Enfermedades Causadas por Biotoxinas

El Dr. Richard Shoemaker, MD, en Potomac, MD, fue el primero en identificar las "enfermedades causadas por biotoxinas" cuando se dio cuenta de que muchos de sus pacientes, envenenados por la toxina de la ciguatera, permanecían gravemente enfermos después de sus tratamientos. Posteriores investigaciones revelaron que estos pacientes habían sido expuestos a una biotoxina, ya sea por medio de hongos, alimentos, agua, aire o picaduras de insectos, y no tenían los genes del sistema inmune precisos para manejar la carga tóxica. Estos genes son conocidos como genes HLA DR. Las personas con un patrón HLA determinado desarrolla una inmunidad inadecuada y produce anticuerpos contra la proteína básica de la mielina, gliadina y cardiolipina. La vía complementaria y alternativa de los sistemas inmunes de estas personas puede ser activada y podría presentar niveles de C3a y C4a aumentados. Por lo tanto, producen citoquinas inflamatorias en exceso y no pueden eliminar adecuadamente las biotoxinas de sus cuerpos, lo que hace que inevitablemente caigan muy enfermos.

Las biotoxinas se unen a un receptor superficial en los adipocitos (células que forman principalmente el tejido graso o adiposo) los cuales activan las citoquinas. El aumento de las citoquinas también daña los receptores en el hipotálamo y disminuye la producción de la hormona estimulante de los melanocitos (HEM). El aumento de las citoquinas en la vasculatura arterial probablemente atrae a los glóbulos blancos y a las moléculas de fibrina, lo que conduce a una disminución del flujo sanguíneo y de los niveles de oxígeno en los tejidos (un estado de anoxia tisular). Adicionalmente, un factor de crecimiento del endotelio vascular reducido puede llevar a fatiga, dificultad para respirar y calambres musculares. Por tanto, las personas enfermas por biotoxinas deben tomar aglomerantes de toxinas para su curación.

Por último, una HEM disminuida probablemente causa un sinfín de efectos diferentes sobre el cuerpo incluyendo: trastornos del sueño, dolor crónico, malabsorción gastrointestinal, insuficiencia de la HAD (hormona antidiurética), descenso de las hormonas sexuales y niveles elevados de las hormonas del estrés. También puede permitir la proliferación de MARCoNS (estafilococos coagulasa-negativo resistentes a múltiples antibióticos) en los tejidos de las mucosas. En mi práctica, los MARCoNS parecen ser un problema particular para mis pacientes con sinusitis crónica y prefiero utilizar una combinación de spray nasal Quercenase, Rifampin y Difuclan intranasales o Anfotericina B para tratarlos.

Disminuir la Inflamación

La inflamación es una parte integral de cualquier infección. Cuando los tejidos están infectados con patógenos, el sistema inmune envía una variedad de moléculas químicas tales como las citoquinas, quemoquinas y otras células para ayudar en la lucha contra invasiones futuras de estos patógenos. Las citoquinas proinflamatorias probablemente juegan un papel importante en la patogenicidad de las enfermedades transmitidas por garrapatas. Veo la inflamación como una barrera importante al tratamiento porque del mismo modo que una persona enfadada es incapaz de escuchar y aceptar el punto de vista de la otra, los tejidos inflamados o irritados no pueden recibir adecuadamente nutrientes, agua o agentes antimicrobianos. La inflamación interfiere en la receptividad de los tejidos. Por tanto, utilizo una variedad de suplementos y técnicas para disminuir la inflamación en mis pacientes, incluyendo hidroterapia, aceite de pescado, curcumina, enzimas proteolíticas, masajes, acupuntura y dieta . Limitar la ingesta dietética de alimentos proinflamatorios tales como el gluten, la caseína y el azúcar es una práctica que quizás todo el mundo, no sólo las personas con Lyme, deberían realizar. El libro del Dr. Kenneth Singleton, *The Lyme Disease Solution,* contiene una dieta anti-inflamatoria detallada que incluye recetas. Recomiendo este libro a todos mis pacientes. Es fácil de leer y está escrito con letra grande. Todo el mundo responde a las intervenciones del tratamiento de manera diferente y por esta razón, es bueno para los médicos tener un buen sentido de la esencia de sus pacientes, de manera que se puedan aplicar las terapias más adecuadas, según las necesidades específicas de éstos.

Degradar el Biofilm

El Dr. Alan MacDonald, MD, un patólogo de Nueva York y pionero en la visualización al microscopio de las espiroquetas, fue el primer médico en identificar y documentar la presencia e importancia de la producción del biofilm entre los patógenos transmitidos por garrapatas. Sin embargo, el Dr. William Costerton, PhD, ha estado estudiando los complejos microentornos del biofilm en muchas especies microbianas durante la mayor parte de su vida profesional y ha publicado ampliamente en este área. Su libro, *The Biofilm Primer*, es particularmente útil para el conocimiento de estas complejas matrices. Eva Sapi, PhD, en la Universidad de New Haven, colabora con el Dr. MacDonald en la investigación del biofilm de la Borrelia. En sus investigaciones, han observado varias condiciones medioambientales que contribuyen a la formación del biofilm en la espiroqueta incluyendo la densidad celular, la depleción de nutrientes y la administración de penicilina.

Los Institutos Nacionales de la Salud (The National Institutes of Health) han estimado que casi el 80% de todas las infecciones crónicas (por ej., sinusitis, otitis media y bronquitis) pueden ser debidas a la presencia del biofilm. El biofilm está compuesto por mucopolisacáridos y ADN, y su formación se inicia cuando unos pocos organismos se unen a otros y a un sustrato. De esto resulta la formación de una estructura parecida a un entramado que funciona para favorecer la comunicación microbiana, alojar microbios, proporcionar nutrientes a sus habitantes y proteger a los microbios contra la invasión y destrucción por el sistema inmune del huésped y los antibióticos. Múltiples especies microbianas pueden vivir en una comunidad de biofilm simple y esto puede promover intraespecies así como interespecies mediante el intercambio de ADN, produciendo bichos "híbridos". Esto puede sumar otro nivel de complejidad al tratamiento de las enfermedades transmitidas por garrapatas. He encontrado que centrarse en el biofilm puede ser particularmente importante en el tratamiento de pacientes infectados con Bartonella. Esta sólo es mi observación clínica, pero cuando utilizo enzimas como la Lumbrokinasa, Nattokinasa, Zyactinasa, etc., en combinación con la N-acetilcisteína y la lactoferrina para degradar el biofilm, los pacientes parecen responder a los agentes antimicrobianos mucho mejor. Hay que reconocer que las reacciones de Herxheimer son un poco más severas pero el Dr. Jones me enseñó "a valorar el Herx, ya que es un indicativo de destrucción microbiana". Utilizar tanto Benadryl como Alka Seltzer Gold, en combinación con quercetin y otros bioflavonoides puede minimizar las reacciones de Herxheimer. El agua caliente con limón y una dieta rica en alimentos alcalinos también pueden ayudar a mitigar dicha reacción.

Reforzar los Órganos

Reforzar los órganos durante el tratamiento antimicrobiano de las infecciones transmitidas por garrapatas es un extenso área del tratamiento que requiere una consideración cuidadosa. El mismo nombre "antibiótico" significa "contra la vida" y aunque los antibióticos son dirigidos contra los microbios, también afectan de forma involuntaria a otros tejidos. Por lo general, los antibióticos ejercen una acción muy secante sobre los tejidos, por eso es importante que los pacientes se mantengan hidratados durante el proceso de tratamiento. Las medicinas y las hierbas pueden sobrecargar al hígado, a los riñones y a una variedad de órganos diferentes, por lo que se debe considerar el aporte de hierbas y nutrientes adecuados durante todo el tratamiento. Los médicos tienen que prestar atención particular a los síntomas de sus pacientes con el fin de reforzar adecuadamente a los órganos que están más afectados por los tratamientos. Evidentemente, esto varía de paciente a paciente. Además, las infecciones transmitidas por garrapatas pueden tener un órgano particular como diana (por ej., cerebro, corazón, pulmones, músculos, articulaciones e intestinos) y se puede necesitar un refuerzo con nutrientes específicos para estos órganos. También intento analizar esta cuestión durante todas las citas con el paciente, y realizo pruebas sanguíneas de rutina para evaluar cómo soportan los órganos el estrés de un tratamiento riguroso.

Las espiroquetas son depredadoras microbianas destructivas y pueden realmente "hacer de las suyas" en el hipotálamo, el cual en última instancia afecta a todo el sistema endocrino. Por tanto, reforzar cada órgano endocrino puede ser necesario durante todo el tratamiento. De nuevo, los médicos deberían evaluar esto sobre una base individual durante todas las visitas de seguimiento que tengan con sus pacientes. Al hacer esto, pueden estar seguros de realizar cualquier intervención necesaria para sus procesos de curación. Los planes de tratamiento pueden incluir hierbas, vitaminas, homeopatía, medicina energética, acupuntura, masaje, hidroterapia,

hidroterapia del colon, Reiki, asesoramiento, meditación, saunas, medicina de alta dilución, medicina biológica alemana, inmunoterapia, ozonoterapia, nutrientes IV, especialmente , altas dosis de Vitamina C tamponada y todo lo que favorezca el bienestar holístico.

Por último, he observado que la mayoría de las personas con enfermedad de Lyme crónica y/o coinfecciones necesitan refuerzo inmune. Sin embargo, proporcionar refuerzo inmune puede ser un arma de doble filo. Debido a que la enfermedad de Lyme también es conocida por iniciar una multitud de reacciones autoinmunes, es importante que los médicos realicen pruebas para detectarlas, y asegurarse de que cualquier terapia de refuerzo inmune no agravará una disfunción autoinmune ya existente con anterioridad. Por ejemplo, si un paciente muestra un recuento de CD-57 bajo pero además tiene un test de ANA positivo, o evidencia de anticuerpos tiroideos, entonces el médico puede considerar el utilizar Vitamina C para reforzar su sistema inmune, ya que es poco probable que este tratamiento empeore la disfunción autoinmune. La Vitamina C es un excelente antioxidante hidrosoluble, y en dosis suficientemente altas, puede saturar los tejidos, eliminar los destructivos radicales libres y luego ser excretada con facilidad a través de los riñones. Advierto a los médicos sobre la autoinmunidad porque tiempo atrás la he pasado por alto sin querer, y creo que es importante abordarla.

Los productos que refuerzan la inmunidad natural pueden incluir también cualquiera de los siguientes: proteína tímica, setas de Shitake y Maitake, Vitamina D, arabinogalactanos, factores de transferencia específicos, lactoferrina, calostro, *Ecklonia cava*, mejillones de labios verdes, astrágalus, equinácea, Vitamina C, picolinato de zinc, minerales traza, cebolla *(Allium cepa)*, ajo *(Allium sativum)*, regaliz *(Glycyrrhiza glabra)*, u orégano *(Origanum vulgare)*, por nombrar unos pocos. Una de las ventajas de la medicina naturopática es que da importancia al refuerzo inmune. Se puede encontrar una amplia información sobre este tema en la librería de la Universidad en Kenmore, WA.

El refuerzo del sistema inmune también incluye el control de la histamina. La histamina es una sustancia que media la respuesta alérgica del cuerpo y la cual es almacenada y liberada por basófilos sanguíneos, mastocitos y terminaciones nerviosas. Asímismo la histamina es un neurotransmisor e influye sobre muchas funciones fisiológicas tales como la temperatura corporal, el sueño, el metabolismo, el estado de ánimo e incluso la capacidad de pensar. El Dr. Abraham Hoffer, MD, y el Dr. Carl Pfeiffer, MD, ambos médicos ortomoleculares, fueron pioneros en el análisis de los desequilibrios de la histamina en pacientes con esquizofrenia. Como estudiante de medicina naturopática, dediqué varios años al estudio de sus trabajos, sin saber entonces lo aplicable que sería esta información a mi práctica posterior, durante mis años clínicos.

Muchos de mis pacientes presentan altos niveles de histamina, evidenciados por sus pruebas dermatográficas, alergias, y un pabellón auditivo rojo (orejas de invierno). Los médicos pueden analizar los niveles sanguíneos de histamina en sus pacientes a través del Bio Center en Princeton, NJ, aunque en mi práctica, por lo general, confío en mis instintos clínicos cuando se trata de diagnosticar este problema. Reducir los niveles de histamina, especialmente en el cerebro, es muy importante, particularmente en los niños con alergias cerebrales y neuroborreliosis, pero también en adultos. La histamina estimula la liberación de serotonina, dopamina y norepinefrina en el hipotálamo, e inversamente, la dopamina y epinefrina modulan la liberación de la histamina. Por tanto, es razonable asumir que pacientes con la enfermedad de Lyme crónica presenten un aumento en la producción de histamina como resultado final de un sistema inmune sobrecargado. Observo que la disminución de la histamina con el uso de hierbas tales como ortigas, quercetina y andrografis, o en casos más severos, Ketotifeno o Benadryl, con frecuencia ayuda a mitigar la disfunción cognitiva y la congestión que los pacientes experimentan durante el tratamiento.

Los Drs. Hoffer y Pfeiffer también observaron que su población de pacientes con frecuencia presentaban piroluria, un trastorno caracterizado por niveles urinarios elevados de criptopirrol (una sustancia de color malva). Los pirroles (criptopirrol significa pirroles ocultos) se utilizan sobre todo en la formación de porfirina, la cual es el principal constituyente de la hemoglobina, una molécula responsable de transportar el oxígeno a los tejidos. El criptopirrol se une de forma irreversible con la piridoxina (Vitamina B6), la cual es importante porque utiliza muchas vías neurotransmisoras. La B-6 es un cofactor. Después el compuesto de criptopirrol-B6 se combina con cualquier molécula de zinc disponible, y es excretado del cuerpo, finalmente agotando al cuerpo tanto de B-6 como de zinc. Esto es relevante para los pacientes con enfermedad de Lyme porque la B-6 es importante para una función cerebral adecuada, y cuando se presenta la deficiencia de ambos, los pacientes tienen un proceso de recuperación más difícil. De ahí, que el aporte de suplementos con pirodixina y picolinato de zinc pueda ser importante. Puede conseguir más información sobre las pruebas de pyrrole en Vitamin Diagnostics en Keyport, New Jersey, en el: 732-583-7774. Siempre me he preguntado si los Drs. Hoffer y Pfeiffer estuvieron tratando pacientes con la enfermedad de Lyme y no lo sabían, especialmente porque el Dr. Hoffer ejercía en Victoria, BC, una conocida área endémica de garrapatas. De hecho, también me he preguntado si la medicina ortomolecular (medicina nutricional de dosis altas) no sería corroborada por la observación de los pacientes de Lyme, que con frecuencia están gravemente deficitarios en nutrientes. Y me he preguntado si el movimiento de medicina alternativa que creció rápidamente durante los años 80 y 90 en los Estados Unidos, no surgió porque las personas con Lyme no diagnosticadas y que presentaban un sinfín de síntomas extraños eran incapaces de encontrar ayuda a través del sistema "tradicional". Luego esto pudo haberlas obligado a buscar asistencia a través de otros profesionales de la atención sanitaria, y de ahí el auge en el crecimiento del movimiento de la medicina alternativa.

Refuerzo Intestinal

Los médicos naturópatas han enseñado que el intestino es "Dios", y que la disbiosis intestinal es el origen de toda enfermedad. Al mismo tiempo que he modificado mis creencias en este sentido, en mi consulta hago hincapié en la importancia de una salud intestinal óptima. Claramente, un "intestino permeable" abre el camino a toda una serie de problemas inmunes y autoinmunes, y a menudo, el intestino puede necesitar ser curado antes de que las personas con enfermedad de Lyme puedan iniciar un tratamiento antimicrobiano. Por otro lado, la infección puede ser el origen de sus disbiosis. Continuamente me estoy formando en el tema de la salud intestinal porque la mayoría de mis pacientes, en un momento u otro, presentarán problemas en este sistema orgánico. El dolor abdominal, gases, hinchazón, diarrea y estreñimiento son algunos de los síntomas más comunes mostrados por las personas infectadas con enfermedades transmitidas por garrapatas. Realizo una prueba de Análisis General de las Heces Fecales (de Genova Diagnostics) para examinar las alteraciones digestivas de mis pacientes y ayudarme a detectar cuáles son los problemas causados por la infección. Por ejemplo, una baja secreción de IgA, que se puede ver normalmente en los pacientes con enfermedad de Lyme, es por lo general indicativo de la presencia de infección en la mucosa intestinal. En mi práctica, la Bartonella aquí parece ser la mayor culpable y con frecuencia, tratar a los pacientes con hierbas antimicrobianas, junto con aloe, glutamina, raíz de marshmallow, y el producto de Syntrion, SyRegule, pueden limpiar un poco la infección.

Dicho esto, creo que el componente más importante en cualquier plan de tratamiento anti-infeccioso para el intestino es el uso estratégico de probióticos. Mis pacientes saben que tomar probióticos es tan importante como tomar hierbas antimicrobianas o antibióticos. La microflora intestinal es extremadamente compleja y contiene más de 400 especies microbianas distintas en un equilibro muy sensible. Este equilibrio no sólo permite la absorción y asimilación adecuada de los nutrientes, sino que también permite la absorción adecuada de los medicamentos. Si existen "agujeros" en el intestino, tal y como se ve con frecuencia en el síndrome del intestino permeable que acompaña a la enfermedad de Lyme, entonces las moléculas de medicamentos no pueden ser metabolizadas adecuadamente, lo cual a su vez aplica un estrés importante sobre el sistema gastrointestinal. Además, esto puede facilitar el desarrollo de toxinas y desechos a lo largo del epitelio de la mucosa intestinal, que complica aún más la curación. Por tanto, es importante el aporte de suplementos con probióticos adecuados. En mi consulta, me gusta utilizar una combinación de Theralac o Prescript Assist Pro y saccharomyces boulardii. También animo a mis pacientes a hacerse una irrigación colónica una vez al mes y a utilizar enemas de café cuando sea necesario. La limpieza periódica y continuada del intestino garantiza un tejido de la mucosa saludable preparado al máximo para la absorción de nutrientes.

El estreñimiento es otro problema que debe ser tratado y solucionado en las personas con Lyme, previamente al inicio de cualquier terapia antimicrobiana. La eliminación de toxinas es un componente crucial de cualquier plan de tratamiento elaborado para combatir las enfermedades transmitidas por garrapatas. Las personas con enfermedad de Lyme deberían excretar materia fecal a diario. Si no lo hacen, entonces deberían utilizar cualquiera de los siguientes productos para movilizar las heces: trifala, psilio (*Plantago ispghula*), solución de magnesio (excepto aquellos pacientes con *Bartonella*), aloe (*Aloe vera*), corteza sagrada (*Rhamnus purshani cortex*), senna (*Casia senna*), raíz del diente de león (*taraxacum officinale*), fenugreco (*Trigonella foenum graecum*), clorofila o aceite de lino. También puede ser útil seguir una dieta baja en gluten y caseína, así como hacer ejercicio diario de suave a moderado, lo cual ayuda a la peristalsis.

Refuerzo del Páncreas

Muchos pacientes con enfermedad de Lyme crónica desarrollan resistencia a la insulina como resultado de múltiples alteraciones bioquímicas que son causadas por la invasión tisular por parte de la espiroqueta. Por ejemplo, un MSH bajo causa resistencia a la leptina, que se ve con frecuencia en las personas con enfermedades causadas por biotoxinas. El aumento de los niveles séricos de leptina causa un rápido aumento de peso, lo que posteriormente afectaría a la capacidad de la insulina para reducir los niveles de azúcar en la sangre. Es difícil comprender la bioquímica aquí implicada y puede que haga varios saltos cognitivos, pero claramente existe una relación entre estas moléculas endocrinas que parecen estar alteradas en la enfermedad de Lyme. El uso de picolinato de cromo y *Gymnema silvestre*, niacina, pancreatina, arándanos y sulfato de vanadio pueden ayudar a estabilizar los niveles de azúcar en sangre.

Refuerzo Hepático

El refuerzo hepático es particularmente importante en aquellas personas que eligen usar antibióticos, porque muchas medicaciones antibióticas son metabolizadas a través del hígado. En particular, el sistema citocromo P450 del hígado está afectado por los medicamentos farmacéuticos y por tanto, es esencial un refuerzo adecuado. La artemisinina a dosis altas y prolongadas también estresa al hígado. El glutatión liposomal oral, el ácido lipoico, el citrato de selenio, la taurina, *la Silimarina* (cardo mariano), *la* alcachofa, el Liv 52 (una combinación herbal ayurvédica), *la* raíz de regaliz o *Phyllanthus amarus,* se pueden utilizar para reforzar el hígado. Por otro lado, administrar antibióticos "en pulsos" puede impedir que el hígado llegue a estar sobrecargado. Los médicos y terapeutas deberían consultar con un farmacéutico antes de iniciar cualquier tratamiento de pulsos con antibióticos, ya que algunos de ellos, como la Rifampicina (la cual causa trombocitopenia severa) pueden producir efectos secundarios si se usan de forma incorrecta. Adicionalmente, las combinaciones de hierbas y antibióticos para la enfermedad de Lyme deberían ser formuladas por un terapeuta experto, pues muchas interacciones medicamento/hierba no son terapéuticas.

Refuerzo Muscular y Articular

Claramente, uno de los lugares hacia el cual las espiroquetas gravitan es la capa de colágeno de músculos y articulaciones. La inflamación se presenta en estas regiones, dando lugar a una alteración artrítica. Determinados alimentos como el trigo, lácteos y alimentos que contienen piperina pueden agravar el proceso inflamatorio. Las hortalizas solanáceas como las patatas y los tomates normalmente tienen altas concentraciones de piperina y son conocidas por causar inflamación articular. Eliminar estos alimentos reducirá significativamente el dolor articular, así como el aporte de suplementos como sulfato de glucosamina, niacinamida, Vitamina E, boro, S-Adenosil-L-Metionina, Boswellia y Cúrcuma, todos los cuales se pueden encontrar como suplementos orales.

Refuerzo del Sistema Tegumentario (Piel, Pelo y Uñas)

La piel proporciona un área extensa de superficie para la detoxificación. Muchos pacientes con enfermedad de Lyme crónica padecen una variedad de lesiones cutáneas irritantes y dolorosas, particularmente cuando están en tratamiento de detoxificación. Para minimizar estos síntomas es posible que sea necesario evitar el azúcar y los carbohidratos. La limpieza intestinal o irrigaciones colónicas también pueden ser beneficiosas para aquellas personas con erupciones cutáneas severas. La exfoliación se puede utilizar para mudar las células de piel muerta que dificultan la detoxificación. El aporte de suplementos con picolinato de zinc, niacinamida, piridoxina, ácidos grasos esenciales, pancreatina y Vitaminas A y C pueden proporcionar un poco de alivio al prurito. La Vitamina C y el ácido Azelaico tópicos también pueden ser útiles. Como se ha observado anteriormente en este capítulo, el manejo de la histamina ayudará a reducir el componente inflamatorio de la detoxificación.

Refuerzo Cerebral

Para las personas con neuroborreliosis, el refuerzo con nutrientes cerebrales puede ser importante. El uso de ácidos grasos esenciales omega 3, 6 y 9 puede ser útil para reducir la inflamación, aunque existe un debate entre los médicos sobre si éstos alimentan a las espiroquetas puesto que ellas no elaboran sus propios ácidos grasos. Además, el uso de fosfatidilcolina IV según el protocolo de la Dra. Patricia Kane puede ser útil, pero advierto a mis pacientes de utilizar las terapias intravenosas con moderación con el fin de preservar la integridad de sus venas. Las venas pueden presentar lesiones escleróticas o fibróticas por los pinchazos repetidos. Esto puede ser particularmente importante si los pacientes necesitan seguir con antibióticos IV después de haber recibido muchos nutrientes IV.

El aporte de suplementos con todas las vitaminas B también es importante porque las personas con infecciones transmitidas por garrapatas tienden a tenerlas en niveles bajos, particularmente la piridoxina (vitamina B-6). La Vitamina B-6 es un cofactor en la producción de muchos neurotransmisores, de forma que es necesario mantener los niveles adecuados mediante tratamiento. La metilcobalamina también es importante pero sus niveles sanguíneos deben ser controlados. Me gusta administrar taurina a los pacientes con un sistema nervioso irritable, ya que ésta tiene un efecto calmante sobre el cerebro, al igual que el GABA (ácido gamma- aminobutírico). También pueden ser útiles para aumentar el flujo sanguíneo en el cerebro el Ginko biloba, la Vinpocetina y la arginina. Por último, muchos aminoácidos están agotados en las personas con infecciones por lo que suplementarlos puede ser igualmente importante. *The Brain Chemistry Diet* por el Dr. Michael Lesser, MD, es un recurso útil para aprender más sobre la nutrición cerebral.

Insomnio

Para el tratamiento del insomnio, recomiendo a mis pacientes trimetilglicina, GABA, 5-Hidroxitriptófano, taurina, teanina o melatonina. La lavanda fresca colocada en el interior de la almohada también puede ayudar a inducir el sueño ya que tiene efectos calmantes sobre el cerebro. En la mayoría de los casos, uno o muchos de estos suplementos/hierbas pueden "reactivar" el ciclo de sueño del cuerpo de forma que éstos se hacen cargo temporalmente de su ritmo. Sin embargo, un insomnio prolongado o resistente a los tratamientos es un síntoma que me tomo muy en serio porque creo que el sueño es la "enfermera silenciosa"; un tiempo en el que el sistema inmune, en particular, se regenera. La privación prolongada del sueño y el fracaso para entrar en una fase REM adecuada puede tener efectos perjudiciales sobre el cerebro y el cuerpo. Para casos graves de insomnio, pueden ser necesarios Ambien, Lunesta e incluso benzodiacepinas. Los pacientes a menudo expresan preocupación acerca de las cualidades adictivas de las benzodiacepinas, y animo a aquellas personas que viven en Seattle a visitar a la Dra. Linda Williams, la cual es una psiquiatra especializada en la enfermedad de Lyme y cualificada para la aplicación clínica de estas medicaciones. Personalmente, creo que conseguir un sueño profundo y reparador es en la balanza más importante que desarrollar una adicción que puede ser tratada con el tiempo cuando se haya recuperado una salud óptima. Dormir es verdaderamente la "enfermera silenciosa," y "el principal nutriente en el banquete de la vida."

Dolores de Cabeza y Migrañas

Para el tratamiento de dolores de cabeza y migrañas, utilizo Vitamina B-12 intranasal o un extracto patentado estandarizado de la raíz de petasita, Petadolex. La hidratación y las evacuaciones intestinales también pueden ayudar a aliviar los dolores de cabeza. Para las migrañas, los pacientes pueden utilizar una combinación tópica de DMSO, magnesio y aceite emu. Con frecuencia esto atenuará la migraña. Algunos pacientes también encuentran alivio a las cefaleas migrañosas utilizando Imitrex. Los pacientes con enfermedad de Lyme crónica deberían evitar el uso de prednisona para las migrañas o los dolores de cabeza de rebote, ya que es un inmunosupresor.

Estado de Ánimo

Muchas personas con enfermedades transmitidas por garrapatas presentarán labilidad emocional o incluso furia. A menudo tratar con esto puede ser difícil para ellos y sus familiares y pueden necesitar un tratamiento especial y quizás incluso asesoramiento. De nuevo, remito a los pacientes con estos síntomas a un psiquiatra que conozco, especializado en la enfermedad de Lyme y que utiliza medicaciones como el Lamictol, Topimax, Depakote, etc. para estabilizar el estado de ánimo. Sin embargo, creo que es extremadamente importante implicar a un psiquiatra especialista en la enfermedad de Lyme para tratar estos síntomas con medicaciones, porque hay "cócteles" específicos de medicamentos que funcionan bien para la neuroborreliosis y neurobartonellosis.

Depresión

La mayoría de las personas con enfermedad de Lyme pasan por una "fase depresiva" durante su enfermedad y tratamiento. Esto puede ser secundario a su patología y deberse a múltiples circunstancias. Muchas personas con enfermedad de Lyme han perdido sus trabajos, casas, esposas, amigos, seguridad y dignidad, en virtud del hecho de que no han sido diagnosticadas durante un largo periodo de tiempo. Esto resulta extremadamente desafortunado pero de nuevo, administrar los nutrientes apropiados y quizás una intervención farmacológica puedan ayudar a reducir los efectos de la depresión, ya sea debida a las infecciones como a otras circunstancias. Me tomo la depresión muy en serio y, nuevamente, remito a mis pacientes a un psiquiatra especialista en la enfermedad de Lyme. Creo que las tendencias depresivas interfieren en la capacidad de curación del cuerpo y necesitan ser abordadas mediante tratamientos si los pacientes quieren conseguir un bienestar óptimo. La "noche oscura del alma" no es un buen lugar de curación para las personas que viven largos periodos de tiempo con la enfermedad de Lyme.

Trastorno por Déficit de Atención

Los pacientes con neuroborreliosis a menudo presentan bajos niveles de atención, capacidad disminuida de concentración y "disfunción cognitiva". Un refuerzo nutricional adecuado y el manejo de las alergias cerebrales y neuroinflamaciones pueden ayudar a atenuar estos síntomas. Una técnica, que implica la disminución del "calor" en la cabeza, se logra mediante la colocación de un trapo frío en la frente de los pacientes y los pies en agua caliente. Esto establece un circuito que extrae calor de la cabeza. Evitar alimentos que causen síntomas cerebrales, más particularmente el trigo, es fundamental. Los Drs. William Philpott, MD, y Carl Pfeiffer, MD, médicos que ejercen la medicina ortomolecular, sugieren que la digestión ineficaz del gluten produce exorfinas, similares a las endorfinas, que cruzan fácilmente la barrera hematoencefálica e inducen a la furia y a un comportamiento caótico. Puede que la dieta más beneficiosa para las personas sometidas a tratamiento por enfermedades transmitidas por garrapatas sea la "dieta Paleolítica" propuesta por el Dr. Melvin Konner, MD, en su libro, *The Paleolithic Prescription*. Esta dieta consiste en gran medida en frutas, vegetales, nueces y carne. Por último, disminuir los niveles de histamina mediante el uso de una hierba antihistamínica como las ortigas o el quercetin antioxidante puede ser útil para reducir los síntomas del TDA. Para casos más graves, se puede necesitar el uso de Benadryl o Ketotifeno.

Autismo

Tami Duncan, el fundador de la Fundación del Autismo Inducido por la Enfermedad de Lyme (www.lymeinducedautism.com), y Robert Bransfield, un psiquiatra de New Jersey, fueron las primeras personas en iniciar una investigación detallada de la relación entre el autismo y la enfermedad de Lyme. Su trabajo ha conducido al desarrollo de una conferencia anual sobre autismo y enfermedad de Lyme.

En estas conferencias siempre se presentan destacados ponentes y los tratamientos más novedosos para el autismo. Aunque no hay duda de que la enfermedad de Lyme pueda causar un síndrome parecido al autismo, probablemente debido al exceso de inflamación en el tejido cerebral que se vuelve más vulnerable, entre otros factores, se necesita un estudio más completo de este fenómeno. Para los pacientes de Lyme y los médicos interesados en este aspecto particular de la enfermedad de Lyme también les puede ser de gran ayuda la conferencia "Defeat Autism Now".

Energía

Los efectos a largo plazo de la infección perjudican a las mitocondrias, las cuales son las "casas de la energía" que se encuentran en la mayoría de las células del cuerpo. Una resistencia y una energía deficientes son los síntomas clave de las infecciones transmitidas por garrapatas y para luchar contra estos síntomas, primero prefiero recetar a mis pacientes hierbas como la ashwaganda, rhodiola, o eleuterococo (Ginseng Siberiano) porque además funcionan como adaptógenos y refuerzo de la función de la glándula adrenal. La ribosa también puede ser útil y para aquellas personas con casos graves de fatiga puede ser necesario cortisol en dosis fisiológicas (Cortef). También he observado que el ejercicio diario de suave a moderado ayuda a aumentar la energía y la resistencia.

Hormonas

Las personas con enfermedades transmitidas por garrapatas presentan a menudo un sinfín de desequilibrios hormonales debidos a alteraciones en sus sistemas hipotalámico, pituitario y de retroalimentación del órgano diana. Para determinar los problemas específicos que están presentes, puede ser necesario que los médicos realicen pruebas de laboratorio a sus pacientes, incluyendo aquellas que miden la función adrenal y tiroidea, las hormonas masculinas y femeninas, el sulfato de DHEA, la pregnolona, la insulina, la hormona del crecimiento e incluso la vasopresina. Yo mismo controlo algunos desequilibrios hormonales de mis pacientes con hierbas y nutrientes, mientras que a otros los derivo a un especialista. Tengo una "zona de confort" en lo que se refiere al tratamiento con hormonas y si siento la menor pizca de incomodidad con la intensidad de los síntomas que estén mostrando mis pacientes, entonces los remito a un especialista con conocimientos en endocrinología. Las hormonas son secretadas por el cuerpo en concentraciones micro o nanomoleculares, y por tanto, para conseguir la curación es importante una manipulación cuidadosa de estas potentes sustancias bioquímicas. Además, el cáncer (otra enfermedad anaerobia) con frecuencia es asociado a la disfunción endocrina, motivo por el cual generalmente remito a mis pacientes a un especialista en el tratamiento de determinados cuestiones hormonales.

Aglutinación y Detoxificación de Toxinas

Los seres humanos sanos dan por sentado que sus patrones de micción, defecación y sudoración son normales, pero a menudo estas vías de liberación de toxinas están comprometidas en la gente con enfermedades crónicas. Es importante que tales vías permanezcan abiertas y funcionales durante los programas de tratamiento de los pacientes, lo cual significa que los médicos deben proporcionar con frecuencia a sus pacientes un refuerzo de detoxificación durante sus tratamientos por infecciones, si quieren curarse totalmente. Los patógenos transmitidos por garrapatas son conocidos por liberar endotoxinas a la sangre, que luego pueden unirse a las células del cuerpo, especialmente a los adipocitos. El cerebro es particularmente vulnerable a los efectos de las toxinas como el ácido quinólínico, que puede contribuir a los síntomas de "disfunción cognitiva y desorientación" en los pacientes con enfermedad de Lyme crónica. El glutatión IV es conocido por limpiar las vías de detoxificación en el hídago pero también se puede utilizar alcachofa, raíz del diente de león, ácido lipoico, selenio y una multitud de productos naturales. Me gusta utilizar quitosano, chlorella, carbón vegetal, arcilla de bentonita, pectina de manzana, o zeolita en mis protocolos de tratamiento. También pueden ser útiles los pediluvios o almohadillas podales de detoxificación, las saunas de infrarrojos y/o baños de vapor. Sin embargo, lo más importante es conseguir que los pacientes realicen algún tipo de ejercicio aeróbico de diez a veinte minutos al día. Esto consigue activar el flujo sanguíneo y movilizar los desechos para su excreción. Para la detoxificación de metales pesados, prefiero la chlorella, DMSA 30mg/kg o el ácido húmico. El refuerzo de las vías de detoxificación también puede incluir el ácido folínico y los suplementos de B-12 (véase la presentación de Richard Van Konynenburg, PhD, en la 9ª Conferencia Internacional de IACFS/ME, Reno, Nevada, 2009).

Por último, muchas personas con enfermedad de Lyme creen que las dietas de detoxificación son útiles. Éstas pueden incluir alimentos integrales y hasta un litro al día de zumos de vegetales frescos, especialmente zumo de zanahoria. Se cree que el zumo de zanahoria puede limpiar la matriz extracelular del cuerpo en la cual residen las toxinas. En mi propio camino hacia la curación, llegué a beber casi medio litro diario de zumo de zanahoria fresca, lo que hacía que me sintiera mucho mejor. El zumo de zanahoria puede además alcalinizar la sangre, lo cual es importante para la curación.

Tratamiento de la Hipercoagulación y la Sangre Espesa

La hipercoagulación (sangre espesa, estancamiento sanguíneo o estancamiento del Qi) puesto que se relaciona con las infecciones transmitidas por garrapatas, es un área de tratamiento que me interesa particularmente. David Berg, MS de los laboratorios Hemex ha observado que muchas personas con enfermedad de Lyme crónica muestran unos valores de coagulación anormales. La realización de una prueba de laboratorio, que incluye PT, PTT, INR, fibrinógeno, lipoproteína, homocisteína, activador inhibidor del plasminógeno - 1, activador del plasminógeno tisular, dímero D, y productos de degradación del fibrinógeno, puede ser útil para la evaluación del estado sanguíneo del paciente. Si presentan hiper-coagulación, el uso de Boluoke y otras enzimas pueden ser de ayuda en la degradación de la fibrina. También puede ser necesario el uso de heparina sublingual para diluir la sangre. En su lugar, los médi-cos pueden elegir el uso de inyecciones subcutáneas de heparina. En mi práctica, he observado que los pacientes con múltiples coinfecciones tienen la sangre más espesa, sobre todo aquellas personas infectadas con Bartonella. La Bartonella parece que tiene una afinidad particular por el tejido vascular y puede influir sobre el flujo sanguíneo, especialmente en las extremidades. Las manos y los pies fríos son un síntoma común en las personas con enferme-dad de Lyme y coinfecciones, lo cual sugiere que tienen una circulación periférica deficiente. Por otro lado, la circulación deficiente indica que los tejidos son privados de oxígeno, y los microbios anaerobios anhelan este tipo de entorno. La circulación deficiente también puede afectar al grado en que los nutrientes, el agua y la medicación alcanzan los tejidos enfermos. El estanca-miento sanguíneo y el estancamiento del Qi son patologías que la medicina china ha tratado durante siglos mediante acupuntura. El mantenimiento de un "flujo" adecuado en cualquier aspecto es un componente importante para la curación de los tejidos. Para una descripción detallada de los factores de coagulación implicados en la enfermedad, visite: www.hemex.com, o llame a David Berg, MS en Arizona Coagulation Consultants, Inc. (602-997-9477). Quizás los pacientes y médicos puedan apuntarse a uno de sus talleres informativos para aprender más acerca de este nuevo e interesante área de la medicina en relación con las enfermedades transmitidas por garrapatas. Por último, los pacientes con la enfermedad de Lyme crónica a menudo se producen hematomas con facilidad, lo que sugiere fragilidad capilar. La Vitamina C y las proantocianidinas se pueden utilizar para reforzar la integridad vascular. Determinados alimentos con un alto contenido en salicilatos también pueden ayudar a diluir la sangre. Éstos incluyen hierbabuena, orégano, cúrcuma, pimentón, canela, tomillo, cayena, curry, jengibre, eneldo y regaliz.

Hipoxia

Muchos pacientes con enfermedad de Lyme crónica se quejan de dolor en el pecho, dificultad para respirar y agotamiento. Estos pueden ser síntomas de Babesiosis, pero también pueden ser síntomas de hipoxia, una alteración en la que los tejidos no reciben suficiente oxígeno. Los pacientes con "sangre espesa" y deficiencias en la coagulación parecen ser los que presentan un mayor riesgo de desarrollar este problema. En la infección crónica, de algún modo el organismo recubre las paredes de los vasos arteriales con fibrina. Esto produce rigidez en las paredes vasculares, creando un entorno anaeróbico para los patógenos y permitiendo a los bichos eludir el sistema inmune del huésped. Además, la barrera de fibrina impide que el oxígeno, el agua, los nutrientes y los medicamentos alcancen los tejidos en concentraciones adecuadas. Esto puede dar lugar a la hipoxia, que deja a los pacientes con sensación de agotamiento. Me gusta utilizar glutatión nebulizado y oxígeno para aliviar a mis pacientes de la sensación de que no están recibiendo el suficiente oxígeno. Lincare, Inc, es una compañía nacional que provee oxígeno portátil, y generalmente receto cuatro litros por minuto, durante veinte o treinta minutos, de dos a cuatro veces al día. Los tratamientos son administrados mediante una cánula nasal o una mascarilla conectada al sistema de respiración. Estos métodos de administración no son buenos para aquellas personas con múltiples sensibilidades químicas o alergias al látex, puesto que, también los tubos de los dispositivos pueden causar reacciones alérgicas.

Manejo de los Radicales Libres, el Óxido Nítrico y el Peroxinitrito

Los radicales libres (normalmente el oxígeno) son especies moleculares que aumentan en respuesta a una infección. Si la concentración de los radicales libres aumenta en el cerebro, el tejido pierde su integridad y funcionalidad y básicamente se intoxica y se vuelve incapaz de realizar sus funciones normales. Esto es especialmente evidente en el caso del peroxinitrito (un agente nitrante y oxidante que puede dañar a una amplia variedad de moléculas celulares, incluidas el ADN y las proteínas) que contribuye a la degradación de la barrera hematoencefálica, de modo que la permeabilidad selectiva de sustancias nutritivas llega a verse afectada. La toxicidad neuronal se manifiesta de forma sintomática como deficiencia cognitiva y sensorial, disfunción cognitiva y labilidad emocional.

Martin Paul, PhD, de la Universidad Estatal de Washington, ha dedicado muchos años a investigar el papel que el óxido nítrico (NO) desempeña en el desarrollo de las enfermedades neurodegenerativas. El óxido nítrico es conocido por desempeñar un papel fundamental en la modulación del tono vascular, la neurotransmisión y la función del sistema inmune. Cuando determinadas células cerebrales se activan como consecuencia de una infección, éstas liberan citoquinas inflamatorias, que favorecen la liberación del óxido nítrico. Mediante una serie de complicadas reacciones químicas, el óxido nítrico se combina con radicales libres de oxígeno para formar el peroxinitrito, el cual es altamente tóxico para el cerebro.

Esta situación se puede rectificar mediante el aporte estratégico de suplementos con altas dosis de antioxidantes. Los nutrientes tales como las Vitaminas E y C, el ginkgo biloba, el ácido lipoico, el selenio, el té verde y varios bioflavonoides básicamente "barren" los radicales libres y neutralizan los efectos del peroxinitrito sobre los tejidos. Cuando se consumen estos nutrientes, la función tisular parece recuperarse en cierta medida en muchos de los pacientes con enfermedades neurodegenerativas tales como el Parkinson, el Alzheimer, ELA y quizás el Autismo, e incluso cuando la etiología de la toxicidad es infecciosa. Terapéuticamente, abordo varias vías bioquímicas en mis pacientes con el fin de disminuir los efectos de la toxicidad de los radicales libres sobre sus cerebros y aumentar la probabilidad de restauración normal de la función cerebral. Esto requiere el uso estratégico y calculado de varios antioxidantes, que funcionan de forma sinérgica para proporcionar protección al cerebro.

Recomendaciones en el Estilo de Vida para la Curación de la Enfermedad de Lyme

No es un secreto que el estilo de vida afecta de manera significativa a la rapidez y al grado con que se recuperan las personas con Lyme. He observado que durante los periodos de enfermedad – cuando a los pacientes les cuesta salir de la cama – el tener un entorno plácido y tranquilizante puede resultar beneficioso para su curación. Colores suaves, texturas, alimentos (en puré), música, etc..., establecen un tono vibrante que es propicio para una completa curación. Música alta, colores vivos, etc..., aunque vibrantes, no son de ayuda para la curación del cuerpo. Rudolph Steiner, un filósofo austriaco del siglo XX, profesor, arquitecto y esoterista, fundó un movimiento científico espiritual denominado Antroposofía. Escribió una gran cantidad de libros acerca del tema de la curación y aportó algunas ideas interesantes al proceso. Las personas con Lyme pueden acceder a su información visitando la librería de la escuela A. Waldorf o haciendo un pedido de su libro en la página web: www.steinerbooks.org. Sus manuscritos proporcionan perlas de sabiduría sobre el tema del entorno en la curación de una persona. Algunos pacientes de Lyme pueden encontrar útil e interesante su trabajo, mientras diseñan su propio camino hacia la curación.

Además, la naturaleza es quizás uno de los mayores entornos de curación que existe, desde que, por ejemplo, el sonido del viento, del agua, de la lluvia, del susurro y la visión de los árboles, de las flores, del océano, y de las montañas son en sí mismos terapéuticos. Sin embargo, como también la naturaleza es la morada de las garrapatas, advierto a mis pacientes de que ellos mismos se protejan contra las picaduras de garrapatas cuando salgan a los bosques, campos y prados de hierba. En cualquier caso, visitar con frecuencia la naturaleza puede tener un efecto muy positivo sobre la velocidad de recuperación.

Apoyo Humano

Tristemente, una de las cosas que las personas con enfermedad de Lyme padecen muy a menudo es una carencia de contacto humano. La enfermedad con frecuencia les deja postrados en cama, lo que luego les aísla de amigos y familiares. Esto no conduce a la curación, porque como seres humanos somos animales sociales y prosperamos en amplios entornos sociales. Por tanto los grupos de apoyo pueden ser beneficiosos para aquellos que están enfermos y las consultas con un consejero pueden disminuir los efectos del aislamiento de la enfermedad. Los grupos de lectura, las horas del café/té social, citas para comer y/o un simple paseo por el parque, también pueden tener un efecto tremendamente positivo sobre su bienestar.

Para muchos familiares es importante incluir a sus seres queridos con enfermedad de Lyme en todas las actividades de forma que puedan mantener su lugar en la organización social de la familia. Desafortunadamente, a veces los familiares llegan a distanciarse debido a que no son capaces de identificarse con el ser querido enfermo de Lyme. Siempre que me encuentro con este problema en mi consulta, planteo el tema del cáncer a los familiares del enfermo. Les digo que si su ser querido tuviera cáncer, habría una muestra inmediata de apoyo por parte de los familiares y ello sería inmediatamente apreciado por él o ella. Pero debido a que la enfermedad de Lyme es una "enfermedad misteriosa", a menudo las personas con dicha patología son abandonadas a valerse por sí mismas. Esto puede tener consecuencias catastróficas para ellos porque las personas necesitan del contacto con otros seres humanos. Necesitan ser vistos, escuchados y apreciados, especialmente cuando están enfermos y más aún cuando padecen la enfermedad de Lyme. Los pacientes con Lyme crónico con frecuencia son malinterpretados y se les tilda de hipocondríacos o enfermos fingidos de forma que pueden tener una necesidad aumentada de ser escuchados y oídos por otros. Y yo añadiría, con toda la razón.

Apoyo de la Comunidad

Existen una variedad de grupos de apoyo de la enfermedad de Lyme en muchos estados. Se puede encontrar más información realizando una búsqueda en Internet con Google. Además, la Asociación de la Enfermedad de Lyme (Lyme Disease Association) tiene una página web que proporciona acceso a recursos (www.lymediseaseassociation.org) y la Asociación de la Enfermedad de Lyme de California (California Lyme Disease Association— CALDA) publica un periódico trimestral que se puede adquirir visitando: www.lymedisease.org. Este periódico generalmente contiene mucha información en artículos escritos por médicos y pacientes de Lyme que difunden información nueva e interesante a la comunidad con la enfermedad de Lyme.   Time for Lyme, Inc., en Greenwich, CT es otra organización no lucrativa que posee una tremenda cantidad de información de todos los aspectos referentes a esta patología. Para más información visitar la página web: (www.timeforlyme.org). Esta organización también financia a investigadores para que realicen más estudios sobre la enfermedad de Lyme y nuevos tratamientos. Por último, la Turn the Corner Foundation (www.turnthecorner.org) en New York City es otra organización no lucrativa que dona una considerable cantidad de dinero para formar médicos de la enfermedad de Lyme a través de su apoyo al programa de formación y prácticas de la ILADS. También dirige una importante cantidad de dinero hacia la investigación, lo cual apoya los continuos esfuerzos en todos los frentes para encontrar una cura para la enfermedad de Lyme. Los grupos de apoyo anteriormente mencionados son probablemente los más establecidos, pero en ningún caso son los únicos. Las personas con enfermedad de Lyme deberían buscar en Internet para encontrar el grupo que mejor se ajuste a sus necesidades.

Libros sobre la Enfermedad de Lyme

Tanto médicos como pacientes con la enfermedad de Lyme han escrito una variedad de libros sobre esta patología. Animo a las personas a visitar el sitio de Internet: www.amazon.com y a que escriban "Lyme Disease and Co-infections" en el motor de búsqueda con el fin de encontrar la literatura que aquí se vende (incluidos también libros usados). No puedo recomendar el "mejor" libro porque las personas buscan diferente información. Muchas quieren información sobre medicina alternativa, mientras que otras, sobre metodologías de tratamiento tradicionales o ambas cosas. De forma que lo mejor para las personas es realizar una búsqueda por ellas mismas con el fin de encontrar libros que satisfagan sus necesidades específicas. Visitar la biblioteca local para revisar su colección de libros sobre la enfermedad de Lyme también puede ser una buena idea.

Enfermedad del Alma/Espíritu

Como terapeuta, lo más desalentador de atestiguar en las personas con enfermedad de Lyme es la pérdida del espíritu. Esto le sucede a muchas personas con dicha patología y se caracteriza por una pérdida de la vitalidad y/o una incapacidad de experimentar alegría. En la actualidad, no está claro para mí si éste es el resultado de la dificultad para recibir un diagnóstico y tratamiento adecuados, o si realmente las espiroquetas "desgastan" el espíritu. Estos microbios parecen ser tan deliberados y astutos que no me sorprendería si en realidad erosionaran intencionadamente el espíritu con el objetivo de debilitar a su huésped. El antídoto a esto incluye que las personas con Lyme se rodeen de las cosas y personas que les hagan sentirse los más felices. Actividades como escribir un diario, trabajos artísticos, tocar música, cantar, macramé , costura, puzzles y proyectos de construcción alimentan el espíritu y el alma. Les digo a mis pacientes, "No cedan ante los bichos. No les dejen coger su energía. No les dejen robar su alegría."

Soluciones a los Problemas de la Enfermedad de Lyme

Time for Lyme, Inc. y la LDA, Asociación de la Enfermedad de Lyme (Lyme Disease Association), han ayudado a financiar el primer laboratorio de investigación sobre la enfermedad de Lyme en la Universidad de Columbia, el cual está dirigido por el Dr. Brian Fallon, MD. Este laboratorio está dedicado a difundir el conocimiento de las enfermedades transmitidas por garrapatas a la mayor parte de la sociedad. También ha sido propiciado por el aumento de un interés reciente por parte de muchas universidades y compañías privadas. A medida que los científicos y los médicos reconozcan la epidemia de la enfermedad de Lyme a lo largo del mundo, sospecho que se iniciarán cada vez más investigaciones sobre esta cuestión. Mi esperanza es que una cura esté a la vista.

Las Lecciones que Deben Ser Aprendidas

No es una ninguna sorpresa para la mayoría de las personas que la vida no es más que una cadena de lecciones que todos necesitamos aprender. El conjunto de lecciones de cada persona es diferente y aquellos que aprenden a través de una enfermedad no son una excepción. Durante los años 80 y 90, cuando la medicina alternativa se hizo popular por primera vez, los Drs. Jean Shinoda Bolen, MD, Deepak Chopra, MD, Mona Lisa Schultz, MD, Thomas Moore, y Louise Haye, todos ellos escribieron libros con respecto a los "regalos" que descubren las enfermedades. Aún cuando en los periodos penosos de las enfermedades crónicas, y es difícil para el enfermo ver algo bueno sobre su situación, si se toman un tiempo para reflexionar sobre ello, dicha introspección puede dar resultados diferentes e interesantes. Por ejemplo, quizás les enseñe que necesitan ir más despacio y dedicar más tiempo a su propio cuidado, pasar más tiempo con la familia, cultivar hobbys o su vida espiritual, tener más tiempo libre, o quizás ¡simplemente aprender más sobre el proceso de introspección! La sabiduría es el dolor cristalizado y se siente el dolor en cualquier momento en el que se nos pide (u obliga) a realizar un cambio importante en la vida.

Animo a todos mis pacientes a evitar sentirse presos de una mentalidad "victimista" y a su vez, buscar los regalos en sus caminos de curación. Si son capaces de hacer esto, algunas veces se sorprenderán por lo que encontrarán. El encuentro con personas interesantes y destacadas y el desarrollo de un talento o interés que no sabían que tenían son ejemplos de tales regalos, lo que a su vez proporciona áreas para un rico crecimiento personal y el descubrimiento de nuevos regalos y placeres en sus vidas.

Últimas Observaciones

Quizás lo que más me preocupa sobre las personas con la enfermedad de Lyme crónica es su propensión a entrar en un estado de desesperación e impaciencia. Tales estados son peligrosos porque les roban su energía personal, que es el verdadero atributo que es necesario para continuar en el camino de la curación. Animo a todos los pacientes a adoptar una actitud de paciencia y perseverancia con el objetivo de abordar los retos inherentes a la enfermedad de Lyme crónica. Les digo que sigan aprendiendo, intentando nuevas cosas (precaución aquí) y se reúnan con personas nuevas que sean las mejores en sus habilidades, y seguramente algún bien resultará de tales esfuerzos. También les digo que busquen coincidencias y sincronicidades en sus procesos de curación, que a menudo son indicios de que ellos van por el buen camino. Además, les digo que mantengan vivos sus espíritus, reírse si pueden y tantas veces como puedan porque Norman Cousins cree que la risa es la mejor medicina que existe. Y por último, les digo que recuerden que lo que importa "No es lo que les suceda en la vida, sino cómo se ocupen de ello" . A todas las personas que padecen la enfermedad de Lyme: les deseo buena suerte en el largo y arduo camino hacia la curación.

Agradecimientos

A todos mis mentores, amigos y familiares que me han ayudado a formar mi mundo: gracias por sus consejos y su apoyo: Ari Preuss, Jackie Ludel, PhD, los Drs. Thomas Insel, MD, Alan Gaby, MD, Charles Ray Jones, MD, Richard Horowitz, MD, Nick Harris, PhD,

CAPÍTULO 3: *Susan L. Marra, M.S., N.D.*

Stephen Fry, MD, Aristo Vojdani, PhD, Lauren Montgomery, PhD, Bonnie Friedman, y a mis padres, Bruce y Janet Marra, quienes me ayudaron a editar el primer borrador de este capítulo. Un agradecimiento especial también va dirigido a mis compañeros de la ILADS que demostraron continuamente valor en el combate, y una creencia firme en la verdad sobre la enfermedad de Lyme y las coinfecciones. Ustedes son inspiradores y realmente me han enseñado que si "no se mantiene de pie por algo, caerá por cualquier cosa".

Cómo Contactar con Susan L. Marra, M.S., N.D.

Susan L. Marra, M.S., N.D.
Atención Personalizada
4500 9th Avenue NE, Suite 300
Seattle, Washington 98105
Ph: 206-299-2676 / Fax: 206-547-0925
Website: www.drsusanmarra.com

•CAPÍTULO 4•

Ginger Savely, DNP
SAN FRANCISCO, CA

Biografía

La Dra. Ginger Savely es originalmente de Maryland pero vive en Austin, TX desde 1979. En el 2005, abrió su consulta en San Francisco y actualmente reside allí dos semanas al mes. Es licenciada en Psicología, Música y Enfermería. Se graduó como número uno de su promoción en la Licenciatura de Enfermería de la U.T. en Austin y fue galardonada con el Premio Extraordinario de Fin de Carrera. La Dra. Savely tiene los títulos de Máster en Filosofía Educativa y en Enfermería (concretamente, el curso de Enfermera de Familia Practicante por la U.T. de Austin). Recibió su título de doctorado de enfermería práctica en la Universidad Case Western Reserve. También tiene un certificado superior como especialista en menopausia y como psicofarmacólogo profesional. Habla italiano con fluidez y posee conocimientos de francés y español.

Antes de iniciarse en el campo de la medicina, la Dra. Savely trabajó durante diez años como cantante/teclista/compositora. También trabajó durante quince años como preparadora para el parto por el método Lamaze.

Antes de dedicarse al tratamiento de las enfermedades transmitidas por garrapatas, la Dra. Savely mostró interés especial por la fibromialgia y el síndrome de fatiga crónica y dio conferencias sobre estos temas, incluyendo la co-presentación de investigación original en la conferencia del síndrome de fatiga crónica de 1996 en San Francisco.

En 1999, la Dra. Savely empezó a ganar experiencia en el diagnóstico y tratamiento de las enfermedades transmitidas por garrapatas. Hoy en día, es reconocida como una de las mayores especialistas del país en la enfermedad de Lyme y a su consulta de San Francisco acuden pacientes de todos los Estados Unidos. La Dra. Savely es un miembro activo de la ILADS (Sociedad Internacional de la Enfermedad de Lyme e Infecciones Asociadas). También forma parte de los comités consultivos tanto de la Asociación de la Enfermedad de Lyme de California como de la Fundación Charles E. Holman para la Investigación del Morgellons.

Filosofía de Curación

Es poco probable que cualquier tratamiento para la enfermedad de Lyme pueda erradicar completamente los patógenos responsables de las infecciones transmitidas por garrapatas. Desafortunadamente, los patógenos tienen demasiadas técnicas de supervivencia. Más bien, el objetivo debería ser el control de las infecciones mediante la reducción de la carga bacteriana/parasitaria del cuerpo y el fortalecimiento del sistema inmune de manera que pueda asumir la función de mantener las infecciones bajo control.

Los antibióticos son la piedra angular fundamental del tratamiento pero no son lo único necesario para recuperarse. Con el fin de facilitar la capacidad del cuerpo para curarse, las personas con Lyme deben hacer todo lo posible para fortalecer sus sistemas inmunes.

Recuperar la salud de uno mismo es un trabajo a tiempo completo. Los enfermos crónicos tienen que ser conscientes de cómo cualquier cosa afecta a su salud, incluidos el entorno, la dieta, los hábitos y la actitud. Incluso una vez que las infecciones estén bajo control, las personas con Lyme tendrán que vivir el resto de sus vidas eligiendo estilos de vida saludables de forma que sus sistemas inmunes se mantengan fuertes y capaces de mantener los "bichos" a raya.

Tratamiento de las Infecciones

Borrelia

En el tratamiento de la enfermedad de Lyme, observo dos tipos de pacientes. Si bien cada tipo puede presentar síntomas del otro, por lo general, los pacientes se asemejan más a un tipo que a otro. Estos dos tipos son: 1) pacientes con síntomas musculo-esqueléticos predominantes que se parecen a síndromes como la fibromialgia y 2) pacientes con síntomas neurológicos predominantes que se asemejan al síndrome de fatiga crónica o a la esclerosis múltiple. Yo denomino a aquéllas con síntomas musculo-esqueléticos las personas del "dolor". Durante la primera visita de mis pacientes realizo un examen para determinar de qué tipo son y en qué grado. Por ejemplo, busco reflejos afectados; si éstos son hiper o hipo. También examino su reacción pupilar a la luz, realizo un test de equilibrio y otras pruebas neurológicas.

Para el tratamiento de los pacientes musculo-esqueléticos, tiendo a comenzar con antibióticos orales, tales como dosis altas de doxiciclina, una combinación de claritromicina y cefdinir, o una combinación de Ketek y dosis altas de amoxicilina.

Para los pacientes neurológicos, si me parece que presentan muchos signos y síntomas neurológicos, lo primero que haré, si no son alérgicos a la penicilina, es administrarles inyecciones de Bicillin (penicilina G). Prefiero el Bicillin a la terapia intravenosa porque requiere una menor intervención, tiene menos riesgo y un menor coste. El Rocephin (ceftriaxona) es otra medicación buena que también puede ser administrada mediante inyecciones pero tiene una vida media corta, por lo que los pacientes tienen que inyectarse muy a menudo, lo que puede resultar doloroso. Debido a que el Bicillin tiene una vida media más larga, puede ser administrado sólo una o dos veces por semana. Prescribo Bicillin L-A (y debe ser la forma L-A), 1.2 ml. o 2.4 ml. por vía intramuscular cada tres o cuatro días, dependiendo de cómo de agresivos quieran ser los pacientes con sus tratamientos. Creo que el Bicillin funciona realmente bien, y es bueno para probarlo en primer lugar, antes que los antibióticos intravenosos, porque algunos pacientes ya consiguen un efecto tan beneficioso con las inyecciones como con la terapia IV.

Si luego combino las inyecciones de Bicillin con Ketek, y Flagyl (metronidazol) a pulsos, dos semanas sí, dos semanas no, me parece que esta es la mejor combinación "fulminante" para mis pacientes. Así que para los tipos neurológicos, básicamente mi protocolo es una o dos medicaciones orales, junto con las inyecciones de Bicillin.

Por supuesto, cualquier persona con enfermedad de Lyme presenta síntomas neurológicos en algún grado, pero en algunas personas son más fuertes que en otras, especialmente en aquellas con síntomas de EM, demencia de aparición temprana, psicosis fulminante o Parkinson.

En realidad, administraría antibióticos intravenosos a todos los pacientes de Lyme si no causaran molestias y no fueran tan costosos. Los tratamientos intravenosos funcionan mejor y más rápido, sin importar el tipo de paciente con enfermedad de Lyme al que se le administre. Lamentablemente, nosotros (el paciente y yo) tenemos que tomar en cuenta muchas cosas con respecto al tratamiento, incluido el coste.

Babesia

En cuanto a las coinfecciones de Lyme, algunas veces trataré desde el principio la Babesiosis de mis pacientes con la combinación de probada eficacia de Mepron (atovacuona) y Zithromax (azitromicina) o Biaxin, junto con Flagyl. Esta combinación de medicamentos integra dos métodos diferentes de tratamiento para la Babesiosis y también acaba con la Borrelia. Sin embargo, sólo utilizo este protocolo de tres drogas si los pacientes pueden tolerarlo. No todo el mundo puede tolerar el Flagyl al principio de su tratamiento.

Además, en el protocolo antibiótico incluyo artemisinina en dosis de 800-900 mg (300 mg, tres veces al día). Creo que el uso de dosis altas de artemisinina marca una gran diferencia en los resultados del tratamiento. Antes, utilizaba dosis más bajas de esta hierba pero con los años me he dado cuenta de que es importante utilizar dosis altas y a intervalos, de cuatro días de toma y tres de descanso. Es una parte importante del protocolo de tratamiento para la Babesiosis.

Cuando los planes del seguro médico de los pacientes no cubran el pago del Zithromax, prescribiré Biaxin, o Ketek. Lo malo de la medicina hoy en día es que a menudo, las alternativas de la atención sanitaria de los pacientes tienen que ver con sus recursos financieros, lo que cubrirán sus planes de seguro médico o lo que ellos pueden permitirse. Es una situación lamentable.

Aunque el Mepron, el Zithromax y la artemisinina son con frecuencia una combinación efectiva para algunos tipos de Babesia, no siempre elimina la Babesia duncani, o Babesia WA-1, como se la denomina algunas veces. La Babesia WA-1 es muy difícil de eliminar. No siempre veo a los pacientes mejorar con la combinación de antibióticos anteriormente mencionada, incluso después de meses de uso. Con la Babesia microti, he observado que en ocasiones los pacientes pueden llegar a encontrarse bien en tan sólo seis meses de tratamiento, pero la Babesia duncani es un asunto completamente diferente.

Los pacientes con esta cepa pueden tratarse hasta el día del juicio final; de hecho, después de dos años de tratamiento, algunos de ellos no han observado cambios en sus síntomas. De forma que tengo que probar otras combinaciones de medicamentos para los pacientes con Babesia duncani, tales como Lariam (mefloquina) y plaquenil, o cloroquina y primaquina. Sin embargo, el inconveniente de estas últimas medicaciones es que no son bien toleradas por los pacientes, así que, por lo general, no se emplean como primera línea de defensa contra la infección. Algunas veces también utilizo Malarone, cuando el Mepron no funciona, pero nosotros (en la comunidad médica) no sabemos por qué, ya que tanto el Malarone como el Mepron son atovacuona, pero con proguanil añadido. Normalmente, el tratamiento supone probar diferentes cosas hasta ver lo que funciona. De vez en cuando los terapeutas tenemos que probar de todo. Mi metodología es comenzar con la medicación que sea la mejor combinación en cuanto a ser tanto efectiva como bien tolerada, aunque a veces el medicamento más efectivo es el de menor tolerancia, lo que significa que en ocasiones acabo dejando éste para más adelante.

Bartonella

Este es el caso también con la Bartonella. En mis pacientes solía empezar con un antibiótico quinolónico como el ciprofloxacino o el Levaquin (levofloxacino) para tratar esta infección, y esperar antes de administrarles rifampicina y doxiciclina, porque estas dos últimas no son tan fácilmente toleradas como las dos anteriores. Pero cuanto más trato la Bartonelosis, más tiendo a inclinarme hacia el uso en primer lugar de medicamentos más efectivos y menos tolerados, porque a menudo acabo usándolos de todos modos, cuando los otros ya no funcionan. De forma que, según mi experiencia, lo que mejor funciona normalmente para el tratamiento de la Bartonelosis son la rifampicina y la doxiciclina. Tenga en cuenta que pacientes de diferentes puntos geográficos pueden responder mejor a distintos antibióticos.

La Bartonelosis requiere tratamiento durante un mínimo de cuatro meses, pero algunos pacientes necesitan tomar antibióticos durante mucho más tiempo. En general, la Bartonella es más fácil de tratar que la Babesia microti, pero no necesariamente más fácil que la Babesia duncani.

Si he aprendido algo en el tratamiento de los pacientes con Lyme durante tantos años, es que cuantos más antibióticos sean capaces de tomar y tolerar, mejor van a estar. Es importante inundar el cuerpo con antibióticos. Por lo tanto, si mis pacientes toleran la terapia intravenosa, sería mi primera opción de tratamiento para ellos, porque es la mejor forma de introducir la mayor cantidad de antibióticos en el cuerpo a un ritmo rápido. Los antibióticos intramusculares serían mi segunda opción, y los orales, la tercera. Dicho esto, si los pacientes tienen intestinos fuertes, es posible administrarles cinco o seis antibióticos al mismo tiempo, y en este caso, la dosis oral sería tan efectiva como la intramuscular o la intravenosa.

Creo que se puede saber cuánto tiempo lleva uno como profesional del tratamiento de la enfermedad de Lyme por cómo sean de agresivos sus tratamientos. Los novatos tienden a ser más miedosos. Aquellos que han estado tratando esta enfermedad durante mucho tiempo, como los Drs. Burrascano y Jones, administrarán hasta cinco o seis antibióticos al mismo tiempo. Cuanto más tiempo me dedico a esto, también más agresiva me vuelvo en mis tratamientos. Sin embargo, el Dr. Jones me dice que ¡Debería utilizar el término "apropiado" en vez de "agresivo", al referirme a los tratamientos!. Por lo tanto, sigo añadiendo antibióticos a los protocolos de los pacientes mientras pueden tolerarlos, y pienso que esta metodología es la que mejor funciona.

Curiosamente, en varias ocasiones, he encontrado pacientes míos que después de haber tomado dos antibióticos, y habérselos sustituido por otros dos nuevos, en lugar de tomar estos últimos, accidentalmente tomaron los cuatro – los dos anteriores más los dos nuevos. Luego regresaron un mes más tarde y me dijeron, ¡Caramba, estoy mucho mejor! ¡Este fue el mejor mes que he tenido!" Estaban algo confusos en cuanto a su protocolo, pero el tomar los antibióticos extra en realidad resultó ser para ellos como dar pasos de gigante hacia su curación.

Pero de nuevo, existen muchos factores que entran en juego en lo que respecta a la curación, y como profesional, no sólo puedo decir, "Esto es lo que *tiene* que hacer", porque las necesidades de cada persona son diferentes.

Entonces, ¿Cuántas dosis deberían los pacientes ser capaces de tolerar? Bien, esta es una de las mayores controversias en el mundo del Lyme. Hay dos grupos de médicos en el mundo de la enfermedad de Lyme. El primero, el grupo de "subida gradual" y luego el grupo de "explosión". El grupo de "subida" cree en el aumento paulatino de las dosis de antibióticos y del número de medicamentos que toma el paciente durante un periodo de tiempo, de forma que puedan evitar las horribles reacciones de Herxheimer. Lo que preocupa con esta metodología de tratamiento es que los bichos reciban las bajas dosis de antibióticos como un tipo de advertencia y puedan luego evitar los siguientes tratamientos. Por el contrario, la ventaja de pegarles fuerte y desde el principio es que son cogidos por sorpresa. El lado negativo de la metodología de "explosión" es que los pacientes sufren reacciones de Herxheimer más fuertes. De forma que decidir sobre qué método seguir puede ser una decisión difícil para los profesionales. En mi consulta, tiendo a comenzar por el segundo. Aunque si observo que las reacciones de Herxheimer de mis pacientes son tan intensas que sus capacidades de curación están siendo dificultadas por la creación de una tormenta de citoquinas que puedan estar dañando el cuerpo, entonces desistiré de su administración. Como profesional, no puedo saber con antelación qué pacientes van a tolerar mejor los tratamientos. ¡Cerca del 10% de mis pacientes no sufren los Herxheimer en absoluto! Desearía que fuera así para todos, pero lamentablemente, no es así. Otros sufren tanto del Herx que piensan que se van a morir. Por tanto, en un principio, intento golpear fuerte a los bichos como primera opción, veo si mis pacientes pueden resistir la tormenta, a la vez que los apoyo lo mejor que puedo a lo largo del camino.

Tratamiento de Moho, Cándida y Toxinas Ambientales

Trato a mis pacientes de Candidiasis hacia el final de sus regímenes de tratamiento, debido a que los antibióticos para el Lyme causan Candidiasis, y no tiene sentido tratar dichas levaduras mientras los pacientes toman antibióticos. Cuando los trato para las levaduras, también los trato para los mohos, utilizando Colestiramina (como recomienda el Dr. Ritchie Shoemaker, MD, para aglutinar las biotoxinas de los mohos. Considero que los mohos también son un gran problema para los pacientes con la enfermedad de Lyme. Para algunos, puede que sea incluso el principal motivo por el que enfermaron y es la razón por la que siguen enfermos. El último trabajo del Dr. Ritchie Shoemaker también ha demostrado que los pacientes de Lyme que están continuamente expuestos a mohos ambientales no mejorarán.

Además de los mohos y la Cándida, los metales pesados y otras toxinas pueden afectar potencialmente a la recuperación del complejo de la enfermedad de Lyme. Como profesional, he analizado todo lo que pudiera estar afectando al sistema inmune de mis pacientes. Por ello, debo hacer dos cosas al mismo tiempo: eliminar sus infecciones, y fortalecer sus sistemas inmunes, lo que significa deshacerme de todo lo que obstaculiza su funcionamiento. Por ejemplo, eliminar las sensibilidades y alergias de los pacientes, tales como al trigo o a la leche, les puede aliviar enormemente la carga de sus sistemas inmunes. También, puede ayudar el reducir su exposición a diferentes toxinas ambientales, como hongos (mencionados anteriormente) y metales pesados. Algunos de mis pacientes presentan toxicidad por metales pesados, pero desde que no me especializo en la eliminación de la toxicidad por metales pesados, les remito a un especialista en la detoxificación de dichos productos. No he tenido tiempo de aprender en profundidad cómo tratar este aspecto de la enfermedad. Ya tengo demasiado que hacer con el resto. Me ocupo de las hormonas, de la tensión sanguínea, de las infecciones y muchas otras cosas de mis pacientes. Existen tantos aspectos del tratamiento a considerar, que no puedo cubrirlos todos.

Tratamiento del Insomnio

El sueño es reparador y necesario para la curación del cuerpo. La disfunción del sueño es uno de los aspectos más importantes y debilitantes de la enfermedad de Lyme. A diferencia del insomnio que es experimentado por las personas comunes debido al estrés, el insomnio de la enfermedad de Lyme es un problema del sistema nervioso central y no puede ser tratado con los mismos métodos que se utilizan para las personas comunes, tales como un baño caliente o un vaso de leche antes de acostarse.

Si los ciclos de sueño de los pacientes están cambiados, es importante que vuelvan a dormir cuando sea de noche. Tomar melatonina en dosis de 0.5-3.0 mg a las 9:00 p.m. puede ayudarles a regular sus ciclos de sueño, a la vez que tomar tres cucharaditas de polvo de magnesio Natural Calm por la noche puede ayudarles a relajarse. Si una micción frecuente les impide dormir toda la noche, entonces puede ser útil evitar tomar líquidos unas horas antes de acostarse. Si esto no funciona, entonces algunos pueden necesitar DDAVP, una hormona con receta que evita la micción frecuente.

Siempre que doy a mis pacientes una medicación para el sueño con receta, les digo que deben tomarla todas las noches a la misma hora justo antes de irse a la cama. Si esperan demasiado para acostarse después de tomar la medicación, ésta puede no ser efectiva. Además les aconsejo empezar tomando la dosis más baja necesaria e ir aumentándola gradualmente cada noche, hasta que sean capaces de dormir profundamente toda la noche sin sentirse mareada a la mañana siguiente.

Nutrición

Cualquiera puede beneficiarse de una buena nutrición, tanto para sentirse bien como para mantener un cuerpo sano a largo plazo. Un cuerpo que esté bajo estrés físico y/o mental tiene unas necesidades nutricionales que están por encima de lo normal. Aquellas personas con enfermedades transmitidas por garrapatas presentan necesidades nutricionales específicas y superiores a las normales debido a los procesos anormales del cuerpo. Por ejemplo, el magnesio y la B-12 son dos nutrientes que las personas con Lyme tienden a necesitar más que las personas comunes. Además, se cree que los radicales libres son más abundantes en los pacientes de Lyme, lo que hace que los antioxidantes sean un requisito nutricional importante.

Que Debe Hacer La Gente Que Padece de la Enfermedad de Lyme Para Recibir La Nutrición Adecuada

1. Evitar fumar y beber alcohol. Limitar las bebidas con cafeína.

2. Beber ocho vasos de agua al día.

3. Aquéllos con enfermedades transmitidas por garrapatas ansían los azúcares debido a su deficiente metabolismo de carbohidratos, pero satisfacer este deseo puede empeorar la situación, llevándoles a una fatiga hipoglucémica. Limitar los carbohidratos simples, como las patatas, la pasta, el arroz y el pan blanco a una pequeña porción en el almuerzo y en la cena. Evitar los dulces pero si siente que debe tomarlos, tendría que ser siempre después de una comida saludable y nunca antes del mediodía.

4. Doblar la ingesta de proteínas a 90-100 gramos al día, dando prioridad a las proteínas bajas en grasas como el pescado, pollo sin piel, cortes magros de ternera y cerdo, productos lácteos sin grasa, claras de huevo, pan de seitán y polvo de soja. Un aperitivo de nueces de soja tostadas está lleno de proteínas.

5. Proponerse tomar al menos 25 gramos de fibra al día. Un tercio de una taza de Kellogg's All-Bran Buds se puede añadir a sus cereales de la mañana, lo que le proporcionará la mitad de las necesidades de fibra diaria recomendada. (Por cierto, ¡Que están sabrosos y no se ablandan!) Comer muchas verduras, cuatro raciones de fruta al día, y elegir siempre cereales integrales.

6. Puesto que es difícil incluir suficientes alimentos verde oscuros en la dieta, pruebe comprando un producto como Kyo-Green o Green Magnum y añada una cucharada a su batido. Es un polvo insípido, pero ¡Tiene la misma cantidad de nutrientes que una libra de espinacas!

7. Añadir semillas de linaza molida a los batidos, cereales, arroz, guisos, etc. Las semillas de linaza proporcionan muchos beneficios

al cuerpo, incluyendo una alta cantidad de fibra y ácidos grasos omega-3, los cuales son sustancias naturales antiinflamatorias. Empiece con dosis bajas, ya que al principio demasiada cantidad puede causar gases y heces blandas. Las semillas de linaza se deben conservar en la nevera para evitar que se enrancien.

En la formulación de una dieta para sus pacientes, es importante para los médicos descubrir cuáles son las alergias alimentarias de sus pacientes y eliminarlas. Realizo a todos mis pacientes la prueba de sensibilidad al gluten, pero tanto si tienen como si no un test positivo a la proteína gliadina, probablemente se sentirán aún mejor con una dieta sin gluten, y normalmente, la mayoría de ellos la hacen. Además les recomiendo que hagan una dieta "no blanca", que quiere decir evitar los alimentos que contienen harina blanca o azúcar blanco. Por tanto esto significa que nada de arroz blanco, patatas blancas o pan blanco. En su lugar, les animo a consumir proteínas bajas en grasas, vegetales, frutas o arroz integral (no creo que el arroz integral nutra a las infecciones) y carbohidratos complejos. Son bastantes mis recomendaciones dietéticas estándar, pero también creo que en lo que se refiere a la dieta, los pacientes tienen una mejor idea de lo que sus cuerpos necesitan.

Pruebas Para las Alergias Alimentarias y Su Tratamiento

Las personas con alergias tienen una respuesta inmune hiperactiva a muchas sustancias que el cuerpo reconoce como nocivas. Sus sistemas inmunológicos se activan a toda marcha cuando se exponen a agentes de escasa importancia como el polvo, el polen, alimentos saludables, y demás. Esta activación constante del sistema inmune lo deja agotado y exhausto de forma que cuando una bacteria que realmente tiene que ser combatida (por ejemplo la Borrelia), aparece en escena, el sistema inmune no está todo lo fuerte que debería ser. Muchas personas con la enfermedad de Lyme tienen problemas de alergias, aunque no se den cuenta de ello. Sobre todo tienden a no ser conscientes de alergias alimentarias, debido a que consumen los alimentos dañinos de forma diaria y sus cuerpos han aprendido a enmascarar los efectos negativos de los alimentos. No es hasta que eliminan dichos alimentos de sus dietas y luego los vuelven a introducir cuando ellos se percatan de sus efectos negativos. Las personas que deseen saber más acerca de las alergias alimentarias deberían leer el libro, *Detecting Hidden Food Allergies* de William Crook.

Suplementos de Apoyo

Vitaminas y Minerales

Para asegurarme de que mis pacientes lleven la nutrición que ellos necesitan, les recomiendo encarecidamente que programen una consulta con un nutricionista o naturópata especializado en ayudar a personas con problemas de salud debilitantes o crónicos, y que pueda ayudarles en este aspecto del tratamiento.

Es una buena idea para los pacientes con Lyme invertir en unos pocos pastilleros de plástico de siete días, de forma que puedan organizar sus medicaciones, incluidas las vitaminas, al principio de cada semana. ¡Esto puede ayudar a aquellas personas con disfunción cognitiva a recordar si se han tomado sus suplementos!

Magnesio

El Magnesio tiende a ser muy deficiente en los pacientes con enfermedad de Lyme. Algunos síntomas de la deficiencia en magnesio (Mg) son:

1. Ritmo cardíaco acelerado

2. Tensión arterial elevada

3. Irritabilidad neuromuscular

4. Dolores de cabeza

5. Reflejos hiperactivos

6. Calambres musculares

7. Dolor articular

8. Irritabilidad, ansiedad, depresión

La enfermedad de Lyme es una de las muchas enfermedades que causan deficiencia de magnesio. La bacteria Borrelia burgdorferi (Bb) es única entre otros organismos porque "persigue" el magnesio en el cuerpo del huésped, mientras que la mayoría de los microbios tienen afinidad por el hierro. Los investigadores se han sorprendido al descubrir que la Bb no busca el hierro de su huésped, sino que necesita magnesio. Muchos síntomas de la enfermedad de Lyme, incluidos aquellos que implican a los músculos, articulaciones, visión, apetito y corazón, así como la inflamación y las deficiencias inmunes que se manifiestan en síntomas específicos tales como los calambres y las cefaleas, con frecuencia son síntomas clásicos de la deficiencia de magnesio. A menudo tomar un suplemento de magnesio disminuye estos síntomas.

Investigaciones preliminares sobre la enfermedad de Morgellons muestran que las fibras enfermas están cubiertas de minerales, que presumiblemente son filtrados fuera del cuerpo por la enfermedad. De forma que los pacientes de Morgellons también necesitan suplementos de magnesio y otros minerales.

El magnesio está implicado en una extraordinaria variedad de funciones en el organismo. El restablecimiento de los niveles de magnesio mejora la capacidad del sistema inmune para identificar a los patógenos. Existe una hipótesis dentro de la comunidad de Lyme de que si podemos mantener los niveles adecuados de magnesio en el cuerpo, también permitiremos al sistema inmune del cuerpo recuperar su capacidad para identificar y atacar el mismo al organismo Bb. (También se cree que el magnesio puede incitar a la Borrelia a salir de su escondite para coger el magnesio).

Sin embargo, la respuesta individual al magnesio no depende solamente de la cantidad de magnesio elemental en un suplemento particular. Depende más de la cantidad que es absorbida y que está biodisponible en el cuerpo, y de la cantidad necesaria para corregir la deficiencia. El intestino (yeyuno e íleon) absorbe la mayoría del magnesio que se ingiere, de forma que es importante considerar la solubilidad y absorción de un tipo particular de magnesio mediante el análisis de la desviación del Ph, para corregir estas deficiencias. Por ejemplo, algunos suplementos de magnesio tienen una baja solubilidad y se absorben escasamente en el intestino. Las sales de magnesio comunes, como el sulfato (sales de Epsom), el hidróxido (leche de magnesia), y el óxido son suplementos pobres debido a su baja biodisponibilidad. También, el cloruro de magnesio puede presentar efectos secundarios no deseables debido a sus propiedades higroscópicas (facilidad para absober la humedad).

Recomiendo el Natural Calm de Peter Gillham para corregir las deficiencias del magnesio porque mis pacientes han tenido buenas experiencias con él (www.petergillham.com). Se presenta como un polvo aromatizado que se puede mezclar con agua, o como un polvo natural que se puede mezclar con zumos o batidos.

Durante la administración de magnesio, los pacientes deberían aumentar sus cantidades por la noche hasta que sus heces sean ligeramente más blandas. Demasiado magnesio ocasionará diarrea. Si a mis pacientes no les gusta tomar el magnesio en forma de polvo, les recomiendo MagTab SR o Mag Malate.

Desafíos del Médico y del Paciente y los Obstáculos a la Curación

Uno de mis mayores desafíos como profesional sanitario es hacer que los pacientes siguen a sus tratamientos, porque se sienten frustrados y quieren abandonarlos. Es realmente difícil, porque cuando ellos no ven ningún cambio en su cuadro de síntomas, es como si "los árboles no les dejaran ver el bosque". Si puedo ayudarles a terminar sus tratamientos, a menudo serán capaces de mirar atrás y darse cuenta de que se encuentran mejor, pero en general, es muy difícil para ellos "aguantar". Brindar confianza es una de las mejores cosas que los profesionales podemos hacer para los pacientes con la enfermedad de Lyme. De todos modos, una gran parte de nuestro trabajo implica ser animadores y psicólogos.

Otro de mis desafíos es concebir planes de tratamiento individualizados para mis pacientes, porque todos son muy diferentes y nunca sé lo que les funcionará. Por ejemplo, tengo algunas personas a las que la artemisinina les funciona perfectamente, mientras que a otras no les hace nada. Hay tantas cosas que nosotros como profesionales no conocemos acerca del tratamiento de la enfermedad de Lyme. Para complicar más las cosas, está el hecho de que existan tantas cepas diferentes de Borrelia y otras infecciones en el medio ambiente que no conocemos, lo que significa que no necesariamente sepamos cómo y qué estamos tratando.

Los pacientes no siempre entienden esto. En ocasiones, están realmente enfadados conmigo porque piensan que un tratamiento que funcionó para otra persona debería funcionar para ellos, y no es así. Los pacientes de Lyme están constantemente hablando de otros y también dando consejos en Internet. Están desesperados y acuden constantemente a mi consulta y me dicen cosas como, "He visto en Internet que éste es el mejor método para el tratamiento de Lyme, así que quiero que usted me dé este tratamiento". Algunas veces esto puede complicar las cosas porque lo que mejor funciona para una persona no siempre es lo que mejor funciona para otra.

Así que cuando los pacientes me escriben cartas enfadadas y me dicen cosas como, "¡Usted me ocultó este tratamiento! ¡Podría haberme ayudado!" Quiero decirles que serían uno entre un millón al que les podría haber ayudado un tratamiento particular. Curiosamente, algunas de estas personas son cultas e inteligentes, y terminan encontrando cosas que les funcionan mejor para ellos que los antibióticos. El problema es que me acaban acusando de ser incompetente, a pesar de que, como terapeuta, estoy tomando decisiones basadas en estadísticas todo el tiempo. En primer lugar, tengo que dar a los pacientes un tratamiento que sea el que mejor funcione para la mayoría. No puedo saber si la siguiente persona que estoy tratando va a formar parte de la minoría de personas para las cuales un tratamiento no va a funcionar, pero algunas personas se enfadan por este motivo, de todos modos. Por supuesto, cuando las personas están enfermas, no están en su mejor momento.

Sin embargo, ¡Es realmente difícil tratar la enfermedad de Lyme! No es de extrañar que la mayoría de los médicos no quieran ni ver de lejos esta enfermedad. Es una enfermedad insípida, muy dudosa, y la mayoría de los médicos se sienten más cómodos con las afecciones que saben cómo tratar exactamente, y de hecho, las metodologías de tratamiento de otras patologías con frecuencia están más estandarizadas. En conferencias nacionales siempre les digo a los profesionales de la enfermería que nosotros (los profesionales de enfermería) en realidad somos el tipo perfecto para tratar el Lyme porque nuestro estilo para dar asistencia a las personas es más individualizado y holístico que el de los médicos. Es un buen área para nosotros. Nosotros nos encontramos más cómodos con este tipo de cosas, mientras que los médicos tienden a detestar las situaciones en las que no están seguros de lo que va a pasar.

Si conociera un remedio que fuera la "llave" para la curación de cualquier persona, entonces sí, lo estaría gritando por todo lo alto. Aunque esto es lo que me vuelve loca. Cada vez que pienso que he encontrado algo que es "esa llave" para cualquier persona, encuentro pacientes para los que no funciona.

Por ejemplo, a veces recomiendo a mis pacientes el hongo Coriolus, porque observo que aumenta los niveles CD-57 a lo loco. Algunos de mis pacientes lo toman y dicen, "¡Me siento mucho mejor!", mientras que no parece ayudar a otros en absoluto. Siempre es interesante ver cómo las personas responden de manera diferente a las cosas. Otro ejemplo: tengo pacientes que utilizan un tratamiento herbal llamado burbur, y algunos juran que mejora sus reacciones de Herxheimer, mientras que otros afirman que no hace nada para mejorar sus síntomas. Para aquellos a los que les ayuda, no sé cuánto efecto placebo hay en él, pero nunca le diré a nadie que no pruebe algo si eso le hace sentirse mejor. Hay unas cuantas cosas a las que me gustaría decir: "No", como el peróxido de hidrógeno intravenoso, pero en su mayor parte, si los pacientes me preguntan, "¿Debería probarlo?" Les diré, "Claro, adelante, pruebe todo lo que pueda funcionar."

Observo que casi siempre mis pacientes responden positivamente a los tratamientos de la enfermedad de Lyme, pero la cuestión es, ¿Cuánto? Para aquellos que sólo mejoran un poco, las razones son múltiples. Podrían tener una cepa resistente del organismo, una predisposición genética que impida su curación, u otras infecciones que son predominantes en sus cuadros de síntomas. Además, puede haber otros factores desconocidos implicados y que les impiden la curación completa.

A menudo los pacientes me preguntan sobre la importancia de tratar las infecciones virales, y si comprobara los títulos virales de la mayoría de mis pacientes de Lyme, encontraría que todos tienen títulos altos para otras infecciones, pero pienso que dichas infecciones son oportunistas. Es decir, que son infecciones que aparecen en los resultados de las pruebas y se vuelven activas debido a la enfermedad de Lyme. Entonces, les digo a mis pacientes que éstas tenderán a desaparecer una vez que hayamos tratado su Lyme.

Enfermedad de Lyme vs. Síndrome de Fatiga Crónica

Existe cierto debate en el mundo de la fatiga crónica sobre si la enfermedad de Lyme puede por sí misma ser la causa principal del síndrome de fatiga crónica. La cuestión es muy difícil de responder. A veces, una persona puede tener un moho crónico, u otro problema que esté causando sus síntomas, incluso si la enfermedad de Lyme está presente como un problema de fondo.

Por otro lado, hace tiempo atrás estaba muy involucrada en el mundo de la fatiga crónica, y en cierto momento dado, empecé a darme cuenta de que el SFC estaba causado, en muchos casos, por la enfermedad de Lyme, y por esta razón, empecé a involucrarme más en el tratamiento de dicha enfermedad.

Los casos que presentan los síntomas clásicos del SFC como la fatiga crónica y la disfunción cognitiva, suelen ser los más difíciles de tratar. A veces hay poca respuesta al tratamiento en este tipo de pacientes, de forma que ¿Quién sabe lo que realmente significa esto?

Sin embargo, al final soy una gran defensora de la presentación de cada tratamiento a mis pacientes como si fuera a funcionar, a pesar de que tengo compañeros que no están de acuerdo con este método. Dicen que hacer esto es similar a "engañar con falsas apariencias" y piensan que es mejor ser francos con los pacientes, pero veo este asunto de forma diferente. Creo que la curación de los pacientes se ve ayudada considerablemente cuando éstos creen que van a mejorar. Un profesional que dice, "Haga esto, y se encontrará mejor" tendrá pacientes con tendencia a mejorar. Un profesional que diga a sus pacientes: "Tienen un 50% de posibilidades de curación" terminará desalentándolos. Además, ¿qué es lo peor que puede pasar si una persona no mejora? Las personas no tienden a regresar y gritar, "¡Usted dijo que esto funcionaría!" Así que en mi práctica, miro a mis pacientes a los ojos y les digo, "Vamos a hacer este tratamiento y va a mejorar." Y puedo hacer esto y decir con toda honestidad que siento que ellos van a mejorar, porque la mayoría de las veces, lo hacen, y posteriormente, con frecuencia me dicen, "Esta es la mejor cosa que pudo haberme dicho". Las personas necesitan esperanza, y yo no creo en falsas esperanzas. Tengo que dar a las personas esperanza. Eso es lo que les va a sacar de esta enfermedad.

Obstáculos del Paciente a la Curación

Creo que mis pacientes más difíciles son aquellos con DEPT (disfunción de estrés postraumático). Hay mucho que hacer con ellos emocionalmente y su curación es complicada. Algunas veces no parece que mejoren, y no sé cuánto se debe a sus emociones. Todos los médicos del Lyme tienen pacientes que no parecen mejorar, pero en realidad, éstos son unos pocos. Sin embargo, es lamentable porque oigo muchas conversaciones negativas en Internet de los grupos de apoyo a la enfermedad de Lyme. Las personas preguntan, "¿Merece la pena tratar la enfermedad de Lyme?" He leído que hay personas que no mejoran de ningún modo."

¿Está bromeando? No trataría esto si las personas no mejoraran – ¡Sería cruel e injusto robar su tiempo y dinero! Por no decir deprimente. La parte divertida y maravillosa de tratar la enfermedad de Lyme es ver a las personas recuperar sus vidas. Esto es algo emocionante y poderoso, y creo que es lo que me mantiene haciendo esto (luchando contra los consejos regulatorios y administrando tratamientos difíciles) porque consigo ver a mis pacientes recuperar sus vidas ante mis ojos.

De modo que las personas consiguen mejorar. En cuanto a la curación y mis protocolos, creo que aquellos que han estado enfermos durante menos de un año, después tienden a mejorar más o menos en un año. Sin embargo, la mayoría de mis pacientes con enfermedad de Lyme crónica necesitan dos años, como mínimo, para curar, y un promedio de dos años y medio a tres, en ocasiones un poco más. Un porcentaje muy pequeño, tal vez un 5%, así como aquellos que han estado enfermos durante veinte años o más necesitan más tiempo, a veces cinco años o más, para curarse. Pero aquellos que han estado enfermos tanto tiempo mejoran. Sólo es cuestión de tiempo.

¿Funcionan los Antibióticos?

Existe una percepción en Internet de que las personas no mejoran con los antibióticos.

Sin embargo, me parece que las personas de los grupos de apoyo en Internet son los que no mejoran. Obtuvieron una visión o percepción sesgada del mundo de la enfermedad de Lyme. Aquellos que se curan de la enfermedad de Lyme no están en Internet, porque siguen con sus vidas una vez que han mejorado. A menudo les digo a mis pacientes que las salas de chat de Internet son beneficiosas en algunos aspectos, pero que también pueden ser deprimentes. Aquellas personas que tienden a permanecer aquí son las pocas que no mejoran. Algunas son cínicas y/o depresivas, y tienden a hundir a otras. No son una representación justa de aquéllos que se curan del Lyme – puede que representen un cantidad tan pequeña como el 1% de la población con enfermedad de Lyme.

Una vez más, todos los que tratamos la enfermedad de Lyme no lo haríamos si los pacientes no mejoraran. Quiero decir, ¡Qué deprimente! Imagine tratar y tratar y que sus pacientes nunca mejoren. Nosotros hacemos esto porque las personas mejoran. Es lamentable que las personas con Lyme que apenas están aprendiendo sobre la enfermedad e intentan encontrar respuestas en Internet, se desanimen por lo que aprenden.

Sin embargo, es cierto que hay muchas personas que no pueden tomar antibióticos. Estas personas puede que tengan "Herxes permanentes." Su Herx nunca se detiene y entonces tienen que buscar otras soluciones de curación.

Además, ningún tipo de tratamiento puede llevar a las personas con un daño irreversible en sus cuerpos, tales como aquellas con ELA, de vuelta a la completa curación. Debo decirles que sí, que es posible que tengan la enfermedad de Lyme, y puede que esta patología haya sido el detonante inicial de su ELA, pero el daño en sus cuerpos ya está hecho. Podemos ser capaces de detener temporalmente la progresión de su enfermedad, pero no podemos llevarle hasta una curación completa.

Estoy, por cierto, íntimamente implicada con esta enfermedad. He tenido Lyme, al igual que mis dos hijas y mi madre. Además, mi hijo tiene Lyme gestacional y mi hermana murió de Lyme y ELA. He observado que aquellos profesionales que han tenido experiencias personales con esta enfermedad son más empáticos, y tienden a entender más que aquéllos que no las han tenido—y resulta que la mayoría de los médicos del Lyme o sus familiares de hecho se han tratado ellos mismos la enfermedad de Lyme. Puede que no lo admitan, pero la mayoría de ellos la tienen. Es por eso que están tan por encima de la media con respecto a los conocimientos médicos convencionales.

Tratamiento de las Recaídas con el Protocolo de Pulsos del Dr. Burrascano

De vez en cuando, mis pacientes presentan recaídas después de interrumpir sus tratamientos de antibióticos. Si esto sucede, aplico el protocolo de pulsos del Dr. Burrascano, que implica dar antibióticos a pulsos durante seis u ocho semanas. Si los pacientes vuelven a recaer, normalmente eso ocurre entre los seis meses y un año después de dejar sus tratamientos. Cada vez que suceda, ataco de nuevo sus infecciones con un tratamiento de pulsos, pero debo esperar hasta que estén completamente "machacados", porque la teoría del Dr. Burrascano es que los pacientes tienen que esperar hasta tocar fondo antes de que los profesionales puedan "atacarles" de nuevo con otro tratamiento de pulsos. No pueden presentar signos de reaparición reciente de los síntomas, o si no el protocolo no funcionará bien; ellos deben estar completamente machacados. Después de que mis pacientes hayan entrado en remisión, si recaen, por lo general tengo que darles un sólo pulso, y en ocasiones, dos. El Dr. Burrascano dice que tres es el número máximo de tratamientos de pulsos que normalmente son necesarios para que los pacientes mejoren por completo y nunca he tenido que dar más de dos pulsos, porque después de eso, he observado que mis pacientes mejoran completamente.

Perfil de la Persona que Se Cura de la Enfermedad de Lyme

Los fumadores nunca mejorarán. Es asombroso cuántas personas con Lyme beben, fuman o consumen drogas. Cuando mis pacientes hacen cosas que derriban sus sistemas inmunes, no tienden a curarse. Aquellas personas que hacen lo que hace falta, comen alimentos adecuados, adhieren a los tratamientos y demás, son los que conseguirán mejorarse.

Además, he visto constantemente que las personas que son capaces de deshacerse de su ira se curan. Las que dejan que su ira y resentimiento les devoren, así como las que están deprimidas y se hacen preguntas como, "¿Por qué yo?" no tienden a la curación. Aquellas que tienen una perspectiva tranquila y menos fatalista, y que dicen cosas como, "Sé que esto ha pasado por una razón. Puede que no conozca dicha razón, pero lo acepto", tienden a mejorar. Tengo pacientes que están realmente enfermos, pero mantienen su sentido del humor y humanidad. Cuentan chistes y se ríen. Éstos son los que se curan. Las personas pasan por etapas de duelo la primera vez que caen enfermos, y no es hasta que finalmente llegan a un punto de aceptación de su enfermedad cuando realmente empiezan a curarse. Aquellas que están enfadadas, patalean, pelean, gritan y viven sus vidas como si la enfermedad no estuviera ahí, tienden a sufrir obstaculos en su curación. Se impulsan con sus actividades y piensan, "Por Dios, esto no a va a hundirme". Continúan trabajando a jornada completa e ignoran sus síntomas, pero sus síntomas no desaparecen. Es asombroso cómo muchas personas simplemente se siguen empujando a sí mismas con sus actividades diarias, y sin embargo, están extremadamente enfermas. Esto me deja atónita. Es como que están negando y huyendo de la enfermedad. Los adolescentes muchas veces siguen este camino. Rechazan permitir que esto les detenga. Las personas que aceptan su nueva situación, y dicen, "De acuerdo, esto es nuevo para mí. ¿Qué puedo hacer en esta situación?" mejorarán. Una vez que los pacientes sean capaces de relajarse y aceptar su enfermedad, entonces comenzarán a curarse.

Reducción del Estrés y Modificación de la Conducta

La medicina occidental está empezando a darse cuenta de que no es posible separar la mente del cuerpo en el proceso de curación. A la gente con Lyme se les han dicho que su enfermedad está solamente "en su cabeza", y en cierto modo, ¡Así es! Las enfermedades transmitidas por garrapatas infectan al cerebro y causan disfunción del sistema límbico, una parte del cerebro que recibe todo tipo de aportes del mundo exterior (emocionales, físicos y de cualquier otra forma) y las "traduce" en funciones del organismo. Decir que la reducción del estrés y la modificación de la conducta ayudarán a la condición física de los pacientes, no significa que parte de sus problemas sean psicosomáticos. Quiere decir que su sistema límbico es altamente sensible al estrés, y, en el caso de muchos problemas físicos, tendrá una mejor oportunidad de curarse por sí mismo cuando la carga de estrés sea eliminada.

Estratégias para la Reducción del Estrés

Bioretroalimentación

Esta terapia enseña a aquellos con Lyme a identificar cuándo y dónde sus cuerpos están reaccionando al estrés y cómo soltarlo. Los grupos de profesionales en salud mental tienen información sobre terapeutas y lugares donde se puede realizar este tipo de terapia.

Terapia Cognitivo Conductual

Esta terapia ayuda a aquellos con enfermedad de Lyme a identificar los patrones de pensamiento no realistas que les causan estrés y ansiedad y a adoptar nuevas perspectivas que les permitirán no ser tan duros consigo mismos. También pueden enseñarles a establecer límites, eliminar la culpabilidad, la responsabilidad y necesidad de tener el control, además de cómo acentuar los aspectos positivos de sus vidas, y demás. Los pacientes pueden llamar a los terapeutas de sus planes de seguros para ver si cualquiera de ellos es especialista en este tipo de terapia.

Humor

Se dice que la risa es la mejor medicina. Es bueno para aquellos con Lyme que se rodeen de personas con buen corazón, para encontrar el humor en su situación actual y no tomarse a sí mismos o a sus enfermedades demasiado en serio. También es beneficioso para los pacientes ver espectáculos divertidos en TV o películas, evitando a su vez a los "pesados".

CAPÍTULO 4: Ginger Savely, DNP

Cambios en el Estilo de Vida

Aquellos con Lyme deberían analizar su situación vital y hacer una lista de todas las cosas que les estén causando estrés en sus vidas, y luego decidir eliminar tantas de estas cosas como les sea posible. Si, por ejemplo, pueden reducir su jornada laboral a tiempo parcial, esto puede ser beneficioso, así como dejar sus trabajos si pueden permitírselo económicamente (ver a continuación).

Apoyo Financiero

Para muchas personas con Lyme, las preocupaciones financieras se encuentran en la parte superior de su lista de factores estresantes. Puede ser beneficioso para ellos solicitar los pagos por incapacidad a través de los programas de seguros por incapacidad de sus empresarios (si el empresario tiene uno) o solicitar las ayudas por incapacidad del programa de Ayudas Económicas por Incapacidad de la Seguridad Social (Social Security Disability Income—SSDI). El proceso SSDI es muy difícil y presenta muchos obstáculos. Recomiendo encarecidamente que aquellos con Lyme acudan a un asesor si deciden solicitar esta ayuda económica. La tarifa normal de los abogados especialistas en incapacidades es del 25% de lo que el cliente gane en sueldos atrasados, con una tarifa máxima de $5,300. Esta es una tarifa normal para todos los asesores y abogados especialistas en incapacidades y está regulada por la Administración de la Seguridad Social. No se carga ninguna tasa a los clientes si no ganan el caso, a excepción de una pequeña tasa porque los abogados trabajan sobre una base de contingencia.

Equilibrio Entre Descanso y Acondicionamiento Físico

Las personas con Lyme a menudo se quedan perplejas porque sienten como si estuvieran recibiendo dos mensajes opuestos de sus terapeutas: descansar, pero ¡levantarse y moverse! El hecho es que necesitan encontrar un equilibrio entre ambos. Demasiado reposo puede llevar a la falta de acondicionamiento del cuerpo, lo que hará que se sientan incluso más débiles, así como más cansadas y deprimidas. Sin embargo, demasiada actividad les llevará a una exacerbación de sus síntomas y aumentará su tiempo de recuperación. Lo ideal es que las personas con Lyme deben intentar hacer algún ejercicio de leve a moderado todos los días. Puede ser que algunos pacientes de Lyme que estén leyendo esto piensen, "¡Apenas tengo energía suficiente para pasar el día, muchos menos para hacer ejercicio!" La idea es hacer un reacondicionamiento diario, pero comenzando con calma y de forma fácil, e ir progresando gradualmente de manera que nunca lleguen a estar frustrados o exhaustos. Nunca deberían realizar ejercicios aeróbicos, ya que hay investigaciones que han demostrado que aquellos con Lyme mejoran haciendo otras formas de ejercicio de leve a moderado.

Actividades Que Deberían Realizar las Personas Con Lyme

1. Todos los días, dormir una siesta de media hora (¡no más!) por la tarde. Más de media hora les llevaría al embotamiento, debido a que el cuerpo saldría de un sueño más profundo.

2. ¡Prestar atención al cuerpo! Aprenda a reconocer los signos de fatiga y entonces descanse un poco antes de llegar a caerse rendido.

3. Planifique un horario regular todos los días para hacer "terapia de movimiento". (¡No utilizo la palabra que empieza por "E"!).Las personas deberían hacerlo incluso si sólo pueden caminar pequeños tramos de distancia, y deberían convertirlo en un hábito. Además, es importante que mantengan bajas sus expectativas, y olvidar el lema, "¡Sin dolor, no hay recompensa!" Deberían empezar su primera semana de "terapia de movimiento" con un objetivo muy pequeño en mente (por ej.; caminar hasta el buzón y regresar). También es beneficioso realizar algún estiramiento suave tanto antes como después de la "terapia de movimiento". Iniciarse en yoga es lo mejor para aquellos con Lyme, pero ¡No deberían apuntarse para una clase avanzada! Yo misma aprendí a hacer yoga con el *Yoga 28-Day Exercise Plan* de Richard Hittleman. Nadar también es un ejercicio suave ideal para probar.

Otras actividades que pueden hacer las personas con Lyme durante su "terapia de movimiento" diaria incluyen caminar, Pilates, trabajar con pesas de mano ligeras, y ciclismo sobre superficies planas a un ritmo de lento a moderado. Deberían evitar correr, trotar, clases de aerobic, pesos pesados o cualquier deporte que aumente el ritmo cardíaco.

¿Qué Pueden Hacer los Amigos y Familiares para Ayudar al Enfermo?

Al tiempo que es importante para los seres queridos estar ahí para los familiares y/o amigos enfermos, también es importante para los cuidadores estar apoyados pues es realmente duro ser un pariente o la esposa de alguien que padezca la enfermedad de Lyme. Sufren demasiado. Por ejemplo, una de las cosas más difíciles acerca del cuidado de los pacientes con Lyme es que son sensibles a todo. Usted quiere abrazar a su ser querido con Lyme, pero es tan hipersensible que le haría daño recibir un abrazo o ser tocado.

Además, sería útil si sus seres queridos trataran de aprender tanto como pudieran sobre la enfermedad de Lyme, de manera que supieran lo que están pasando a sus familiares enfermos. Debido a que el mayor problema de esta enfermedad, a diferencia de cualquier otra como el cáncer, por ejemplo, es que las personas se preguntan, aunque sea un poco, si los pacientes de Lyme están realmente enfermos. La gente piensa: "Bien, venga vamos, ¿No puedes superarlo y volver a tu vida? ¿No puedes empujarte a ti mismo un poco?" Veo relaciones romperse por este motivo y veo familias separadas, porque los familiares se niegan a creer que hay algo mal en la persona enferma. ¡Él o ella parece tan normal!

Últimas Palabras

Mientras que el tratamiento de la enfermedad de Lyme es un gran desafío, para mí, es tan emocionante ver a las personas recuperar sus vidas. No hay nada igual. Ver la transformación de aquellos que una vez lo perdieron todo, estaban abandonados, no podían funcionar y sentían como sus vidas habían terminado, es maravilloso y lo que hace que mi trabajo merezca la pena el sacrificio.

Cómo Contactar con Ginger Savely, DNP

Ginger Savely, DNP
450 Sutter St., Suite 1504
San Francisco, C.A. 94108
Email: gsavely@gmail.com

•CAPÍTULO 5•

W. Lee Cowden, M.D., M.D. (H)
PANAMA CITY, PANAMÁ

Biografía

El Dr. Cowden es cardiólogo colegiado y especialista en Medicina Interna. Es conocido y reconocido internacionalmente por su habilidad en la técnica de Kinesiología Evaluativa, el Dr. Cowden también ha perfeccionado los protocolos de tratamiento para el cáncer, la enfermedad de Lyme, el autismo, el Parkinson, la fibromialgia, el síndrome de fatiga crónica, así como los de muchas otras patologías, incluyendo el restablecimiento de la enfermedad cardiovascular.

El Dr. Cowden es autor y coautor de varios libros y publicaciones, que incluyen:

- *An Alternative Medicine Definitive Guide to Cancer*, 1997
- *Cancer Diagnosis; What to Do Next*, 2000
- *Longevity, An Alternative Medicine Definitive Guide*, 2001

Además de estas publicaciones, el Dr. Cowden también ha formado parte del comité editorial de: *Alternative Medicine, The Definitive*

Guide, (Primera Edición, 1993; Segunda Edición, 2002) y contribuyó al *Alternative Medicine Guide to Heart Disease* en 1998, así como a varios otros libros. El Dr. Cowden es el Presidente del Comité Científico Asesor de la Academia IntegraMed (2008). La Academia IntegraMed realiza cursos por Internet de medicina integrativa tanto para profesionales sanitarios como para el público en general, a nivel nacional e internacional. Es además educador sanitario de medicina integrativa a nivel internacional, y ha realizado presentaciones en los EE.UU., México, Brasil, Perú, Guatemala, Alemania, la República Checa, Japón, China, Taiwán, Inglaterra, los Países Bajos, Curasao, la República Dominicana, Singapur y Malasia.

Nota para el Lector

El Dr. Cowden emplea y recomienda muchos productos elaborados por una compañía llamada NutraMedix. A lo largo de este capítulo, observará que muchos de los remedios descritos no van acompañados de la información del fabricante. En la mayoría de estos casos, el fabricante es Nutramedix. Notificación: El Dr. Cowden es un asesor a sueldo de Nutramedix.

Filosofía de Curación del Dr. Cowden

En mi opinión, la enfermedad de Lyme es una afección que se produce porque la carga total de toxinas en el cuerpo de una persona y otros factores estresantes favorecen su desarrollo. A medida que nuestra vida avanza, vamos acumulando toda una carga de toxinas procedentes de nuestro entorno. Esta carga incluye toxinas químicas, polución electromagnética, estrés geopático y metales pesados, así como una variedad de traumas emocionales. Finalmente, la suma total de todos estos factores estresantes producen una situación que hace a una persona susceptible a la enfermedad, de forma que si esta persona recibe una picadura de un mosquito o una garrapata portadores de microbios relacionados con la enfermedad de Lyme, será más fácil que sucumba a dicha enfermedad. Las pruebas sugieren que algunas personas portan en sus cuerpos microbios del Lyme durante más de una década antes de que finalmente padezcan algún tipo de trauma que provoque que los microbios se vuelvan activos y causen la enfermedad. Por ejemplo, un accidente de tráfico o la muerte de un ser querido puede causar que la enfermedad de Lyme "aparezca", si la bacteria y el entorno tóxico están presentes. Así que en mi experiencia, he comprobado que si reduzco la carga en el cuerpo de los pacientes, sus síntomas de Lyme mejorarán, incluso si no los trato específicamente del Lyme. Uno de mis colegas hace años dijo que el cuerpo humano es como un pantano lleno de caimanes; usted puede o bien luchar contra los caimanes de uno en uno, o drenar el pantano.

Por este motivo, no puedo decir que la Borrelia sea la causa principal de la enfermedad de Lyme porque generalmente existen múltiples causas. Esta idea concuerda con el trabajo de Antoine Bechamp, un contemporáneo de Louis Pasteur. Bechamp dijo que en lo que se refiere a la curación del cuerpo, los microorganismos no son nada y que el entorno del cuerpo, o el terreno, lo es todo. Por otro lado, Pasteur desarrolló la teoría de los gérmenes, también llamada teoría patogénica de la medicina y que básicamente propone que los microorganismos son la causa de la enfermedad. Bechamp fue un brillante microbiólogo, mientras que Pasteur fue un flamante químico. A pesar de que Pasteur no era microbiólogo, era más elocuente y llamativo, y su forma de enseñar a los médicos de la época triunfó sobre el método de Bechamp. En su lecho de muerte, Pasteur reconoció que Bechamp tenía razón en su teoría y que él estaba equivocado; sin embargo, para entonces ya era demasiado tarde, porque las ideas de Pasteur ya habían sido introducidas en la literatura médica y en los periódicos de la época. Dichas ideas se han perpetuado en la medicina hasta hoy en día.

Metodología de Tratamiento

Aplico un método naturopático para la curación de mis pacientes, utilizando hierbas y otras terapias naturales. El riesgo de dañarles empleando este método es remoto, y las posibilidades de ayudarles son bastante elevadas.

Por esta razón, en mi consulta puedo justificar el hacer tratamientos empíricos a mis pacientes. Además, con las terapias herbales que con más frecuencia utilizo en el tratamiento del Lyme y las coinfecciones, creo que puedo conseguir una reducción muy impresionante de las cargas microbianas en las personas sin someterlas al riesgo de los efectos adversos de los medicamentos farmacéuticos.

Participé en un estudio sobre la enfermedad de Lyme en Dallas en el 2003, en el cual realizamos pruebas con microscopio de campo oscuro cada dos semanas a un cierto número de pacientes con la enfermedad de Lyme. En este estudio, observamos que los pacientes que iban a ser tratados con un protocolo a base de hierbas naturales presentaban en su primera muestra de sangre una infección masiva por bacterias espiroquetas, antes de que hubieran empezado a tomar ningún tipo de hierba. Dos semanas después de comenzar con las hierbas, el número de espiroquetas que observamos en las muestras de estos pacientes se había reducido considerablemente. Y otras dos semanas después de esto, tan sólo se podían observar unas pocas espiroquetas. Dos semanas más tarde, no se podía ver ninguna a menos que utilizásemos un clip para presionar el porta y cubreobjetos del microscopio y aplastar los glóbulos rojos de modo que los microbios pudieran ser liberados de su interior. A las dos semanas podíamos aplastar los glóbulos rojos y ¡No ver absolutamente ningún microbio! De forma que supimos a través de este estudio y mediante nuestras observaciones clínicas que habíamos disminuido progresivamente las cargas microbianas de los pacientes, como así fue confirmado por el microscopio de campo oscuro.

Afortunadamente, debido a lo que observé a través del microscopio de campo oscuro y a los cambios que vi en la sintomatología de los pacientes como resultado de las pruebas herbales, ahora sé qué remedios funcionan para el tratamiento de la enfermedad de Lyme. Y he comprobado que un gran porcentaje de mis pacientes pueden llegar a estar libres de síntomas en un periodo de entre diez y dieciocho semanas con el protocolo herbal utilizado en las pruebas. A menudo se necesita como mínimo este tiempo para conseguir el mismo efecto con los antibióticos farmacéuticos estándar. Además, cuando los pacientes emplean este método herbal e interrumpen el tratamiento, sus síntomas no reaparecen como es frecuente en el caso de los antibióticos. Las recaídas son menos habituales con la terapia herbal si los pacientes son tratados adecuadamente y durante el periodo de tiempo correcto, calculado mediante una evaluación energética.

Pruebas para la Enfermedad de Lyme y las Coinfecciones

Muchas de las pruebas de laboratorio convencionales para la enfermedad de Lyme y otros microbios relacionados con esta patología no son muy buenas. Sabemos que probablemente existen veinte o treinta especies comunes de Borrelia además de la Borrelia burgdorferi que causa el Lyme, y la mayoría de los laboratorios no realizan la búsqueda para ninguna de éstas. También sabemos que existen más de treinta y dos especies de Bartonella que son patológicas para los humanos, pero los laboratorios habituales sólo buscan una o dos. Además, sabemos que existen más de catorce especies de Babesia también patológicas para los humanos que normalmente se encuentran en los pacientes de Lyme, y que los laboratorios habituales sólo pueden detectar una o dos, como mucho. Por tanto, uno de los problemas con el diagnóstico es que todos estos bichos pueden estar en el cuerpo y los laboratorios ni siquiera los buscan. Por esta razón, en mis pacientes utilizo las pruebas de energía para intentar conseguir una pista sobre lo que está sucediendo en sus cuerpos. A menudo, encuentro que el mayor problema para un paciente no es la Borrelia burgdorferi, sino alguna otra cepa de Borrelia, o una especie de Bartonella o Babesia poco común.

Para la evaluación energética de mis pacientes, principalmente utilizo el Zyto LSA Pro, porque creo que es el dispositivo más preciso del mercado. Es un sistema de cribado electrodérmico, técnico-independiente y totalmente automatizado. Esto significa que puedo aplicarlo en modo auto-test, tener a mis pacientes con la palma de una de sus manos sobre los electrodos, y luego puedo irme de la habitación, mientras la máquina los analiza. Después, puedo regresar unos minutos más tarde y obtener los resultados. No importa qué técnico inicie el proceso, los resultados serán siempre los mismos. Me gusta este aspecto del dispositivo – el hecho de que es objetivo.

Además, los resultados del Zyto parecen coincidir con los hallazgos clínicos. Una de las formas de funcionamiento del aparato es que busca cosas que produzcan fallo del sistema nervioso autónomo, utilizando frecuencias energéticas específicas. Básicamente es un detector de mentiras muy sofisticado y un sistema de análisis de respuesta galvánica de la piel que puede analizar muchos "puntos", o factores estresantes potenciales o equilibradores energéticos por segundo en el cuerpo. Esto significa que puede descartar largas listas de control de puntos muy rápidamente.

Protocolo de Tratamiento para las Infecciones

Para las personas con Lyme que deseen probar mi protocolo pero no tengan acceso a un médico especialista en medicina energética que determine qué remedios son los más adecuados para ellos, mi protocolo herbal para el Lyme que está publicado en Internet (www.bionatus.com/nutramedix) es un buen sitio por donde empezar. Una de las razones por las que acepté que el protocolo fuera publicado en Internet fue para que los pacientes y otros profesionales sanitarios pudieran aprender más formas efectivas de tratar el Lyme y las coinfecciones empleando la medicina herbal. Decidí hacer esto después de recibir una llamada telefónica del Dr. Richard Horowitz en Enero de 2007. Me dijo que tenía 10.000 pacientes en su consulta, y que 500 de ellos no estaban haciendo ningún progreso con la terapia antibiótica farmacéutica. Luego me preguntó si tenía alguna sugerencia para él. Le pregunté si quería saber más sobre la medicina energética, y me dijo que "No", porque podría perder su licencia en New York por emplearla, así que después desarrollé un protocolo herbal empírico para que él lo utilizara en 500 de sus pacientes que habían fracasado con los antibióticos. Inició este protocolo en un gran número de sus pacientes, y en la reunión de la ILADS en el otoño de ese año informó que el 70% de los mismos que habían fracasado en su protocolo antibiótico habían hecho progresos cuando se les administró el protocolo herbal . De forma que cuando me llamó, emocionado porque el 70% de sus pacientes habían mejorado enormemente, le dije, "Bueno, entonces, ¿Qué deberíamos hacer con el otro 30%?"

En Abril de 2008, algunos de los pacientes con Lyme que habían dejado de mejorar con el protocolo integrativo empírico inicial fueron reevaluados. En consecuencia, el protocolo fue revisado y concentrado, para incluir la reducción del número total de dosis por día para mejorar el cumplimiento del paciente y cambiar algunos tipos de hierbas que habían sido prescritas. Por ejemplo, el Dr. Horowitz tenía un gran número de pacientes que presentaban especies de Babesia resistentes al tratamiento, de forma que reco-mendé que probaran un producto llamado Enula, que después ayudó a deshacerse de algunas de las especies que no habían res-pondido a otros tratamientos antibióticos o herbales. El Dr. Horowitz también tenía algunos pacientes con especies de Barto-nella resistentes a los antibióticos y observamos que mediante la adición de determinadas frecuencias energéticas aplicadas a los remedios herbales que ya estaban utilizando y mediante la admini-stración de altas dosis de estos remedios, la Bartonella era erradicada de forma efectiva en estos pacientes. Así que una vez que realicé este tipo de ajustes, aproximadamente el 90% de sus pa-cientes mejoraron utilizando el nuevo protocolo herbal concentrado. Además, más del 90% de mis propios pacientes que habían utilizado el protocolo herbal concentrado mejoraron, tanto si habían sido tratados previamente con antibióticos farmacéuticos como si no. Así que ahora mi pregunta a los terapeutas es, "Si el 90% de esos pacientes suyos a los cuales les ha fallado la terapia antibiótica, después sanan empleando la medicina herbal, ¿Por qué habría que someter primero a los pacientes a una terapia con antibióticos farmacéuticos? Esto no tiene sentido para mí.

Bartonella y Borrelia

He observado que la Bartonelosis es una infección más difícil de eliminar que la Borreliosis; a menudo persiste, incluso después de que la Borrelia haya desaparecido, a menos que se administren dosis altas de hierbas. El Dr. James Schaller, M.D., M.A.R., (un médico especialista en Lyme) hizo una evaluación de un gran número de hierbas y prácticamente todos los antibióticos farmacéuticos del mercado de los EE.UU., y desarrolló una prueba in vitro con dichas hierbas y medicamentos en pacientes con Bartonella. Comprobó que no había un fármaco que funcionara de forma constante para eliminar todas las especies de Bartonella en estos pacientes, y que sólo tres tipos de remedios herbales podían hacerlo. Estos remedios fueron la Cumanda, el aceite de clavo de olor, y la hierba Houttuynia de China. No hizo la prueba para el Banderol, que también encuentro muy efectivo para el tratamiento de la Bartonella cuando lo alterno con la Cumanda.

No lleva mucho tiempo eliminar la Bartonella utilizando el Protocolo Concentrado Cowden, sólo entre cuatro y ocho semanas, si se utilizan dosis bastante altas. Sin embargo, la Borrelia es otra historia porque puede cambiar a diferentes formas en todo momento, lo que significa que si los pacientes no se tratan cíclicamente durante un periodo lo bastante largo, entonces pueden recaer una vez que el tratamiento haya cesado. Con el fin de reducir las probabilidades de recaída, es necesario realizar un tratamiento rotativo o cíclico durante un periodo de tiempo suficiente, así como la desintoxicación del cuerpo. El protocolo rotativo para la Borrelia y otras infecciones se puede encontrar en Internet en: www.bionatus.com/nutramedix.

Babesia

Uno de los remedios herbales que utilizo para el tratamiento de la Babesia en mis pacientes es el Enula. A veces tengo que recetar dosis bastante altas de este remedio—hasta sesenta gotas, dos veces al día—con el fin de eliminar algunas especies del organismo. He visto que algunas especies de Babesia parecen ser resistentes a todo, así que a menudo someto a los pacientes con cepas difíciles a dosis de treinta gotas, dos veces al día, y a partir de ahí voy aumentado sus dosis. Esto parece funcionar la mayoría de las veces. Si no, en ocasiones añado artemisina (3-5 cápsulas, 2-3 veces al día, durante 3-5 días por semana, durante 3-6 semanas) a la terapia de Enula. Sin embargo, la dosificación de estas hierbas depende de la cepa y especie del organismo que esté tratando.

La Babesia, al igual que la Bartonella, no lleva mucho tiempo eliminarla del cuerpo—normalmente ocho semanas si los pacientes realizan la terapia cíclica o rotativa. Para la Borrelia, soy partidario de la terapia cíclica entre seis y ocho meses. Durante este tiempo, los pacientes también deben desintoxicar sus cuerpos, de forma que su medio interno no sea favorable para la estimulación del crecimiento de los organismos.

Dosificación y Duración del Tratamiento

Un protocolo habitual podría implicar tomar dos o tres hierbas que prueben ser las mejores energéticamente, y se administren éstas de una forma rotativa de forma que sólo se tome una hierba cada vez. Habitualmente, se tomaría en primer lugar la hierba antimicrobiana durante doce días y medio, luego se descansaría treinta y seis horas, durante las cuales no se tomaría ninguna hierba. Después se tomaría la segunda hierba antimicrobiana durante doce días y medio, y luego otras treinta y seis horas de descanso. A continuación se podría llegar a tomar la tercera hierba antimicrobiana durante doce días y medio, y posteriormente, otras treinta y seis horas de descanso antes de volver de nuevo con la primera hierba. Seguidamente se continuaría con el protocolo rotativo durante varios meses. El programa de este protocolo es especialmente útil en el tratamiento de la Borrelia, porque he observado en el microscopio de campo oscuro que las espiroquetas que han logrado evadirse de los tratamientos vuelven a salir de sus escondites al final del periodo de las treinta y seis horas en el que los pacientes no están tomando hierbas antimicrobianas. Cuando las espiroquetas salen de nuevo, los pacientes pueden entonces golpearlas con las hierbas de modo que no puedan formar nuevas generaciones. De esta manera, con el tiempo, todas las formas del organismo, ya sea en espora, gránulo, formas L o quiste, salen del escondite en algún momento, y pueden ser eliminadas unas detrás de otras sin crear nuevos cultivos de organismos.

Sin embargo, los pacientes y los médicos deberían tener en cuenta que de seis a ocho meses de tratamiento es suficiente sólo si los pacientes hacen un protocolo de desintoxicación adecuado. Si no, puede ser necesario un tratamiento durante uno o dos años. El Dr. Horowitz, por ejemplo, realiza un poco de desintoxicación en su consulta, pero no mucha, por tanto algunos de sus pacientes sometidos a protocolo herbal deben continuarlo durante un año. Debido a que aplico mucha desintoxicación en mi consulta, creo que la mayoría de mis pacientes mejoran antes de los seis u ocho meses.

Estrategias de Desintoxicación General y Específica

Realizo estrategias de desintoxicación tanto generales como específicas en mis pacientes. Una de las estrategias específicas que llevo a cabo se llama LED o Desintoxicación Energética por Láser. Para ello, en primer lugar hago una evaluación energética del paciente con el fin de descubrir qué toxinas parecen ser las causantes de sus problemas. Luego preparo un remedio líquido incoloro en un vial de cristal transparente que contiene las diluciones homeopáticas de homaccord de las sustancias tóxicas que están representadas en el cuerpo de ese paciente determinado. Posteriormente, cojo este vial de cristal transparente con toxinas homeopáticas y lo coloco enfrente de un puntero láser, alumbro con el láser a través del vial de cristal y sobre el paciente, lo cual tiene el efecto de transportar la energía del remedio homeopático al interior del cuerpo del paciente.

Si usted alumbra con el puntero láser sobre una pared, sin ningún vial de cristal frente a la luz, sólo verá un punto verde o rojo, dependiendo de si tiene un láser verde o rojo. Sin embargo, si coloca un vial enfrente de la luz, acabará teniendo una línea de luz sobre la pared, porque la curvatura del vial de cristal causa una refracción de la luz que sale del láser. Si mueve este vial y el puntero láser a entre seis y diez pies del paciente, entonces la línea de luz se hará lo bastante grande como para cubrir el ancho entero del paciente. Le llamo "Barrido" al proceso de cubrir secuencialmente el cuerpo desde la cabeza hasta los pies, y desde la parte anterior hasta la parte posterior, con esta luz refractada. También realizo un barrido de luz a través del vial homeopático sobre los oídos, las palmas de las manos, y las plantas de los pies.

Mediante este proceso, puedo cubrir bastante superficie del cuerpo de manera que entre la suficiente energía durante el mismo y libere las toxinas físicas de las células. Después de realizar la terapia LED, les doy a mis pacientes una combinación de remedios de desintoxicación / drenaje. Esto es para asegurar que las toxinas que han sido liberadas de las células salgan del espacio intercelular hacia las venas y el sistema linfático, y de allí, a los órganos de depuración— riñones, vejiga, hígado, vesícula biliar e intestinos.

Una cosa que he descubierto acerca del barrido de láser es que si en primer lugar no abordo las emociones que causaron la retención de toxinas físicas en el cuerpo, entonces los pacientes tendrán una reacción de desintoxicación severa cuando apliquemos el LED. A menudo el cuerpo capta toxinas cuando existe un trauma emocional sin resolver en la vida de las personas. Trato dichos traumas dando a mis pacientes remedios homeopáticos que contienen la impronta energética de determinadas flores y colores, dado que éstas son conocidas por afectar positivamente al estado de ánimo y a las emociones. Coloco estos remedios en el interior de un vial antes del procedimiento de desintoxicación, y alumbro el láser a través de ellos y sobre el paciente. Siempre que hago esto, el procedimiento de desintoxicación que sigue es suave y efectivo.

Con algunos pacientes, sólo haré una sesión de LED; con otros, puede que haga dos o tres. Después de esto, les enseñaré como protegerse ellos mismos de volver a coger toxinas, así como a conservar el flujo de metales pesados y toxinas fuera de sus cuerpos. Cuando hago esto, entonces observo que unas semanas o meses después están de nuevo bastante saludables.

Todo lo anterior es lo que yo llamo la desintoxicación específica, porque es un protocolo elaborado específicamente para los problemas de cada paciente.

Mi protocolo de desintoxicación general para los pacientes implica terapias como la sauna infrarroja, el yeso de arcilla o la limpieza con aceite, entre otras. Éstas están dirigidas a toxicidades generales que son comunes en muchas personas.

Otra terapia que he encontrado que es muy importante para ayudar a la desintoxicación es el tratamiento llamado Reverse Spin. Existe una anormalidad físico-cuántica que se produce en los tejidos que están sobrecargados de toxinas, y cuando esto sucede, el drenaje linfático, el flujo venoso saliente de los tejidos y el flujo capilar entrante en los tejidos disminuyen de forma espectacular. Como consecuencia, los tejidos son privados de oxígeno y se sobrecargan de toxinas rápidamente. Para el tratamiento de esta anormalidad, utilizo gotas de Burbur y Parsley Detox porque estas hierbas están marcadas con frecuencias energéticas que ayudan al cuerpo a hacer frente a este reverse spin. También utilizo un producto llamado Right Spin Glutathione, de NatuRx, el cual es un remedio marcado energéticamente y que además funciona bien con este objetivo. Este polvo amarillo pálido que se administra en dosis de 100 mg. y se mantiene debajo de la lengua un par de minutos, soluciona el reverse spin a través del cuerpo con bastante rapidez. Si aquellas personas con Lyme toman Burbur Detox más Right Spin Glutathione, o Parsley Detox más Right Spin Glutathione cada diez minutos, por lo general sus reacciones de Herxheimer durarán una hora o menos, mientras que si no toman estas combinaciones, sus Herxes pueden durar entre uno y dos días.

También, uso a menudo la Pinella junto con el Burbur o el Parsley, porque ayudan a movilizar las toxinas fuera del cerebro más rápido que los otros dos productos. De forma que si mis pacientes tienen niebla mental, recomiendo que tomen Burbur Detox con Pinella, o Parsley Detox con Pinella.

Las biotoxinas de la Borrelia, la Bartonella y los hongos con frecuencia son el mayor problema de los pacientes debido a que pueden causar la exacerbación de los síntomas. Si los pacientes han sido sometidos a una prescripción de antibióticos farmacéuticos, normalmente presentarán un mayor crecimiento micótico es sus intestinos y/o senos paranasales, y esos hongos son productores de micotoxinas que son mucho más tóxicas que cualquier toxina creada por el hombre. Por esta razón, es importante eliminar los mohos y los hongos que están creciendo en el cuerpo (ver la sección más abajo sobre mohos), y empezar aglutinando sus micotoxinas, las cuales envenenan los sistemas enzimáticos. El Dr. Ritchie Shoemaker, M.D. recomienda utilizar Colestiramina para aglutinar dichas toxinas. He observado que algunas fibras, como el derivado de salvado de arroz estabilizado, la corteza de olmo resbaladizo, la raíz de malvavisco y la cáscara de psilio son mejor toleradas por los pacientes que la Colestiramina. También, a veces utilizo un producto llamado Nanotech Chitosan, que es un micro-chitosán procedente del marisco. Si embargo, no todo el mundo puede tomar este producto, dado que algunos pacientes tienen alergia al marisco.

Abordaje de los Defectos de Desintoxicación

La Desintoxicación Energética por Láser o terapia LED puede corregir problemas de desintoxicación comprometida en algún grado. Algunas personas presentan defectos genéticos heterocigóticos, que significa que sólo una de las dos hebras de ADN que codifican para una proteína es defectuosa. Cuando las toxinas son eliminadas, el impacto de las mismas sobre los genes se reduce; la hebra de ADN defectuosa deja de codificar para una proteína anormal, y la saludable comienza a codificar para una normal. Este es un efecto epigenético de la desintoxicación, así como una solución para algunas personas que tienen problemas con la misma.

Si los médicos no tienen acceso a la terapia LED, pueden preparar diluciones homeopáticas de toxinas en viales, y los pacientes pueden frotar unas gotas de éstas sobre su piel, o tomarlas por vía oral. Haciendo esto se puede lograr un efecto de desintoxicación similar, pero la ventaja de la desintoxicación por láser es que los resultados se logran en días, en vez de semanas o meses.

Tratamiento de la Disfunción Hormonal

Prescribo terapia de sustitución con hormonas bioidénticas a algunos de mis pacientes, pero creo que a menudo el cuerpo fabricará las hormonas que precisa elaborar una vez que la carga tóxica se haya reducido y consiga las bases nutricionales que necesita. Algunas personas han estado enfermas tanto tiempo que han desarrollado agotamiento adrenal, y debido a esto, disfunciones tiroideas, y como consecuencia, otros sistemas también empiezan a funcionar mal. Utilizo hierbas adaptogénicas para estimular la recuperación de las adrenales, pero no trataré mucho sus tiroides hasta que sus adrenales estén suficientemente recuperadas. La hierba adaptogénica que uso con más frecuencia para este objetivo se llama Adrenal Support. Junto con esta combinación herbal, recomiendo dosis moderadamente altas (hasta 1.000 mg. diarios) de Vitamina B-5 o ácido pantoténico y si se tolera, Vitamina C de una fuente no derivada del maíz. Creo que cuando los pacientes toman una combinación de Vitamina C, ácido pantoténico y de hierbas Adrenal Support, y realizan técnicas de reducción del estrés varias veces al día, sus adrenales se pueden recuperar. Entonces recomendaré que sólo tomen unas pocas gotas de yodo al día para recuperar su tiroides. A menudo recomiendo una solución saturada de potasio yodado, que se frota en los antebrazos. El yodo también estimula al sistema inmune, ya que es necesario para el normal funcionamiento de los glóbulos blancos y para la estimulación de los receptores de hormonas esteroideas en las células.

La disfunción hormonal a veces puede ser la primera consecuencia de la enfermedad de Lyme y lo que cause los síntomas de los pacientes. También es un motivo por el que acumulan toxinas tan fácilmente. Para dichos pacientes, puede ser necesario el aporte de suplementos con pregnolona, bajas dosis de cortisol, estradiol, progesterona, testosterona, o DHEA. Estas hormonas son unas de las que con mayor frecuencia se desestabilizan en las personas con Lyme. A veces, la HCH, u hormona del crecimiento humano, también se desestabiliza, pero normalmente aplico inyecciones de HCH porque los pacientes pueden llegar a hacerse de forma rápida e irreversible dependientes de esta hormona, lo cual no me gusta. En su lugar, utilizo una solución china, que es un extracto de terciopelo de cuerno de venado, administrado por vía sublingual que restaura los canales de la hormona del crecimiento. La HCH también disminuye cuando los pacientes duermen en habitaciones con demasiadas frecuencias electromagnéticas, demasiada luz o estrés geopático, de forma que reducir estas influencias también puede ser beneficioso para restaurar los niveles de HCH.

William McJeffries, en su libro, *Safe Uses of Cortisol*, sugiere que ciclos cortos de cortisol pueden ser útiles para restaurar la salud. No soy partidario del cortisol sintético para mis pacientes, sin embargo, creo que dosis bajas de un verdadero cortisol bioidéntico pueden aportar al cuerpo un poco de ayuda. Cuando los niveles de cortisol son demasiado bajos, el sistema inmune se deprime, al igual que también se deprime cuando los niveles de cortisol son demasiado elevados. La cantidad de cortisol en el cuerpo tiene que ser la correcta.

Tratamiento de las Infecciones Micóticas y Fúngicas

Los remedios herbales Cumanda, Lakato y Banderol son magníficos para el tratamiento de las infecciones micóticas, pero a veces es necesario que los pacientes tomen dosis muy altas de éstos. Además, algunas personas caen en el error de tomar dichos remedios mientras continúan comiendo grandes cantidades de azúcar. Al hacer esto, es como si hubiera dos camiones de bomberos con dos alarmas diferentes sonando en sus cuerpos. El primer camión de bomberos viene y empieza a lanzar chorros de agua (Cumanda, Lakato o Banderol) sobre el fuego, el cual representa la infección, y después el segundo camión va por el otro lado del fuego y comienza a lanzar chorros de gasolina sobre él, (esta gasolina es el azúcar). Como resultado, el fuego continua ardiendo. Así que tengo que advertir a mis pacientes de que eliminen completamente todos los azúcares de sus dietas, incluidos todos los azúcares de las frutas, si quieren deshacerse de las infecciones micóticas. Esto significa que nada de fruta o zumos de frutas, excepto limones y limas, durante las primeras seis u ocho semanas del tratamiento micótico. También significa reducir drásticamente la cantidad de almidón en la dieta, de forma que las personas comerán básicamente semillas, nueces, ensaladas, carnes, verduras, limones y limas. Nada de cereales, arroz, productos lácteos o legumbres, (incluidas las legumbres secas), así como tampoco están permitidas las patatas ni otro vegetales con almidón.

Tratamientos para el Alivio Sintomático

Ansiedad y Depresión

Para los síntomas de la ansiedad, a menudo recomiendo Amantilla a mis pacientes. Ésta es un extracto de la raíz de la valeriana que ha sido marcada con una variedad de frecuencias energéticas. Se evaluó en más de un centenar de pacientes con insomnio crónico en la Universidad de Guayaquil en Ecuador, y se observó que redujo el insomnio en un 82% de éstos. Por lo tanto, la hierba también es útil para inducir el sueño, y en bajas dosis es efectiva para la relajación. También, empleo remedios herbales tales como la Babuna o la kava kava para el tratamiento de la ansiedad.

En personas con ansiedad, el sistema nervioso simpático se sobrecarga, y cuando esto sucede, hay demasiada vasoconstricción en el cuerpo, lo que da lugar a la privación de oxígeno en los tejidos. Posteriormente el cuerpo pasa a un estado de metabolismo anaerobio, desarrolla acidosis láctica, y el ácido que se acumula en el cuerpo se une a los minerales, de forma que los minerales ya no están disponibles para hacer que las enzimas funcionen. El resultado es una depresión metabólica en el interior del cuerpo.

Para el tratamiento de la depresión, he encontrado que el producto de Nutramedix Avea funciona bien en los pacientes, a pesar de que se trata de una planta que normalmente no se consideraría para el tratamiento de estos síntomas. Básicamente, Avea es una impronta energético-cuántica de la cúrcuma, pero la he visto revertir la depresión suicida en algunas personas, y en tan sólo unas horas, cuando se toma por vía oral cada hora.

Otro producto que he encontrado que es extremadamente útil para el tratamiento de los aspectos emocionales de la enfermedad es el EZOV. Parece que cuando mis pacientes lo toman a la hora de acostarse, muchas de sus emociones subconscientes salen en sus sueños, porque comienzan a soñar vivamente y en color por primera vez en sus vidas. Luego a la mañana siguiente tienden a despertarse con un sentimiento completamente diferente (y mejor) de lo que tenían cuando se fueron a la cama la noche anterior. Por ejemplo, un paciente mío, un hombre que había sufrido los síntomas del síndrome del colon irritable durante más de diez años, tomó una dosis de EZOV, se fue a la cama y nunca volvió a tener síntomas del SCI. Por tanto, los resultados pueden ser sorprendentes con este producto.

Rara vez utilizo fármacos para el tratamiento de la depresión de mis pacientes. En su lugar, intento buscar la causa raíz de su depresión. Normalmente, las pruebas energéticas revelan que su principal problema es la autoinmunidad de uno de los neurotransmisores necesarios para un estado de ánimo normal, especialmente de la norepinefrina o serotonina, y puedo utilizar el tratamiento de Desintoxicación Energética por Láser para solucionarlo. Cuando lo utilizo, los pacientes a menudo pasan de estar profundamente deprimidos a estar alegres en menos de veinticuatro o cuarenta y ocho horas.

Dicho esto, a veces los pacientes presentan deficiencias severas de neurotransmisores, y tengo que compensarlas con la nutrición. De manera que si la deficiencia es de serotonina, daría a mis pacientes 5-HTP o triptófano además de pequeñas cantidades del cofactor B-

6 de forma que el cuerpo pueda producir su propia serotonina. A menudo, la producción de serotonina se detiene a causa de demasiada luz en el dormitorio por la noche, o porque los campos geopáticos o electromagnéticos están afectando al sueño. Por tanto el entorno del sueño de una persona también puede ayudar a que el cuerpo produzca más serotonina. Otras personas presentan déficit de norepinefrina como resultado de un defecto de metilación. Muchas veces este problema se puede solucionar tomando una forma apropiada de folato—a menudo 5- metiltetrahidrofolato, y/o la forma adecuada de B-12, ya sea hidroxi o metil B-12. Cuando las personas con Lyme toman estos nutrientes, comienzan a realizar mejor la metilación, y a convertir a los precursores de los neurotransmisores en los neurotransmisores que van a prevenir la depresión.

Por último, compartiré otra perla del tratamiento de la depresión. Si la depresión de los pacientes es debida a una inframetilación, entonces una cucharadita de monohidrato de creatina al día puede mejorar de manera significativa esta depresión. La razón se debe a que el 70% de la S-adenosilmetionina que se produce cada día en el cuerpo es utilizada en la producción de creatina, la cual posteriormente se emplea para eliminar del cuerpo los productos derivados de los aminoácidos. Si la S-adenosilmetionina se repone mediante la suplementación de creatina, habrá mucha más S-adenosilmetionina disponible para aumentar los neurotransmisores y sus precursores. De esta forma los médicos pueden sacar rápidamente a sus pacientes de la depresión.

Si las medidas anteriormente mencionadas no son suficientes, administrar 5 mg. de Litio (en forma de orotato) de tres a cuatro veces al día o un comprimido de LiZyme-Forte (de Biotics), tomado cada hora, en ocasiones puede ser útil para resolver rápidamente la depresión.

Dolor

Un remedio que recomiendo para el tratamiento del dolor es Condura de NutraMedix, el cual se puede administrar en gotas debajo de la lengua, o en gotas frotadas en la piel sobre la zona dolorida. La dosis se repetirá cada diez minutos, según sea necesario. Si esto no funciona, podría recomendar Bliss en botella, un remedio homeopático que se puede rociar en la boca, y/o sobre la piel.

También enseño a mis pacientes y a sus familiares a practicar una técnica de reducción del dolor llamada Ki Therapy. Se trata de una técnica de imposición de manos de toque ligero que puede resolver muchas de las afecciones del cuerpo cuando la superficie palmar de los dedos índice, medio y anular de ambas manos del terapeuta se aplican simultáneamente a determinados puntos del cuerpo del paciente. El "terapeuta" que haga esto podría ser un amigo o un ser querido, y la técnica se realiza de la siguiente manera:

En primer lugar, el paciente se tumba boca arriba en la cama y coloca su cabeza a los pies de la misma, mientras que el amigo de esta persona (o familiar) se sienta en una silla a los pies de la cama. El amigo coloca los dedos de su mano derecha sobre la frente del paciente, por encima de su ceja derecha y los dedos de su mano izquierda sobre la frente del paciente, por encima de su ceja izquierda. El paciente coloca sus dedos en los márgenes costales por debajo del pecho. El paciente y el amigo deben mantener sus manos en esta posición hasta que se sientan fuertes pulsaciones en las cuatro manos, normalmente después de cinco minutos. Una vez que se hayan sentido las pulsaciones, deben mantener sus manos en las respectivas posiciones durante un minuto más, antes de moverlas y colocarlas en una segunda posición.

En la segunda posición, el paciente mueve sus manos a los pulsos que se sienten en las ingles, (el punto donde se puede sentir el pulso femoral cruza cada pliegue de la ingle), y coloca la mano derecha sobre el pulso derecho, y la mano izquierda sobre el pulso izquierdo. Después, el amigo "terapeuta" se sitúa en un lateral de la cama, pone sus manos juntas, y las coloca de forma que una repose por encima y la otra por debajo del ombligo del paciente. Posteriormente, desliza ambas manos a la vez desde el ombligo del paciente hasta que cada mano choque con una protuberancia ósea en la línea media del cuerpo del paciente. Estas protuberancias son el extremo inferior del esternón del paciente y el hueso pélvico. Entonces el paciente y el "terapeuta" mantienen la posición de las manos durante cinco minutos, hasta que se sientan fuertes pulsaciones en las cuatro manos. En este momento, el paciente debe volver a evaluar el nivel de dolor.

Si el paciente utiliza Condura o Bliss en una botella antes de realizar esta técnica Ki, hará que ésta sea más efectiva. Si después de realizar estas dos posiciones, el dolor del paciente pasó de un nivel diez a un nivel cinco de intensidad y se siente mejor pero todavía no puede dormir, entonces se puede realizar otra técnica Ki Therapy. Para ésta, el paciente se acuesta boca arriba con su cabeza en la cabecera de la cama, mientras que el amigo "terapeuta" se coloca y se sienta a los pies de la misma con las palmas de sus manos por debajo de las pantorrillas del paciente, con los dedos juntos y con la punta del dedo medio detrás del pliegue de las rodillas del paciente. Esto se denomina "palmeo de las pantorrillas". La mano izquierda del "terapeuta" se coloca debajo de la pantorrilla derecha del paciente, y la mano derecha del "terapeuta" se coloca debajo de la pantorrilla izquierda del paciente. El "terapeuta" mantiene esta posición durante aproximadamente diez minutos.

Esta técnica de palmeo de pantorrillas estimula los procesos de desintoxicación del paciente, aliviando así el dolor, porque a menudo el dolor es el resultado de la acumulación de toxinas. Por este motivo, también les administro a mis pacientes Burbur y Parsley debajo de la lengua o en ½ taza de agua para tomar por vía oral, así como Pinella, si presentan cefaleas o dolores de cabeza. Para la desintoxicación también les administraré Right Spin Glutathione debajo de la lengua. Si toman estos remedios de forma repetida (Burbur o Parsley más Pinella y Right Spin Glutathione) cada diez minutos mientras realizan la Ki Therapy, su dolor remitirá mucho más rápido, de manera que puedan ir a dormir o a hacer todo lo que tengan que hacer. Esta combinación funciona para todo tipo de dolor, incluido el dolor de cabeza, el muscular o el articular. Para saber más acerca de la Ki Therapy, visite la siguiente página: www.kinginstitute.org.

Insomnio

Para el tratamiento del insomnio, recomiendo Amantilla a mis pacientes. Si esto no funciona, recomiendo Babuna, el cual es un extracto herbal de la manzanilla. Este producto fue estudiado en la Universidad de Guayaquil en Guayaquil, Ecuador, y se comprobó que indujo el sueño en sesenta y ocho de cien pacientes con insomnio.

Además, los pacientes pueden tomar melatonina, pero no recomiendo el uso prolongado de este suplemento. En su lugar, intento establecer la causa del insomnio. Por ejemplo, las deficiencias de melatonina o serotonina se pueden originar por un entorno de sueño turbio, que puede incluir la presencia de demasiadas frecuencias electromagnéticas, olores químicos, estrés geopático o luz en la habitación. Las personas tienen que crear un santuario que propicie el sueño.

Cuando una persona despierta a media noche, no debería ser capaz de ver sus manos frente a ella. Si puede, entonces es que la habitación en la que está durmiendo no está lo bastante oscura. Los estudios han demostrado que incluso niveles muy bajos de luz afectan a la producción de melatonina. Si la persona tiene que despertarse a media noche, el único tipo de luz que no afecta a la producción de melatonina es una luz roja pálida, por tanto lo mejor que puede utilizar es una luz focal roja o un puntero láser rojo para guiarse hasta el baño o dondequiera que necesite ir.

Para determinar si los campos electromagnéticos (CEMs) están afectando al entorno del sueño de mis pacientes, les digo que tomen mediciones de CEM sobre sus camas con un medidor Gauss de baja frecuencia. Las mediciones deberían ser de 0.2 miligauss o menos; si están por encima, entonces deberían apagar el interruptor diferencial principal de la casa, con el fin determinar donde se encuentra el origen del problema. Si las mediciones no cambian tras realizar esto, entonces los CEMs están viniendo del exterior de la casa. Si las mediciones bajan pero no se normalizan, entonces el problema está tanto dentro como fuera de la casa. Si las mediciones se normalizan tras haber apagado el interruptor diferencial, entonces el problema sólo es del interior de la casa. En este caso, les digo a mis pacientes que desconecten todos los aparatos de la habitación, dejando el interruptor diferencial encendido, y que repitan las mediciones de Gauss.

En algunos casos, si existe un defecto en el sistema eléctrico de la pared, la desconexión de los aparatos puede que no reduzca los CEMs, en cuyo caso les aconsejo a mis pacientes que por la noche apaguen el interruptor diferencial o que avisen a un electricista para arreglar dicho defecto. Lamentablemente, muchas personas viven en ciudades y son bombardeadas por CEMs de alta frecuencia desde las torres de telefonía móvil, estaciones de radio, microondas, etc., y obtener un instrumento para medir los efectos de éstos en las casas es mucho más caro que comprar un medidor Gauss de baja frecuencia. Si las personas encuentran niveles muy altos de CEMs en sus habitaciones, especialmente procedentes de fuentes externas a la casa, existe un material fabricado en Alemania que pueden comprar para protegerles de los CEMs de alta frecuencia. Este material tiene forma de dosel que cubre la cama como un mosquitero, pero en lugar de proteger el cuerpo de los mosquitos, lo protege de las radiaciones electromagnéticas de alta frecuencia (pero no de las radiaciones de baja frecuencia que son creadas por la mayoría de los aparatos de uso doméstico o circuitos de la pared).

Tratamiento de la Disbiosis Intestinal

Si mis pacientes utilizan las hierbas que recomiendo para eliminar a los patógenos de sus intestinos, entonces sus disbiosis intestinales se pueden solucionar en algún grado. Por ejemplo, Enula es bastante efectiva contra muchos de los parásitos que pueden causar disbiosis, y la Cumanda, el Lakato y el Banderol son efectivas para las infecciones micóticas y muchas bacterias patológicas.

Para solucionar la disbiosis intestinal, también recomiendo que los pacientes consuman alimentos que sean fuentes de fibra no absorbibles, como el psilio, el olmo resbaladizo, la raíz de malvavisco y un derivado del salvado de arroz estabilizado junto con un probiótico, para ayudar a eliminar las toxinas y a repoblar el intestino con bacterias beneficiosas. Normalmente, un probiótico debería contener al menos dos especies de bífidobacterias y dos o tres especies de lactobacillus además del acidophilus, junto con algunas otras especies de bacterias. Un producto que contenga todo lo anterior producirá una abundante repoblación de bacterias en el intestino. Algunas personas sólo cuentan con lactobacillus acidophilus, pero esta bacteria es en realidad demasiado débil y frágil; no puede permanecer implantada en el intestino y matar a las bacterias perjudiciales. Al utilizarla sola (en ausencia de otros tipos de bacterias), es continuamente eliminada por las bacterias dañinas.

Curación del Trauma Emocional

He observado que a menudo los pacientes desarrollan inflamación debido a la infección microbiana de sus cuerpos, pero los microbios están ahí en gran parte porque el medio interno del cuerpo es favorable al crecimiento de los mismos (según Bechamp y otros). Un medio interno del cuerpo favorable al crecimiento microbiano puede ser creado en parte por "toxinas emocionales" no resueltas, y siempre que estén presentes los microbios, así como otras toxinas físicas, también estarán presentes. Por tanto, si los pacientes quieren llegar tan lejos como puedan en su curación, es importante que se ocupen de sus toxinas emocionales así como de las físicas. Estas toxinas emocionales pueden ser definidas como traumas almacenados que ellos han experimentado en el vientre o en algún momento durante los primeros años de su vida, y los cuales no han podido ser eliminados por el cuerpo. De forma que a veces las cosas que hacen que las personas enfermen son las cosas que no pueden ni recordar, lo cual hace que la curación de una enfermedad crónica sea un poco más difícil.

Para tratar las toxinas emocionales, utilizo el EVOX, que es un programa de análisis de la voz de la Zyto Corporation. Los pacientes hablan al micrófono del sistema EVOX, y éste graba su voz a medida que ellos hablan de un tema específico o personal en sus vidas. Integradas en la voz están las frecuencias energéticas que corresponden a las emociones negativas que están retenidas en el cuerpo debido a una cuestión particular o personal. Por tanto si los pacientes hablan sobre sí mismos y dicen, por ejemplo, "Mi nombre es Jennie", conforme ellos dicen esta simple frase repetidas veces toda la información enterrada en su subconsciente acerca de ellos mismos está siendo grabada. Después es posible hacer como una dilución homeopática electrónica de estas voces grabadas y volver a aplicarlas a través de la palma de la mano a los pacientes. Por tanto esto tiene el efecto de "cambiarlos" energéticamente de forma que sus traumas emocionales sean liberados, aunque ellos no sepan cuál es el trauma oculto. Y todo ello sin tener que pasar por sesiones que hagan llorar con un terapeuta.

Para la curación emocional, también utilizo numerosos tipos de flores como parte de la Desintoxicación Energética con Láser (ver la sección de desintoxicación), incluyendo las flores de Bach, de Bush, de Perú y de Norte América. Empleo éstas junto con la impronta energética de los colores. Cada color del espectro de colores o del arco iris tiene una frecuencia vibracional que puede ser almacenada en agua o en agua y alcohol, y la cual también puede ser utilizada para la curación de traumas.

La homeopatía es un buen punto de partida para la curación de los traumas emocionales, porque elimina las toxinas físicas que están presentes a causa de las emociones. Sin embargo, para que los pacientes se curen por completo de un trauma necesitan profundizar más y además hacer otras cosas para mejorar.

Por tanto, existe otro tipo de terapia que recomiendo a mis pacientes para tratar un trauma, denominada Visualization Raging (La Visualización Rabiosa). Las personas de mi consulta la llaman Liberación Emocional por Visualización— ¡Y sólo a veces por ira! Para este proceso, los pacientes van a algún lugar donde no puedan ser molestados y donde no molesten a nadie. Como una montaña, un parque o una ladera.

Comienzan con la visualización de una persona no emparentada con ellos que los hirió en el pasado y hacia la cual todavía sienten ira o frustración. Visualizan a esta persona como él o ella eran en aquel momento en que los hirió, no como ellos la ven ahora. Luego le empiezan a gritar . Cuando menciono este ejercicio a los pacientes, me dicen cosas como "No debería gritar a esa persona." Pero con el fin de que el ejercicio funcione, es realmente importante que no se juzguen a ellos mismos por lo que estén gritando— lo que importa es que consigan expulsar sus emociones puras conforme gritan. Si hacen esto, otras emociones que se ocultan bajo las actuales también salen al exterior, por lo que podrían tener que parar y llorar un poco para liberarlas completamente. O podrían parar y temblar un poco debido a que la persona que les hirió hizo algo que les produjo temor. Después de temblar, llorar o liberar otras emociones, pueden volver a gritar hasta que todas las emociones relacionadas con la persona que están visualizando se hayan ido. Cuando gritan, también deben gritar directamente a la persona con la que están enfadados por haber causado el daño que están experimentando. Esto es muy importante.

Luego pasan a una segunda persona, tercera, cuarta, etc. Después de gritar a las no emparentadas, gritan a familiares lejanos, y por último, a los familiares cercanos. Es importante trabajar en último lugar con los familiares más cercanos, incluidos padres, hermanos, abuelos, cónyuges y finalmente, a uno mismo. Cuando los pacientes llegan a ellos mismos, empiezan gritando a su cuerpo por no ser perfecto y saludable como a ellos les gustaría que fuera. A continuación gritan a su mente por hacer o decir cosas que lamentaron, por fracasar en hacer o decir cosas que desearían haber hecho o dicho. Cuando han acabado de gritarse a ellos mismos, si creen en Dios y están enfadados con él, también pueden gritarle.

Después de esto, pasan por un proceso de perdón, por el cual perdonan a todos aquellos a los que gritaron, incluidos a ellos mismos y a Dios. Creo que si mis pacientes hacen esto de un modo determinado, entonces será más efectivo. Este proceso implica decir el nombre de la persona ofensora en voz alta y decir, "te perdono tanto consciente como subconscientemente por todo lo que has dicho o hecho, o lo que dejaste de decir o hacer y que me ha causado alguna ira o frustración a mí o a cualquier otra persona que me importe". Cuando lo hacen de este modo, normalmente se produce una liberación del rencor más profunda como nunca antes habían sentido. Las personas creyentes a menudo rezan una oración al final de esta actividad tal como, "Por favor perdóname por la ira que tenía. Por favor sustituye las raíces de la ira y la frustración que había en mí por el amor incondicional, la alegría y la paz". Cualesquiera que sean las creencias espirituales de una persona son útiles para determinar lo que el resto del proceso tiene que ser.

Otra técnica muy eficaz para la curación del trauma emocional se llama Recall Healing, que ha evolucionado a partir del trabajo de varios médicos en diferentes países. Este trabajo está basado en la idea de que si los terapeutas conocen los diagnósticos físicos de los pacientes, entonces también pueden de forma indirecta conocer los conflictos emocionales que han causado los problemas físicos de los pacientes. Si ellos hacen las preguntas correctas para resolver el conflicto emocional, entonces los síntomas físicos de los pacientes desaparecerán. Más información sobre este tipo de terapia se puede encontrar en el Internet en: www.IntegraMedAcademy.com. Además, he presentado un curso en la página web de IntegraMed llamado Emotional Detox que describe una variedad de procedimientos de desintoxicación emocional y que creo que son muy útiles.

Academia IntegraMed

El sitio web de la Academia IntegraMed también contiene cursos sobre polución de CEM, medicina bioenergética y Art Therapy. Normalmente la academia acoge un par de cursos nuevos al mes, de forma que cualquier médico que desee aprender algo sobre las diferentes áreas de la medicina integrativa puede visitar este sitio y registrarse en estos cursos. La información presentada en los cursos puede ser seguida desde cualquier sitio, porque los cursos se realizan principalmente vía vídeo con presentaciones en Power Point e información escrita para que los terapeutas puedan revisarla. En un futuro cercano, una vez que los terapeutas hayan revisado la información, podrán realizar un examen si lo desean y conseguir créditos de educación continua a través del sitio. Así podrán aprender y hacer todo sin tener que pagar un hotel, alquilar un coche, coger un avión y comer fuera de casa; gastos de viaje que normalmente tendrían que afrontar con el fin de aprender más sobre nuevas áreas de la medicina.

Perfil de la Persona que Se Cura de la Enfermedad de Lyme

La persona que se cura por completo es la que presenta las actitudes y el sistema de apoyo correctos, y que no cree que siempre estará enfermo/a. Si las personas creen que existe una posibilidad de mejorar, entonces es más probable que mejoren. A muchos pacientes, terapeutas bien intencionadas les han dicho que estarán siempre enfermos, y de esta forma si ellos creen todo lo que los terapeutas les dicen, no llegarán a mejorar.

Aquéllos con Lyme también necesitan preguntarse a ellos mismos si existen personas en sus vidas que estén saboteando lo que están intentando hacer. Por ejemplo, existen aquéllos que dicen cosas como, "Oh esta terapia no está funcionando. ¿Cómo esperas que funcione este tipo de terapia? No ha sido estudiada por una revista revisada por expertos en una institución de primera división en los Estados Unidos". Si todo el tiempo están recibiendo este tipo de comentarios por parte de las personas que les rodean, entonces será difícil para ellos mejorar. O si se dicen a ellos mismos este tipo de cosas, también lo tendrán difícil para curarse.

Por otra parte, si las personas que están a su alrededor actúan con amor, cariño, generosidad y apoyo hacia ellos, probablemente mejorarán. Si dicen cosas como, "te ayudaré a conseguir los alimentos que necesitas. Puedo ayudarte a preparar estos alimentos. Puedo ayudarte a establecer tu protocolo de nutrientes, y llevarlo organizado de forma que tomes tus suplementos a la hora adecuada," entonces sus seres queridos tendrán mayores posibilidades de curación.

Sin embargo, existen otros factores que entran en juego cuando se trata de la curación. Por ejemplo, las personas con una mala genética tendrán un periodo de curación más difícil, así como aquéllos que vivan en un entorno físico pésimo, con muchos CEMs o mohos en sus casas.

Estrategias para Reducir el Estrés y Lidiar con las Dificultades de la Vida

Una actividad que recomiendo que mis pacientes hagan todas las noches que es muy útil y eficaz para curarse emocionalmente y lidiar con las dificultades del estilo de vida de la enfermedad de Lyme se llama diario "bueno y malo". Los pacientes cogen un trozo de papel y escriben todas las cosas en las que no quieren ni pensar ni por las que volver a preocuparse. Una vez que han acabado, rompen este papel en trocitos, lo colocan en una trituradora de papel o lo queman. A continuación, después de escribir este papel "negativo", sacan su diario "bueno", que es algo que conservarán siempre, y empiezan escribiendo todas las cosas que son buenas, positivas y una bendición en ese día particular. Deben proponer al menos una cosa que sea buena, con el objeto de que este ejercicio funcione. Y después, unos días más tarde, cuando estén teniendo un día realmente difícil, pueden volver y buscar su diario bueno, abrirlo y leer todo lo positivo, las cosas buenas que sucedieron en los días previos y que han olvidado. De esta manera, su propia escritura los anima a seguir adelante.

Este ejercicio es muy eficaz. Los estudios han mostrado que el niño medio oye la palabra "no" cien veces por cada vez que oye la palabra "sí". Esto significa que la mayoría de la gente llega a la edad adulta con una deficiencia del "sí", y un exceso del "no", y como resultado, son bastante negativos en sus pensamientos. Este proceso es una vía de descarga del "no" y de volver a llenar el cuerpo y la mente con el "sí".

Otra técnica de reducción del estrés que recomiendo a mis pacientes sólo lleva dos minutos antes de las comidas y antes de acostarse. Para ello, en primer lugar cierran sus ojos y se imaginan a ellos mismos en un lugar de vacaciones en el que una vez disfrutaron. Luego respiran hondo hacia fuera y hacia dentro por su nariz o boca a medida que visualizan este lugar con todos sus sentidos. De forma que si por ejemplo, ellos están caminando por la playa, olerán los aromas del océano, verán las nubes en el cielo y la puesta de sol, sentirán la arena entre los dedos de sus pies, escucharán el graznido de las gaviotas en el aire, sentirán la brisa cálida en su piel, etc. Una vez que ellos mismos están inmersos en la memoria de este placentero lugar, será difícil para ellos ser negativos y meditar en cosas perjudiciales y nocivas para su curación.

Ejercicio

Como ejercicio, recomiendo que mis pacientes realicen cualquier tipo de actividad que sean capaces de aguantar. En general, recomiendo que todos hagan estiramientos y lo que yo llamo técnicas de autocorrección, que consisten en la alineación de todas las principales articulaciones del cuerpo. Muchas personas con Lyme tienen órganos "confundidos", que están enviando señales no deseables a los nervios, y posteriormente a las vértebras de la espalda. Los músculos alrededor de estas vértebras sufrirán espasmos, se contraerán normalmente de un lado y no del otro, lo que hace que las vértebras pierdan su alineación. Luego las vértebras sin alineación causarán pinzamiento en los nervios que regresan a los órganos, manteniendo el círculo vicioso. Por esta razón, enseño a mis pacientes a realizar una serie de estiramientos todas las mañanas y las noches, para alinear sus principales articulaciones.

El primero de los estiramientos que les enseño se denomina giros en molino de viento, el cual alinea las vértebras lumbares superiores y dorsales bajas y medias. Una segunda técnica consiste en que se coloquen acostados boca arriba cerca del borde de la cama y pongan la pierna más alejada de dicho borde sobre el mismo, mientras mantienen sus dos hombros presionados contra la cama.

Utilizando el otro lado de la cama, pueden estirar la otra pierna de forma similar. Este ejercicio estira las regiones lumbar y sacra. Para corregir adecuadamente la articulación sacroilíaca, es importante que el muslo esté en un ángulo de noventa grados con el torso. También pueden corregir la articulación del hueso púbico en la parte baja de su abdomen mediante la colocación de un balón o una almohada entre sus rodillas mientras éstas se flexionan cerca del pecho, y luego apretar el balón a medida que sus piernas vuelven a estar extendidas completamente. Después de hacer una corrección de las articulaciones sacroilíacas y la sínfisis del pubis como se describe anteriormente, pueden ponerse de pie e intentar alcanzar de manera simultánea el techo con una mano y el suelo con la otra, y seguidamente repetir los movimientos, pero intercambiando la mano que está arriba por la de abajo. A continuación pueden estirar simultáneamente una mano hacia delante y la otra hacia atrás, y luego intercambiar ambas manos. Esto corrige sus vértebras dorsales superiores.

Después de pedir a los pacientes que perdonen a todos en los que puedan pensar, les muestro como girar su cuello de lado a lado, para corregir la columna cervical. A veces incluso también les muestro cómo corregir sus huesos craneales. La simple corrección de las articulaciones principales puede ayudar enormemente a aquéllos con Lyme, porque cuando no presentan alineación, especialmente de la columna lumbosacra, sus cuerpos están enviando señales al sistema nervioso simpático para bombear adrenalina. Como consecuencia, no pueden dormir por la noche, cuando el cuerpo debería estar descansando y recuperándose. De esta forma si pueden estirar aquellos músculos y corregir sus principales articulaciones en la columna lumbosacra antes de acostarse, entonces el "derramamiento simpático" del cuerpo y los niveles de adrenalina disminuyen de forma espectacular, y el cuerpo entra en predominio parasimpático, lo cual favorece el sueño, la curación y el descanso.

La Luz del Sol y el Protocolo de Marshall

A menudo la gente lee sobre el protocolo de Marshall en el Internet, y como resultado, se vuelven temerosos acerca de la luz solar. Esto es un error. He observado que a todos mis pacientes de Lyme les va bien con la exposición solar, siempre y cuando no se expongan por un tiempo tan largo que puedan llegar a quemarse. La exposición a la luz solar programa la glándula pineal para activar la producción de melatonina por la noche, siempre y cuando la persona esté durmiendo en una habitación oscura. Además, si las personas con Lyme toman el sol de treinta a cuarenta minutos al día al final de la mañana, mientras no lleven demasiada ropa, sus cuerpos producirán Vitamina D, la cual es importante para una función inmune adecuada. La Vitamina D también ayuda al funcionamiento de varios miles de genes en el cuerpo. Caminar, ejercicios de respiración profunda y la jardinería son algunos ejemplos de buenas actividades al aire libre que pueden realizar las personas con Lyme y que son beneficiosas para la salud.

Últimas Palabras

Existe esperanza para los pacientes que sufren la enfermedad de Lyme, incluso si la han padecido durante años, están incapacitados y han agotado todas las terapias de antibióticos farmacéuticos. Un protocolo de terapias naturales ha restaurado la salud a cientos de pacientes con la enfermedad de Lyme a los que médicos alopáticos les habían dicho que no existía nada más que ellos pudieran hacer para su afección. Si usted padece la enfermedad de Lyme, busque un terapeuta de mente abierta que trabaje con usted utilizando la metodología descrita en este capítulo. El Protocolo Concentrado empírico de Cowden mencionado en este capítulo también se describe con cierto detalle en el sitio de Internet: www.bionatus.com/nutramedix.

Cómo Contactar con el Dr. W. Lee Cowden, M.D., M.D. (H)

Ahora estoy dedicado a tiempo completo a la enseñanza de la medicina integrativa a profesionales sanitarios en los EE.UU. y en el extranjero y trabajando como Presidente del Comité Asesor Científico para la Academia IntegraMed. Los profesionales sanitarios pueden ponerse en contacto conmigo vía email a: drc@integramedacademy.com

La información de la página web de la Academia puede ser consultada por el público en general así como por profesionales sanitarios. No sólo aquéllos con Lyme deberían aprender lo más que puedan de los cursos y la página web de la Academia IntegraMed, sino que también deberían animar a sus terapeutas, amigos y familiares a consultar esta valiosa información en:
www.integramedacademy.com

•CAPÍTULO 6•

Ingo D. E. Woitzel, M.D.
PFORZHEIM, ALEMANIA

Biografía

El Dr. Ingo Woitzel se graduó en 1981 en la facultad de medicina de la Universidad de Heidelberg en Heidelberg, Alemania. Es un médico con formación en medicina naturopática y medioambiental. Además, en 2004, obtuvo un Máster en Quiropráctica certificado por la Escuela de Quiropráctica de Ackermann, en Estocolmo, Suecia. Casado y con siete hijos, actualmente trabaja en Pforzheim, Alemania, donde trata la enfermedad de Lyme (Borreliosis) y otras patologías.

Metodología de Tratamiento

Llevo aproximadamente nueve años tratando la enfermedad de Lyme (Borreliosis) con terapia fotónica. Durante ese tiempo, he observado en mis pacientes una tasa de recaída de más o menos el 3%.

Teoría Biofotónica

Una de las contribuciones científicas más importantes a nuestro mundo actual ha sido el descubrimiento de los biofotones, un tipo de luz electromagnética (mecánica cuántica) que todos los organismos vivos emiten y que las células utilizan para comunicarse entre sí.

Fueron descubiertos en 1923 por un científico médico ruso, el profesor Alexander G. Gurvich (quien los llamó "rayos citogenéticos"), y después los biofotones fueron muy estudiados en Europa y en los EE.UU. durante los años 30. En los 50, científicos italianos desarrollaron la "técnica de multiplicación de fotones" y demostraron que los biofotones emiten niveles bajos de radiación. Posteriormente, tres científicos rusos, S. Stschurin, V.P. Kasnaschejew y L. Michailova realizaron más de 5000 experimentos, y a través de estos, probaron que todas las células vivas se comunican por medio de biofotones.

En 1974, el biofísico alemán Fritz-Albert Popp estableció la existencia de biofotones más allá de cualquier duda razonable, y demostró que se originan en el ADN de las células. También desarrolló y comprobó un número de hipótesis sobre sus posibles funciones biológicas. Posteriormente, desarrolló un número de aplicaciones para el uso de las medidas de biofotones en los microorganismos, plantas, animales y humanos.

A partir de todos estos descubrimientos, el biofísico francés Daniel Giron desarrolló la terapia de fotones, y por consiguiente, se le considera el "padre" del actual Bionic 880, un dispositivo de fotones que se utiliza (sobre todo en Europa) para tratar la Borreliosis y otras enfermedades. (Nota: El Bionic 880 también es tratado en el Capítulo 11).

El Dr. Woitzel utiliza la terapia de fotones en su consulta para tratar la enfermedad de Lyme y otras patologías. (*Nota: la autora Connie Strasheim viajó a Alemania en abril del 2009 para ser tratada por el Dr. Woitzel. Fue sometida a tratamiento con el Bionic 880 dos veces por semana, durante tres semanas*).

Cómo Se Produce la Enfermedad

Cada una de las células del cuerpo humano posee un núcleo con ADN. A partir de este ADN, y según lo establecido por Popp, se emiten biofotones que controlan el metabolismo celular, tanto interno como externo. Un cambio en el equilibrio de biofotones de las células producido por toxinas, bacterias, virus o radiaciones electromagnéticas provoca una alteración en las células y conduce, con el tiempo, a que enfermen uno o varios órganos.

Por lo tanto, cualquier enfermedad se manifiesta primero a nivel energético, y como la energía es superior a la materia (la materia está compuesta de energía), cualquier cambio en la energía del cuerpo, con el tiempo conduce también a cambios en la bioquímica del organismo. Sin embargo, el equilibrio de los biofotones del cuerpo se puede restaurar mediante terapias que devuelvan la luz fotónica al interior de las células.

Puesto que la enfermedad se manifiesta primero a un nivel energético, si mis pacientes están dispuestos a colaborar, siempre trato cualquier enfermedad en primer lugar con los métodos energéticos. El más eficaz de éstos implica un tratamiento con fotones dentro del rango de los infrarrojos de 880-nm (880 nanómetros). Con este tipo de terapia, puedo influir directamente sobre el equilibrio biofotónico de las células de mis pacientes y modificar o normalizar la información energética que allí se encuentra. Como consecuencia de la normalización de su energía, la bioquímica de sus cuerpos físicos también se normaliza. De esta forma, recuperan su salud, pero el proceso lleva su tiempo.

Cómo Se Transmiten los Fotones del Bionic 880 por Todo el Cuerpo

Los fotones radiados por el sistema Bionic 880 son absorbidos por la piel, después se multiplican en el cuerpo y se extienden a todas partes. Alcanzan todos los órganos, incluso el cerebro, y pasan a través de las ramificaciones del sistema nervioso y la médula espinal, donde normalizan (modifican) la producción de las diferentes hormonas y neurotransmisores, tales como las endorfinas y la serotonina. Las señales fotónicas también alcanzan otros tejidos e influyen en todos los sistemas del organismo, incluido el inmune.

Los Efectos Celulares de la Terapia Fotónica

La vida no sería posible sin la luz. Según Popp, y como se ha mencionado anteriormente, los fotones son irradiados desde todas las células del organismo. En las células afectadas por una enfermedad o por toxinas, la intensidad de las emisiones biofotónicas es baja. La regeneración de estas células oscurecidas se puede lograr mediante la administración de fotones desde una fuente externa, como el Bionic 880.

Los fotones en la frecuencia de onda infrarroja que son administrados al cuerpo pueden activar muchos procesos metabólicos. En primer lugar, aumentan la desintoxicación de todas las materias tóxicas, incluidas las bacterias, los virus y los pesticidas. También, aumentan la producción de leucocitos, macrófagos, células CD-57 y linfocitos, tanto como otras células inmunes, y normalizan el metabolismo patológico.

Si los macrófagos son expuestos a la luz infrarroja dentro del rango de 880 nm, pueden liberar sustancias que son útiles para reparar las células dañadas y que refuerzan la producción del tejido conectivo.

La luz infrarroja ha demostrado tener efectos positivos no sólo sobre los leucocitos, sino también sobre varios tipos de linfocitos y enzimas. Puede aumentar el recuento de células NK, pero también puede disminuir el recuento de células inmunes en las personas con enfermedades autoinmunes.

Pruebas para la Enfermedad de Lyme

Problemas de las Pruebas Tradicionales para el Lyme (Borrelia)

Algunos pacientes con Lyme (Borreliosis) obtienen resultados negativos para la enfermedad en sus análisis serológicos; sin embargo, una evaluación del tejido de sus órganos con frecuencia revela que, de hecho, tienen Lyme. Por lo tanto, creo que es importante diagnosticar la enfermedad de Lyme utilizando diferentes técnicas energéticas, junto con un diagnóstico clínico. Dichas técnicas dan lugar a resultados fiables, una vez que sean dominados por el profesional.

Realizar las pruebas de esta manera es especialmente importante porque existen cuatro categorías de personas con la enfermedad de Lyme que no cumplen los criterios oficiales para un diagnóstico positivo mediante el sistema tradicional de análisis de anticuerpos, o que son difíciles de diagnosticar por otros motivos. Puede que estas personas no presenten los síntomas típicos de la enfermedad de Lyme o que no tengan resultados positivos en sus pruebas de laboratorio. Estas categorías (según Henry Feder et.al. [N. Engl. Med. 2007; 357: 1422 –1430]) incluyen:

1. Personas con resultados negativos en sus análisis serológicos, y que viven en zonas no endémicas de Lyme, pero que presentan síntomas no específicos como fatiga, insomnio, sudoración nocturna y mialgias.

2. Personas cuyas enfermedades han sido diagnosticadas como otras patologías, tales como EM, o que todavía no han sido diagnosticadas de Lyme. También aquéllas que han sido diagnosticadas de Lyme pero que no han aceptado su diagnóstico.

3. Personas que no presentan síntomas y signos clínicos de Lyme pero que tienen anticuerpos contra la Borrelia.

4. Personas que se infectan y presentan la clásica erupción denominada eritema migratorio y que han tomado antibióticos para la Borrelia pero aún están padeciendo los síntomas. Dichas

personas han sido etiquetadas de presentar "síndrome post-Lyme".

Pruebas para la Borrelia Empleando la Homeopatía y las Modalidades de la Medicina Energética

Para determinar si tratar o no a los pacientes de Borreliosis (como se denomina en Europa la enfermedad de Lyme), les realizo pruebas de biorresonancia utilizando una variedad de dispositivos energéticos, como el Bicom, junto con nosodes homeopáticos que contienen bacteria Borrelia original. Los nosodes de Borrelia, junto con el Bicom, se utilizan para determinar si la información energética contenida dentro de los nosodes resuena con la información energética que se encuentra en el interior de las células y/o meridianos del paciente. Si se resuenan, entonces significa que la Borrelia está presente en el cuerpo del paciente.

Cuando los pacientes obtienen un resultado negativo empleando este método, no los trato para la infección, incluso si sus serologías u otras pruebas de laboratorio son positivas.

Para realizar los análisis, utilizo nosodes homeopáticos en diluciones de D 5 a D 200 (D 5, D 6, D 8, D 10, D 12, D 15, D 30, D 60, D 100, D 200, junto con el organismo Borrelia original). Generalmente, si la Borrelia esta presente y causa problemas en sus cuerpos, entonces los pacientes presentarán resultados positivos dentro de este rango de diluciones.

Después de aplicar cinco sesiones de terapia fotónica a mis pacientes, les realizaré las pruebas para comprobar la reacción de su energía celular a los nosodes de Borrelia, utilizando el aparato Bicom, y empleando un rango entre 120 Hz y 152 KHz en el mismo. Si no hay una reacción positiva a los nosodes, entonces se considera que su Borrelia está en remisión. Si hay una reacción positiva, entonces los trato una vez más, espero un mes, y les vuelvo a realizar otra vez las pruebas.

Una vez que la Borrelia esté en remisión, los pacientes deberán realizarse análisis una vez al mes durante los siguientes tres meses. Si los resultados continúan siendo negativos después de estos tres meses, entonces se considera que ya no tienen Borreliosis (enfermedad de Lyme). Después del tercer análisis, pueden optar por acudir a mi consulta para seguir realizándose los análisis anualmente. La mayoría deciden hacer esto, pero he comprobado que el 97% de ellos permanecen sin síntomas, incluso dos o tres años después de finalizar sus tratamientos.

Aquí es importante señalar que los linfocitos destruyen casi toda la Borrelia del cuerpo. Toda Borrelia que permanece en el organismo es inactiva y no causa síntomas porque las células del mismo ya no resuenan con la infección. La bacteria puede reaparecer y causar de nuevo síntomas sólo en casos de estrés energético extremo. Estos casos son poco comunes, pero posibles, y los médicos que tratan con el Bionic 880 deberían saberlo. Dichos factores estresantes pueden incluir: un parto problemático, un accidente grave o la muerte de un familiar cercano o un ser querido.

Procedimiento Clínico para el Tratamiento de los Pacientes con el Bionic 880

Los fotones tienen diferentes frecuencias, y emplear la frecuencia adecuada en el sistema Bionic 880 para tratar una enfermedad específica es muy importante para tener éxito en la curación de la misma. Determino la frecuencia apropiada para el tratamiento del Lyme y otras patologías mediante el análisis de los pacientes utilizando métodos energéticos, tales como el Biotensor, el análisis muscular, la biorresonancia, el dispositivo Vega, etc. Los resultados de estos test me permiten determinar qué frecuencia es la más adecuada para un trastorno particular y un paciente concreto.

Para el tratamiento de la Borreliosis (enfermedad de Lyme) generalmente aplico tratamientos con el Bionic durante 320-340 segundos, en diez o doce puntos diferentes sobre el cuerpo, empleando 11.77 Hertz al 100% de la potencia del aparato.

Para el proceso, también utilizo nosodes de Borrelia de diferentes diluciones homeopáticas, los cuales fijo a lo largo del plexo solar del paciente. Una vez que los nosodes de Borrelia han sido fijados en su lugar, se aplica el tratamiento empleando el dispositivo fotónico.

Los fotones, junto con los nosodes, normalizan la energía y las emisiones fotónicas propias del cuerpo de forma que las células sean capaces de expulsar los organismos de Borrelia, junto con otras toxinas. Los fotones básicamente permiten a las células eliminar todos los productos tóxicos, cuya prensencia se puede evidenciar en la sangre del paciente después de los tratamientos.

Los Diez Puntos Diferentes de Tratamiento

1 y 2: Cara interna de la muñeca derecha e izquierda, comenzando el tratamiento por la muñeca derecha. (Siempre se tratan en primer lugar los puntos sobre la parte derecha del cuerpo).

3 y 4: Sobre el oído derecho e izquierdo

5: En la línea media de la frente

6: En la parte superior del cráneo

7 y 8: Glándula tiroidea derecha e izquierda (excepto en aquéllos con hipertiroidismo)

9: Tercio superior del esternón, cerca del timo

10: Por encima del ombligo, justo por debajo de los nosodes homeopáticos

(Atención: colocar el cabezal del dispositivo sobre los propios nosodes puede causar la rotura de los mismos).

Seguidamente al tratamiento fotónico, administro un tratamiento de ozono hiperbárico a aquellos pacientes que padecen trastornos de concentración (niebla mental) o que tienen problemas con la búsqueda de palabras. El ozono aumenta el nivel de oxígeno en sangre un 180 – 200 % (la tasa normal es de 96 – 100 %), y de este modo alivia estos síntomas.

Por último, todos mis pacientes reciben un tratamiento de desintoxicación, que implica una infusión intravenosa de magnesio, zinc, Hepar comp (un descontaminante homeopático para el hígado), Solidago comp (un medicamento homeopático para el refuerzo renal), Lymphomyosot (un remedio homeopático para el refuerzo del sistema linfático) y 100 ml de bicarbonato sódico (NaHCO3 8.4 %).

Dado que la terapia fotónica puede reactivar las enfermedades y las infecciones latentes, es importante expulsar las toxinas de éstas fuera del cuerpo, y es por eso que mis pacientes siempre reciben una infusión de desintoxicación después de cada sesión. Las infusiones también ayudan a aliviar en parte cualquier reacción potencialmente intensa a la terapia fotónica.

Normalmente, es necesario hacer cinco tratamientos, algunas veces seis, para eliminar los síntomas de la Borrelia. Les doy a mis pacientes dos días de descanso entre los tratamientos con el objetivo de no interrumpir o alterar la regulación activa de la actividad celular inducida por los fotones. Si no se mantienen estos intervalos, los pacientes también pueden experimentar reacciones intensas de sobredosis patológicas, y podría haber un riesgo de descompensación de la glándula tiroidea y una subsecuente tiroiditis de Hashimoto.

(Nota: Generalmente se necesitan entre tres y diez tratamientos fotónicos para tratar otras enfermedades. Tres es el mínimo necesario para cualquier patología, incluso si los pacientes se sienten mejor antes de finalizar estos tres.)

Después de aplicar cinco tratamientos para la Borrelia, realizo un análisis a mis pacientes. Si mis pacientes alemanes obtienen resultados negativos después del quinto tratamiento, entonces les pido que regresen a mi consulta dentro de un mes para volver a realizar el análisis. Si todavía siguen dando positivo después de cinco tratamientos, entonces sólo les aplico un tratamiento más y les pido que vuelvan dentro de cuatro semanas, mientras ellos observen sus síntomas durante ese tiempo. Después de cinco o seis tratamientos, es muy importante esperar cuatro semanas antes de aplicar ningún otro tratamiento, porque la Borrelia es cíclica en su ciclo vital, y las formas latentes, que no fueron suprimidas en la primera ronda de tratamientos, pueden reaparecer durante estas cuatro semanas. Sin embargo, por término medio, encuentro que la mayoría de la gente sólo necesita cinco o seis tratamientos para la Borrelia.

Durante el tratamiento no se administran otros suplementos (sustancias ortomoleculares, como la chlorella o vitaminas), porque los fotones regulan todo el metabolismo del cuerpo. Estoy convencido de que administrar sustancias adicionales (excepto medicinas vitales, como las medicaciones diabéticas o cardíacas) influye negativamente sobre esta regulación. Hasta ahora, mi experiencia parece demostrar que tengo razón.

Con el fin de aumentar la eficiencia de la terapia fotónica, también les aplico a mis pacientes un ajuste quiropráctico. Reciben bien este tratamiento adicional, el cual les permite que su energía fluya más libremente desde la parte superior de su cabeza hasta la parte inferior de su columna vertebral, así como a través de todo su cuerpo. Cualquier bloqueo en el flujo de energía del organismo puede generar dolor a lo largo de toda la columna vertebral, especialmente en las primeras vértebras: atlas/axis. Después de este ajuste, los pacientes también se sienten más flexibles y pueden moverse más libremente, lo que además significa que los fotones pueden funcionar de manera más efectiva en sus cuerpos. Algunos pacientes pueden necesitar de forma ocasional un segundo ajuste quiropráctico, e incluso puede que tengan que aprender a realizar determinados ejercicios con el fin de mantener sus efectos.

Por último, algunas veces realizo terapia SCENAR a mis pacientes, (Self-Controlled Energo Neuro Adaptive Regulation) que implica el uso de un dispositivo médico terapéutico de electroestimulación manual, para aflojar los músculos y los ligamentos, y así liberar los movimientos del cuerpo.

Utilización del Bionic 880 para el Tratamiento de Otras Patologías

El tratamiento fotónico puede influir positivamente en casi todas las enfermedades y trastornos de la salud. En el ámbito de las infecciones, esto incluye los virus y las bacterias, los hongos, mohos, levaduras y casi cualquier tipo de patógeno.

Además, la terapia fotónica puede regular las hormonas y los neurotransmisores, reducir el dolor (de todo tipo), tratar las alergias y la disbiosis intestinal, así como otros problemas presentes en la enfermedad de Lyme y otras patologías crónicas.

La terapia del dolor es uno de los principales objetivos de mi consulta. He tratado con éxito, por ejemplo, casos de dolor lumbar recurrente y crónico, y aquilodinia en tan sólo seis sesiones. Algunos de estos casos habían sido previamente resistentes a todo tipo de terapias. Por ejemplo, un paciente con lumbalgia aguda no tuvo más molestias después de tan sólo dos tratamientos. Una úlcera superficial en el pie derecho de otro paciente que previamente había sido resistente a todos los tipos de terapia, se curó después de doce tratamientos.

Otras Alteraciones que Pueden Ser Tratadas de Forma Efectiva con el Bionic 880

Enfermedades psicosomáticas

Trastornos somáticos

Otras enfermedades crónicas y de larga duración

Disfunción del sistema nervioso vegetativo

Perspectivas en el Tratamiento de la Enfermedad de Lyme

Heridas

Depresión

Síndrome de"Burn out"

Problemas de peso

Hiperactividad

Adicciones (especialmente fumar)

Postratamiento del cáncer

Niebla mental

Además, los fotones pueden hacer lo siguiente:

Mejorar la diferenciación linfocitaria

Mejorar la función enzimática patológica

Regular el sistema inmune

Aumentar o disminuir los linfocitos, según sea necesario

Normalizar y activar la producción de células CD-57

Aumentar la cantidad de toxinas que se expulsan del cuerpo

Normalizar el metabolismo del triptófano y la serotonina

Tener una influencia positiva sobre la psique

Normalizar los valores de la PSA (próstata)

Reducir las alergias

Influir positivamente sobre los niveles de insulina

Reducir el azúcar en sangre (cuando sea necesario)

Aumentar la tasa de cicatrización

Disminuir los niveles de dolor

Aumentar la tolerancia a las medicaciones para el cáncer
(para aquéllos que reciben tratamientos contra el cáncer)

Influir positivamente sobre los marcadores inmunes – leucocitos, linfocitos, IgG, IgM, CD-57, etc.

Reducir los síntomas diabéticos, incluso en aquéllos con diabetes tipo I

Normalizar las reacciones del sistema inmune

Aumentar la excreción de las toxinas ambientales

Disminuir la necrosis ósea

Para aquéllos con infecciones de fiebre alta, bronquitis y neumonía, los fotones originan una respuesta CD-57 aumentada a dichas infecciones.

Como soy un médico de medicina general, trato una amplia gama de dolencias, no sólo la enfermedad de Lyme. Por ejemplo, recientemente he utilizado el Bionic 880 para eliminar la infección por Herpes bucal de mi hija, la cual pude curar con tan sólo tres tratamientos.

Tratamiento de Otras Infecciones Utilizando Nosodes Homeopáticos y Sangre del Propio Paciente

Después de realizar los tratamientos para el Lyme y las coinfecciones, cuando los pacientes se encuentren más fuertes y estables, pueden ser tratados para otras infecciones o alteraciones, utilizando su propia sangre como un nosode homeopático, junto con el Bionic 880.

Esta es una buena forma de tratar cualquier infección o problema para el cual no haya disponible un nosode homeopático, o para deshacerse de infecciones que no pudieron ser indentificadas mediante pruebas energéticas, ya que la sangre contiene el patrón de todas las enfermedades que existen en el cuerpo.

Si los pacientes deciden recibir tratamientos biofotónicos utilizando su propia sangre, deberían ser sometidos después a un cóctel de desintoxicación intravenosa, puesto que la sangre puede contener varias infecciones, lo que hace que potencialmente muchas toxinas puedan ser liberadas. No aconsejo a los médicos que traten a sus pacientes con la sangre de éstos al principio, porque podrían sufrir una reacción de desintoxicación tan fuerte que la infusión intravenosa no pudiera estabilizar. Es importante tratar la Borrelia en primer lugar, utilizando nosodes de Borrelia, y luego se puede utilizar la propia sangre del paciente como un nosode para eliminar cualquier resto de infección (y dependiendo de los resultados de las pruebas energéticas). Por otra parte, cuando se utiliza la sangre como nosode junto con los biofotones, aconsejo a los médicos iniciar los tratamientos con el aparato Bionic a una potencia del 25%, y aumentar gradualmente la intensidad un 25% por semana, hasta que los pacientes puedan completar dos tratamientos a una potencia del 100%.

Solución A Los Problemas En La Curación

Casi todos mis pacientes pueden ser tratados con éxito para la Borreliosis. Sin embargo, aquéllos que ya sufren de fuertes síntomas de parálisis y atrofia muscular progresiva pueden tener problemas de curación, debido a que las células que han muerto ya no emiten biofotones, y hasta ahora, todavía no he encontrado un médoto para reactivarlas. De forma que seguiré buscando hasta que encuentre la terapia adecuada para dichos problemas.

Estoy convencido de que existe una clave en la curación de todas las enfermedades, y que simplemente debemos encontrarla. Por lo anteriormente mencionado, quizás sólo necesitemos frecuencias nuevas y diferentes que no se encuentran en este dispositivo en particular.

Los pacientes que están expuestos a fuertes campos electromagnéticos durante la terapia también tienen problemas de curación, porque dichos campos alteran la terapia fotónica y pueden debilitar sus efectos o incluso hacerla inefectiva. Siempre que sospeche que mis pacientes están siendo expuestos a demasiadas radiaciones electromagnéticas, les recomiendo que hagan examinar sus casas por un especialista en "contaminación" electromagnética y, si fuera necesario, hacerlas "seguras" de nuevo. Esto implica eliminar las fuentes de CEM de su entorno, como la radio celular, teléfonos inalámbricos, radiación de alta y baja frecuencia, radio-comandos, etc. Los móviles pueden ser especialmente problemáticos, como también los ordenadores (computadores), pero si colocan un diodo (dispositivo de protección energética) sobre su ordenador o teléfono móvil, esto puede minimizar la posibilidad de que los campos electromagnéticos afecten a sus tratamientos fotónicos. Siempre que los pacientes realicen los cambios necesarios en su entorno vital, creo que responderán mejor a los tratamientos. Las personas que se curan tienden a tener en sus entornos niveles bajos de CEM.

Los pacientes con problemas de desintoxicación también pueden tener problemas con la curación, pero en mi consulta dispongo de técnicas que pueden ayudarles a desintoxicarse mejor.

El Problema con el Uso de Antibióticos para el Tratamiento de la Enfermedad de Lyme

Considero que el uso de antibióticos para el tratamiento de la enfermedad de Lyme y otras infecciones es muy cuestionable.

Las personas con Lyme a menudo observan cambios positivos en sus síntomas como consecuencia del uso de antibióticos, sin embargo son sólo eso: un cambio en los síntomas. Todavía pueden tener bacterias en sus células, pero puede ser que éstas no se reflejen en sus resultados de laboratorio o en sus síntomas—sólo pueden ser detectadas mediante algunos tipos de pruebas energéticas. La mayoría de los pacientes que han entrado en remisión para la enfermedad de Lyme después del uso de antibióticos, más tarde han padecido otras enfermedades, debido a la supresión inmune que causan estos medicamentos. Dichas enfermedades aparentemente no están relacionadas con el Lyme, pero probablemente fueron causadas por dicha patología. Por ejemplo, he observado que existe un aumento del riesgo de los pacientes para desarrollar cáncer después de haber sido tratados con antibióticos a largo plazo.

En cualquier caso, creo que los antibióticos impiden o dificultan el sistema de defensa de la célula, y no he observado ningún caso de completa curación de la enfermedad de Lyme como consecuencia de la terapia antibiótica. Las personas toman diferentes antibióticos e intentan curarse del Lyme pero no lo consiguen porque la verdadera causa de esta patología no se ha tratado. Sólo mediante el empleo de la terapia fotónica puedo curar completamente a mis pacientes de los síntomas causados por el Lyme. Además, los organismos pueden desarrollar resistencia a los antibióticos, y puede ser cada vez más difícil encontrar medicamentos que funcionen bien en el tratamiento de las diferentes formas de la infección.

Terapias Complementarias durante el Tratamiento Fotónico

Si los pacientes obtienen resultados positivos en sus pruebas para la Borreliosis, los trataré en primer lugar de esta infección, ya que los síntomas que produce pueden imitar más de 300 enfermedades diferentes. Al tratar primero la Borrelia, no tengo que predecir el origen de otros síntomas, si queda alguno después de los tratamientos. Si los pacientes aún presentan síntomas después de tratamientos efectivos para la Borrelia, entonces estos síntomas problablemente no están causados por dicho organismo, y deben tener en cuenta que no todos los síntomas de enfermedad están causados por la Borrelia. Siempre que se dé este caso, los trato posteriormente de los otros problemas, según los principios holísticos integrales.

Por ejemplo, puedo recomendar una terapia intravenosa de desintoxicación para ayudar al cuerpo a eliminar las toxinas, o un tratamiento para curar el intestino como la hidroterapia colónica, una modificación dietética, y unos suplementos como el Mutaflor y el Symbioflor. También puedo recomendar unas vitaminas u otros suplementos, dependiendo de los problemas que tengan los pacientes. Eliminar las amalgamas dentales y hacer que el cuerpo se deshaga del mercurio y otras toxinas también puede ser importante, y dispongo de una variedad de remedios que empleo para dichos problemas.

Curar la Mente, Curar el Cuerpo

Además de las toxinas físicas, las células eliminan toxinas emocionales como consecuencia de la terapia fotónica. Siempre que esto suceda, realizo un tipo de programa de entrenamiento mental que ayuda a mis pacientes a procesar dichas toxinas emocionales. El objetivo del programa es darles la oportunidad de curarse a si mismos utilizando diferentes técnicas mentales. Sin embargo, sólo puedo ofrecer este tipo de terapia a los pacientes que hablan bien mi lengua (alemán), y que están dispuestos a modificar su forma de pensar. Una de las cosas que siempre les digo a mis pacientes es que creo que cualquier enfermedad, incluida la enfermedad de Lyme, se origina en primer lugar a un nivel espiritual y que simplemente se manifiesta más tarde en el cuerpo y en el alma. También creo que la enfermedad es un aviso a los pacientes para que cambien algo en sus vidas a un nivel espiritual, y a menudo me sorprendo del éxito que tienen al hacer esto.

El Uso de los Marcadores Inmunes para Medir el Progreso de la Curación

Hace unos nueve años que desarrollé la terapia fotónica para la enfermedad de Lyme. No podía preguntarle a nadie cómo tratar el Lyme con fotones así que confié en mis propias facultades mentales y en pruebas energéticas para determinar su efectividad. El primer paciente que traté tenía unos cuatro años. Los padres de este paciente habían rechazado la terapia antibiótica de un colega y me pidieron que hiciera algo diferente. Los padres me conocían bien, por eso sabían que no pondría en riesgo la salud de su hijo. ¡Afortunadamente, después de cuatro tratamientos, el niño se liberó de sus problemas! Basándome en dicho éxito, decidí entonces realizar un ensayo sobre 106 pacientes en los cuales utilicé un LTT (test de transformación linfocitaria) para ayudar a determinar la efectivad de los fotones. El cambio positivo en la actividad linfocitaria de estos pacientes después de los tratamientos fue asombroso.

Durante los últimos años, he realizado varios tipos de test inmunológicos, que han demostrado los efectos positivos que tienen los fotones sobre las células Th1 y Th2, así como sobre los leucocitos y linfocitos. Para obtener dicha información, antes y después de cada simple tratamiento fotónico para Lyme, tomo muestras de sangre a mis pacientes y las analizo.

Actualmente, estoy realizando pruebas para determinar los efectos de la terapia fotónica sobre la diferenciación linfocitaria. Para esta prueba, utilizo más de treinta y cuatro parámetros antes y después de cada tratamiento, y ¡En un paciente particular he llegado a realizar más de 240 pruebas!. Por ahora, he recibido más de 1200 resultados de estos test. Estos resultados, que por el momento aún están siendo evaluados, muestran reacciones de mucho interés que serán importantes para las investigaciones científicas inmunológicas y oncológicas futuras.

También se ha demostrado que los fotones tienen efectos de regulación sobre las células, pero aún se necesitan más pruebas para confirmar de manera concluyente estos fenómenos.

Con frecuencia doy conferencias en Alemania y aquellos de mis colegas que han adoptado mi protocolo han informado de similares buenos resultados al utilizar el Bionic 880 en sus pacientes. Muy a menudo, les aconsejo sobre cuestiones relativas a la terapia.

La Diferencia entre los Pacientes Europeos y Norteamericanos

Los resultados de los tratamientos siempre dependerán del paciente en particular con el que esté trabajando. Me he dado cuenta de que pueden existir cambios leves sobre los resultados de la terapia según el grado de la enfermedad de cada paciente. Por el momento, no existen diferencias significativas entre los pacientes americanos y europeos en lo que respecta a los resultados de los tratamientos, aunque pueden existir otras variaciones.

Los norteamericanos tienden a tener más coinfecciones. Los europeos tienen algunas, especialmente clamidias, Epstein-Barr y Rickettsia, pero en general, los norteamericanos presentan más infecciones diferentes, como la Bartonella, la Babesia y el Micoplasma.

También he observado que los norteamericanos tienden a estar demasiado obsesionados con su enfermedad, lo que afecta a su curación. Los europeos tienden a "liberarse" de los pensamientos sobre la enfermedad más fácilmente. Los norteamericanos deben encontrar ejercicios mentales que les permitan librarse de su fijación sobre la enfermedad, si es que desean una curación total.
Pensar demasiado sobre la enfermedad es un problema para nuestras células. Nosotros podemos influir sobre todo nuestro metabolismo a través de nuestros pensamientos. De forma que si las personas con Borreliosis se obsesionan con la idea de que están enfermas, enfermarán, y seguirán enfermas. El hecho de que yo no hable al inglés tan bien como el alemán me supone una dificultad para explicar completamente este concepto a mis pacientes extranjeros y ofrecerles estrategias para conseguir "despreocuparse".

No obstante, es importante que las personas con Borreliosis realicen algún tipo de entrenamiento mental para romper su fijación sobre la enfermedad, o sobre todo lo que es preocupante para su salud. Es beneficioso para ellos no llegar a estar demasiado obsesionados con nada, y vivir sin fijaciones requiere un difícil entrenamiento mental, pero se puede conseguir. Tenemos energías dentro de nosotros que pueden ser desarrolladas y cultivadas, y si pudiéramos descubrirlas y desarrollarlas , entonces tendríamos la capacidad de eliminar la enfermedad. Por ejemplo, tuve una paciente que se curó de su Lyme mediante nada más que el poder de su pensamiento.

Enseño a mis pacientes germanohablantes cuatro técnicas mentales diferentes para permitirles descubrir más sobre ellos mismos y ayudarles a sacar provecho de su propia energía de curación.

Contraindicaciones Relativas del Tratamiento Fotónico

La terapia fotónica está contraindicada sólo en un par de situaciones.

En primer lugar, en personas con colitis, porque los fotones pueden aumentar el sangrado y los calambres.

Segundo, en aquéllas con depresión que están siendo tratadas con otros medicamentos, porque los fotones anulan su eficacia.

Además, es importante que aquéllos con hipertiroidismo consulten a un médico experto antes de utilizar el Bionic 880 sobre los puntos tiroideos.

Por último, las personas con marcapasos deberían asegurarse de que los fotones no se dirigen directamente sobre sus marcapasos.

Ejemplos de Frecuencias para las Diferentes Alteraciones

A continuación se presentan algunas de las frecuencias más utilizadas generalmente para el tratamiento de otras alteraciones que a menudo se encuentran en las personas con la enfermedad de Lyme. Sin embargo, estas frecuencias sólo se deberían utilizar como una guía. Los pacientes deberían ser analizados energéticamente antes de recibir tratamiento para cualquier alteración con el fin de determinar cuál es la mejor frecuencia según sea su alteración en particular. Esto se debe a que las frecuencias también dependen de la persona que está siendo tratada; cada persona tiene una energía diferente en el momento en que está siendo tratada, y unas frecuencias distintas de las que se enumeran a continuación pueden ser más apropiadas para esa persona.

Además, al tratar determinadas alteraciones, tales como los desequilibrios hormonales y de neurotransmisores, puede ser mejor emplear cinco puntos sobre el cuerpo en lugar de diez. De nuevo, los pacientes deberían ser analizados energéticamente para determinar qué puntos serían los más beneficiosos para su alteración en particular. Para los problemas de dolor, a menudo lo mejor es tratar localmente sobre el área dolorida.

Por último, generalmente lo mejor es tratar a los problemas de los pacientes de uno en uno, y no más de dos veces a la semana (excepto por dolor y otros problemas locales, los cuales se pueden tratar 4-5 veces por semana). El exceso de tratamiento fotónico puede causar problemas en el cuerpo, y cuando se tratan varias infecciones, se debería realizar un descanso entre los tratamientos de cada una de las infecciones, de forma que el cuerpo tenga tiempo de procesar por completo los efectos de un tratamiento en particular.

Frecuencias Recomendadas para las Alteraciones que a menudo Se Presentan en las Personas con la Enfermedad de Lyme

Problemas psicológicos	*7.83 y 80 Hz*
Dolor	*Entre 2.7 Hz y 9.88 Hz*
Heridas	*9.88 Hz*
Desequilibrios hormonales	*Entre 7.83 Hz y 80 Hz*
Infecciones	*Entre 9.88 Hz y 28 Hz*
Problemas de Desintoxicación	*9.88 Hz y 11.77 Hz*
Desequilibrios del sistema inmune	*9.88 Hz y 11.77 Hz*

Alergias: Es muy importante realizar correctamente las pruebas para las alergias, con el fin de evitar reacciones fuertes al tratamiento. Se pueden utilizar diferentes frecuencias para las alergias, dependiendo de la alergia y de la persona.

Por último, cuando se analiza a los pacientes de forma energética para verificar alteraciones específicas, es importante que los terapeutas coloquen el nosode o la materia que será utilizada para el tratamiento directamente sobre el epigastrio de sus pacientes para una mayor fiabilidad en los resultados de los análisis.

Últimas Palabras

Esta técnica médico-energética recientemente desarrollada se debería utilizar más ampliamente para el tratamiento de la enfermedad de Lyme (Borreliosis). También se deberían intensificar las investigaciones en el campo de los biofotones y animar a los médicos a aprender más acerca de este método, de manera que pudiera aumentarse el número de resultados de tratamiento positivos. Afortunadamente, muchos de mis colegas médicos alemanes ya están trabajando hacia este fin.

Información Técnica del Bionic 880

Descripción del aparato

El Bionic 880 con Sonda Cluster (Aplicador). La frecuencia, el nivel de potencia y la duración del tratamiento del aparato pueden ser programados. Se incluyen instrucciones para el operador.

Dimensiones:	*Largo 27 cm x Ancho 17 cm x Alto 8 cm*
Peso::	*2.3 Kg*
Fuente de radiación:	*84 (LED) diodos 880 Nm*
Longitud de onda:	*880Nm, pulsada*
IMF:	*2.471 Hz, 4.942 Hz, 7.833 Hz, 9.88 Hz, 11.77 Hz, 28 Hz, 80 Hz*
Densidad de energía EFM:	*ca. 3.000 mw sobre la superficie del tejido tratado o ca. 150 mW/cm2*

Información Adicional sobre los Fotones

Sus efectos sobre el cuerpo dependen de sus longitudes de onda. Cuanto menor es la longitud de onda, más fuertes son.

Cómo Contactar con el Dr. Ingo D. E. Woitzel, M.D.

75172 Pforzheim, Luisenstr. 54 – 56, Germany
Tel: 0049 (0) 7231-313533 Fax: 0049 (0)7231-357268
e-mail: praxisdrwoitzel@t-online.de
Website: www.drwoitzel.de

Nota del Autor:

El Dr. Woitzel recomienda que los pacientes que viven fuera de Alemania se alojen en Gästehaus Klein en Dobel mientras se someten a los tratamientos en su clínica. Este agradable y acogedor casa de huéspedes está situada en un pequeño pueblo donde los niveles de polución electromagnética son muy bajos. Para más información, contactar con:

Karin Klein
Neuenbürger Str.59
75335 Dobel, Germany
Tel.: 0049 (0)7083/3665
Fax.: 0049 (0)7083/3665
email: info@gaestehausklein-dobel.de

Nota de Traducción

Este capítulo está basado en una entrevista que se realizó en alemán y posteriormente se tradujo al inglés y después al español. Si bien hacemos todo lo posible para garantizar que la traducción sea la correcta, el lector debe ser consciente de que se pueden haber producido errores de traducción.

•CAPÍTULO 7•

Ronald Whitmont, M.D.
RHINEBECK, NY

Biografía

El Dr. Ronald D. Whitmont, M.D. es un homeópata clásico de segunda generación. Se graduó en el Centro de Ciencias de la Salud de la Universidad Estatal de Nueva York en Brooklyn. Realizó una rotación en el St. Vincent's Hospital and Medical Center de la ciudad de New York y un programa de residencia en Medicina Interna en el Reading Hospital Medical Center de Reading, Pensilvania.

Llegó a ser médico especialista en Medicina Interna en 1995 y en Medicina Holística en el 2000. En la actualidad, cuenta con consultas en Rhinebeck y en Manhattan, New York.

Filosofía de Curación

Mi filosofía de curación para la enfermedad de Lyme no es ni sustancial ni significativamente diferente de mi filosofía para otros estados de enfermedad. Utilizo la técnica homeopática clásica, la cual implica (a) el uso de una sola medicina a la vez, (b) el uso de esta medicina a la dosis más baja posible, y (c) basar la prescripción en la globalidad psicosomática de todos los síntomas involucrados en el caso: mentales, emocionales y físicos.

La medicina homeopática no se basa en la teoría. Es una ciencia empírica. Todos los medicamentos homeopáticos de la Farmacopea Homeopática de los Estados Unidos (HPCUS) fueron probados por primera vez mediante la administración de los mismos a personas sanas. Este proceso, conocido como "experimentación pura del medicamento", forma la base de la prescripción homeopática. Cada sustancia probada de esta manera demuestra una capacidad para alterar el estado (ya sea mental, emocional o físico) de las personas sanas de una forma específica y reproducible. Cuando estos patrones de alteración son registrados, tanto objetiva como subjetivamente, se llega a conocer el cuadro completo (o prueba) de las sustancias.

El elemento clave de la homeopatía implica el reconocimiento de que cantidades muy pequeñas de una sustancia, capaces de producir una alteración en la salud, también pueden conducir a la resolución de un patrón similar cuando la alteración tratada es parte de una enfermedad. Tradicionalmente, el concepto más cercano a esto es la vacunación. Sin embargo, con una vacuna se administra una auténtica dosis material de una sustancia que, en realidad, puede causar daño a la persona. En el modelo homeopático, al paciente sólo se le administra una impronta energética (una dilución infinitesimal) de la sustancia, no la sustancia material en sí misma. Los medicamentos homeopáticos son elaborados a partir de muchas sustancias, tanto tóxicas como no tóxicas, pero al ir en una dilución (infinitesimal) homeopática, todas son inocuas.

La ciencia homeopática se basa en la prescripción de medicamentos para los enfermos según los síntomas que causen en una persona sana durante la experimentación farmacológica, que consiste en administrar una sustancia que actúe de la forma más similar a la enfermedad real. Es decir, un homeópata debería administrar una dosis no material de un medicamento a una persona que esté enferma, mediante el uso del medicamento que imite de forma más parecida los síntomas reales de la enfermedad, basados en los patrones provocados durante la experimentación homeopática del fármaco. Muchos homeópatas creen que, en realidad, la prescripción actúa como un tipo de "retroalimentación", al facilitar la información a utilizar por el cuerpo energético en la formulación de una respuesta de curación contra la enfermedad. Es como si el cuerpo estuviera recibiendo un plan con instrucciones, o un programa informático de datos puros para ayudarle a resolver el enigma de la enfermedad. La sustancia utilizada (el medicamento homeopático) podría hacer que una persona enfermara, si fuera administrada en grandes dosis materiales, pero en dosis diminutos estimula de forma paradójica, una respuesta de curación.

Después de que sean catalogados todos los síntomas de una persona sana durante la toma de la sustancia en la experimentación del fármaco, esta información se integra en un libro de referencia enciclopédica conocido como la "Materia Médica" de la prescripción homeopática. Posteriormente, el trabajo del médico homeopático es determinar qué medicamento coincide de forma más similar en los síntomas experimentales con los de la enfermedad real. Este principio es conocido como "la Ley de los Similares", o "Lo similar puede curar lo similar". El proceso de prescripción del remedio homeopático es como hacer coincidir a una persona enferma con una pintura abstracta de sí misma. Es a la vez una ciencia y un arte.

Al elegir un medicamento homeopático, además de los síntomas, también es importante conocer la historia médica del paciente y comprender su constitución individual. Por ejemplo, si un paciente tiene una intensa historia familiar de cáncer, tuberculosis u otras patologías, esto podría influir en la selección del medicamento que el médico realice para este paciente. De forma similar, conocer si un paciente ha reaccionado anteriormente de forma intensa a una vacuna, por ejemplo, también podría influir en la selección del remedio. Sin embargo, en la experimentación de un fármaco, sólo se incluyen en la base de datos, los resultados sintomáticos en el momento de la prueba, no las historias personales de las personas.

En la práctica real, el médico homeopático lleva a cabo una metodología tri-dimensional del tratamiento, la cual incluye el estudio de la historia del paciente, así como los tratamientos que han sido efectivos y los que han sido supresores para él o ella en el pasado. Cuando se trabaja con pacientes que tienen la enfermedad de Lyme, toda esta información es beneficiosa, porque una de las formas de luchar contra dicha enfermedad depende de lo bien que funcione el sistema inmune. Existe mucha gente con la infección de Borrelia que nunca ha desarrollado los síntomas y que nunca ha estado enferma de Lyme, porque su sistema inmune ha sido capaz de adaptarse y atajar esta infección. Además, existen otras personas con síntomas crónicos que no remiten, y van y vienen, cuyos sistemas inmunes no han sido capaces de luchar contra la infección. Estas personas parece que no pueden superar su enfermedad, porque sus sistemas inmunológicos no son capaces de enfrentarse a ella. Otras personas podrían estar entre estos dos extremos—es decir, que el Lyme podría estar jugando un papel en su enfermedad, pero podría no ser la causa principal de sus síntomas.

La enfermedad de Lyme es una afección particularmente difícil por muchas razones. Llegar a un diagnóstico preciso puede ser muy complicado y puede conducir a una confusión tremenda, en parte porque no existe un test perfecto para el Lyme. Además, existen diferentes variedades de espiroquetas que causan la enfermedad y a menudo los pacientes presentan múltiples coinfecciones junto con la Borrelia, lo que complica su cuadro sintomatológico y su diagnóstico. En caso de tratamiento incompleto también puede presentarse un dilema diagnóstico, ya que la respuesta inmune a los tratamientos en dichos casos puede ser parcial o incompleta. Por ejemplo, puede ser difícil discernir cuándo alguien está realmente respondiendo a una infección con una respuesta inmune saludable, o reaccionando de forma exagerada con una respuesta inflamatoria autoinmune en ausencia de infección real. El diagnóstico puede ser traicionero ya que la mayoría de los tests sólo pueden medir la respuesta (anticuerpos) del sistema inmunológico a la enfermedad.

Metodología de Tratamiento

Mi metodología de tratamiento para el Lyme consiste en conseguir un conocimiento preciso y muy detallado de mis pacientes. Reviso sus pruebas de laboratorio y su historia médica, y con frecuencia realizo un reconocimiento físico minucioso. A partir de aquí, hago una selección de la mejor solución médica homeopática para toda su enfermedad empleando la metodología clásica. Esto significa que los pacientes son tratados en base a sus síntomas y su historia, así como a otros factores que influyen en su estado actual. No son tratados en base a un diagnóstico de enfermedad de Lyme, sino en base a su propia situación en términos muy específicos. No se hace ninguna diferencia si el test para la enfermedad de Lyme es positivo o negativo. La metodología se basa en su estado real, no en su presunto diagnóstico, que puede incluir un espectro completo de diferentes estados, y falsos positivos así como falsos negativos en las pruebas de laboratorio.

Por tanto, en la homeopatía clásica, la prescripción del medicamento está basada en la constitución individual del paciente y su cuadro sintomatológico— no tiene nada que ver con la nomenclatura diagnóstica del Lyme u otras infecciones transmitidas por garrapatas, cuyas definiciones son muy amplias e inespecíficas. Confirmar que un paciente tiene un diagnóstico de enfermedad de Lyme es un ejercicio puramente académico, e irrelevante en el tratamiento homeopático. Si bien para mucha gente puede ser muy tranquilizador conocer cuál es su diagnóstico, en la homeopatía clásica, el diagnóstico no tiene ninguna incidencia sobre el protocolo real de tratamiento. Como se ha mencionado anteriormente, la metodología de la homeopatía clásica no va dirigida por un diagnóstico, sino que solamente se determina mediante las individuales características, historia y conjunto de síntomas del paciente. Los síntomas de las personas pueden ser estáticos o cambiar y evolucionar con el tiempo. Sin embargo, cuando el médico es capaz de recopilar, describir y explicar estos síntomas en un punto determinado del tiempo, o durante un periodo de tiempo, él o ella aprende lo que dicha persona está experimentando a un nivel físico, emocional, cognitivo y de todo el cuerpo. Cuando este proceso de descubrimiento se maneja de forma cuidadosa, y la Materia Médica homeopática se utiliza adecuadamente, la medicina homeopática más precisa puede ser seleccionada.

La metodología homeopática clásica no sólo es extremadamente específica, sino también muy práctica. En la enfermedad de Lyme y otras patologías crónicas, a menudo, es muy difícil determinar exactamente qué es lo que está causando los síntomas de los pacientes. ¿Están relacionados con la bacteria de Lyme, una infección asociada, una reacción inflamatoria inmune, o con una interacción de las tres? Invariablemente, y al final, es probable que se trate de una combinación de varios factores. Que puedan existir muchos factores implicados plantea desafíos importantes al sistema terapéutico basado en los antibióticos convencionales, pero no a la homeopatía. Puesto que la homeopatía no puede ofrecer un protocolo estándar para todos aquéllos con Lyme, la terapia se basa en cada paciente particular.

Y debido a que todo paciente es único, desde el punto de vista genético, del entorno y de su historial de tratamiento, centrarse en sus síntomas y en su constitución hace que se pueda administrar un tratamiento de forma más individual y específica. Clasificar las infecciones es más importante desde la perspectiva pedagógica, y es más relevante cuando un médico necesita seleccionar los antibióticos adecuados para el tratamiento. Debido a que muchas personas con tests de Lyme positivos no tienen necesariamente dicha enfermedad ("falsos positivos"), sus síntomas serían más relevantes para sus planes de tratamiento que las pruebas de laboratorio existentes. Los anticuerpos contra la Borrelia pueden estar presentes durante varios años después de la resolución de la infección. Los médicos que están empeñados en demostrar la presencia o ausencia de una infección activa pueden llegar a atascarse en una costosa y lenta maraña de información deficiente e incompleta. Una infección activa no se puede distinguir de una respuesta inmune inflamatoria que se ha salido por la tangente, (aunque la infección de Lyme ya no esté activa). A menudo, los síntomas de una reacción inmune y los de la infección real se confunden unos con otros. Los signos de una respuesta inmune en funcionamiento pueden ser suprimidos cuando se administran medicaciones antibióticas, lo que puede seguir complicando el cuadro.

Saber cuándo el cuerpo está simplemente reaccionando de forma intensa a algo puede ser muy beneficioso. De lo que trata esencialmente la homeopatía es de potenciar el sistema inmune para ayudarle a tratar con dichos problemas. Puesto que los pacientes se encuentran de forma invariable en diferentes estados de enfermedad, por lo general el tratamiento es distinto para cada uno de ellos. No está basado en diagnósticos imperfectos, sino en los síntomas reales de la enfermedad que están afectando al paciente en el momento actual.

Debo destacar que la metodología de tratamiento que propongo se basa en el modelo clásico de la homeopatía. Existen otros usos de la homeopatía que no siguen las mismas directrices que las encontradas en el modelo clásico. La homeopatía puede ser prescrita como una forma de medicina alopática, pero este método renuncia a la naturaleza sensitiva y extremadamente específica de la prescripción clásica. Los médicos que emplean esta forma de homeopatía con frecuencia administran medicamentos homeopáticos según el diagnóstico, no en base a los síntomas individuales. Un ejemplo de esto sería un médico que de forma rutinaria prescribe Nosodes de Lyme o Ledum para un diagnóstico de Lyme. Pero por ignorancia de la naturaleza altamente específica del paciente particular y por centrarse en la naturaleza epidémica de la enfermedad, dichos médicos intercambian la posibilidad de profundas respuestas curativas por un rápido alivio sintomático y control de la crisis. Siguen una fórmula que tiene que ver muy poco con la homeopatía clásica, aunque puede ser útil en determinados casos no complicados de enfermedad e incluso como profilaxis.

Es cierto que existen medicamentos homeopáticos que he utilizado de forma repetida en casos de enfermedad de Lyme, pero cualquiera de los (aproximadamente tres mil quinientos) medicamentos homeopáticos actualmente regulados por la FDA de los EE.UU. podría ser potencialmente utilizado en casos de Lyme. Por supuesto, la determinación del remedio más adecuado para un paciente particular se basa en el paciente y en su situación única. Debido a la naturaleza individual y extremadamente específica de la prescripción homeopática clásica, no tiene sentido nombrar, o describir, un grupo particular de remedios que podrían ser empleados o considerados en el tratamiento del Lyme. Elegir los remedios de dicha manera no permite a los médicos aprovechar el potencial real y la fuerza de la prescripción homeopática clásica, y sería la aplicación de un marco alopático a la metodología homeopática. Los resultados de dicha metodología, aunque a veces son beneficiosos, también son limitados. Además, esta metodología debe utilizarse con precaución, ya que puede suprimir los síntomas de los pacientes. Siempre que se dé este caso, la efectividad de la homeopatía será muy limitada. Los remedios sólo serán tan específicos como el médico los haga.

¿Cuántos Medicamentos Se Necesitan Para Lograr una Cura?

Esto depende de cada caso. Algunas veces un solo medicamento es suficiente para realizar todo el trabajo, pero también he visto casos complejos que han necesitado múltiples remedios utilizados uno tras otro. A menudo estos casos incluyen a pacientes que han sido tratados de forma errónea durante muchos años con terapias de antibióticos supresores. Desafortunadamente, este es un escenario muy común. Para estos casos, pueden ser necesarios una serie de medicamentos diferentes para lograr una resolución de los síntomas. La homeopatía es una ciencia, pero no una ciencia exacta, ya que no existen dos personas exactamente iguales. En cambio, esto implica algunos problemas y errores, ya que las herramientas homeopáticas se basan en el juicio humano y en las respuestas humanas individuales.

¿Cuánto Tiempo Dura el Proceso de Curación Con la Homeopatía?

El proceso de curación puede ser muy rápido. En casos sencillos de enfermedades tempranas y profilaxis, los resultados de los medicamentos se pueden ver en días. En casos más crónicos, se pueden observar las primeras respuestas como un aumento de la energía y la reaparición de síntomas antiguos (antes de que dichos síntomas se resuelvan) en un plazo corto de tiempo después del tratamiento. No es poco común ver un aumento gradual y progresivo en la funcionalidad general de estas personas dentro de un periodo de tiempo muy corto, a un nivel físico, emocional y cognitivo, y el proceso puede comenzar muy rápidamente cuando se administra la medicación homeopática adecuada. La mejoría puede producirse en varias semanas, pero el proceso de curación también depende de cuánto tiempo hayan estado enfermos los pacientes. Si han estado enfermos durante un corto periodo, en general, se recuperarán más rápidamente. Si han estado enfermos durante meses o años, generalmente llevarán más tiempo para mejorar. La curación puede prolongarse durante varios años si el caso es muy complejo o si los pacientes recibieron muchos tratamientos supresores antes de someterse a la atención homeopática.

El otro objetivo del tratamiento homeopático, además de la recuperación inmediata, es ayudar a los pacientes a lograr un estado de ser más saludable, de forma que sean menos propensos a enfermar después de una nueva exposición potencial a la enfermedad de Lyme en el futuro. En muchos casos, la Borrelia actúa como una infección oportunista, y sólo causa síntomas porque la salud y la inmunidad de una persona ya no son las adecuadas debido a una infinidad de causas. En estos casos, tratar simplemente la infección y erradicarla con antibióticos no sirve para prevenir la recurrencia o la recaída en el futuro. Los antibióticos no hacen nada para mejorar la salud, solamente tratan una crisis. Un medicamento homeopático cuidadosamente seleccionado no sólo puede ayudar a erradicar la infección, sino que también puede reforzar el sistema inmune de forma que una grave re-incidencia de los síntomas sea muy poco probable en el futuro.

Una de las causas más comunes de la deficiencia inmune es el uso previo de antibióticos. El uso frecuente de antibióticos ha sido asociado con muchas complicaciones en la salud, incluidas la disfunción inmune, las infecciones resistentes a los tratamientos, la supresión sintomatológica e incluso el cáncer. Incluso el uso de antibióticos a corto plazo debilita la reacción inmunitaria, la cual, paradójicamente, hace que uno sea más susceptible a la Borrelia y/u otras infecciones relacionadas con el Lyme. Es como un barco indefenso siendo atacado por piratas. Los piratas (la bacteria) pueden tomar fácilmente el barco (el cuerpo) cuando éste se encuentra sin defensas, mientras que aquéllos con sistemas inmunes fuertes son capaces de ofrecer más resistencia a la invasión (la infección).

Al final, y durante toda la vida, la homeopatía puede ser muy efectiva para una variedad de incidencias y problemas de la salud. Los pacientes pueden llegar a estar muy frustrados por el fracaso de las diferentes terapias administradas para proporcionales un alivio sintomático, pero debido a esto, si una determinada estrategia no les funciona, yo soy uno de los primeros en decir: "Si esto no le ayuda, necesitamos probar algo diferente". No existe una metodología única que funcione para todo el mundo.

Más Reflexiones sobre el Uso de Antibióticos en el Tratamiento de la Enfermedad de Lyme

Ha habido muchos debates, incluso entre los homeópatas y profesionales sanitarios, sobre si los antibióticos deberían ser utilizados en el tratamiento de la enfermedad de Lyme, y si es así, ¿En qué etapa? Como profesionales sanitarios, no tenemos todas las respuestas. Sin duda, mi opinión ha evolucionado con el tiempo.

Actualmente, una de mis preocupaciones sobre el uso de los antibióticos es que nosotros no tratemos las infecciones de forma efectiva y completa, sino que en su lugar, usemos una metodología de "guerra química" que produce una cortina de humo que nos confunde y que empuja a la infección a áreas más profundas. Existen buenos datos en la literatura médica que sugieren que el uso excesivo de los antibióticos está asociado con la resistencia a los fármacos e infecciones más agresivas. El uso de antibióticos en tales circunstancias se consideraría "supresor"; un tratamiento inefectivo. La supresión es una mala palabra en la homeopatía porque hemos visto que siempre que se suprime una enfermedad, éste tiende a reaparecer más tarde y a menudo en una forma más grave.

También sabemos por experiencia (e investigación) que frecuentemente, los antibióticos son anti-inflamatorios. La consecuencia de esto es que pueden proporcionar un alivio sintomático, y ayudar a los pacientes a sentirse mejor, cuando en realidad están permitiendo que su enfermedad empeore. Debido a que actúan como anti-inflamatorios, suprimiendo el sistema inmune, pueden enmascarar los síntomas de la infección que sigue proliferando, sin ser detectada. Los antibióticos también desactivan partes del sistema inmune y así, previenen que el cuerpo sufra una reacción inmunológica completa a la infección. Por lo tanto, los pacientes en tratamiento con antibióticos pueden experimentar mejoría en sus síntomas, pero no una mejoría real en su enfermedad subyacente. Los datos médicos sugieren que a menudo la salud general se resiente como consecuencia de un tratamiento antibiótico.

Puede haber un motivo para los ciclos cortos de antibióticos durante las etapas tempranas de la enfermedad de Lyme, y éste ha sido debatido, pero hasta ahora, no existe un consenso claro de la información en dicha materia. Según mi experiencia, por lo general, es muy útil posponer el uso de antibióticos tanto como sea posible, si es que han de ser utilizados.

Además, existen muchas complicaciones y efectos secundarios perjudiciales asociados con el uso de antibióticos. Las infecciones por levaduras están entre ellas, pero son sólo una parte del problema. Los antibióticos modifican la flora bacteriana de todo el cuerpo, obviamente en su mayor parte en el tracto gastrointestinal, pero también en la piel, así como en el tracto urinario y respiratorio.

Todo el cuerpo se ve alterado por estas medicaciones y cuando el equilibrio bacteriano del organismo se modifica de forma significativa, a continuación tienden a producirse una multitud de diferentes cambios. Dar antibióticos a las personas no es un proceso benigno. Por la alteración de la flora bacteriana, la nutrición y las defensas del organismo se ven alteradas. Los efectos a corto plazo pueden ser menores y poco importantes, pero los efectos a largo plazo de un tratamiento antibiótico prolongado pueden jugar un papel en el desarrollo de muchas alteraciones incluidas las alergias y las infecciones recurrentes de la piel y del tracto urinario y respiratorio. También, aumenta la susceptibilidad a las infecciones por hongos, virus y otras bacterias. La Candida es el ejemplo más común de las infecciones que normalmente se producen por el uso de antibióticos, pero en realidad, sólo es "la punta del témpano."

Otro problema de los antibióticos es que no tratan el origen del problema, lo que conduce a un sistema inmune débil y a la consecuente susceptibilidad a la enfermedad. La función de los médicos debería ser en primer lugar y ante todo, garantizar que no se ocasione daño a los pacientes como consecuencia de sus tratamientos. Los antibióticos son tóxicos para muchos órganos del cuerpo y pueden lesionar los riñones, los oídos, el tracto gastrointestinal y el hígado. Su uso tiene un alto coste.

No prohíbo el uso de antibióticos en mi consulta, pero soy muy cauteloso a la hora de recomendarlos sólo cuando sea necesario. Estos medicamentos deben ser utilizados de forma racional y cuidadosa. Nunca deberían utilizarse para reprimir un estado de miedo o pánico. Deben utilizarse con moderación y por periodos de tiempo limitados. Su uso debe basarse en la ciencia de sus indicaciones y la información sobre su efectividad. Una de mis funciones como médico es reforzar el sistema inmune durante el proceso de curación. Si no puedo hacerlo, debo entonces analizar otras metodologías de tratamiento, incluyendo los antibióticos. No creo que deban ser utilizados como primera línea de defensa en la mayoría de los casos de la enfermedad de Lyme.

¿Son Necesarios los Medicamentos Complementarios en la Homeopatía?

No existe una única especialidad médica que contenga todos los métodos de curación que sean suficientes para la completa consecución de la salud en todos los escenarios posibles. El tratamiento homeopático, por ejemplo, funciona mejor cuando se combina con una dieta adecuada y cambios en el estilo de vida que refuercen y aumenten el bienestar físico y emocional. Hahnemann, el fundador de la homeopatía, creía firmemente que los pacientes debían eliminar los elementos tóxicos de sus dietas y del entorno, para que estos factores no se convirtieran en "obstáculos para la curación". Las personas sanan a ritmos diferentes porque son diferentes. Una de las razones por las que los homeópatas pasan tanto tiempo con sus pacientes es porque de esta forma, pueden saber más acerca de los muchos factores que influyen en la salud de sus pacientes. Muchos pacientes se benefician del consejo nutricional y acerca del estilo de vida, mientras que otros se benefician del consejo emocional que les permite hacer frente a las situaciones que sean nocivas socialmente y traumáticas para ellos.

Recomendaciones Dietéticas

No recomiendo la misma dieta a todos mis pacientes. Como todo en la homeopatía, aplico un método muy individualizado para la dieta. En primer lugar, quiero escuchar qué tipo de dieta ya están llevando mis pacientes y si algún alimento ha sido difícil para ellos. A menudo la gente presenta sensibilidades a diferentes alimentos, por lo que sería de locos recomendar la misma dieta para todo el mundo. Por lo general, recomiendo alimentos integrales, frutas y verduras. A menudo recomiendo una dieta Mediterránea que es rica en frutas, granos integrales, verduras y baja en alimentos procesados y carbohidratos refinados. También, creo que es importante mantener una dieta que es tan orgánica como sea posible. A veces, recomiendo a mis pacientes dietas vegetarianas, pero depende de la persona y de sus necesidades de salud. En cualquier caso, una dieta adecuada es muy importante para la recuperación y la curación. Se puede ir contra la salud con una dieta incorrecta.

¿Qué Pasa con el Tratamiento de Pacientes Contra las Toxinas Ambientales?

Durante el tratamiento de mis pacientes, no me encargo directamente de las toxinas ambientales. Creo que un tratamiento homeopático eficaz a menudo se ocupará del problema de las toxinas. Una de las cosas sorprendentes acerca de los síntomas es que si usted los escucha, le dirán exactamente lo que está afectando al organismo. Incluso si una toxina concreta no puede ser identificada, un tratamiento homeopático que promueva la salud facilitará el proceso de evacuación y eliminación de toxinas del cuerpo de forma que muchas de ellas puedan ser expulsadas más fácilmente. Al tomar la historia de un paciente y realizar un examen, determinadas exposiciones tóxicas pueden hacerse evidentes para el médico. Entornos habitables tóxicos, amalgamas dentales, exposiciones a mohos y químicos (incluidos pesticidas), pueden ser un problema. Puede ser importante para los pacientes mitigar estos factores. Las exposiciones tóxicas importantes a menudo presentan síntomas, porque el cuerpo expresa su necesidad de un medicamento correcto a través de dichos síntomas.

Recomendaciones del Estilo de Vida para la Curación

Consumir azúcar refinado, tabaco, alcohol y otras drogas puede comprometer y retrasar la recuperación. Un problema común que encuentro entre mis pacientes es que a medida que comienzan a sentirse bien de nuevo, tienden a exagerar las cosas. Quieren regresar a sus antiguas vidas como si nunca las hubieran dejado. Es algo muy importante conseguir que la gente escuche y respete su cuerpo. A menudo necesitan volver a aprender qué actividades pueden tolerar y cuáles no. Tratar adecuadamente sus cuerpos también significa comer y hacer ejercicio de forma moderada.

Con frecuencia, los problemas emocionales también necesitan ser tratados, incluidos aquéllos que implican a la familia, la pareja y el trabajo del paciente. Además, es importante conseguir dormir adecuadamente. Tratar cualquier otro factor en el estilo de vida que pudiera estar causando estrés también es esencial para la curación.

El Papel del Trauma Emocional en la Curación

El trauma emocional puede retrasar o impedir la curación, y éste es probablemente uno de los aspectos más importantes de las enfermedades crónicas que ha sido ignorado por la medicina convencional. Cuando se tiene en cuenta, por lo general es relegado a un psicofarmacólogo para el "control de los síntomas". Desafortunadamente, la medicina convencional establece una línea muy fina entre las dolencias físicas y las emocionales (incluso desde tiempos de Descartes). No reconoce que los factores emocionales afectan directamente e incluso pueden provocar dolencias físicas. Desde mi perspectiva, los problemas físicos y emocionales son dos manifestaciones de la misma cosa; los aspectos emocionales son sólo otra expresión de lo que está sucediendo físicamente (y viceversa). Estas dos expresiones de enfermedad se reflejan e interactúan estrechamente una con la otra. Cuando usted las analiza juntas, verá las dos caras de la misma moneda. Y es más o menos la regla que las enfermedades crónicas siempre están conectadas a alguna historia de trauma emocional. Al mismo tiempo, las circunstancias de las enfermedades crónicas causan problemas emocionales. De cualquier manera, la salud física y emocional deben ser tratadas de forma simultánea. Una de las cosas buenas de la homeopatía es que realmente se trata de una disciplina psicosomática. Todo medicamento homeopático abarca, y por lo tanto trata, tanto estados físicos como emocionales. Esta es una de las razones por las que la homeopatía es considerada una disciplina verdaderamente holística. Además, aprovechar la amplitud de todos los medicamentos homeopáticos permite una increíble individualización del tratamiento.

Durante las visitas a la consulta, reviso la historia familiar de mis pacientes, así como la de sus padres, hermanos y otras relaciones importantes. También muestro curiosidad por sus relaciones con el mundo y la sociedad. La imagen que tienen de sí mismos, su seguridad y sus metas juegan un papel importante en la salud. Toda esta información me ayuda a determinar el medicamento más adecuado para ellos.

A veces, incluso la visita del paciente – médico podría parecer una sesión real de orientación psicológica. Es importante permanecer abierto y atender a las contribuciones conductuales y emocionales que los pacientes hacen a sus enfermedades. Esto incluso puede incluir reacciones emocionales que se manifiestan como consecuencia de su incapacidad para avanzar en un régimen. Por ejemplo, podrían estar experimentando un estado emocional concreto como resultado de estar físicamente enfermos. El patrón específico de este estado se puede conectar a un nivel inconsciente a las experiencias de la vida anterior que han dado forma a su visión y sentido de sí mismos. El examinar esta reacción a menudo puede ayudar a revelar la conexión de su dilema actual. Dicha comprensión puede "desbloquear" un callejón sin salida en la curación de forma que puedan pasar al siguiente nivel de recuperación.

Nuestras emociones no son tan sólo "subproductos" de las sinapsis químicas en nuestros cerebros. El resultado de muchas investigaciones sustanciales ha indicado que nuestras emociones son las precursoras de nuestro estado físico tan a menudo como son el resultado. Someter estos sentimientos a la supresión con psicofarmacos es uno de los errores más atroces que se pueden cometer en la asistencia sanitaria. Es importante identificar el estado emocional del paciente y tomarlo en cuenta en su proceso de curación, junto con su condición física. La curación no consiste sólo en tratar las partes individuales del cuerpo o la mente por separado. Estas partes siempre funcionan juntas, y su relación e interacción es una de las cosas más fascinantes de las que se ocupa la homeopatía.

A menudo recomiendo que mis pacientes busquen ayuda externa para sus problemas emocionales, dependiendo de su nivel de comprensión de las cuestiones emocionales que nos ocupan. Creo que la mayoría de la gente puede beneficiarse de un refuerzo emocional complementario. Algunas veces recomiendo hipnosis, orientación, visualización, psicoterapia u otras formas de ayuda psicológica. En otras ocasiones, los pacientes sólo necesitan una aclaración por parte de alguien para reflexionar sobre lo que están experimentando. Una "comprobación de la realidad" en sus vidas puede ser útil. Tratar estas cuestiones junto con los síntomas físicos puede potenciar y estimular el proceso de curación.

La Relación Médico-Paciente

El éxito en la curación tiene mucho que ver con el encuentro que tiene lugar entre el médico y el paciente. Cuando ambos se reúnen dentro de un contexto de enfermedad y el médico ve al paciente de una forma completa, sin prejuicios, entonces la curación se puede llevar a cabo. Cuando el paciente no está viviendo en el presente o el médico no "capta" lo que el paciente está experimentando, entonces "se pierden" entre sí y la curación se hace más difícil. También puede ser un problema si un paciente no es consciente, o no es capaz de prestar atención a su experiencia.

Como médico, estoy allí para ser testigo. Todo paciente es un fenómeno nuevo por completo y una experiencia de aprendizaje para mí. No estoy allí para hacer un "diagnóstico". Estoy allí para confirmar y ayudar a explorar el fenómeno de la enfermedad que está teniendo lugar en la persona que se encuentra frente a mí. Esta exploración conduce a una concepción global de la enfermedad que me permitirá realizar una prescripción homeopática adecuada. Esta concepción global es todo un proceso que tiene lugar durante la interacción médico-paciente, y que permite al médico comprender lo que el paciente está pasando, no sólo intelectualmente, sino también emocionalmente. Esta experiencia en sí misma puede catalizar un cambio, tanto en el paciente como en el médico. El médico no es inmune a los efectos de la interacción, y si trata de aislarse, o mantenerse al margen, corre el riesgo de "fracasar" en el caso.

Dos de mis barómetros más sensibles en la práctica son la intuición y la emoción. Escuchar lo que se dice más allá de las palabras, de forma no verbal, es muy importante. Percibir e interpretar lo que se dice es tan importante como escuchar lo que se está hablando. Los pacientes que no son conscientes de sus síntomas y que no pueden verbalizar eficazmente lo que está pasando por sus mentes o en sus cuerpos, son más difíciles de tratar.

Un modo en que esto puede ocurrir es tomando anti-inflamatorios y calmantes para el dolor que enmascaren los síntomas. En la literatura homeopática varios estudios indican que los pacientes que no sean capaces de describir sus síntomas de forma adecuada y detallada, y que no puedan expresar claramente lo que está pasando en sus cuerpos, tienden a tener un peor pronóstico con los trata-mientos homeopáticos que aquéllos que sí pueden. Definitivamente, la homeopatía es beneficiosa para aquéllos que son conscientes (y capaces) de escuchar a sus cuerpos, analizar sus síntomas y prestar atención a su actual estado físico y emocional. Si los pacientes no son conscientes (o son incapaces) de hacer esto, lo encuentro más difícil tratarlos de forma eficaz. Si alguien viniera a mi consulta y me dijera, " Tengo la enfermedad de Lyme, pero no puedo decirle cuáles son mis síntomas", entonces tendría una posibilidad muy pequeña de poder ayudarle. Hay muy pocas cosas que pueda hacer homeopáticamente si no puedo individualizar sus síntomas y no sé hasta qué punto la persona que está frente a mí es única y diferente respecto a otros . Si los familiares o parientes cercanos pueden facilitar esta información, entonces podemos seguir, pero si hay una escasez de información de la experiencia subjetiva, entonces puede que los pacientes necesiten un médico intuitivo, ¡no un homeópata!

¿Existe la Reacción de Herxheimer en la Homeopatía?

¡No existe reacción de Herxheimer (que yo sepa) en la homeopatía! Por lo menos, no he visto ninguna reacción de Herxheimer. Sin embargo, la homeopatía presenta el riesgo de una reacción curiosa denominada "agravación homeopática". Se ha demostrado que ocurre aproximadamente en la mitad de los casos, y no sólo en aquéllos con enfermedad de Lyme.

Cuando esto sucede, si el problema del paciente es artritis reumatoide o síndrome del colon irritable, inicialmente existe un empeoramiento de los síntomas o una reaparición de síntomas antiguos que tiene lugar después de la administración de un medicamento. Lo que determina si los pacientes están experimentando una agravación o no es cómo se sienten después de esta reaparición de los síntomas: Si existe una mejoría posterior acompañada de un retorno de la energía, se presume que ha tenido lugar una agravación homeopática. Generalmente esta es una buena señal de que el medicamento está funcionando y haciendo lo que debe. A veces la agravación sintomatológica forma parte del proceso de curación, aunque no siempre. Las agravaciones homeopáticas son claras y diferentes de las reacciones de Herxheimer. Los pacientes no padecen una agravación cada vez que toman el medicamento homeopático, pero no es raro que se produzca después de la primera prescripción.

¿Por qué no se producen reacciones de Herxheimer con la homeopatía? Dado que ha habido una escasez de fondos para la investigación homeopática, es imposible saberlo. Nosotros (la comunidad médica) entendemos la teoría de que la reacción de Herxheimer sea por "morirse" los organismos infecciosos con posterioridad a la aplicación de un antibiótico, (como si yo rocío napalm en una selva tropical, y como consecuencia, obtengo una elevada reacción por muerte orgánica por la disolución de toda la fauna). El tratamiento homeopático no parece en absoluto actuar de esta manera. No envenena el suelo, y no actúa como una guerra química. No es tóxico, ya sea con el cuerpo o con el organismo infectante. Esto es lo que sabemos. La homeopatía parece alterar la resistencia de forma que el cuerpo ya no siga siendo un lugar hospitalario para el organismo infeccioso, pero no lo hace mediante una aniquilación química súbita. Por lo tanto, no esperamos un Herxheimer, o una reacción por muerte masiva.

Curiosamente, los campos de la microbiología y de las enfermedades infecciosas en un principio se basaron en el supuesto de que los bichos son dañinos y no son necesarios para el organismo. Sin embargo, últimamente, muchos en la comunidad médica han cambiado su opinión con respecto a esto, y hoy en día, la ciencia acepta que las bacterias son, de manera sorprendente, buenas y necesarias para que el cuerpo se mantenga saludable. De hecho, las bacterias son tan importantes que no podríamos vivir sin ellas. Aparentemente, la masa de las bacterias que se producen de forma natural en nuestros cuerpos incluso pesa más que nosotros mismos. Apenas estamos empezando a saber más sobre el ecosistema que existe en nuestros cuerpos, y la forma en que vemos las enfermedades infecciosas está cambiando. Ahora parece que el escenario de salud más óptimo implica tener una diversidad de organismos que co-existan juntos en el cuerpo.

No creo que la homeopatía mate a los bichos, sino que modifica el entorno en y alrededor del organismo de forma que los bichos dejan de ser tan agresivos como antes y dejan de ser un problema para la persona. Estos organismos parecen integrarse en la ecología del cuerpo como elementos no agresores, co-existiendo pacíficamente con su huésped humano. El uso de la homeopatía les anima a reducir su número, a actuar de manera menos agresiva y a ocupar un nicho equilibrado en el sistema. Pierden protagonismo porque establecen un papel en el cuerpo que no es de naturaleza parasitaria, sino más bien, comensal. Esta es una teoría respaldada por la ciencia y la investigación.

Sabemos que incluso existe un rol evolutivo o una ventaja al infectarse con ciertos organismos. Después de todo, la ciencia apoya el uso de probióticos basados en esta premisa. Determinadas teorías de evolución sugieren que las infecciones virales y bacterianas pueden haber sido las responsables del desarrollo de las mitocondrias y otros orgánulos de nuestras células. La mitocondria se reproduce de forma independiente al resto de la maquinaria celular y contiene su propio genoma. Algo parecido sucede en las infecciones virales, ya que éstas incorporan habitualmente sus genomas a los nuestros. Si usted no mata a los bichos de forma agresiva con antibióticos, sino que crea un entorno en el que las bacterias puedan co-existir con su huésped humano (sin causar infección), en ocasiones, estos bichos podrían acabar proporcionando un beneficio a su huésped. Este mismo escenario se ha producido con los parásitos intestinales. Por ejemplo, algunas variedades de parásitos anquilostomas protegen frente al desarrollo de alergias y de la enfermedad intestinal inflamatoria cuando se les permite co-existir con su huésped.

En realidad, la verdadera inmunidad se basa en el concepto de exposición (a un organismo) mediante la acomodación y aclimatación posterior del huésped a dicho organismo. Tanto el organismo como el huésped cambian y se adaptan a esta nueva relación. Esto no sucede cuando uno de los miembros de esta relación está empeñado en aniquilar al otro. El desarrollo de la inmunidad requiere de la presencia de dos organismos diferentes, de forma que el sistema inmune pueda adaptarse al organismo y el organismo al sistema inmune. La biología molecular ha demostrado que los organismos se adaptan al cuerpo humano, llegando a ser dóciles y menos virulentos con el tiempo cuando no son tratados con antibióticos.

Estas complejas relaciones indican que la metodología antibiótica para las enfermedades infecciosas y en particular para la enfermedad de Lyme no pueden ser beneficiosas. Los antibióticos pueden desencadenar una forma de enfermedad invasiva, opuesta y más agresiva, que es la antítesis del concepto de acomodación y comensalismo. Por tanto, conseguir que las bacterias se adapten de forma que vivan en armonía con el sistema inmune, y adaptar el sistema inmune a las bacterias, puede ser simplemente el truco para establecer una respuesta de curación efectiva.

Sin embargo, a nivel cultural, puede que no estemos listos para aceptar esta metodología. Queremos reforzar nuestra alimentación para ser estériles y lavarnos con jabón antibiótico. Puede que incluso nosotros mismos nos hayamos arrinconado en un lugar donde ya no podemos vivir sin antibióticos. Cada vez más científicos y biólogos reconocen que esta metodología super-higiénica no es beneficiosa para la salud, ni ecológica ni ambientalmente. En lo referente a la salud, estamos viendo un aumento de las alergias y las infecciones y enfermedades auto-inmunes como consecuencia de sistemas inmunológicos que no tienen experiencia para hacer frente a organismos extraños. Tenemos toda una sociedad que no está acostumbrada a las bacterias. La esterilización de los alimentos y el uso excesivo de antibióticos pueden limitar la capacidad del sistema inmune a madurar adecuadamente. Estos medicamentos eliminan los factores claves de desarrollo en la formación del sistema inmunológico. A largo plazo esto es algo peligroso.

Por último, las hierbas, como los antibióticos, también pueden hacer que las infecciones bacterianas sean más agresivas y más difíciles de tratar. Estos agentes son precursores, y antecesores, de los antibióticos, la única diferencia es que son un poco más débiles y una pizca más heterogéneos. Puede que sean más "naturales", pero funcionan de la misma manera que los antibióticos y también pueden aliviar los síntomas, incluso mientras permiten la proliferación de las infecciones.

El Proceso de Administración de Medicamentos

Mi evaluación inicial para un nuevo paciente adulto es de dos horas. Esta visita me permite tomar una historia bastante extensa y detallada del paciente y realizar un examen físico específico, si fuera necesario. Después de esto, normalmente sugiero realizar una consulta de seguimiento entre cuatro y seis semanas después, para asegurarnos de que el paciente y yo vamos por el buen camino. Si esperamos demasiado tiempo, y la medicación no está funcionando, habremos perdido tiempo. Si no esperamos el tiempo suficiente, entonces no tendremos la oportunidad de ver si el tratamiento está funcionando. Después de la segunda visita, si las cosas van bien, por lo general recomendaré otro seguimiento a los dos o tres meses. Seguiré espaciando el tiempo de regreso después de cada visita, siempre y cuando el paciente continúe mejorando. Después de varias visitas, puede ser que recomiende que regrese dentro de otros seis meses, y si las cosas siguen realmente bien, entonces puede ser que recomiende otra visita en un año. La frecuencia de las visitas se basa en el progreso; a veces, es necesario tener más contacto, y otras veces, menos.

Existen varias estrategias de tratamiento diferentes utilizando los medicamentos homeopáticos. Dependiendo de la complejidad del caso, una dosis única del medicamento homeopático puede ser todo lo que se administre en el primer mes de tratamiento. Y otras veces, en casos más complejos, se puede recomendar una dosis diaria o semanal. La dosis se puede repetir hasta tres veces al día en casos graves o tan sólo una vez para casos menos graves.

La selección de la potencia del medicamento homeopático se basa completamente en el caso individual que nos ocupe. Si espero que los pacientes tengan una respuesta lenta, entonces la potencia de su medicación se ajustará debidamente, así como su plan de dosificación.

Las Ventajas de la Homeopatía sobre Otros Tipos de Tratamiento

La homeopatía es segura. No produce reacciones alérgicas o tóxicas. No causa efectos secundarios nocivos o lesiones periféricas al cuerpo. No interactúa con otras medicaciones o hierbas. Además es muy bien tolerada por aquéllos que tienen una historia de sensibilidad farmacológica y reacciones adversas a los medicamentos convencionales.

La homeopatía trata a cada persona de forma individual. Puede adaptarse a casi todas las contingencias y niveles de gravedad y complejidad. Puede ajustarse a cada caso particular y tratar las áreas más importantes de la enfermedad.

La homeopatía no causa reacciones de Herxheimer, y si existe una agravación homeopática, por lo general es breve, leve y transitoria, sin comportar un riesgo para la salud del paciente.

La homeopatía es económica, fácil de administrar y holística. Promueve un conocimiento más íntimo y cercano de la relación con uno mismo y su propia salud. Los medicamentos homeopáticos son bien tolerados; a los niños les gusta su sabor y no les importa tomarlos.

La homeopatía favorece la salud a largo plazo, no sólo se trata de un alivio sintomático a corto plazo y de un control de las crisis.

La homeopatía es sostenible ecológica y ambientalmente. El uso y fabricación de los medicamentos homeopáticos no causan polución o perjuicio al medio ambiente y al ecosistema, ni producen una gran huella de carbono. El desarrollo de las medicinas homeopáticas no explota el medio ambiente, ni daña las especies animales ni cuesta enormes sumas de dinero.

Comparación de la Homeopatía con Otros Tipos de Medicina Energética

No soy consciente de ninguna diferencia importante entre la homeopatía y otros tipos de medicina energética, pero no he estudiado en profundidad otros sistemas. La homeopatía clásica sigue un protocolo muy definido de análisis y prescripción. Se respetan las leyes de prescripción y curación. No es una cuestión de "todo vale". No resulta del capricho o la fantasía. La prescripción homeopática clásica no puede ser llevada a cabo por una máquina biomeridian o mediante Kinesiología aplicada. Se basa en una ciencia definida y reproducible de la anamnesis, repertorización y prescripción. Su efectividad ha sido confirmada por la observación repetida de fenómenos durante más de dos siglos en el occidente. Actualmente, se practica en todo el mundo.

¿Por Qué la Homeopatía No Se Utiliza Más Ampliamente en el Tratamiento de la Enfermedad de Lyme?

¡Y ahora viene la pregunta interesante! Como he mencionado anteriormente, puede ser que nuestra sociedad simplemente no esté lista para emplear la homeopatía de forma extensa. Nuestra forma tradicional de la medicina, así como nuestra cultura, apoya una metodología para la salud que es relativamente paternalista y no interactiva. La sabiduría convencional fomenta una mentalidad de "solución rápida" que demanda muy poco por parte del paciente. Uno ni siquiera necesita asumir la responsabilidad de su propio comportamiento en el sistema convencional porque parece que siempre existe un medicamento para aliviar los síntomas o una cirugía, si la metodología farmacológica falla.

La homeopatía se desarrolla en un entorno donde la cooperación y la comunicación entre el médico y el paciente son intensas. Fundamentalmente, nuestra sociedad cree en los antibióticos y en una metodología de "guerra química" para mejorar la salud y el medio ambiente. "Corta y quema" es el lema de los cirujanos. La homeopatía aboga por una metodología suave, segura y más sostenible ecológicamente para la salud y el cuerpo, pero muchos no están dispuestos a considerar un cambio fundamental de pensamiento en esta dirección.

La historia de la medicina en nuestra sociedad se basa en "seguir al dinero". Existe una elevada cantidad de dinero invertida en el actual modelo biomédico de enfermedad. Alterar este patrón significaría grandes cambios en la forma de hacer negocios de nuestras instituciones académicas y médico-farmacológicas. La profesión médica alopática influye firmemente en las vías que las personas eligen para su salud, y lo que dirige al sistema médico es el dinero. Las compañías aseguradoras, farmacéuticas y los médicos están muy arraigados a un modo de tratamiento y a una relación que no están dispuestos a modificar, ni siquiera si es hacia un sistema de asistencia más seguro, menos costoso y más holístico.

A pesar de que la ciencia es defendida por formar la base de la mayor parte de la medicina moderna, en realidad sólo es evidente en un pequeño porcentaje de las intervenciones terapéuticas. Las investigaciones médicas no están libres de conflictos de intereses y de motivaciones de carácter lucrativo. La investigación científica está financiada en gran medida por intereses farmacéuticos lucrativos, mientras que muchas investigaciones de la MAC (Medicina Alternativa y Complementaria) no son apoyadas ni financiadas. El campo de la medicina nunca ha estado exento de contrastes ideológicos, de modo que ¿Por qué debería ser diferente hoy en día? La historia de la medicina está plagada de ejemplos de supresión y de ostracismo de las ideas cuyo momento simplemente no había llegado. La ciencia de la medicina es un medio altamente politizado y muy dependiente de las tendencias de libre pensamiento y los prejuicios de una sociedad. La preferencia y el perjuicio son factores importantes que van contra la verdadera investigación científica objetiva de la homeopatía y otras áreas de MAC.

Si los investigadores médicos fueran realmente objetivos, hoy en día, utilizaríamos la homeopatía y muchas más prácticas de MAC (como ya se hace en el resto del mundo) no sólo en el tratamiento de la enfermedad de Lyme, sino también en muchas otras dolencias.

Últimas Palabras

Defiendo firmemente una metodología científica para el tratamiento de dolencias como la enfermedad de Lyme. También apoyo una metodología integrativa y holística para la asistencia sanitaria. Una visión a largo plazo de la salud y del medio ambiente debería formar parte de cualquier régimen terapéutico sostenible. Existen muchas preguntas sin contestar en la asistencia sanitaria de hoy en día, e incluso los conceptos de salud y curación no se entienden bien. Hay un desacuerdo generalizado incluso con respecto a lo que constituye una buena salud. El asunto de la curación es una cuestión mucho más compleja de lo que la mayoría de la gente supone. No creo que la "curación" se encuentre en una pequeña píldora química blanca, sino en una relación y en un equilibrio energético entre una persona y los elementos físicos y emocionales de su vida. El cuidado de la salud no es algo que se haga para nosotros, sino algo en lo que nosotros participamos activamente día a día con consciencia y creatividad.

Por este motivo, la práctica de la homeopatía clásica puede añadir un apoyo muy necesario a las personas que padecen la enfermedad de Lyme y otras alteraciones médicas relacionadas. No se pueden curar todos los casos, pero sí muchos. Otros pueden ser ayudados enormemente mediante este proceso, que refuerza y aumenta la autonomía y la verdadera curación holística.

Cómo Contactar con el Dr. Ronald Whitmont, M.D.

Ronald D. Whitmont, M.D.
6250 Route 9
Rhinebeck, NY 12572 (845) 876-6323
www.homeopathicmd.com

•CAPÍTULO 8•

Deborah Metzger, Ph.D., M.D.
LOS ALTOS, CA

Biografía

La Dra. Metzger es la directora médica del Harmony Women's Health en Los Altos, California. También es ginecóloga, endocrinóloga reproductiva, y especialista en medicina integrativa dedicada al tratamiento de hombres y mujeres con problemas médicos difíciles. Después de graduarse en la Escuela Universitaria (SUNY en Búfalo, 1973), obtuvo el PhD (Doctorado) en endocrinología molecular en la Facultad de Medicina Baylor de Houston, Texas (1979). Se licenció en la Facultad de Medicina de la Universidad de Texas en Houston (1982), realizó su residencia en Obstetricia y Ginecología (1986) y obtuvo una beca en Infertilidad y Endocrinología Reproductiva (1988) en la Universidad Duke de Carolina del Norte. Después de pasar seis años en la Facultad de la Universidad de Conneticut Health Center (donde fue profesora asociada) estableció una consulta privada en Hartford, CT, especializada en el dolor pélvico crónico, endometriosis, infertilidad y cirugía laparoscópica avanzada.

En 1998, la Dra. Metzger se mudó a la Bahía de San Francisco y se asoció con el Dr. Arnold Kresch, creando el Helena Women's Health. Después de la muerte prematura del Dr. Kresch en 1999, la Dra. Metzger siguió ampliando la gama de prestaciones de la consulta. En Enero de 2004, decidió renunciar a su práctica quirúrgica en favor de una práctica médica integrativa y posteriormente abrió el Harmony Women's Health, el cual está dedicado al tratamiento integral de las personas, empleando la asistencia holística e integrativa en un entorno enriquecedor.

La Dra. Metzger está reconocida como una de las expertas más destacadas en el tratamiento holístico e integrativo de la endometriosis y del dolor pélvico crónico. Por necesidad, también es experta en el síndrome de fatiga crónica, fibromialgia y enfermedad de Lyme, puesto que estas patologías a menudo acompañan a las afecciones con dolor. Ha dado numerosas conferencias en todo el mundo, y ha publicado extensamente en revistas especializadas y libros de texto. La Dra. Metzger es una de las editoras del *Chronic Pelvic Pain: An Integrated Approach (Dolor pélvico crónico: Una metodología integral)*, el primer libro sobre el dolor pélvico. También, es una de las autoras de la primera edición de *Operative Gynecologic Laparoscopy: Principles and Techniques (Laparoscopia Ginecológica Operativa: Principios y Técnicas)*, que provee una visión innovadora de la moderna cirugía laparoscópica. Se puede encontrar más información acerca de sus otros trabajos publicados en la página web de Internet: www.harmonywomenshealth.com.

Filosofía de Curación

Todo el mundo porta en su organismo microbios que potencialmente pueden causar infecciones, pero las personas con un sistema inmunológico sano viven en pacífica coexistencia con muchas bacterias, virus, levaduras y parásitos. Cuando el sistema inmune se ve sobrecargado y/o alterado, estas infecciones ya no pueden ser controladas y entonces causan problemas. Por lo tanto, el tratamiento de la enfermedad de Lyme y las patologías crónicas no puede estar dirigido a eliminar dichas infecciones sin más. Si los médicos y los pacientes no hacen nada para mejorar el sistema inmune, puede que los pacientes no mejoren o sufran una recaída con un régimen de tratamiento.

Además, creo que las etiquetas de "fatiga crónica" o "fibromialgia" que a menudo se les otorga a los enfermos crónicos (con Lyme) son muchas veces los únicos diagnósticos que la medicina convencional puede ofrecerles. Lamentablemente, estos diagnósticos por lo general se basan en lo más superficial de los resultados de las pruebas, por ej., niveles de TSH y CBC. En realidad, tanto la fatiga crónica como la fibromialgia son enfermedades inflamatorias, que principalmente son causadas por alergias e infecciones. Por tanto, el Lyme puede ser sólo una de las causas de inflamación para las personas que padecen esta enfermedad como parte de su trastorno inflamatorio. Sin embargo, independientemente de la causa de la inflamación, y con el fin de reducirla, es importante para los médicos mejorar el sistema inmune de sus pacientes, derrotar a los "bichos" en sus cuerpos y que vuelvan a un estado de pacífica armonía y coexistencia con sus bacterias, virus, levaduras y parásitos.

Con el objetivo de curar al organismo de la inflamación y de la enfermedad de Lyme, se deben abordar los siguientes factores:

1. Trastornos del sueño

2. Digestión

3. Dieta y nutrición

4. Alergias

5. Infecciones sigilosas

6. Problemas hormonales

7. Ejercicio

8. Desintoxicación

9. Conexión Cuerpo/Mente

Echemos un vistazo más profundo a cada una de estas áreas.

Sueño

En primer lugar, dormir es fundamental, y es el componente más importante de cualquier plan de tratamiento. Si mis pacientes no duermen, entonces ninguno de mis tratamientos les funcionará. A menudo, aquéllos con la enfermedad de Lyme presentan un ciclo de sueño/vigilia completamente alterado. Trato este problema prescribiendo a mis pacientes tres miligramos de melatonina dos o tres horas antes de acostarse, y luego a la hora de acostarse, toman entre dos y cuatro gramos del aminoácido glicina. Si se despiertan durante la noche, toman más glicina. Desde el uso de este protocolo, he tenido que escribir muchas menos recetas de somníferos. En cualquier caso, es necesario que las personas con Lyme consigan dormir de ocho a nueve horas por la noche, y esto puede requerir que tomen dos o tres medicaciones diferentes al mismo tiempo.

El otro problema que yo veo normalmente en mis pacientes con enfermedad de Lyme y trastornos del sueño es la apnea del sueño. Esto se observa a menudo en aquéllos que regularmente necesitan al menos diez horas de sueño por la noche y roncan. La apnea del sueño se puede diagnosticar fácilmente mediante un estudio del sueño. Los pacientes no deben pasar por alto la posibilidad de que sus parejas tengan apnea del sueño, puesto que el ronquido de sus parejas puede despertarles muchas veces durante la noche y alterar su sueño, lo que en consecuencia compromete su curación.

Disbiosis Intestinal

La limpieza del intestino es un componente fundamental para la curación. Una digestión alterada contribuye a la inflamación en general e interfiere con la habilidad del organismo de absorber nutrientes. El cincuenta por ciento del sistema inmune está relacionado con el intestino, por eso los problemas en el intestino afectan a la función inmunológica. Las alteraciones más comunes que encuentro en mis pacientes son infecciones por H. pylori, hipoclorhidria (baja secreción ácida gástrica), liberación inadecuada de enzimas digestivas, excesivo crecimiento bacteriano en el intestino delgado, alergias alimentarias y sensibilidad al gluten. Estos problemas pueden ser fácilmente identificados mediante unas sencillas pruebas y tratados con suplementos, hierbas, medicamentos antimicóticos y probióticos.

Dieta y Nutrición

El origen de todo mal no es el amor por el dinero, sino el amor por el azúcar. En general, recomiendo que mis pacientes sigan una dieta hipoglucémica llamada "Sugar Busters" ("Antiazúcar"), que no permite el consumo de "alimentos blancos" como el azúcar refinado, el pan blanco, la harina procesada, las patatas blancas, el arroz blanco, la pasta blanca, etc. Además, el consumo de cafeína es como beber una taza de azúcar y por tanto, también debería ser evitado porque hace que el hígado libere grandes cantidades de azúcar. Por último, si mis pacientes presentan sensibilidad al gluten (que son aproximadamente el 90% de ellos), entonces personalizaré y perfeccionaré mucho más sus dietas.

Cuando someto a mis pacientes a la dieta "Antiazúcar", empiezan a sentirse mejor, y no sólo porque la dieta disminuya su inflamación, sino también porque los químicos y otras toxinas son eliminadas automáticamente de sus cuerpos. Los cereales empaquetados, alimentos envasados y otros alimentos procesados están llenos de toxinas y químicos, de forma que animo a mis pacientes a que coman en su lugar proteínas, verduras y frutas orgánicas.

También, me gusta ser conservadora al recomendar nutrientes. En lugar de aplicar una metodología "universal para todos", realizo una prueba de orina y sangre para determinar los nutrientes específicos que necesitan mis pacientes. Para esto utilizo el test de laboratorio NutrEval de Genova Diagnostics.

Las Alergias y el Sistema Inmune

Normalmente, las alergias no son tenidas en cuenta en la enfermedad de Lyme, pero el Lyme produce malas alergias y las alergias agravan dicha enfermedad. Además, las alergias a inhalantes, alimentos, hormonas y neurotransmisores pueden causar los mismos síntomas que la enfermedad de Lyme. Y cuando el sistema inmune de los pacientes lucha contra los hongos y el polen como si fueran virus o bacterias, se puede alterar fácilmente y la respuesta inmune resultante causa inflamación. Tratar sus alergias con antihistamínicos puede mejorar algunos de sus síntomas, pero su inflamación, fatiga, disfunción cognitiva y dolores continuarán hasta que sus médicos vuelvan a centrar la atención sobre sus sistemas inmunes, mediante la desensibilización de los mismos a sus alergias.

La mayoría de mis pacientes tienen sistemas inmunes en estado de hiperalerta. Si contraen un virus o una bacteria común, sus sistemas inmunológicos los eliminarán de inmediato, y esto es algo positivo. Sin embargo, tener un sistema inmune en estado de hiperalerta también puede ser perjudicial, porque tiende a ocuparse de ataques menos graves del entorno, incluyendo mohos, polen, alimentos y otros. Esto significa que se despista de otros problemas más importantes, y al mismo tiempo se sobrecarga por tener que ocuparse de una multitud de cosas de menor importancia.

Realizo pruebas de alergia intradérmicas para las alergias hormonales y del entorno, así como para catorce alimentos a los que generalmente los pacientes son alérgicos. Debido a que los resultados de las pruebas sanguíneas de la IgG para los alergénos no se correlacionan bien con las pruebas cutáneas, y debido a que he obtenido buenos resultados con estas últimas, no utilizo los test sanguíneos para las pruebas de alergia. Los alergólogos realizan un "test de pinchazo" que además no es tan sensible como las pruebas intradérmicas.

CAPÍTULO 8: Deborah Metzger, Ph.D., M.D.

Detecto que el 100% de mis pacientes presentan alergias de algún tipo, no sólo a los alimentos, sino también al polen y a otros alergénos ambientales, de forma que les hago pruebas para cosas como alergias a los mohos, árboles, hierba y polvo. Incluso les realizo pruebas de sus hormonas, ya que algunos desarrollan autoinmunidad a sus propias hormonas. Si por ejemplo las pacientes tienen SPM, entonces sé que probablemente tendrán alergia a la progesterona o serotonina. Si presentan respuetas extrañas a los suplementos de hormona tiroidea, entonces es probable que tienen alergia a las hormonas T3/T4. Si tienen síntomas de fatiga adrenal, pero se sienten peor con la sustitución de cortisol, generalmente son alérgicos al cortisol. Los pacientes con depresión y ansiedad (y que casi penden de un hilo), tienden a tener alergias a los neurotransmisores. Puedo identificar las alergias hormonales o a neurotransmisores que probablemente tienen mis pacientes en base a sus síntomas.

Para tratar las alergias ambientales, tales como a los árboles, mohos y hierba, no es bastante para mí con darles un antihistamínico, ya que este tipo de medicación no trata su inflamación, la cual es una fuente de sus síntomas. Por tanto, es fundamental desensibilizarlos a estas alergias. Para lograr esto, y en lugar de administrar inyecciones, les doy gotas sublingüales que contienen la sustancia alergénica y que ellos mismos pueden administrarse. A menudo, con este tipo de tratamiento se ve una mejoría sintomática entre uno y tres meses después.

Para tratar las alergias alimentarias de mis pacientes, primero los desensibilizo de los alimentos alergénicos, retirándoles durante seis semanas aquéllos que sean sospechosos. Posteriormente, les vuelvo a añadir en su dieta dichos alimentos, de uno en uno, para observar a cuál de ellos responden negativamente. No sólo intento determinar los alimentos a los que son alérgicos, sino también otros a los que son sensibles, porque algunos alimentos pueden ser ingeridos, pero sólo con moderación, mientras que otros tienen que ser eliminados completamente.

También, trato las alergias hormonales empleando la misma técnica de desensibilización sublingüal mencionada anteriormente. Después de dicho tiempo los pacientes pueden tomar hormonas, si es necesario para corregir sus desequilibrios. También, trato las alergias a los neurotransmisores usando este método.

Los suplementos que utilizo para mejorar la función del sistema inmunológico de mis pacientes incluyen la andrografis, (la cual no sólo es utilizada para el tratamiento de las infecciones, sino también para aumentar el recuento de células natural killer), así como el calostro, el factor de transferencia y el arabinogalactano. Sin embargo, cuando les doy cualquiera de estos suplementos, tiene que haber una buena razón. No sólo porque podría funcionarles, sino porque las pruebas indican que tienen una alta posibilidad de funcionar. La especulación en los tratamientos puede, por otra parte, resultar demasiado cara para ellos.

Remito a mis pacientes con problemas de drenaje linfático a un fisioterapeuta para un masaje linfático y de liberación miofascial. Esta terapia es fundamental para algunas personas. Si no pueden permitirse el masaje, puedo recomendarles que tomen medicamentos homeopáticos que ayudan al drenaje linfático, puesto que éstos son más económicos.

Algunas veces, los tratamientos que empleo para otros problemas (por ejemplo, determinadas hierbas) también son efectivos para el sistema linfático. Así que antes de prescribir un nuevo tratamiento a mis pacientes, en primer lugar considero cuál es la diferencia que éste les supondrá. ¿Por qué añadir otro tratamiento a sus regímenes si el problema está siendo tratado por otros medios?

Infecciones Sigilosas

Cuando el sistema inmune se sobrecarga o se despista, los bichos infecciosos que normalmente se mantienen bajo control se vuelven problemáticos. Muchas infecciones son tratadas de forma eficaz con protocolos para el Lyme, pero otras pueden requerir una metodología diferente. Sin embargo, no hay modo de determinar al principio del tratamiento si alguna de estas infecciones está causando la mayoría de los síntomas de los pacientes. Por consiguiente, es importante una metodología coordinada para el tratamiento.

Habitualmente realizo a mis pacientes pruebas para el Micoplasma, virus reactivados (EBV [Epstein-Barr], CMV [Citomegalovirus], HHV-6 [virus del Herpes humano tipo seis], y parvovirus), toxoplasmosis, estreptococo crónico, fiebre manchada de las Montañas Rocosas, parásitos, Candida y Chlamydia pneumoniae. Para tratar estas infecciones, con frecuencia empleo hierbas, porque tienen un amplio espectro de actividad contra las bacterias, los virus, las levaduras y los parásitos; sin embargo, algunas veces también utilizo antibióticos y medicamentos antivirales. El tratamiento es individualizado para los diagnósticos y preferencias personales del paciente.

Disfunción Hormonal

He comprobado que las mujeres que han estado bien durante la mayor parte de sus vidas pueden venirse abajo cerca del momento de la perimenopausia. Durante este periodo, los niveles de estrógenos y progesterona comienzan a desequilibrarse, y ambas hormonas están implicadas en la regulación del sistema inmune. Aproximadamente la mitad de los hombres que he visto presentan un déficit de testosterona. Una vez que las personas sufren alteraciones como consecuencia de los desequilibrios hormonales, no volverán de nuevo a su estado anterior sólo mediante el control de sus niveles hormonales. Sus infecciones, dieta, alergias y sueño deben ser tratados de forma independiente y simultánea.

No confío únicamente en las pruebas hormonales o sanguíneas para determinar las deficiencias o excesos que mis pacientes tienen, ya que los niveles hormonales fluctúan todo el tiempo. Además, no existe un modo de saber cuáles son los niveles "normales" de un paciente en particular, puesto que éstos difieren de una persona a otra y no necesariamente se correlacionan con lo que las pruebas de laboratorio consideran como "normal". Y debido a lo difícil que es determinar de antemano y de manera exacta el tipo de sustitución hormonal y la dosis que los pacientes necesitan, tiendo a prescribirles la forma de hormona que ellos eligen, en base a la que mejor les funcione. Sin embargo, algunas mujeres no quieren tomar sustitución hormonal, porque la presión popular les ha hecho imposible sentirse cómodas con este tipo de terapia, cuando, de hecho, existe muchísima literatura médica que apoya el uso seguro de la misma.

Personalmente, prefiero que mis pacientes tomen, ya sea hormonas compuestas o bioidénticas con receta. Las hormonas bioidénticas con receta a menudo son más baratas que las hormonas compuestas, de forma que sólo utilizo estas últimas para pacientes que las piden o que las necesitan debido a sensibilidades. Existe una amplia gama de productos disponibles para la sustitución hormonal: parches, cremas transdérmicas, comprimidos vaginales, cremas, anillos, inyecciones y gránulos subcutáneos—hay para todos los gustos. Sin embargo, al final prescribo el tipo y la dosis de aquel producto con el que mis pacientes se sientan bien, en lugar de relacionarlo únicamente con los resultados de sus pruebas sanguíneas.

Además de los estrógenos y la progesterona, también realizo a mis pacientes análisis de los niveles de testosterona y DHEA-S (Sulfato de DHE), y hago un panel tiroideo completo que incluye TSH, T3 libre, T4 libre, T3 inversa, y anticuerpos antitiroideos. Trato la glándula tiroidea con lo que mejor les funcione a mis pacientes (algo parecido a mi metodología para la progesterona, estrógenos y testosterona). Muchos de mis pacientes prefieren hormonas tiroideas de cerdo desecadas (Armour thyroid o Naturethroid). Si tienen tiroiditis de Hashimoto (una alteración tiroidea autoinmune), utilizo Levoxyl, Cytomel o T3 de liberación sostenida.

También analizo la función de las glándulas adrenales de mis pacientes mediante la realización de un test de cortisol en sangre por la mañana y por la tarde. Prefiero los test de cortisol en sangre a los de saliva porque he comprobado que existe una escasa correlación entre los resultados de los análisis en sangre y en saliva, debido a la presencia de alergias al cortisol en muchos de mis pacientes. Los anticuerpos que se unen al cortisol evitan la aparición de éste en la saliva. Las alergias al cortisol producen todos los signos y síntomas de la insuficiencia adrenal, pero a menudo, la función adrenal en las personas con este tipo de alergias es normal. Muchos pacientes con alergias al cortisol no toleran la sustitución de cortisol hasta que se desensibilicen a dicha alergia.

Otros problemas hormonales con los que me encuentro muchas veces en mis pacientes son la resistencia a la insulina (que se puede diagnosticar con un test de tolerancia a la glucosa de dos horas, el cual mide los niveles de insulina y de glucosa) y las deficiencias de la hormona del crecimiento. La resistencia a la insulina se trata con una dieta hipoglucémica, hierbas para controlar la apetencia por el azúcar (mi favorita es la canela—cinco cápsulas al día) y en ocasiones, Metformina, que es una medicación diabética.

La deficiencia de la hormona del crecimiento se presenta en aproximadamente el 5-10% de mis pacientes. Un test de estimulación de la hormona del crecimiento de cinco horas puede confirmar si esta deficiencia está presente. Si es así, y los pacientes tienen un seguro de asistencia sanitaria, por lo general la mayoría de las compañías les pagarán las inyecciones de hormona del crecimiento para corregir esta deficiencia.

Ejercicio

Las personas con enfermedad de Lyme encuentran la mayoría de las actividades físicas extenuantes y a menudo necesitan varios días de descanso para recuperarse. Al mismo tiempo, se sienten obligados a continuar con su programa de ejercicios habitual para mantenerse en forma. Muchos de mis pacientes insisten en ir al gimnasio todos los días de la semana, y debo decirles que ¡Ellos no pueden hacerlo! A pesar de que se sienten fatales después de sus entrenamientos (esto no siempre es bueno), y ellos creen que hacen algo positivo por ellos mismos. Con el fin de recuperarse, deben economizar de forma cuidadosa su gasto de energía, y asegurarse de que les quede tanta energía como les sea posible después de sus entrenamientos, de forma que puedan recuperarse adecuadamente del ejercicio. Las actividades físicas que les dejan exhaustos les dificultará su recuperación.

Les digo a mis pacientes que es mejor caminar que ir al gimnasio, pero sólo hasta donde les resulte cómodo y sólo si esto les hace sentir mejor. Si después se encuentran muy mal, entonces significa que hacen demasiado ejercicio.

Desintoxicación

Vivimos en un caldo químico que no podemos evitar. Algunas personas están genéticamente preparadas para manejarlo mejor que otras. Aquéllas con enfermedad de Lyme a menudo presentan deficiencias genéticas que comprometen la capacidad de sus cuerpos para desintoxicarse. Por este motivo, su sistema de desintoxicación necesita ser reforzado tanto como sea posible durante la curación.

Analizo a todos mis pacientes para la toxicidad por metales pesados. He comprobado que al menos el sesenta por ciento de ellos presentan niveles altos de plomo y mercurio. Si tienen amalgamas dentales, les recomiendo que se las quiten. También realizo una terapia de quelación oral. No me gusta la terapia intravenosa, porque creo que la terapia oral funciona de forma tan eficaz como la IV, y además es menos costosa. Tengo protocolos de quelación para mis pacientes; algunos de éstos son pesados, y otros, ligeros. Algunos quieren empezar de inmediato en sus protocolos de quelación de metales pesados, pero descubren que no son lo bastante fuertes para un protocolo de "tarea intensa", así que para estos pacientes prescribo una cápsula de DMSA para tomar cada 3 noches, así como una de chlorella para tomar todos los días. El protocolo de tarea intensa consiste en 400mg de DMSA, tres veces al día durante tres días, seguido de once días de descanso de DMSA y de suplemento mineral.

También realizo una tira reactiva de orina en aquellos pacientes que tengan una importante historia de exposición química. Si los resultados de los test revelan que tienen niveles altos de químicos en sus cuerpos, entonces recomiendo que vayan a la sauna para eliminarlos (existe una controversia sobre si el calor húmedo o infrarrojo es mejor). Algunos de mis pacientes se sienten fatales después de estar cinco minutos en la sauna, debido a que están liberando muchas toxinas. La mayoría de las toxinas químicas son eliminadas a través de la piel, pero algunas también a través del intestino, por eso es tan importante tomar aglomerantes de toxinas para expulsar los químicos.

Muchos de mis pacientes también son sensibles a los químicos, ya sean procedentes del ambiente o de medicamentos (a menudo los excipientes). Tratar de manejar todos sus problemas químicos es un desafío, pero creo que las toxinas ambientales son una de las principales razones por las que las personas están enfermas crónicamente y por las que cada vez más, presentan síntomas de fatiga crónica y fribromialgia. Las toxinas interfieren en el funcionamiento del sistema inmune.

Muchas personas con enfermedad de Lyme también presentan toxicidad por mohos. A menudo, se mudan de casa y comienzan a sentirse mal al poco tiempo de haberse mudado. Una de las preguntas que les hago a mis pacientes que tienen mohos es si tienen averías de agua en sus casas, porque esto es una indicación de que probablemente sus casas tengan hongos, incluso si el problema del agua se encuentra en la cámara de aire bajo la casa. Es difícil conseguir que la gente se mude, ya que nadie quiere creer que su casa es tóxica.

Cuando a mis pacientes les hago pruebas para los hongos, busco anticuerpos séricos (IgE, IgG, e IgA) para el stachybotrys y el aspergillus, dos hongos del hogar muy comunes, además de peligrosos. También les realizo placas de hongos para ayudar a determinar si existe un problema. Si es así, entonces ¡Es vital que se vayan de sus casas! También, animo a las personas con problemas de hongos a que llamen a alguien que los trate y que les haga una inspección adecuada en sus casas, de forma que si el hongo está presente, pueda ser eliminado. Algunas veces, la exposición a los hongos procede de los lugares de trabajo de las personas (¡Especialmente las escuelas!), y descubrir la fuente puede requerir persis-persistencia y mucho trabajo de investigación.

Las alergias a los hongos son bastante comunes y pueden producir síntomas como la fatiga, la fibromialgia, y la disfunción cognitiva (¿les suena familiar?). Si descubro que mis pacientes tienen toxinas micóticas en sus cuerpos, entonces empleo gotas micóticas sublingüales para desensibilizarles. Sin embargo, a menos que se alejen de la fuente de sus toxinas micóticas, su recuperación será precaria. Trato a algunos de mis pacientes con aglomerantes de biotoxinas micóticas como la Colestiramina o Actos, pero creo que una dieta libre de hongos es más efectiva para ellos. Dicha dieta consistiría en evitar el consumo de productos fermentados, tales como el vino, la cerveza, el vinagre, las setas o el pan con levaduras. Sin embargo, al igual que otras problemas que se encuentran en las enfermedades crónicas, es importante que los médicos no se centren únicamente en los problemas micóticos de sus pacientes, porque son tan sólo una pieza de su puzzle de curación.

Para la desintoxicación, también les administro a mis pacientes glutatión y cócteles de Myers IV. Estos tratamientos pueden ser milagrosos para algunas personas, especialmente si se realizan una o dos veces por semana.

Estrategias de Curación Mente-Cuerpo y Espirituales

"Dios concédeme la serenidad para
aceptar las cosas que no puedo cambiar;
el valor para cambiar las cosas que puedo
cambiar; y la sabiduría para reconocer la
diferencia."

Esta plegaria de la serenidad alude a las complejidades de la vida y podría describir a aquellas personas con enfermedad crónica de

CAPÍTULO 8: Deborah Metzger, Ph.D., M.D.

Lyme que buscan el camino para poder disfrutar de la vida de la forma en la que solían hacerlo, en lugar de como se encuentran en la actualidad. Puesto que nadie puede adivinar qué tomar para estar mejor, y muchos menos cuándo sucederá, las personas con Lyme deberían incorporar algún tipo de práctica espiritual a sus regímenes de tratamiento, pero creo que todo el mundo necesita encontrar su propia forma de desahogarse y de recargarse espiritualmente. Aunque la enfermedad crónica de Lyme cierra algunas puertas, a menudo se abren ventanas que las personas enfermas nunca antes habían visto. Este puede ser un tiempo de intenso crecimiento personal.

En ocasiones, sugiero a mis pacientes prácticas como el yoga, y ellos dirán cosas como, "¡Yo solía hacer yoga y lo disfrutaba realmente!" Y es como si una bombilla se encendiera en sus cabezas, y se acuerdan de una actividad estupenda que pueden practicar y que les ayudará a recuperarse. En cualquier caso, les digo que escuchen su voz interior, porque no importa el tipo de actividad que hagan, siempre y cuando tenga sentido y no sólo sea un ejercicio aburrido.

Tengo pacientes que son adictos al trabajo y que dirán cosas como, "En realidad necesito trabajar", aunque estén agotados. Estas personas ignoran por completo a sus cuerpos y tendrán dificultades de curación si no reducen su actividad. Yoga, acupuntura y otras estrategias cuerpo-mente que se encuentran en la medicina energética pueden ayudarles a volver a conectarse con sus cuerpos y sus espíritus que se han visto relegados a un segundo plano por una constante actividad. Defiendo las estrategias de la medicina energética porque creo que es importante tener en cuenta el cuerpo energético (no sólo el bioquímico) durante la curación. Si por ejemplo, los pacientes han bloqueado sus campos de energía, no podrán mejorar tomando sólo un antibiótico o modificando su dieta. Necesitan a alguien que vuelva a canalizar su energía hacia ellos. Además, las estrategias de medicina energética tratan áreas de la curación que no pueden abordar los tratamientos bioquímicos.

También, tengo pacientes que no quieren afrontar sus problemas emocionales. Para estas personas, la enfermedad se ha convertido en su modo de expresar sus sentimientos de ira o traición hacia sus seres queridos. Puede que necesiten analizar sus matrimonios, sus objetivos no realizados, o sus traumas infantiles no resueltos porque cualquier sentimiento reprimido causado por dichas cuestiones está siendo expresado en sus cuerpos. A menudo no están preparados para hacer frente a sus traumas, y muchas veces son reacios a visitar a un terapeuta, pero su progreso en la curación puede verse dificultado por este motivo. Sin embargo, una vez que empiezan a entender y a enfrentarse a sus problemas emocionales, entonces comenzará la verdadera curación.

Alrededor del veinte o treinta por ciento de mis pacientes han sido víctimas de abusos sexuales, pero como hecho interesante, en la población general, aproximadamente el treinta por ciento ha sufrido este tipo de abuso, por lo que la estadística de víctimas de abusos en mi consulta es menor de lo que cabría esperar. La literatura médica afirma que las personas que padecen un trauma por abusos sexuales tienen más dificultad de curación que aquellas que nunca han sufrido dichos abusos, pero (en mi experiencia) lo hacen igual que cualquier otra persona. Muchos de mis pacientes sufren traumas físicos y emocionales, pero encuentro que aquéllos que tienen más problemas de curación son los que padecen estrés postraumático como consecuencia de la asistencia médica impersonal e invasiva.

Tratamiento del Lyme (Borreliosis)

Cuando me preguntan lo que utilizo para tratar las infecciones de la enfermedad de Lyme, a menudo respondo, "todo lo que funcione". Es importante para los médicos mantener la mente abierta y no seguir un protocolo si la respuesta del paciente indica que no está funcionando. En general, empiezo tratando a mis pacientes de Borreliosis con doxiciclina, Biaxin (claritromicina) o hierbas como Samento o andrografis. Desde la primavera hasta el otoño, no utilizo doxiciclina, porque durante esta época del año la gente quiere salir fuera y la doxicilina causa sensibilidad solar. Un buen antibiótico para el verano es el Biaxin. Si lo considero necesario someter a mis pacientes a un fármaco del grupo de las tetraciclinas, entonces prescribiré minociclina que produce menos sensibilidad solar. También, debo añadir que realizo un inventario de sus problemas de salud en general durante sus primeras consultas conmigo y hago recomendaciones para las pruebas y el tratamiento basadas en lo que puedo aprender de dichas consultas.

Solicito a mis pacientes que fijen una cita conmigo seis semanas después de su primera consulta, de forma que pueda evaluar si están respondiendo bien al antibiótico que les he prescrito. Quiero saber si han tenido cualquier tipo de crisis de curación, o reacción de Herxheimer. A la seis semanas, espero que hayan tenido al menos una hora, o un día, en el que se hayan sentido bien. Si no veo ningún cambio en esta etapa, entonces empiezo a añadir otros antibióticos o hierbas a sus regímenes de tratamiento. Si por ejemplo, han estado tomando Biaxin, añadiré hidroxicloroquina. Posteriormente, después de otras seis u ocho semanas, evalúo de nuevo sus síntomas, momento en el cual añadiré ciprofloxacino, otro antibiótico, o una hierba a la mezcla.

Básicamente, sigo añadiendo remedios a sus regímenes de tratamiento hasta que digan, "¡Guau, ahora sé que estos medicamentos están funcionando!" Algunas veces empleo hierbas, otras antibióticos y a menudo utilizo una combinación de ambas. Sin embargo, algunos de mis pacientes prefieren emplear sólo hierbas, y tienen buenos resultados sólo con éstas, mientras que otros necesitan medicamentos farmacológicos. Además, cuando dosifico los antibióticos y las hierbas, permito a mis pacientes decidir si quieren o no atacar a las infecciones con dureza y sin demora con dosis altas de antibióticos, o comenzar la dosificación lentamente e ir aumentándola de forma gradual. Algunos pacientes sólo quieren "tirarse a la piscina", mientras que otros no quieren e incluso no deberían hacerse frente a las insoportables reacciones de Herxheimer.

Además, al tratar la Borreliosis, no diferencio necesariamente entre las diferentes formas del organismo cuando decido qué antibióticos administrar a un paciente. Sé que muchos médicos utilizan Flagyl (metronidazol) o Tindamax (tinidazol) para las formas L y císticas del organismo, pero la mayoría de mis pacientes encuentran intolerables los efectos secundarios de estos medicamentos. Entonces, para tratar estas formas resistentes del organismo, empleo una terapia pulsada, que consiste en tomar antibióticos unos días sí, y otros no.

He comprobado que necesito utilizar antibióticos intravenosos en aproximadamente sólo el cinco por ciento de mis pacientes, en la mayoría de los casos porque aplico muchas inyecciones de Bicillin intramusculares antes de considerar los antibióticos IV. Muchos pacientes piensan que mejorarán más rápido con antibióticos IV pero encuentro que si empleamos una metodología integral para el tratamiento de sus infecciones y del sistema inmune, éstos no serán necesarios.

El organismo de las personas con enfermedad de Lyme está completamente destartalado, de forma que yo no puedo deshacerme de las infecciones de mis pacientes sin más. Debo tratar al organismo de forma integral, teniendo en cuenta todos los factores que han sido mencionados en la primera parte de este capítulo. Cuando lo hago, compruebo que no tengo que ser tan agresiva cuando trato a mis pacientes con antibióticos.

Tratamiento de las Coinfecciones

Tiendo a no realizar a mis pacientes pruebas para las coinfecciones de forma exhaustiva. Desde el principio, intento formular un plan de tratamiento que al menos comience abordando cualquiera de las coinfecciones que yo sospeche que ellos puedan tener, en base a un diagnóstico clínico, especialmente si sus síntomas indican una específica. Además, si los trato de Borreliosis y no parece que se encuentren mejor, esto puede ser otra señal de que necesitan ser tratados de las coinfecciones. No todos tienen Babesia, Bartonella, y

Ehrlichia junto con Borrelia, pero la mayoría de las personas tienen al menos una coinfección.

Si mis pacientes presentan dolor de cuello, fatiga y sudoración nocturna, esto a menudo significa que padecen una infección por Babesia. Para tratar esta infección, prescribiré cinco cápsulas de artemisinina, dos veces al día, de forma rotativa con doce días de tratamiento, y doce de descanso. Si la artemisinina no funciona, entonces prescribiré una combinación de Mepron (atovacuona) y Biaxin (claritromicina), pero desafortunadamente, existen sepas de Babesia que también son resistentes a estas medicaciones.

Para la Bartonelosis, normalmente también empleo una combinación de antibióticos y hierbas, aunque en algunos casos, puede ser lo uno o lo otro, pero por lo general intento aprovechar todo lo que está al alcance de la medicina. Si voy a prescribir sólo antibióticos, suelo combinar un macrólido con ciprofloxacino o Septra, junto con otro fármaco. Algunos médicos prescriben Levaquin (levofloxacino) para el tratamiento de la Bartonelosis, pero todos mis pacientes que han utilizado esta medicación después han desarrollado tendinitis. Por esta razón, ya no lo receto nunca más.

Trato de preparar el protocolo de tratamiento más amplio posible para mis pacientes más enfermos, puesto que tienden a presentar más coinfecciones. Si sospecho que, por ejemplo, tienen Ehrlichia, Bartonella y Borrelia, prescribiré doxiciclina, junto con Zitromax o Biaxin, con el fin de cubrir todas las infecciones. Si sospecho que tienen Babesia, también comenzaré con artemisinina.

Para el tratamiento herbal de la Borrelia, suelo utilizar Samento (uña de gato) y andrografis. Me he quedado realmente impresionada con los resultados de estas hierbas. También, utilizo un producto llamado Spiro Kete, que es una combinación de cinco hierbas y que contiene ortiga, hierba santa, vara de oro, monolaurin y tabaco orgánico. Se puede encontrar más información acerca de este producto en: www.kroegerherb.com. Mientras que estas hierbas son empleadas generalmente para tratar la Borrelia, existen otros productos con combinaciones herbales que son más efectivos contra las demás infecciones. Además de las coinfecciones de Lyme, muchos de mis pacientes también presentan infecciones oportunistas, que son infecciones que una vez estuvieron dormidas pero que han sido reactivadas por sus sistemas inmunes comprometidos. Dichas infecciones incluyen la Chlamydia, el Epstein-Barr, el HHV-6 (virus del Herpes humano tipo 6), el Mycoplasma, el helicobacter pylori y la tuberculosis, entre otras. Trato algunas de estas infecciones pero al abordar la inmunidad y las principales infecciones, algunas de las otras desaparecerán por sí solas. Hace un tiempo, utilizaba el medicamento Valcyte para el tratamiento de los virus, pero no quedé muy impresionada con sus resultados. Desde entonces, he utilizado Lomatium para tratar los virus reactivados y he sido testigo de mejores resultados con esta medicación en mis pacientes.

No Se Trata Solo de La Borrelia

No es siempre fácil para mí discernir las causas más importantes de los síntomas de mis pacientes. El causante principal en su cuadro sintomatológico puede que no sea la Borrelia, sino el Mycoplasma o un virus reactivado. El principal causante también podría ser una alergia alimentaria, una sensibilidad al gluten o una falta de sueño. Sin embargo, para la mayoría de los pacientes, no existe un sólo causante principal, y son múltiples problemas los causantes de sus síntomas. Algunas veces, atiendo a pacientes con un sólo problema principal, como la sensibilidad al gluten, y cuando les retiro determinados alimentos, se sienten a las mil maravillas. Por ello, es tan importante que los médicos aborden los múltiples componentes de curación al tratar a sus pacientes, porque pueden tratarles de forma indefinida de la enfermedad de Lyme, cuando en realidad, dicha enfermedad es un causante relativamente de menor importancia en su cuadro sintomatológico general.

Es importante hacer un trabajo de investigación. He estado tratando pacientes durante tanto tiempo que sé que es importante analizar de antemano todos los factores que podrían ser los causantes de su enfermedad, en lugar de esperar a haber tratado su

Lyme durante seis meses o un año y después darnos cuenta de que otro problema era el principal.

Mi evaluación inicial del paciente implica la realización de pruebas tales como el ANA (anticuerpos antinucleares) y el factor reumatoide. Dichas pruebas me ayudan a determinar la fuente de los problemas de mis pacientes, porque de nuevo, no es bueno asumir que todos los síntomas de éstos son debidos a la enfermedad de Lyme. Podrían deberse a que tienen esclerosis múltiple. En realidad, ¿Existe alguna diferencia entre la EM y el Lyme? ¿Son sólo diferentes manifestaciones de la misma enfermedad, o son dos enfermedades completamente distintas? Es controvertido, pero ya que últimamente, todos los médicos del Lyme están siendo examinados detenidamente, tenemos que asegurarnos de que no nos hemos precipitado y asumido que un paciente tiene Lyme hasta que todas las pruebas pertinentes hayan sido realizadas y analizadas.

Además, el hacer pruebas tales como la del factor reumatoide, entre otras, a veces puede ayudar a los médicos a realizar interesantes descubrimientos. De hecho, una vez tuve una paciente a la que había tratado con antibióticos intravenosos de todos los tipos. Ella mejoró un poco, ¡Pero no proporcionalmente a la gran cantidad de medicamentos que le había administrado! Tenía mucho dolor articular y su test del factor reumatoide era negativo, de forma que comprobé sus títulos ASO. Resultaron ser realmente elevados, lo que me demostró que había una infección por estreptococos, y no la enfermedad de Lyme. Le administré clindaminicina y en menos de uno o dos días era una nueva persona. Hoy en día, si mis pacientes presentan mucho dolor articular, realizo un test de títulos ASO junto con otro de Borrelia, y encuentro que hay otras personas con infecciones crónicas por estreptococos que les están causando los síntomas. De manera que éste es otro factor importante que los médicos que tratan la enfermedad de Lyme pueden pasar por alto.

Como otro ejemplo, en una ocasión traté a un paciente por enfermedad de Lyme que se sintió mejor tras realizar sus tratamientos, pero que posteriormente, recayó. Sin embargo, sus síntomas después de la recaída fueron diferentes a los que había experimentado cuando padecía la enfermedad de Lyme. De forma que eché una red más amplia, de modo figurado, y les realicé pruebas para algunas otras infecciones además del Lyme, incluyendo la fiebre del valle y la histoplasmosis, y resultó que tenía esta última infección. Así que le prescribí su medicación antimicótica, y en menos de una o dos semanas, se había recuperado completamente.

Tratar las enfermedades crónicas es un arte. Se trata de tomar decisiones basadas en la intuición (tanto en la de los médicos como en la de los pacientes) y sobre todo en la experiencia. Los pacientes leen mucho y por ejemplo, podrían indicarme que los tratara de una infección determinada en base a una exposición sospechosa previa a dicha infección. Tomemos, por ejemplo, el caso de una paciente con histoplasmosis. Quiero decir que, ¿De dónde demonios sacó ella la idea de que podía tener esta infección? Bueno, resultó que había estado trabajando para el gobierno, limpiando depósitos de munición en los que había habido una infestación por murciélagos.

De nuevo, es importante investigar un montón de áreas y mirar debajo de cada piedra con el objetivo de discernir cuáles son los problemas de los pacientes. Como médicos, no podemos permanecer en la rutina de realizar siempre las mismas pruebas, especialmente cuando tratamos las sospechas (infecciones) habituales y no obtenemos los resultados esperados. Debemos pararnos y preguntarnos a nosotros mismos si nos olvidamos de algo.

Otros Tratamientos para el Alivio Sintomático

Depresión/Ansiedad

La depresión y la ansiedad son un problema para las personas con enfermedad de Lyme. La mayoría de mis pacientes han acudido al psiquiatra y han probado todo el espectro de medicaciones, pero nada les funcionó. Las alergias alimentarias y a los neurotransmisores, así como la enfermedad de Lyme, pueden causar ansiedad. Mediante el tratamiento de estas patologías, los pacientes pueden volver a luchar un poco contra su ansiedad, pero algunas veces, existen causas más profundas para este síntoma, y se requiere mucho trabajo de investigación, tanto por parte del paciente como del médico, para descubrir cuáles son dichas causas. Por ejemplo, una vez tuve a una paciente que tenía ansiedad y alergia a los neurotransmisores, y después de administrarle algunas gotas para la desensibilización a los neurotransmisores, su ansiedad había desaparecido en un plazo de dos semanas. Fue increíble. No todo el mundo se cura de forma tan directa, sin embargo, múltiples estrategias, tales como trabajar en la eliminación de las alergias y mejorar la dieta, son necesarias para la mayoría de las personas, pero luego, finalmente se juntan todas las piezas del puzzle y la gente se siente mejor. Para algunos, tratar las deficiencias de B-6 y de zinc (piroluria) con altas dosis de ambos nutrientes puede ser útil en diversos grados, dependiendo de en qué medida se encuentre el factor causante de estas deficiencias en su ansiedad. Muchas veces es difícil distinguir la fatiga de la depresión y los pacientes son reacios a tomar antidepresivos. Mi primera línea de tratamiento para la depresión es nutricional (basada en los análisis), y además implica la eliminación de alergias alimentarias y al gluten de las dietas de mis pacientes, así como el tratamiento de sus disbiosis intestinales. Si esta metodología no funciona, entonces puedo prescribirles un antidepresivo. Encuentro que el Wellbutrin es un buen antidepresivo, porque no sólo mejora la depresión, sino que también les ayuda a concentrarse y a permanecer alerta.

Dolor

El dolor puede ser un síntoma difícil de tratar, especialmente en pacientes que presentan un dolor generalizado. Algunas veces, parece que nada alivia este síntoma. En general, recomiendo altas dosis de aceites omega-3, pero creo que lo que mejor funciona es la marihuana terapéutica, especialmente si los pacientes padecen una fibromialgia grave. Tomar marihuana terapéutica no es viable para todos puesto que sólo hay unos pocos estados donde su uso es legal.

Otro tratamiento que recomiendo para el dolor es un alimento medicinal anti-inflamatorio llamado Limbrel, el cual contiene flavocoxid, una combinación patentada de ingredientes naturales de materiales de fuente fitoquímica alimentaria. El Flavocoxid está compuesto principalmente de flavonoides como el baicalin y el catechin. También recomiendo las hierbas boswellia y curcumina. Algunos productos combinan la boswellia, corteza de sauce blanco, y guinda para el dolor, y éstos pueden ser más efectivos. Sin embargo, como todas las cosas, estos tratamientos funcionan mejor para algunas personas que para otras. Todo el mundo es diferente, de forma que les doy a mis pacientes muestras de diferentes productos para probar.

Retos del Médico y del Paciente y Obstáculos en la Curación

El mayor obstáculo de los médicos y pacientes en el tratamiento de la enfermedad de Lyme es la ignoracia. Es muy común para los pacientes escuchar que no tienen la enfermedad de Lyme de médicos ignorantes, lo que luego causa un retraso en sus tratamientos y diagnósticos, además de prolongar su dolor y sufrimiento.

Los dos errores más grandes que los pacientes cometen en su proceso de curación son que 1) abandonan sus tratamientos con demasiada facilidad o 2) no cumplen con su plan de tratamiento. Los pacientes deben involucrarse en su propio cuidado de la salud y tener fe en que van a mejorar. Cuando hay voluntad, existe un camino. Ellos deben ser sus propios defensores.

No solucionar los problemas dentales origina otros obstáculos importantes en la curación, debido a que algunos de los pacientes que he tratado no responden bien a los antibióticos hasta que traten sus problemas dentales. Los pacientes que presentan enfermedades como la osteomielitis de la mandíbula, o amalgamas dentales y endodoncias, deben tratar estas afecciones o problemas para poder curarse completamente.

Por último, es casi imposible para los pacientes mejorar a menos que éstos disminuyan de forma significativa las demandas físicas y emocionales normales de sus vidas. A menudo esto les obliga a darse de baja en sus trabajos. Tomarse un tiempo de descanso en esta "vida tan competitiva" es una de las cosas más importantes que ellos pueden hacer, debido a que es muy difícil seguir un tratamiento, mantener un régimen de sueño adecuado, llevar una dieta apropiada y trabajar, todo al mismo tiempo. Además, los pacientes aprenden mucho más sobre ellos mismos (y sus enfermedades) cuando pueden tomarse un tiempo de descanso del trabajo. Aunque esto sea difícil para ellos, es necesario hacerlo.

Errores en el Tratamiento de la Enfermedad de Lyme

Creo que los médicos cometen un error al tratar a sus pacientes sólo con antibióticos, mientras no hacen nada más por mejorar sus sistemas inmunológicos. Afortunadamente, hoy en día la mayoría de los médicos especialistas en Lyme incluyen algún tipo de terapia física, recomendaciones dietéticas y otras prácticas holísticas en sus protocolos.

También, es un error asumir que todos los síntomas de los pacientes son debidos a la enfermedad de Lyme y las coinfecciones. Los médicos deben realizar una completa evaluación de la salud y tratar cualquier problema que interfiera con el normal funcionamiento de los sistemas inmunes de sus pacientes.

Los análisis refuerzan los diagnósticos, pero no se pueden utilizar para diagnosticar. El Lyme es un diagnóstico clínico, y cuando veo a alguien con dolores musculares, disfunción cognitiva, fatiga crónica y síntomas neurológicos disparatados, la enfermedad de Lyme está en los primeros puestos de mi lista de enfermedades sospechosas. Si veo a una mujer con vulvodinia, considero la posibilidad de que pueda tener enfermedad de Lyme, a pesar de que muchas no presentan ningún otro síntoma. El dolor neurogénico agudo que baja por el brazo sólo puede ser indicativo de Lyme. Incluso he tenido una paciente que sólo tenía problemas hormonales, pero cuando la tratamos de Lyme, mejoró. Sin embargo, lo curioso es que ¡El médico especialista en Lyme que la había tratado anteriormente pensaba que sólo tenía problemas hormonales!

Cómo Afectan los Recursos Económicos a la Curación

El dinero no es el único factor que va a determinar si los pacientes se recuperarán, aunque también ayuda mucho. Sin embargo, si éstos no disponen de mucho dinero para gastarse en tratamientos, trato de buscarles tratamientos y recursos de bajo coste. Por ejemplo, si padecen alergias alimentarias, en lugar de pagar por un test cutáneo, recomendaré que realicen el test de eliminación de alimentos, que no cuesta nada. Además, pertenezco a una organización cooperativa en la que los pacientes pueden realizarse analíticas sanguíneas por aproximadamente el 25% del coste normal de un laboratorio. Las hierbas pueden ser más baratas que los antibióticos, y a menudo recomiendo éstas a mis pacientes. También les hablo sobre el plan de medicamentos genéricos de 4 $ que está disponible a través de Wal-Mart y Target. Si no pueden permitirse el test fecal, los trato empíricamente, en base a lo que sé sobre las alteraciones más comunes encontradas en aquellas personas con determinados síntomas intestinales. Tengo pacientes que no disponen de mucho dinero pero que harán cualquier cosa para encontrarse mejor. Tengo otros pacientes que tienen dinero, pero no harán cosas porque (ellos creen) que cuestan demasiado.

El factor más importante en lo que se refiere a poder permitirse un tratamiento es que los pacientes necesitan sentir que valen la pena. Que merecen estar bien y merecen gastarse el dinero en ellos mismos. Muchas veces esto supone moverse y pedir dinero. Algunos de mis pacientes han pedido ayuda a sus familiares, y es muy duro para ellos hacer esto, pero la mayoría mejoran cuando son capaces de recibir dicha ayuda.

Cómo la Familia y los Amigos Pueden Ayudar al Enfermo

La familia y los amigos de los que padecen la enfermedad de Lyme deberían aprender todo lo que puedan acerca de esta enfermedad. Deberían saber más sobre las controversias en los tratamientos y creer lo que aquéllos con Lyme les dicen acerca de sus síntomas e incapacidades. Algunas personas no creen en la enfermedad de Lyme, o piensan que sus seres queridos tienen la culpa de su enfermedad. Creen que no hacen progresos en sus vidas, o que no están haciendo lo bastante para estar bien. Es muy difícil para aquellas personas que nunca han tenido una enfermedad o un dolor entender por lo que están pasando sus seres queridos, pero estas personas necesitan abrir sus mentes. Sus seres queridos pueden parecer totalmente normales, pero en realidad están completamente incapacitados. Sucede lo mismo con la perspectiva del médico. Muchos médicos dicen a sus pacientes que su enfermedad está en sus cabezas, o que sólo necesitan aprender a vivir con su enfermedad.

Pongo mucha fe en la capacidad de mis pacientes para analizar las cosas. Me sorprendo de cuánto saben, y de cuánto pueden sentir. El paciente siempre tiene la razón. Cuando alguien me dice, "Hay algo que no va bien aquí", digo, "Ok, vamos a averiguar qué es". Uno de los aspectos más difíciles de mi trabajo es escuchar lo que los pacientes han pasado con otros profesionales médicos. Se les ha dicho, "¡Bueno sólo se está haciendo mayor, acéptelo!" o "¡Acuda a un psiquiatra!" y esto hace que los pacientes se sientan traicionados cuando finalmente encuentran lo que está causando sus síntomas.

Últimas Palabras

Creo en mis pacientes. Creo en su capacidad para tomar decisiones inteligentes por ellos mismos. Y creo en no ser crítica y en estar disponible para ellos. Me comunico con ellos vía email, que es la mejor forma de estar disponible en cualquier momento 24/7 cuando tengan alguna preocupación o pregunta sobre sus tratamientos.

Se hace una enorme diferencia para ellos, porque los médicos son una parte muy importante en el tratamiento de los pacientes.

Cómo contactar con la
Dra. Deborah Metzger, Ph.D., M.D.

Dra. Deborah A. Metzger, Ph.D., M.D.
851 Fremont Ave, Suite 104
Los Altos, CA 94024 (650) 229-1010
www.harmonywomenshealth.com
Email: drdebmetz@pol.net

•CAPÍTULO 9•

Peter J. Muran, M.D., M.B.A.
SAN LUIS OBISPO, CA

Biografía

El Dr. Peter J. Muran, M.D., M.B.A. se inició en la medicina como médico de urgencias. A lo largo de sus ocho años en la medicina de urgencias ocupándose de las enfermedades más graves, nunca perdió su deseo de proporcionar la atención que tomara en cuenta todos los aspectos del bienestar del paciente.

Después de su experiencia como médico de urgencias, empezó a ejercer en dos de las áreas más innovadoras de la atención sanitaria en aquel momento; los cuidados paliativos y la asistencia geriátrica a domicilio. Sus experiencias en estas áreas reforzaron su creencia de que la atención sanitaria óptima sólo se puede conseguir mediante la consideración de los aspectos físicos, emocionales y espirituales del paciente. El Dr. Muran es uno de los mayores expertos del mundo en medicina integrativa funcional, alternativa y holística. Es miembro fundador del Consejo Americano de Medicina Integrativa y Holística (the American Board of Holistic and Integrative Medicine). Además, es un médico licenciado con más de veinte años de experiencia.

Perspectivas en el Tratamiento de la Enfermedad de Lyme

El Dr. Muran es especialista en la enfermedad de Lyme y en las patologías relacionadas que complican la recuperación. Es miembro de la Sociedad Internacional de Lyme y Enfermedades Asociadas (ILADS). Los Drs. Raphael Stricker, M.D., Richard Horowitz, M.D. y Charles Ray Jones, M.D. fueron sus tutores.

Puesto que su formación en la medicina occidental no le permite abordar todos los aspectos de la salud de los pacientes, también ha desarrollado conocimientos en las técnicas de curación complementarias que se basan en las innovaciones y en las experiencias de la medicina natural y convencional.

Además, se ha convertido en un reconocido experto en el tratamiento de la candidiasis, en la terapia de sustitución hormonal natural y en el uso de la terapia de quelación para la enfermedad cardíaca y la desintoxicación de metales pesados. En su práctica integra la asistencia primaria tradicional, la medicina complementaria y alternativa, y su objetivo es buscar lo más efectivo y natural, así como los medios menos invasivos para promover la salud óptima en sus pacientes.

Actualmente, el Dr. Muran ejerce la medicina funcional en colaboración con su esposa, Sandy Muran, PhD Nutricionista Clínica en el Longevity Healthcare for New Medicine en San Luis Obispo, CA. Se puede encontrar más información sobre el trabajo del Dr. Muran en la página web: www.longevityhealthcare.com.

(Nota: El siguiente artículo se ha reproducido con autorización. Después del artículo, se reanudará este capítulo presentando la entrevista de Connie Strasheim con el Dr. Muran.)

Enfermedad de Lyme: Una Metodología de Medicina Funcional

Por el Dr. Peter J. Muran, M.D., ABIHM / Copyright © 2008

"La enfermedad de Lyme es la última gran imitadora y debería ser considerada en el diagnóstico diferencial de la EM, ELA, epilepsia y otras enfermedades neurológicas, así como también de la artritis, el SFC, el Síndrome de la Guerra del Golfo, el TDAH, la hipocondriasis, la fibromialgia, el trastorno de somatización y en pacientes con varios síndromes multisistémicos de difícil diagnóstico." [1]

Como la enfermedad de Lyme se extiende a todo el cuerpo, afectando a todos los sistemas, es necesaria una metodología de tratamiento de amplio espectro a la vez que individualizada para recuperar la salud. La Medicina Funcional 2, 3 es una metodología individualizada e integral que se centra en las funciones fisiológicas interrelacionadas entre sí de la persona en su totalidad, en lugar de en la propia enfermedad. En mi práctica, la Medicina Funcional facilita el contexto dentro del cual puedo abordar por completo las necesidades de mis pacientes con enfermedades crónicas. Cuando libero sus sistemas de un estrés excesivo y de la disfunción a nivel celular, se favorece el proceso de curación en sus cuerpos.

El siguiente diagrama, la Matriz de la Medicina Funcional, identifica los componentes de mi metodología de tratamiento y destaca la recuperación de la función del cuerpo como la forma más eficaz de combatir la enfermedad. Al tratar la enfermedad de Lyme, es importante reconocer que todos los sistemas del cuerpo están interconectados. Sin embargo, lo que parece ser una tarea de tratamiento agobiante, permite clasificar y tratar los focos de la disfunción según la Matriz de la Medicina Funcional descrita a continuación. Siempre que esto se realice de forma eficaz, el cuerpo será capaz de sanar.

Las siguientes secciones en este capítulo ponen de manifiesto la aplicación de cada componente de la Matriz de la Medicina Funcional, empezando por la parte superior y siguiendo en el sentido de las agujas del reloj. Se hace hincapié en cómo cada área influye en el tratamiento de la enfermedad de Lyme y en cómo la interpretación de la integración de la Matriz influye en los resultados de curación.

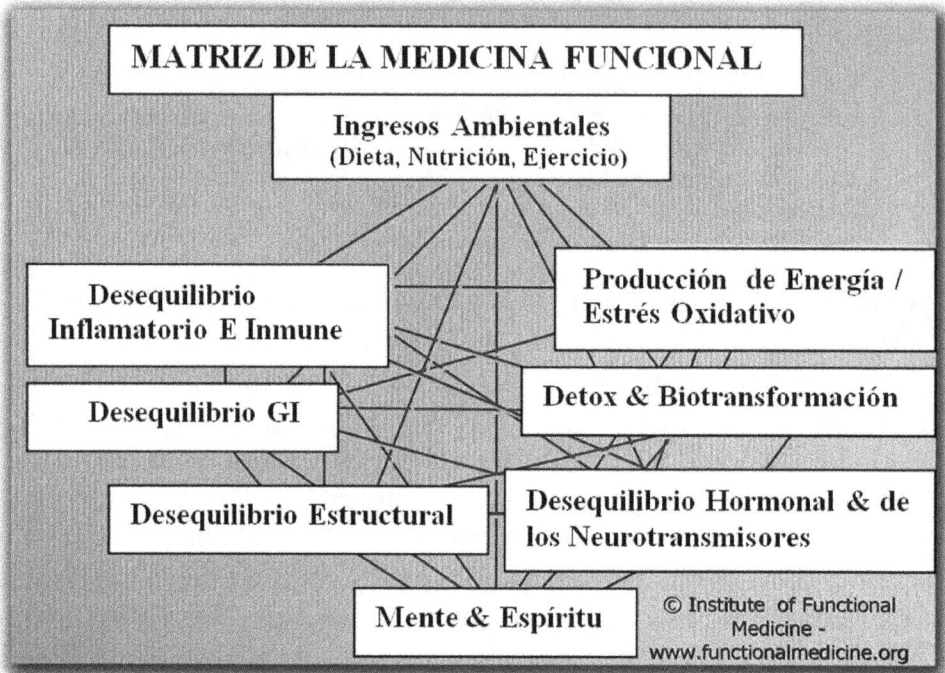

Ingresos Ambientales

El primer punto de la Matriz incluye la nutrición equilibrada junto con el ejercicio regular. El ejercicio moderado afecta al proceso de enfermedad influyendo en la expresión genética, lo que conduce a cambios en el medio interno del cuerpo. El ejercicio aumenta la circulación y el flujo linfático por todo el organismo, disminuyendo de ese modo el acúmulo de toxinas que puedan dañar a las células. Igualmente, una falta de ejercicio causa una expresión genética que puede desencadenar la enfermedad y aumentar la toxicidad, así como hacer inefectivo el funcionamiento general del cuerpo. El ejercicio moderado puede ser definido como el cuerpo en movimiento, y puede incluir ejercicios tales como paseos diarios, natación o rebotando en un trampolín.

CAPÍTULO 9: Peter J. Muran, M.D., M.B.A.

El famoso mandamiento de Hipócrates "que tu alimento sea tu medicina" hoy en día es evidente de forma inversa, puesto que vemos como los alimentos industrializados nos exponen a la enfermedad. Simplemente, somos lo que comemos. Los alimentos industrializados componen la Dieta Americana Estándar (Standard American Diet-SAD!), que consiste en carbohidratos simples procesados (azúcar y harina blanca) a los que se les eliminan nutrientes y que contienen sabores artificiales añadidos, colorantes, hormonas y conservantes químicos. De la misma forma que los piensos modificados genéticamente y enriquecidos con antibióticos y/u hormonas aumentan la deposición de grasa en los animales, también el consumo de granos refinados enriquecidos con químicos aumenta la deposición de grasa en los humanos. La mayoría de la gente no es consciente de que una ración de pasta, que se transforma rápidamente en glucosa, causa el mismo efecto de insulina sobre el cuerpo que causaría un palote de caramelo Snickers® .

En las últimas décadas, no hemos tenido otra opción en cuanto al origen de nuestros alimentos. Las estanterías del supermercado sólo ofrecen alimentos industrializados o tratados químicamente, que proclaman los beneficios científicos de los nutrientes enriquecidos, sintetizados. Después de todo, Tang® debe ser mejor que las naranjas, puesto que es la bebida de los astronautas, ¿Verdad?
Afortunadamente, hoy en día hemos recuperado los medios para obtener los alimentos que pueden ser nuestra medicina. Las tiendas de agricultura ecológica están omnipresentes y los supermercados tienen secciones de alimentos orgánicos. La gente se interesa cada vez más por las dietas de alimentos integrales, enriquecidas con nutrientes y saludables que compensan los carbohidratos complejos (frutas y verduras frescas) y los cereales integrales con proteínas derivadas de fuentes libres de hormonas, antibióticos y conservantes. Ejemplos de éstas son las dietas del Ultrametabolismo, la Mediterránea, la dieta de Zone y la de South Beach. Los beneficios de la eliminación de los alimentos anti-naturales, blanqueados y empaquetados de manera atractiva han sido documentados para contribuir al control adecuado del cáncer, la obesidad, la diabetes y las enfermedades autoinmunes y cardiovasculares.

Para conseguir una buena salud es importante una dieta adecuada porque los alimentos transmiten una respuesta biológica al cuerpo mediante el sistema de señalización de los genes, ya sea enviando mensajes disfuncionales o que promuevan la salud. Los mensajes saludables calman la inflamación, fortalecen el proceso de desintoxicación, proporcionan nutrientes para un metabolismo eficaz, aumentan la energía utilizable e influyen en la adecuada secreción hormonal. Se pueden realizar pruebas de laboratorio que determinen los equilibrios y desequilibrios nutricionales del organismo, así como su incorporación celular de nutrientes, no sólo de su concentración en sangre. Además, algunos médicos emplean con éxito otros medios de identificación del estrés nutricional, tales como la Kinesiología Aplicada o el Diagnóstico Electrodérmico (EDS).

Una dieta adecuada puede tener un gran alcance en sus efectos; tales como prevenir daños en el ADN, reparar errores metabólico-genéticos causados por déficits de enzimas, proporcionar los materiales de construcción para el rejuvenecimiento del cuerpo y disminuir el deterioro celular causado por el estrés oxidativo.

Aunque es imposible recuperar y conservar la salud sin un equilibrio nutricional, mis pacientes, incluidos aquéllos con la enfermedad de Lyme, tienden a oponerse a cambios dietéticos o en el estilo de vida más que a cualquier otro componente de sus tratamientos. Puede que tomen sus suplementos nutricionales, pero el uso de éstos tan sólo juega un papel muy pequeño en la consecución del equilibro nutricional.

Como se muestra en la Matriz, existe una interconexión entre la dieta, la nutrición y todos los sistemas orgánicos del cuerpo y sus procesos fisiológicos y bioquímicos. Por el contrario, todos los sistemas orgánicos tienen un impacto directo sobre la capacidad del cuerpo para conseguir una nutrición adecuada. Por ejemplo, un desequilibrio del tracto gastrointestinal (GI) puede convertir en no aprovechables a nutrientes que de otra manera tendrían una contribución positiva sobre la salud del organismo.

Un hecho que complica aún más la asistencia de los pacientes con Lyme es que éstos presentan un alto nivel de sensibilidades ambientales y alimentarias, debidas principalmente a disfunciones en sus sistemas inmunes. Estas sensibilidades adquiridas causan inflamación de sus tractos GI, lo que posteriormente disminuye la cantidad de nutrientes que están disponibles en sus organismos. El aumento de la inflamación también produce un aumento en los anticuerpos, lo que afecta al sistema inmunológico por la filtración de grandes moléculas de proteínas a través de las paredes del intestino hacia el tejido linfoide asociado al intestino (GALT). Esto causa una sobreestimulación de las glándulas adrenales, ya que éstas producen más cortisol para vencer la inflamación, lo que posteriormente inicia una cascada de respuestas hormonales que dan lugar a cambios psicológicos y a un aumento en el esfuerzo de los pacientes por mejorar. Por tanto, esta explicación puede proporcionar una visión panorámica de cómo la enfermedad puede afectar al funcionamiento de todo el cuerpo.

Producción de Energía y Estrés Oxidativo

El segundo punto de la Matriz de la Medicina Funcional se refiere al tratamiento de los problemas de energía y estrés oxidativo.

A menudo, muchos de mis pacientes con Lyme dicen, "Estoy tan desanimado porque me encuentro muy cansado todo el tiempo. Apenas puedo encontrar la energía para hacer las cosas más sencillas." Afortunadamente, gestionar los subproductos de la producción de energía, el estrés oxidativo, la defensa antioxidante y reparar el daño oxidativo pueden restaurar la energía y promover la curación.

La conversión de nutrientes en energía se logra mediante la oxidación. Las células del cuerpo se pueden comparar con un reactor mini-nuclear que produce energía vía oxidación. Al igual que un reactor nuclear, el cuerpo necesita mantener su producción de energía y subproductos con el fin de prevenir el daño sobre sí mismo, y además es capaz de reparar las células dondequiera que falle la contención de la reacción de energía. El letargo y el cansancio son expresiones de la disminución en la producción de energía, así como de la disminución en la contención de subproductos oxidativos, lo que produce un aumento del estrés oxidativo.

El cansancio es el síntoma más apreciable de una baja producción de energía y de altos niveles de estrés oxidativo. Una desintoxicación y una respuesta inmunológica insuficientes también contribuyen a la manifestación de este síntoma.

Volviendo al tema de los hábitos nutricionales, el estrés oxidativo aumenta y la respuesta inmunológica disminuye por una abundancia de glucosa, (la cual se produce cuando las personas consumen carbohidratos simples). El consumo de carbohidratos simples también puede dar lugar a una resistencia a la insulina, la cual, en algún momento, puede convertirse en el Síndrome X (también conocido como síndrome metabólico). Aquéllos con Síndrome X tienen una combinación de tensión arterial y colesterol elevados, así como una diabetes y una cintura pronunciadas. Un control glucémico inadecuado también es un factor contribuyente para la enfermedad de los ovarios poliquísticos (PCOS) y de la obesidad adolescente. Estos síndromes causan más inflamación en aquellas personas con enfermedad de Lyme, lo que conduce a una infección aumentada y a un mayor debilitamiento.

Las pruebas de laboratorio pueden medir los niveles de estrés oxidativo en el cuerpo, así como mostrar el daño del ADN resultante y las toxicidades que este estrés produce. (Las toxicidades son químicos almacenados en el cuerpo que disminuyen la eficacia de la producción de energía). Posteriormente estos valores se pueden utilizar como marcadores para evaluar la mejoría de la afección del paciente basada en las intervenciones de sus médicos para disminuir el estrés oxidativo y mejorar la respuesta inmunológica.

Desintoxicación y Biotransformación

El siguiente componente de la Matriz de la Medicina Funcional demuestra cómo se puede aumentar la energía mediante la liberación en el cuerpo de recursos necesarios para producir energía y equilibrar las hormonas, incluidas las del tiroides, y mejorar el metabolismo general del cuerpo.

Por último, se considera el uso apropiado de antioxidantes, ya sean procedentes de los alimentos o de fuentes suplementarias, lo que reduce el daño oxidativo y aumenta la energía.

La desintoxicación es el proceso metabólico, facilitado por las enzimas, por el cual las toxinas se transforman en sustancias menos tóxicas o más fácilmente eliminables por el cuerpo. La biotransformación es el empleo por parte del organismo de enzimas para causar una serie de alteraciones químicas a un compuesto, especialmente cuando este compuesto es un medicamento, de forma que el cuerpo forma un químico diferente del original para su uso. La transformación de medicamentos por parte del organismo es similar a su transformación de toxinas. La clave para una biotransformación y desintoxicación exitosas es la presencia de enzimas específicas en cantidades suficientes para permitir el cambio químico.

Si no hay suficientes enzimas para una adecuada desintoxicación, el resultado sería una toxicidad aumentada, la cual a su vez aumentaría el daño celular. Esto se ilustra mucho mejor en los casos de enfermedad de Parkinson, la cual ha aumentado un 70% como consecuencia del uso de pesticidas y herbicidas. Al ser introducidos dichos agentes químicos en el cuerpo, ya sea por ser mal metabolizados por el mismo o transformados en productos más nocivos por una incorrecta biotransformación. Esto produce la disfunción de las células nerviosas, posiblemente la muerte celular, y de forma subsiguiente, enfermedades tales como el Parkinson.

La producción y variación de enzimas reside en la estructura genética del ADN. El amplio trabajo sobre la codificación genética ha proporcionado importantes claves para comprender la dualidad de la expresión genética. El ADN del organismo adquiere su expresión genética y su fenotipo a través del medio interno del cuerpo, el cual está influenciado por su entorno exterior. El ADN se activa y desactiva para formar diferentes mensajeros que luego transmitirán la información por todo el cuerpo. Los pacientes pueden tener un medio interno equilibrado y saludable, o por el contrario, puede que tengan una insuficiencia nutricional y presenten un medio interno inflamado, lo que a su vez afecta a la expresión de su ADN. En cualquier caso, ellos controlan su medio interno mediante sus alternativas dietéticas y estilos de vida. Un buen ejemplo de esto es cuando las mujeres toman ácido fólico antes de la concepción, porque tomar vitamina B reduce en gran medida la posibilidad de que sus hijos desarrollen un defecto congénito llamado espina bífida. Esta es una anomalía en la que la columna vertebral está malformada y carece de sus normales cubiertas protectoras del tejido blando y esquelético. Las deficiencias de ácido fólico no afectan a todas las mujeres embarazadas de la misma forma, sin embargo, éste es un ejemplo de cómo puede ser individualizada la expresión genética.

Sabiendo que:

1. Las enzimas específicas son la clave de la desintoxicación,

2. Estas enzimas se activan y desactivan mediante la codificación genética del ADN,

3. La expresión del ADN puede ser alterada por elementos externos al medio interno ...

... se deduce que la eficacia del proceso de desintoxicación depende principalmente de cómo nosotros manejemos nuestro medio interno.

La carga tóxica, por definición, es la suma total de la acumulación de químicos o moléculas que son extrañas para nuestros sistemas biológicos. Las toxinas se pueden originar externamente a partir de químicos tóxicos existentes en el entorno, y/o internamente a partir de alimentos que ingerimos y medicaciones o suplementos que tomamos.

Realizar una evaluación de laboratorio de las Fases I y II del proceso de desintoxicación hepática es el primer paso para determinar lo que es necesario hacer para fortalecer las vías de desintoxicación del organismo. Esta información, cuando se combina con la codificación genética del paciente para la desintoxicación y biotransformación, proporciona la ruta, o instrucciones, que son necesarias para la reducción de la carga tóxica del cuerpo y para mejorar el proceso de desintoxicación.

Como se muestra en la Matriz de la Medicina Funcional, la desintoxicación y el estrés oxidativo están estrechamente relacionados. La mejora de uno, por lo general, conduce a la mejora del otro. El manejo del medio interno de uno mismo mediante una nutrición y dieta adecuadas, influye positivamente y en gran medida sobre los procesos de señalización del ADN del cuerpo. Sin embargo, la integración de los otros componentes de la Matriz también juega un papel. Por ejemplo, cuando existe un desequilibrio de la flora intestinal (lo que causa distensión abdominal, proliferación de Cándida o síndrome del intestino permeable), el tracto GI absorbe toxinas de otros organismos vivos en todo el cuerpo, aumentando así la carga tóxica general del mismo. Por tanto esto cambia la expresión del ADN del cuerpo, y conduce a la producción de proteínas inflamatorias.

Desequilibrios Hormonales y de los Neurotransmisores

El sistema endocrino es un sistema de control que mantiene un medio interno estable en el cuerpo mediante la producción de sustancias químicas reguladoras llamadas hormonas y neurotransmisores (los cuales están implicados en la química cerebral). El sistema endocrino responde ya sea a través de elementos sensoriales vía cerebral o de exposiciones alimentarias y ambientales directas, la primera de la cuales está mediada por los sistemas digestivo e inmune. La interacción dinámica de todos los factores incluidos en la Matriz de la Medicina Funcional da lugar a un equilibrio o desequilibrio del sistema endocrino, lo que posteriormente afecta a la síntesis y secreción de químicos mensajeros en las células de todo el cuerpo.

Aquí es importante señalar que el equilibrio y desequilibrio son términos relativos cuando se refieren a la información sensorial positiva y negativa. Una respuesta sensorial positiva promueve el crecimiento y la reproducción, y junto con la energía, un sistema inmune vigoroso y una mayor vitalidad. La respuesta sensorial positiva se asocia con niveles equilibrados de la hormona insulina, la cual tiene un efecto anabólico, o de construcción sobre el cuerpo cuando interacciona con otras hormonas anabólicas menos importantes tales como la hormona del crecimiento, la tiroidea, los estrógenos, la testosterona y la DHEA. Una respuesta sensorial negativa da lugar a que el cuerpo evite las toxinas encontradas dentro de sus células y a una respuesta de contracción, lo que conduce a que el cuerpo se cierre ya que disminuye su crecimiento y reproducción. La depresión y la supresión del sistema inmune también resultan de este tipo de respuesta. Las dos hormonas principales de respuesta al estrés, el cortisol y la adrenalina, están implicadas en las respuestas sensoriales negativas, ya que en muchas enfermedades cardiovasculares y neurológicas se observa una respuesta excesiva y crónica de estas dos hormonas.

El sistema de señalización hormonal del cuerpo afecta a todas sus funciones, desde el metabolismo de la glucosa hasta la inflamación y la capacidad cognitiva. Todas estas hormonas trabajan juntas para crear una sinfonía de salud, y siempre que se produzca una desarmonía entre cualquiera de ellas, se debe realizar una profunda investigación para determinar los motivos del origen de dicha desarmonía. Simplemente reemplazar las hormonas sin realizar dicha investigación puede producir desequilibrios que den lugar a nuevos riesgos clínicos y complicaciones para los pacientes. Por lo tanto, es importante un conocimiento clínico y analítico de su situación individual para establecer un protocolo de tratamiento adecuado. Determinar las interacciones hormonales individuales, investigando la sensibilidad celular a los mensajes hormonales y la disponibilidad de las proteínas aglutinantes de transporte, así como la capacidad de desintoxicación en los receptores celulares, son factores que los médicos deberían considerar cuando tratan de restaurar de forma segura la armonía hormonal de sus pacientes. También es necesaria una evaluación de seguimiento del paciente de forma que cualquier cambio que se desarrolle a lo largo del tiempo pueda ser tratado adecuadamente.

Una sinfonía endocrina equilibrada refuerza la función de todos los sistemas del organismo. De particular preocupación para las personas con la enfermedad de Lyme es la interacción entre las glándulas tiroidea y adrenal, aunque se deberían tener en cuenta todos los instrumentos endocrinos. Ya que si uno está fuera de tono, todos se verán afectados.

Mente y Espíritu

Tanto la mente como el espíritu juegan un papel integral en la salud física.

> *"Ahora incluso el más escéptico debe admitir que existen una gran cantidad de pruebas para demostrar, en términos científicos más rigurosos, que las funciones de la mente influyen en la salud del cuerpo, y que la enfermedad en el mismo puede afectar a nuestro estado de ánimo y emociones a través de moléculas y vías nerviosas"* [4]

La curación de la mente y el espíritu es de suma importancia para superar la enfermedad de Lyme, y la Medicina Funcional reconoce la influencia de la salud espiritual y emocional en todos los demás componentes de la Matriz.

El revolucionario trabajo publicado en 1993 por el neurocientífico Candace Pert, M.D., identificó la expresión molecular y física de estos aspectos intangibles de la salud:

> *"Debemos asumir la responsabilidad por cómo nos sentimos. La idea de que los demás pueden hacer que nos sintamos bien o mal es falsa...Nuestros sentimientos son el resultado de la sinfonía y la armonía de nuestras propias moléculas emocionales que afectan a cada uno de los aspectos de nuestra fisiología."* [5]

Nuestra mente y espíritu afectan a nuestras emociones, lo que a su vez influye sobre los mediadores del estrés de la salud funcional. Por ejemplo, los problemas en estas áreas se pueden manifestar como una supresión del sistema inmune, elevados niveles de cortisol, obesidad central, un aumento de las citoquinas inflamatorias en el cerebro, y como síntomas de envejecimiento cerebral tales como los problemas de memoria.

Una popular artista, Sally Hass, transmite esta idea en una de sus obras. "La actitud lo es todo, escoja una buena." La forma en que uno mismo logra un equilibrio mental y espiritual es tan particular en cada individuo como su propio ADN. La recuperación y el mantenimiento de la salud dependen de que las personas con Lyme reconozcan y tengan en cuenta este aspecto de su curación, junto con todos los demás mostrados en la Matriz.

Desequilibrio Estructural

Abordar y tratar los problemas estructurales es crucial para un tratamiento adecuado de la enfermedad de Lyme, puesto que el Lyme (Borrelia) destruye el sistema musculoesquelético. Generalmente el dolor musculoesquelético migratorio es uno de los primeros síntomas de la enfermedad de Lyme. Algunas veces esto se complica aún más por un trastorno autoinmune que a menudo se diagnostica como artritis reumatoide (AR). La artritis reumatoide es uno de los diagnósticos más parecidos a la enfermedad de Lyme. Sin embargo, cuando la enfermedad de Lyme se trata adecuadamente, algunas de las personas con un diagnóstico de artritis reumatoide experimentan un grado de remisión, que dependerá del grado de destrucción articular en sus cuerpos.

De acuerdo con la confusión y complejidad del Lyme, incluso las personas con AR pueden experimentar una continuación de sus síntomas, incluso después de ser tratadas de la enfermedad de Lyme, y esto ha sido demostrado tanto en las pruebas del laboratorio como clínicamente. Las personas con este "diagnóstico dual" deben controlar y disminuir en lo posible los factores inflamatorios que están contribuyendo a sus síntomas. El usar solamente medicación para reducir la inflamación puede suprimir el sistema inmune y complicar la curación del organismo. Mi metodología de Medicina Funcional aborda el tratamiento de la inflamación a través de medios no farmacéuticos, lo que reduce la posibilidad de que los pacientes necesiten tomar medicaciones anti-inflamatorias para los síntomas de AR.

Además, es importante tener en cuenta que cualquier aumento de las molestias musculares y articulares en los pacientes de Lyme da lugar a compensaciones estructurales aumentadas y al uso inadecuado de grupos musculares, lo que contribuye aún más a la desestabilización de la columna vertebral y aumenta el riesgo de daños. El dolor crónico acompañante también puede producir inflamación neurogénica, lo que prepara el camino para el desarrollo de los síndromes de fibromialgia o fatiga crónica.

Existen unas pruebas sustanciales que sugieren que la enfermedad articular inflamatoria también está directamente relacionada con la enfermedad intestinal inflamatoria, según lo mencionado por estas citas en revistas de reumatología:

> *"En la espondilitis anquilosante la incidencia de la inflamación intestinal fue significativamente más alta...Estos resultados proporcionan aún más argumentos ... la enfermedad de las articulaciones se desencadena a través del intestino."* [6]

> *"Además la artritis se resolvió muy rápidamente, lo que sugiere que estaba asociada con el trastorno intestinal."* [7]

Por otro lado, la resolución de la inflamación intestinal conduce a una resolución de la inflamación articular.

Desequilibrio Gastrointestinal

El siguiente componente de la Matriz de la Medicina Funcional aborda los desequilibrios gastrointestinales. Dichos desequilibrios se manifiestan por defectos en las funciones digestivas y de absorción del organismo y se basan principalmente en un desequilibrio de la flora intestinal y una interrupción en la integridad de su mucosa.

Una interrupción en la integridad de la mucosa del intestino da lugar a una disminución en la captación de nutrientes y a una activación del tejido linfoide asociado al intestino (TLAI), que representa el 70% del sistema inmune. Existe una documentación importante en la literatura médica para demostrar que el intestino, el hígado y la función inmune se relacionan entre sí. Por ejemplo, la siguiente cita indica cómo un problema en el intestino puede afectar al sistema inmune:

> *"En los pacientes celíacos de Cerdeña se encontró una elevada prevalencia de la autoinmunidad tiroidea clínica y subclínica"* [8]

La metodología de la Medicina Funcional para el refuerzo del intestino se denomina el "Programa 4R," e implica:

- La ELIMINACIÓN de cualquier agente causante del dolor intestinal, incluyendo las sensibilidades y las alergias alimentarias, los antígenos, los patógenos y los parásitos.

- La SUSTITUCIÓN de las enzimas necesarias para la digestión, y

- La REINOCULACIÓN del intestino con probióticos y prebióticos intestinales con flora beneficiosa.

Éstas son seguidas de:

- La REPARACIÓN mediante nutrientes de la integridad de la mucosa intestinal.

El Dr. Jeffery Bland opina que,

> *"La ciencia básica y la observación clínica indican las señales importantes que controlan la función (metabólica) y que están siendo enviadas por el intestino cuando se expone a productos alimentarios y a la actividad microbiológica. El intestino traduce el mensaje recibido y lo envía al resto del organismo mediante la liberación de distintos mediadores que actúan sobre receptores de tejidos muy alejados del mismo. La influencia puede ser asociada*

con patologías que van desde la demencia hasta la enfermedad cardiovascular, hepática y los trastornos de conducta en la infancia, potencialmente incluso el autismo.." 9

Uno de los pilares en el tratamiento de la enfermedad de Lyme es la terapia antibiótica agresiva, la cual altera aún más el equilibrio del tracto GI y da lugar a una proliferación de Cándida. La Candidiasis se puede convertir en un trastorno crónico, generando su propia contribución destructiva para la curación sistémica. Cambios dietéticos para no estimular el crecimiento de Cándida junto con el programa 4R, pueden volver a equilibrar el tracto gastrointestinal.

Restablecer el equilibrio GI aumenta la efectividad de la terapia nutricional y del sistema inmune. A su vez, el aumento de una respuesta inmunológica y la reducción de otros factores inflamatorios mejoran las posibilidades del paciente de superar la enfermedad de Lyme.

Desequilibrio Inmune e Inflamatorio

El desequilibrio inmune y la inflamación se encuentran entre las principales características de la enfermedad de Lyme. Tratar de forma exhaustiva los anteriores aspectos de la Matriz produce un refuerzo automático de la función del sistema inmune a nivel celular.

Por lo general, cuando la gente piensa en las alergias o en la activación del sistema inmune, les viene a la mente una respuesta antígeno-anticuerpo (la cual se determina mediante un análisis de sangre) o la clásica vía inmunológica. El problema es que existen muchas otras vías a parte de la clásica a través de las cuales se puede producir una respuesta inmune, y que pueden causar una reacción inflamatoria en cascada. Por tanto, es importante identificar el principal agente causal de la inflamación y los síntomas producidos por esta razón, con el fin de reducir o modular las adecuadas vías inmunológicas inflamatorias.

El sistema inmune puede intensificar su respuesta a las toxinas a través de la activación del complemento, lo que significa que una de sus acciones produce una cascada amplificada de reacciones por todo el cuerpo. Esto es muy parecido al "Efecto Mariposa", en el que una acción minúscula puede conducir a un apabullante efecto de gran tamaño. El sistema inmune también puede funcionar de un modo opuesto, produciendo con una simple respuesta un efecto de calma y equilibrio por todo el organismo. Por tanto, optimizar la dieta, la nutrición y el ejercicio, aumentar la producción de energía y reducir el estrés oxidativo, utilizar los protocolos de desintoxicación, reequilibrar las hormonas y los neurotransmisores, prestar atención a la mente y al espíritu, aplicar las terapias estructurales y optimizar el entorno GI, todo ello contribuye a una respuesta de curación a lo largo de todas las vías del sistema inmune y su posterior refuerzo. Un sistema inmune fuerte puede de esta forma responder mejor a las infecciones de la enfermedad de Lyme.

Conclusión

Para terminar, no existe y nunca existirá una medicación que pueda superar la capacidad del cuerpo para vencer la enfermedad y favorecer la salud. La clave para la salud reside en la capacidad del cuerpo para expresar de forma eficaz su código de ADN, y en nuestra capacidad para re-dirigir cualquier desequilibrio que cause enfermedad mediante la mejora de nuestro medio interno.

Cuando consideramos todos los factores que contribuyen a la enfermedad, al principio la tarea de recuperar la salud parece insuperable. Sin embargo, la Matriz de la Medicina Funcional proporciona una guía práctica para la recuperación. Al trabajar en el sentido de las agujas del reloj, desde la parte superior de la Matriz y abordar todos los componentes para la curación que en ella figuran, las personas con la enfermedad de Lyme pueden redescubrir la salud, y especialmente si trabajan en colaboración con un profesional de la Medicina Funcional.

(Fin del artículo reproducido)

Nota: La siguiente información se basa en la entrevista de Connie Strasheim con el Dr. Muran, que se centró en las pautas de tratamiento de la enfermedad de Lyme y su aplicación a los principios establecidos en la Matriz de la Medicina Funcional.

Metodología de Tratamiento para la Borreliosis y las Infecciones Relacionadas con el Lyme

Sigo el régimen antibiótico utilizado por los médicos de la ILADS, pero los antibióticos son sólo una parte de mi metodología de tratamiento para las infecciones relacionadas con Lyme.

Mi protocolo para los pacientes depende de muchos factores, incluyendo la gravedad de sus síntomas y cómo éstos se presentan. La enfermedad de Lyme se maneja mejor sintomáticamente; es decir, mediante los síntomas que tienen los pacientes, en vez de mediante las pruebas de laboratorio. Dichas pruebas pueden presentar demasiados falsos negativos y los médicos podrían pasar por alto aspectos importantes del diagnóstico de sus pacientes si confían exclusivamente en los laboratorios. Los síntomas proporcionan una mejor indicación de las infecciones que tienen los pacientes.

Los indicadores sintomáticos también me dan una idea de la gravedad de la enfermedad de mis pacientes. Introduzco los antibióticos en los regímenes de mis pacientes poco a poco, o de forma gradual, lo que disminuye la posibilidad de que éstos presenten cualquier reacción no deseada. Generalmente, empiezo prescribiendo dos antibióticos que interrumpan la replicación de la bacteria, (a los cuales se les denomina bacteriostáticos o intracelulares), y prosigo con un antibiótico que ataque la pared celular de la Borrelia, (a dichos antibióticos se les denomina bactericidas o extracelulares). Si como consecuencia de estos antibióticos no se presentan síntomas adversos o alteraciones en los análisis, posteriormente trataré sus quistes de Borrelia utilizando un régimen de antibióticos a pulsos.

Si trabajo con pacientes que presentan fuertes síntomas neurológicos, entonces por lo general comienzo sus tratamientos con alguna forma de terapia parenteral, la cual implica la administración de un fármaco inhibidor de la pared celular, por vía IV o intramuscular, como el Bicillin o el Rocephin. Si los toleran, más tarde introduciré poco a poco en sus regímenes un fármaco intracelular, como la minociclina o la azitromicina. Es importante ir despacio con estos medicamentos, porque he aprendido que lo peor que puedo hacer es aumentar la inflamación de mis pacientes al añadir muchos medicamentos, demasiado rápido en sus regímenes. Mucha gente piensa que es bueno tener una reacción de Herxheimer, pero no creo que esto sea necesariamente cierto. El "Herx" retrasa al cuerpo en su curación, al producir una reacción inflamatoria de la que ahora el organismo se tiene que ocupar junto con las infecciones.

Sin embargo, el umbral de tratamiento se debería determinar por el nivel de mejoría de los pacientes en un régimen particular. Si no están mejorando, entonces sé que su régimen necesita ser modificado. El nivel al cual se debería producir la mejoría también depende de la gravedad de sus síntomas y donde se presentan éstos.

Las pruebas de laboratorio han demostrado que el organismo borrelia existe en tres formas: como espiroqueta con una membrana celular, como espiroqueta sin membrana celular y en forma quística o biofilm encapsulado. La forma con membrana celular, que es la forma más activa, responde rápidamente a las penicilinas y cefalosporinas. Sin embargo, los tratamientos para esta forma tienden a aumentar la presencia de la forma sin pared celular de la bacteria (también conocida como forma L). Esta forma L es resistente a las penicilinas y cefalosporinas, al igual que la forma quística. Al tratar pacientes con Lyme neurológico, es importante para los médicos reducir rápidamente la forma más activa del organismo (que tiene pared celular) utilizando Bicillin, penicilina de acción prolongada o Rocephin. Al mismo tiempo es importante que, poco a poco, introduzcan en los regímenes de sus pacientes un antibiótico intracelular como minociclina, azitromicina o Bactrim DS. Introducir lentamente estas medicaciones evita la posibilidad de producir demasiada inflamación en el cuerpo o una reacción de Herxheimer grave que no pueda ser superada por ellos mismos.

Si mis pacientes tienen síntomas más parecidos a los que se presentan en el SFC (Síndrome de Fatiga Crónica), entonces considero que dichos síntomas son causados por un desequilibrio del sistema endocrino producido por la enfermedad de Lyme y las coinfecciones. A dichos pacientes les realizo un análisis del cortisol en saliva, y busco un ajuste en la fase durante sus ciclos diurnos de cortisol. Cualquier respuesta hormonal anormal (por ej., cortisol bajo en las horas matutinas) refleja una incapacidad de sus cuerpos para superar el estrés crónico, lo que significa que los síntomas en aquellas personas con síntomas parecidos a los del SFC no tienen por qué reflejar solamente la enfermedad de Lyme, sino también problemas en sus sistemas endocrinos. Estos pacientes no sólo necesitan antibióticos para una completa curación, sino también un protocolo para equilibrar sus hormonas.

El número de antibióticos que necesitan los pacientes también depende de su respuesta a los tratamientos. Por ejemplo, si tienen diarrea u otros síntomas problemáticos como consecuencia de los medicamentos, entonces tengo que modificar el curso de dichos tratamientos. Existe un tipo de tratamiento de continuo "posicionamiento" que se utiliza cuando los médicos tratan a pacientes con enfermedades crónicas. Al igual que cuando se juega al ajedrez, tienen que revisar constantemente sus movimientos.

Por ejemplo, cuando mis pacientes presentan dolor articular o artralgia migratoria, esto me indica que tienen una infección activa por Borrelia. Sin embargo, al mismo tiempo, debo considerar la posibilidad de que la Borrelia está activando en ellos una respuesta autoinmune, la cual puede producir síntomas reumatoides y degeneración articular. Siempre que éste sea el caso, entonces sé que estoy tratando con un tipo específico de respuesta de anticuerpos, no sólo exclusivamente con la enfermedad de Lyme. De forma que cuando formulo un plan de tratamiento, debo tener en cuenta todas las causas posibles de los síntomas de mis pacientes.

El diagnóstico y el tratamiento son aún más complicados para el médico al tener que determinar cuál es la vía inmunológica principal que sigue la enfermedad. El Dr. Paul Cheney, M.D., describe muy bien las vías inmunes de la Th1 y Th2 en su artículo sobre el equilibrio del sistema inmune Th1/Th2.[11]   En pocas palabras, escribe que generalmente las células de respuesta Th1 combaten las bacterias intracelulares, el cáncer, los hongos y los virus. Las bacterias normales (extracelulares), parásitos, toxinas y alérgenos casi siempre activan una respuesta Th2. Los virus y Lyme tienen tendencia a desviar el sistema inmunológico de un modo Th1 que combate el Lyme intracelular, a un modo Th2 que no lo hace. Esto tiende a ser similar a los cambios que se ven en otras enfermedades como la esclerosis múltiple, donde los pacientes alternan entre una respuesta Th1 y Th2. Una respuesta Th2 excesiva dificulta la capacidad del sistema inmune para combatir de manera efectiva la enfermedad de Lyme, y por este motivo, se deben corregir los desequilibrios en estas respuestas.

Otras Infecciones Comunes Encontradas en las Personas con Enfermedad de Lyme

Además de las coinfecciones comunes de la enfermedad de Lyme, encuentro que el Mycoplasma fermentans, el Mycoplasma pneumoniae y la Chlamydia pneumoniae son infecciones prevalentes en mis pacientes, así como la Candida albicans y otras formas de hongos. Mientras que la C. Albicans es la infección micótica más común, los pacientes también pueden presentar otras formas, que al igual que otras coinfecciones de Lyme, producen sudoración nocturna. Los hongos son oportunistas y proliferan a medida que disminuye la función inmune.

Utilizo pruebas de laboratorio para ayudarme a determinar si mis pacientes tienen infecciones oportunistas y coinfecciones, tanto como qué tratamientos son los más adecuados para éstas. Una vez que he establecido un protocolo para tratar dichas infecciones, durante un tiempo observo los cambios sintomáticos en mis pacientes para determinar la eficacia de su protocolo particular.

Babesia y Bartonella

Si mis pacientes presentan enfermedad de Lyme que no responde al tratamiento o si sus síntomas se prolongan, es probable que también padezcan una coinfección, como la Babesiosis. La Babesia imita al organismo de la malaria en la duración de su ciclo vital, el cual es más corto que el de la Borrelia. La Borrelia cicla cada tres o cuatro semanas, y los síntomas del paciente aparecen coincidiendo con la duración de este ciclo, pero con la Babesia, el ciclo vital es más corto, aproximadamente de dos a tres semanas.

Mi protocolo antibiótico estándar para la Babesia y la Bartonella es similar al de la ILADS, pero como dije anteriormente, aplico una metodología funcional a la medicina, la cual no consiste solamente en la administración de un protocolo antibiótico sistemático y estándar.

Recomendaciones Dietéticas

Mi metodología para la dieta en las personas con enfermedad de Lyme sigue el modelo defendido por el Instituto de Medicina Funcional (una organización que prepara y forma a los médicos para tratar los desequilibrios clínicos subyacentes de la enfermedad crónica). Esta dieta se centra en restaurar la función del tracto gastrointestinal, y en evitar alimentos que sean inflamatorios.

Cuando se determinan las sensibilidades o alergias alimentarias de los pacientes, es importante que los médicos no miren tan sólo los resultados de las pruebas de anticuerpos de sus pacientes (tales como al gluten), porque es posible que el cuerpo presente una respuesta celular negativa a un alimento sin que en realidad produzca anticuerpos contra él.

Afortunadamente, Sandy Muran, nutricionista Ph.D., trabaja en colaboración conmigo y puede determinar las sensibilidades y alergias alimentarias que presentan los pacientes, más allá de sus habituales respuestas de anticuerpos, utilizando el sistema de Evaluación del Estrés Límbico Zyto (LSA-Limbic Stress Assessment). El Zyto es un dispositivo que funciona según un principio similar al primero desarrollado por el Dr. Voll, cuyo trabajo se remonta a principios de los años 40. Básicamente, el Dr. Voll demostró que si una persona es sensible a algo (en este caso, a algún alimento), tendrá una resistencia establecida en el cuerpo a la conductividad eléctrica cuando sea expuesto a dicho alimento. El concepto del Zyto, LSA se basa en este principio, tanto como la Kinesiología Aplicada. El Dr. Muran también utiliza la NAET, que es una técnica empleada para desensibilizar a los pacientes de los alimentos y otros alérgenos. La eliminación de las alergias alimentarias ayuda a reducir la carga de estrés total del cuerpo y a mejorar su respuesta inmune.

El Problema de Conseguir que los Pacientes Modifiquen Sus Dietas

Uno de mis mayores retos como médico es conseguir que mis pacientes modifiquen sus dietas. No se imagina lo difícil que es esto. ¡Si ganara un céntimo cada vez que tengo un paciente con un enorme problema de hongos o por gluten que no entiende la importancia de esta cuestión, sería rico! Por ejemplo, siempre que les digo a los pacientes que no pueden comer productos derivados del trigo, carbohidratos refinados o gluten, me dicen cosas como, "Bueno, ¿Aún puedo comer helado?" Así que realmente es un problema, pero para alcanzar el siguiente nivel de curación, deben entender que el alimento es la información para la función metabólica del organismo y que la calidad de sus decisiones establece a un nivel muy básico, la calidad de sus funciones metabólicas.

Además, me he dado cuenta que el problema del cumplimiento de la dieta es un tema de amplia interpretación por mis pacientes. Por ejemplo, a veces dicen "He hecho todo lo que usted me dijo, y aún no me siento mejor". O, "No estoy perdiendo peso". Entonces les pido que hagan un registro de lo que comen, y cuando lo hacen, descubro que están comiendo alimentos contraindicados para su curación. Cuando consigo que realicen los cambios necesarios, entonces empiezan a perder peso y a sentirse mejor. Sin embargo, es un reto constante.

Por último, la reducción de peso es realmente un gran indicador de si las personas con enfermedad de Lyme pueden eliminar o no toxinas. Cuando no pierden peso, eso significa que no las están eliminando.

Una cosa que hago para ayudar a mis pacientes a modificar sus dietas es darles aminoácidos, que modifican los neurotransmisores. Al prescribir aminoácidos como L-tirosina, L-triptófano, 5-HTP, y GABA, puedo producir un cambio en su apetencia por la cafeína y los alimentos no saludables. Los pacientes se automedican con determinados alimentos con el fin de manejar sus síntomas. Desafortunadamente, esto se convierte en un problema psicofisiológico, y algunas veces, termino con pacientes con adicciones alimentarias que necesitan ser tratadas tanto fisiológica como psicológicamente. Sin embargo, no podré conseguir que dejen de automedicarse sin explicarles primero por qué está pasando la adicción y después ayudarles a hacer algo al respecto. Si, por ejemplo, un paciente presenta una adicción a la cafeína, miraré su patrón de cortisol diurno y los niveles de neurotransmisores y proporcionaré refuerzo tanto a las hormonas como a los neurotransmisores, para elevar éstos a un nivel óptimo, que a su vez reduzca su apetencia por la cafeína.

Otros Usos de los Aminoácidos

Todas las proteínas se elaboran a partir de diferentes combinaciones de aminoácidos. Los aminoácidos que se deben obtener de la dieta se denominan "aminoácidos esenciales", mientras que los aminoácidos que pueden ser elaborados por el organismo a partir de otras fuentes se denominan aminoácidos "no esenciales". A veces, el cuerpo no puede producir adecuadamente la cantidad suficiente de aminoácidos no esenciales y en dichos casos, es necesario tomar suplementos.

El cuerpo utiliza las proteínas para determinar la función biológica y controlar la mayoría de los procesos a nivel celular. Por tanto, es razonable llegar a la conclusión de que una deficiencia o sobreutilización de determinados aminoácidos puede influir negativamente sobre el cuerpo y con el tiempo conducir a los síntomas. Los laboratorios pueden medir los niveles de aminoácidos de los pacientes tomándoles muestras de orina. También pueden mezclar suplementos de aminoácidos, que luego serán prescritos a los pacientes para corregir cualquier deficiencia nutricional. Por ejemplo, los aminoácidos que interaccionan con los receptores de opiáceos se pueden recetar para disminuir el dolor. Dichos aminoácidos incluyen el aminoácido esencial fenilalanina, que es utilizado por el cerebro para producir norepinefrina, un producto químico que transmite las señales entre las células nerviosas en el cerebro, favorece el estado de alerta y la vitalidad, aumenta el estado de ánimo, disminuye el dolor y ayuda al aprendizaje y a la memoria. Además, este aminoácido se emplea para tratar la artritis, la depresión, los dolores menstruales, las migrañas, la obesidad, la enfermedad del Parkinson y la esquizofrenia. Cuando se utiliza junto con las enzimas que se necesitan para facilitar su conversión en la proteína adecuada, la fenilalanina puede curar las patologías y/o síntomas mencionados anteriormente.

La Utilidad de las Pruebas Metabólicas

Al formular un protocolo para mis pacientes, también realizo pruebas de laboratorio para determinar qué metabolitos están procesando sus cuerpos. Normalmente, para ello utilizaré análisis de orina, pero también pueden ser útiles las pruebas serológicas y sanguíneas. Estas últimas son prácticas porque los técnicos pueden eliminar y procesar las células para determinar las deficiencias intracelulares. Aquí es importante una analogía. La sangre está compuesta de muchos elementos que, en su mayoría, se pueden clasificar como células y fluido, o suero. El análisis del suero no refleja con exactitud la composición general del cuerpo a nivel celular. Es como el mar y los peces. Los peces tienen una constitución que es diferente a la del agua en la que están nadando, a pesar de que la constitución de los peces está influenciada por el agua en el que viven. Por eso, es importante descubrir lo que está utilizando el cuerpo en el interior de las células con el fin de obtener una evaluación fiable de su metabolismo general, motivo por el cual es importante poder examinar las células, no sólo el suero.

El Papel del Trauma Emocional en la Enfermedad

La salud emocional influye significativamente en el proceso de curación. Las personas con la enfermedad de Lyme, al igual que la población general, poseen diferentes grados de salud emocional y capacidad de recuperación. Sea cual sea su nivel de salud emocional, animo a mis pacientes a incorporar alguna forma de práctica espiritual y emocional en sus regímenes de tratamiento, lo cual reforzará sus esfuerzos de curación a todos los niveles.

Un recurso que proporcionamos en nuestra consulta es un grupo de meditación gratuito que se reúne en nuestro despacho. Tanto pacientes como miembros de la comunidad están invitados a participar de forma gratuita.

Desintoxicación

Estrategias de la Medicina Energética para la Desintoxicación

En mi consulta, trabajamos con ONDAMED, un aparato que es eficaz para la desintoxicación y para equilibrar la energía del cuerpo, ambos componentes importantes para la curación. En la medicina China, se creía que existían bloqueos que se producían en el interior de los meridianos de energía del cuerpo, o canales. Al abrir dichos meridianos y equilibrar los chacras de energía del cuerpo o centros de curación, se puede conseguir una curación, y el ONDAMED es un aparato que muchos de mis pacientes pueden encontrar de utilidad para este fin.

También empleamos la homeopatía para el tratamiento de determinadas enfermedades, así como para la desintoxicación del hígado y para el refuerzo de otros órganos de excreción. Además, la utilizamos para fortalecer el sistema inmune de nuestros pacientes.

Considero que existen dos tipos de homeopatía con las que mis pacientes se pueden beneficiar. En la primera, que es la homeopatía clásica, los remedios se desarrollan en base a las características individuales del paciente y la presentación de los síntomas. En la segunda, que es la homeopatía mixta, los remedios son más como recetas de cocina, estandarizados para determinadas enfermedades. El tipo de metodología que yo empleo se basa en la respuesta del paciente y en la patología que está siendo tratada. El Dr. Richard Horowitz, M.D., médico experto en Lyme se está llevando a cabo un trabajo excepcional con homeopatía, junto con el Dr. Lee Cowden, M.D.

Otras Estrategias de Desintoxicación

Otro componente de la desintoxicación implica la eliminación de toxinas. La genética influye en la capacidad de las personas para desintoxicarse. Si poseen la capacidad genética para reconocer las toxinas y eliminarlas, entonces éste será un problema menos a tratar durante el proceso de curación. El Dr. Ritchie Shoemaker demuestra muy bien el problema de una desintoxicación comprometida debida a la variación genética en su libro *Mold Warriors*.[12] El Dr. Shoemaker describe sus experiencias con pacientes cuyos genes interfieren en la capacidad de sus cuerpos para reconocer y eliminar las biotoxinas. Se deben reducir los niveles de biotoxinas con el fin de disminuir la carga tóxica general en el sistema hormonal e inmune.

Sin embargo, con el objetivo de poder llevar esto a cabo de forma efectiva, se debe descubrir la fuente de biotoxinas, y formular un protocolo eficaz para su eliminación. Por ejemplo, cuando se trata de pacientes que padecen síntomas de la enfermedad de Lyme neurológica, es importante para los médicos determinar en primer lugar si los síntomas de sus pacientes son el resultado de su constitución genética e inmunológica, y si esta constitución previene que los mohos y otras biotoxinas sean eliminadas de sus cuerpos. También, es importante determinar si sus síntomas son exclusivamente consecuencia del organismo Borrelia, o de una combinación de lo antemencionado y otros factores. Los síntomas pueden tener múltiples causas, y que las pruebas sean falibles, crea desafíos de tratamiento para los médicos.

En el hígado se produce gran parte de la desintoxicación, y por lo general se realiza en dos fases. Jeffrey Bland, uno de los fundadores del Instituto de la Medicina Funcional, describe de manera elocuente cómo estas fases afectan a la curación. Básicamente, afirma que en la Fase 1, la toxina se prepara para ser "empaquetada" para una excreción más fácil por parte del cuerpo. En la Fase 2, se comprime para ser eliminada por el mismo. Si hay un error en los procesos de la Fase 1 ó 2, debido a deficiencias enzimáticas, vitamínicas o genéticas, esto causará una acumulación de toxinas en el hígado y en el torrente sanguíneo, lo que a su vez aumentará la carga sobre el sistema hormonal e inmunológico.

Si los pacientes pueden desintoxicarse y eliminar las sustancias de sus cuerpos, entonces puede que la curación sólo sea cuestión de aumentar su función inmune, disminuir su estrés físico causado por infecciones, y adoptar una actitud emocional y una dieta saludables.

Una cosa que hago en mi consulta y que es distinto de lo que hacen algunos otros médicos de Lyme es administrar a mis pacientes formas intravenosas de Vitamina C y otros nutrientes. Los IV de Vitamina C detienen la sudoración nocturna y otros aspectos de las reacciones de Herxheimer, y he obtenido resultados excelentes empleando esta terapia.

Curación del Intestino

Para curar el intestino, y según se describe en la sección de la Matriz de la Medicina Funcional de este capítulo, es fundamental eliminar los patógenos que allí se encuentren. Los parásitos, así como la flora micótica y bacteriana patógenica deben ser tratadas. Cuando trato pacientes, también busco otros problemas en sus tractos GI tales como la sensibilidad al gluten, una absorción pobre de ácidos grasos de cadena larga y escasa creación de ácidos grasos de cadena corta. Muchos médicos, cuando realizan a sus pacientes pruebas para las alergias o sensibilidades alimentarias, sólo miran la respuesta de anticuerpos del paciente al gluten. Sin embargo, si la superficie del tracto intestinal tiene una capacidad muy baja para producir una respuesta de anticuerpos, entonces los pacientes pueden dar negativo en sus pruebas de sensibilidad al gluten, como así lo demuestran sus tractos gastrointestinales inflamados. Observo que esto sucede con frecuencia.

El tratamiento de los problemas gastrointestinales, como en todas las áreas de la curación, es muy individualizado. Es una pena, porque los lectores desearían conocer información específica sobre mi protocolo de tratamiento, pero debido a que cada paciente tiene unas necesidades diferentes, no puedo decir que exista un protocolo estándar que utilice para todos. Además, determinar los regímenes de tratamiento es como jugar en un laberinto. Cada vez que sigo una línea de tratamiento para un paciente concreto, es como si el laberinto se abriera y se volviera más complicado, y encuentro que en este paciente aún hay más cuestiones a las que me debo enfrentar. De forma que continúo por otra línea en aquel punto donde el paciente presenta una respuesta positiva al tratamiento, y tan pronto como tomo esta línea, sucede lo mismo, aún se revelan más cuestiones o problemas que deben ser tratados. Por este motivo el tratamiento debe ser individualizado; por ello tengo que tener al paciente frente a mí, para saber qué líneas tomar y poder ver así las puertas que se van abriendo ante mí y ante él.

En general, para tratar las infecciones del intestino, prescribo tanto hierbas como medicamentos farmacéuticos, junto con medidas para facilitar la digestión. Éstas incluyen varios tipos de medicaciones antiparasitarias, desde el aceite de orégano hasta el nogal negro, las enzimas digestivas, y la betaína CLH con pepsina. De forma que trabajo con una amplio repertorio de remedios, teniendo en cuenta factores tales como la sensibilidad del paciente a los mismos. Porque si doy a mis pacientes un medicamento para eliminar sus hongos o parásitos, y presentan sensibilidad a dicho medicamento, entonces puedo aumentar su inflamación intestinal, lo que a su vez les causa una absorción inadecuada de los alimentos. Esto conduce a la filtración de proteínas alimentarias de gran tamaño en su GALT (tejido linfoide asociado al intestino) y origina lo que se conoce como Síndrome del Intestino Permeable. Como se menciona en la sección de la Matriz de la Medicina Funcional, este síndrome produce una disminución en la función del sistema inmune, lo que significa que la expresión de la respuesta inflamatoria en el intestino termina afectando al cuerpo entero. Esta es otra razón por la cual el tratamiento tiene que ser individualizado y personalizado, y por la que no puedo escribir un libro de recetas para este tipo de medicina.

Tratamiento de la Disfunción Hormonal

Los médicos deben tener en cuenta muchas hormonas cuando estabilizan los perfiles hormonales de sus pacientes. A los efectos de este libro, lo mejor es mencionar brevemente algunos de los desequilibrios más comunes que implican las hormonas tiroideas, cortisol, estrógenos, progesterona, testosterona y DHEA. Las tres formas más habituales de medir los niveles hormonales es mediante pruebas sanguíneas, urinarias y salivares. Un análisis de sangre es conveniente y muy fácil de realizar pero no siempre es indicativo de los niveles de hormona activa porque no tiene en cuenta la aglutinación de proteínas, que a veces está presente y la cual aumenta o disminuye la biodisponibilidad hormonal. Medir de forma fiable la disponibilidad hormonal se logra con un análisis de orina de 24 horas, que es especialmente útil cuando se combina con los resultados de las pruebas serológicas. Los análisis salivares también pueden ser útiles, y normalmente los resultados de este tipo de tests reflejan la cantidad de hormonas que están disponibles en el organismo, pero ha habido problemas con el establecimiento de un rango "normal" adecuado de los resultados del paciente. Por este motivo, sólo empleo los tests salivares para dos cosas: ver el ciclo de cortisol de mis pacientes o si quiero ver cómo se modifican los niveles de estrógenos y progesterona de las mujeres a lo largo de su ciclo mensual.

Cuando se determina la función tiroidea, muchos médicos sólo miran las hormonas TSH y T4 libre en los resultados sanguíneos de sus pacientes. Al hacer esto, pueden pasar por alto el siguiente paso del perfil, que implica realizar un análisis de la T3 (la principal forma activa de la hormona tiroidea) así como de la T3 inversa, que es una forma menos activa de la hormona tiroidea que compite indirectamente con la formación de la T3 activa. El cuerpo crea un aumento de la T3 inversa bajo condiciones de inflamación, embarazo, hambre y enfermedad, lo que a su vez disminuye la tasa metabólica del cuerpo y produce síntomas muy similares a los del hipotiroidismo, incluidos el estreñimiento, la pérdida de cabello, la fatiga, el aumento de peso y la piel seca, por nombrar sólo unos pocos. Si los médicos sólo realizan las pruebas para la TSH y la T3 y T4 libres en pacientes cuyos síntomas parecen reflejar el hipotiroidismo, estos pacientes podrían no ser considerados de padecer hipotiroidismo, porque los resultados de sus análisis pueden llegar a ser normales, incluso aunque sus niveles de T3 disponibles en realidad, sean bajos.

Generalmente, utilizo hormonas bioidénticas para corregir las deficiencias hormonales de mis pacientes. El uso de hormonas bioidénticas es especialmente importante para complementar las deficiencias de estrógenos en mujeres. Los estrógenos equinos conjugados (Provera) se prescriben de forma muy habitual a mujeres, y han sido definidos en la comunidad médica como una forma "normal" de sustitución de estrógenos, pero existe una gran diferencia entre los estrógenos naturales producidos por las mujeres y los producidos por una yegua. Los estrógenos equinos causan inflamación, pero existen razones económicas y políticas por las cuales estos medicamentos son tan ampliamente recetados. Sin embargo, ha sido documentado científicamente en la literatura médica que dichos estrógenos causan inflamación y alteran el equilibrio hormonal.

Es la ingestión o la producción de estrógenos inflamatorios lo que causa cáncer de mama en las mujeres y de próstata en los hombres. La comunidad médica debe considerar un hecho muy importante cuando se vincula el cáncer de mama con los estrógenos. Si todos los estrógenos fueran la causa del cáncer de mama, entonces la prevalencia de esta enfermedad sería alta en las mujeres que están en su veintena o treintena, pero esto no es así. Sólo determinados tipos de estrógenos inflamatorios, aquéllos cuyos niveles tienden a ser elevados en personas con cuerpos no saludables, o como resultado de tomar determinados medicamentos farmacológicos, causan cáncer de mama. Además, a medida que las mujeres envejecen, el riesgo de producción de estrógenos inflamatorios aumenta, así como su riesgo de cáncer. Puede que sea porque empiecen a producir más estronas a partir de las células adiposas, que a su vez pueden convertirse fácilmente en estrógenos inflamatorios. Estos estrógenos inflamatorios, que son una forma precancerígena de estrógenos, se unen a las células en los receptores de estrógenos, donde se pueden producir células cancerosas. Por tanto, la sustitución con estrógenos bioidénticos es más adecuada para las mujeres con este déficit.

Las mujeres con deficiencias de progesterona también pueden beneficiarse de la progestorona bioidéntica, la cual es mejor que la progestina sintética tan comúnmente recetada. El uso combinado de estrógenos y progesterona bioidénticos es beneficioso, y muchas mujeres los han utilizado durante toda su vida reproductiva de forma saludable.

Cuando el organismo de los hombres se encuentra estresado por inflamación o enfermedad, incluida la enfermedad de Lyme, por lo general, sus niveles disponibles y totales de testosterona disminuyen. Para los médicos ha llegado a ser demasiado común tratar los niveles de testosterona baja con testosterona complementaria, pero el uso liberal de la misma puede conducir a una atrofia testicular, una patología por la que los testículos dejan de producir testosterona y se contraen. En muchos casos de sustitución de testosterona prematura, los testículos no pueden recuperarse por el uso de testosterona farmacéutica y los hombres que la utilizan, llegan a ser dependientes del medicamento farmacológico para mantener su vigor. Sin embargo, la testosterona es muy importante para el bienestar mental y la salud de los hombres, así como tratar adecuadamente las deficiencias, de forma que con el tiempo puedan desarrollar su propia producción de esta hormona.

Cuando el estrés o la inflamación están presentes en el cuerpo, las hormonas, de las cuales el cortisol es un factor principal, se desequilibran. Cuando las personas están expuestas a una inflamación o estrés crónico elevado, empiezan a desarrollar un perfil de fatiga adrenal. El cortisol es una de las muchas hormonas producidas por las glándulas adrenales y un entorno de estrés crónico conducirá a una mayor demanda de esta hormona que la que las glándulas adrenales son capaces de producir y mantener. Para determinar la función adrenal de mis pacientes, les realizo un test salivar de cortisol diurno, con el fin de establecer cuáles son sus niveles de cortisol a diferentes horas del día. Posteriormente, esta información es registrada en un gráfico. He encontrado que tratarlos con dosis bajas de hidrocortisona bioidéntica puede ser beneficioso cuando se administra durante las horas del día en las que su registro, o gráfico, muestra un "descenso" en sus niveles de cortisol. En cualquier caso, el objetivo siempre será aumentar los niveles de cortisol hasta la normalidad durante las horas del día en las que estén bajos. Hacer esto ayuda a equilibrar el patrón de cortisol general en el organismo.

La hidrocortisona bioidéntica que utilizo en mi práctica contiene una base compuesta de Vitamina C. No receto cortisol farmacéutico porque está hecho con otros compuestos que pueden ser perjudiciales para los pacientes. Además y como se ha mencionado anteriormente, sólo utilizo dosis bajas, niveles fisiológicos de cortisol, como se describe en el libro de William McK Jefferies, Safe Uses of Cortisol. Además, el cortisol que empleo es de acción muy corta con una vida media de cuatro horas. El uso de este tipo de cortisol previene la acumulación del medicamento en el cuerpo así como cualquier efecto secundario no deseado.

Para tratar la fatiga adrenal, también podrían dar a mis pacientes precursores de cortisol, tales como la pregnenolona y/o DHEA, junto con nutrientes de refuerzo adrenal, de forma que el organismo pueda, con el tiempo, producir suficiente cortisol propio. La raíz de regaliz, los bioflavonoides y la vitamina B están entre dichos nutrientes. Sin embargo, al final para tratar adecuadamente la fatiga adrenal, debo considerar su causa subyacente, la cual incluye todos los factores que describo en la Matriz de la Medicina Funcional. La causa subyacente no siempre es la enfermedad de Lyme.

Por último, muchas personas con enfermedad de Lyme presentan algún grado de resistencia a la insulina, y creo que la dieta y el ejercicio son las principales soluciones para resolver este problema. Desafortunadamente, el ejercicio puede ser un problema para aquéllos que se encuentran realmente cansados, de forma que también puedo recomendar que mis pacientes tomen ácido alfa lipoico, el cual ayuda a reducir la resistencia a la insulina, así como L-carnitina, que ayuda al organismo a utilizar la glucosa que tiene disponible para producir energía.

Comportamiento Bacteriano, Inflamación e Hipercoagulación

En la sección de la Matriz de la Medicina Funcional de este capítulo, analizo los motivos por los cuales es importante reducir la inflamación con el fin de curar el cuerpo de la enfermedad de Lyme. Por tanto, analizaré otro par de razones por las que es importante reducir la inflamación excesiva, a parte de las que ya he mencionado en las secciones anteriores.

En primer lugar, la borrelia es en cierto modo, oportunista. Es un bicho casi invisible que espera hasta que el sistema inmune se debilite antes de liberar completamente sus efectos devastadores sobre el cuerpo. Mientras tanto, permanece latente en el interior de las células, esperando el momento oportuno para atacar. Cuenta con un código genético cuyo único objetivo es propagarse. Realmente no importa si está proliferando, ya que si se coloca en un entorno hostil, simplemente se cierra en la forma quística. Cuando las condiciones se vuelven más favorables para su propagación, entonces crecerá, por lo que es importante mantener bajos los niveles de inflamación en el cuerpo, de forma que el sistema inmune esté preparado y sea eficaz para luchar contra ella.

Además, una inflamación excesiva causa hipercoagulación, una patología en la que la sangre se vuelve más viscosa y espesa. Cuando esto sucede, la sangre no puede fluir adecuadamente por los capilares. La borrelia pasa a ser un organismo de baja presión de oxígeno, a diferencia de la tuberculosis o el Mycoplasma, que son organismos de alta presión de oxígeno. Las infecciones más recientes se asientan en los vértices pulmonares, donde se encuentran las mayores concentraciones de oxígeno en el cuerpo, mientras que la borrelia se oculta en tejidos donde se encuentran las menores concentraciones de oxígeno. Por este motivo, es importante tratar la hipercoagulación, de forma que la sangre (y el oxígeno) puedan llegar a las grietas, fisuras y hendiduras donde reside la borrelia.

Al tratar a mis pacientes de esta enfermedad, primero establezco un perfil de coagulación para ellos basado en los resultados de los análisis. Luego utilizo enzimas, así como heparina sublingüal para diluir los productos de degradación de la fibrina en la sangre que se producen como consecuencia de la hipercoagulación. La hipercoagulación también conduce a una disfunción endotelial. (El término "endotelio" se refiere al revestimiento interior de las arterias). Si este revestimiento se cubre con productos sanguíneos de fibrina, entonces las arterias se volverán más rígidas, lo que posteriormente producirá hipertensión. Utilizar una enzima proteolítica o serrapeptasa disemina la capa de fibrina endotelial y normaliza la presión sanguínea.

Tratamientos para el Alivio Sintomático

Para el Insomnio

Al tratar el insomio de los pacientes se deben tener en cuenta varios factores. El primero de todos, los medicamentos farmacológicos no son siempre la mejor solución para este síntoma, porque a menudo la inflamación es una causa subyacente del insomnio, y si puedo reducir la inflamación de mis pacientes, también puedo resolver su insomnio. Altos niveles de cortisol nocturno son una indicación de que la inflamación está presente en el cuerpo, de forma que si puedo disminuir esta respuesta inflamatoria, entonces observaré que los niveles de cortisol de mis pacientes disminuyen y dormirán mejor.

Para el Cansancio

Para aumentar la energía de mis pacientes, algunas veces recomiendo que tomen suplementos nutracéuticos tales como la D-ribosa, que es un azúcar fantástico que ayuda a la función del corazón. Una gran combinación de nutrientes que produce la mitocondria sana, (la cual es la fuente de energía de todas las células), es el ácido lipoico, el resveratrol y la arginina. Muchas otras estrategias también aumentan la energía, pero los mayores avances en materia de energía se producen cuando los médicos tienen en cuenta todo el perfil de sus pacientes. Por ejemplo, podría ser un alimento que consumen lo que causa el estrés en sus adrenales y a su vez disminuya su energía. Sin embargo, en realidad no se trata de una sóla cosa. Múltiples factores se integran para producir la fatiga, por lo cual es importante para los médicos considerar todo el perfil de sus pacientes. Un error en la investigación médica recae en todos los experimentos que hagamos para determinar, por ejemplo, si la Vitamina C o E hacen esto o aquello en el cuerpo. No podemos generalizar ni aislar los efectos de una sustancia particular sobre el cuerpo, porque todas las sustancias funcionan juntas de una forma sinergísta. Intentar hacer esto es como aislar el globo ocular del cerebro, y luego decir, "No puedo ver". Necesitamos el cerebro para que el globo ocular tenga visión.

Para el Dolor

Para el tratamiento del dolor, utilizo un dispositivo que emite microcorrientes de frecuencias específicas para el organismo. Esta terapia es un resultado indirecto de la obra de Carolyn McMacklin. McMacklin es una quiropráctica que a menudo emplea las microcorrientes para tratar el dolor muscular y articular. Ha demostrado en animales que este tipo de terapia puede reducir de inmediato las citoquinas inflamatorias. Los tratamientos con este dispositivo se pueden realizar en la consulta del médico o en casa del paciente y disminuirles así la necesidad de medicación para el dolor.

Otros Factores Que Afectan a la Curación

Cuando las personas se extralimitan y no descansan adecuadamente o presentan patrones de sueño no reparadores, estas situaciones comprometen la capacidad de curación del organismo. Descansar es muy importante para que el cuerpo pueda curarse y la falta de descanso bajará la respuesta inmune y hormonal que éste necesita para controlar a las infecciones.

Filosofía sobre los Medicamentos Farmacéuticos

Utilizo los medicamentos farmacéuticos durante mi práctica, pero no como mi pilar fundamental. Trato de utilizarlos como redes de seguridad, y sólo durante periodos de tiempo limitados. Los utilizo para que los pacientes vuelvan a un estado de funcionamiento tan normal como sea posible. Cuando esto sucede, empiezo a reducir los medicamentos, de forma que sus cuerpos asuman la función de los mismos. Y en realidad, toda mi práctica en medicina se ha concebido con este objetivo en mente.

Metodologías Pocas Beneficiosas para el Tratamiento de la Enfermedad de Lyme

Como médicos, anticipo que todos estamos de acuerdo, tratando de que nuestros pacientes mejoren. En mi corazón, de forma altruista, siento que intentamos ayudar a la gente. Creo que muchos tratamientos tienen sus ventajas, y algunos de ellos son tratamientos que no entiendo del todo, pero si son modalidades que tienen efectos positivos sobre las personas, no los criticaré sólo porque no los entienda. Sin embargo, en la medicina alopática, tendemos a no tener la mente abierta a otras modalidades de tratamiento. Si un tratamiento no se ajusta a nuestras pautas de pensamiento, lo criticamos y dentro de cinco o diez años, de repente aprendemos que tiene su mérito. Esto sucedió con el aceite de serpiente. Hoy en día la gente llama a los remedios que no funcionan "aceite de serpiente", pero la mayoría de las personas no saben que el verdadero aceite de serpiente marcó un hito por tener ¡Mayor concentración de ácidos grasos omega-3 que cualquier otra sustancia! De forma que el aceite de serpiente fue un tratamiento válido y disminuyó la inflamación, debido a su alto contenido de EPA/DHA. La enfermedad de Lyme es una patología difícil de tratar y somos demasiado prematuros en nuestro entendimiento de las alternativas de tratamiento al descartar arbitrariamente otras metodologías sólo porque son desconocidas para nosotros.

La Curación Se Trata de Reducir la Carga Total de Estrés del Organismo

Por último, y como se menciona anteriormente en la sección de la Matriz de la Medicina Funcional, creo que la curación se trata de reducir la carga total de estrés del organismo. Todo lo que nosotros (médico y paciente) hacemos en realidad cuando tratamos las infecciones es estabilizar el campo de juego de forma que el cuerpo pueda, en algún momento, hacerse cargo del proceso de curación. De ninguna forma nadie me convencerá de que tenemos medicamentos farmacéuticos más poderosos que cualquier otra cosa que nosotros tengamos en nuestro propio organismo. De manera que tenemos que optimizar nuestro equipo, por así decirlo, y con dicho fin, tenemos que reducir nuestra suma total de bichos. Si habla con cualquier médico experto en Lyme, le dirá que una vez que tenga la enfermedad de Lyme crónica, nunca se irá. La tendrá durante toda la vida. Pero yo prefiero replantear la situación y pronosticar y animar a mis pacientes a decir, "De acuerdo, tengo esta enfermedad. Esto significa que no puedo abusar de mi cuerpo. Utilizaré hierbas, vitaminas, suplementos y otras terapias para reforzar y mantener un sistema inmune fuerte. Y hacer estas cosas puede, conjuntamente, proporcionarme una mayor y mejor calidad de vida como si nunca antes hubiera tenido Lyme". La enfermedad de Lyme puede ser el catalizador para enseñarnos a respetar el patrón natural de nuestro cuerpo para la salud, mostrándonos cómo reducir su carga de estrés general.

Últimas Palabras

Los médicos de mayor éxito mantienen la mente y los ojos abiertos, y escuchan a sus pacientes, cuyas experiencias tienen la clave para la buena salud. Los pacientes más afortunados participan plenamente en su cuidado, reforzando al mismo tiempo su capacidad integrativa y natural para la buena salud, lo que a su vez aumenta sus posibilidades de curación.

Cómo Contactar con el Dr. Peter J. Muran, M.D., M.B.A.

Longevity Healthcare
1405 Garden Street
San Luis Obispo, CA 93401
Teléfono: (805) 548-0987
Gratuito: (888) 315-4777
E-mail: info@longevityhealthcare.com

Referencias de los Capítulos

[1] *Joseph J Burrascano. Diagnostic Hints and Treatment Guidelines for Lyme and other Tick-Borne Illnesses ILADS.org, Updated September, 2005.*

[2] *Institute of Functional Medicine. Applying Functional Medicine in Clinical Practice, Course Syllabus March 2005. Página web: www.functionalmedicine.org*

[3] *Jones, D. (editor). Libro de Texto de Medicina Funcional. Gig Harbor, Wash:Instituo de Medicina Funcional; 2005.*

[4] *Ester Sternberg. The Balance Within: The Science Connecting Health and Emotions. (W.H. Freeman :NY) 2000.*

[5] *Candace Pert. Molecules of Emotion. (Simon &Schuster, NY) 1997.*

[6] *H. Mielants et al., Reflections on the link between intestinal permeability and inflammatory joint disease. J. Rheumatology 1990;8:523-524.*

[7] *RS Pinals. Arthritis associated with gluten-sensitive enteropathy. J Rheumatology 1986;13:201-204.*

[8] *F Velluzzi, A Caradonna, and MF Boy, et al. Prevalence of Celiac Disease in Patients with Thyroid Autoimmunity. Am J Gastroenterol. 1998;93(6):976-979.*

CAPÍTULO 9: Peter J. Muran, M.D., M.B.A.

[9] *Jeffery Bland Seminars: 2000 Syllabus (Capítulo 3)*

[10] *Patrón de tratamiento IDSA contra ILADS.*
http://www.ilads.org/guidelines.html

[11] *Paul Cheney, Balancing the Th1/Th2 immune system.*
http://www.anapsid.org/cnd/diagnosis/cheneyis.html

[12] *Richie Shoemaker. Mold Warriors (Gateway Press, Baltimore, MD) 2007.*

•CAPÍTULO 10•

Nicola McFadzean, N.D.
SAN DIEGO, CA

Biografía

La Dra. Nicola McFadzean es la fundadora y propietaria del RestorMedicine en San Diego, CA. Formada inicialmente como
nutricionista y naturópata tradicional en su país de origen, Australia, posteriormente se fue para obtener su Doctorado en Medicina
Naturopática en la Universidad de Bastyr en Seattle, WA. La Dra.
McFadzean es una médica naturopática experta en Lyme que
combina la metodología médica integrativa y la convencional para
tratar las enfermedades transmitidas por garrapatas. La Dra.
McFadzean es miembro de la Asociación Internacional de Lyme y
Enfermedades Asociadas (ILADS) y ha completado el programa de
formación de la ILADS bajo la tutoría del Dr. Steven Harris. También, está asociada a la Family Care de la Dra. Yang en Santee, CA.

Metodología de Tratamiento

Mi metodología de tratamiento es multifacética, muy amplia y
holística, lo que es normal para mí, debido a mi formación como
naturópata. Por tanto, creo que tratar la enfermedad de Lyme sólo

con antibióticos no es suficiente para conseguir la curación. Los médicos deben abordar la curación de sus pacientes a varios niveles, teniendo en cuenta factores como la disfunción hormonal e inmune, la toxicidad ambiental y otros problemas. Además, deben abordar cualquier factor psicoemocional que esté contribuyendo a las enfermedades de sus pacientes, porque los "microbios" del Lyme alteran los neurotransmisores y la bioquímica, lo que a su vez puede causar depresión y complicar la curación.

Tratamientos para la Enfermedad de Lyme y las Coinfecciones

Borrelia/Candida

Debido a mi experiencia en el tratamiento de la enfermedad de Lyme, he aprendido que a veces es beneficioso abordar primero los problemas de Candida que los pacientes pudieran tener, antes de realizar cualquier otro tipo de tratamiento. En primer lugar, porque casi siempre eso es lo que ayuda a mejorar sus síntomas, y segundo, porque les previene de presentar problemas por hongos en una fase más avanzada del proceso de curación.

Además, esta metodología me permite empezar a tratarles mientras esperamos a los resultados de sus otras pruebas de laboratorio. De forma que cuando tengo nuevos pacientes que refieren disfunción cognitiva y otros síntomas tipo candidiasis tales como gases o hinchazón, empezaré administrándoles un suplemento para reforzar el sistema inmune como el factor de transferencia, junto con Diflucan, Nystatin o un antimicótico herbal.

Tiendo a mantener a los pacientes con dosis altas de Diflucan sólo durante las dos o tres primeras semanas del tratamiento, y posteriormente, disminuyo sus dosis una vez que comienzo el tratamiento de sus otras infecciones. He comprobado que sus problemas por hongos no se suelen eliminar por completo en dos o tres semanas con Diflucan, pero normalmente puedo reducir la dosis después de unas semanas. Así que les recetaría de 100-200 mg dos veces al día durante una semana, luego reduciría a 50-100 mg dos veces al día, y para cuando empiecen con antibióticos para las otras infecciones, estarían tomando sólo 50 mg por día. Para otros, puede que recomiende un tratamiento pulsado de Diflucan, de 100 mg por día, para tomar solamente los fines de semana.

Si sospecho que los hongos de mis pacientes se encuentran principalmente en su tracto gastrointestinal y si éstos no presentan síntomas sistémicos, entonces les recetaré probióticos, junto con una medicación más suave como el Nystatin o un remedio natural como el extracto de semilla de pomelo. Creo que el Nystatin es un agente más seguro y fiable para el tratamiento de los hongos intestinales.

Una vez que mis pacientes ya estén haciendo un protocolo para Candida, entonces empiezo tratándoles la forma quística de la Borrelia. Por lo general, comienzo recetando tinidazol, el cual prefiero sobre el Flagyl (metronidazol) porque los pacientes lo toleran mejor. El Flagyl es muy fuerte para el sistema digestivo. Sólo recomiendo Flagyl cuando el tinidazol tiene un coste prohibitivo para los pacientes, ya que éste último no siempre está cubierto por los seguros. El extracto de semilla de pomelo y la Alinia (nitazoxanida) también pueden ser utilizados para tratar las formas quísticas. Si primero tratara a mis pacientes con medicamentos intracelulares (que ataquen las formas activas de la Borrelia), correríamos el riesgo de que los quistes eclosionaran constantemente y las reemplazaran como un nuevo ejército de soldados. Al tratar los quistes al mismo tiempo que las formas activas, minimizamos la formación de nuevos "bebés" de espiroquetas de la enfermedad de Lyme, y esto es importante.

Si mis pacientes tienen infecciones tanto por Borrelia como por Babesia, y sus medicaciones son cubiertas por sus seguros, después de haberles administrado un medicamento antiquistes, puedo añadir Zithromax (azitromicina) a sus protocolos, con la idea de añadir Mepron (atovacuona) unas semanas después. En cambio, si mis pacientes no presentan Babesiosis, puedo recetar doxiciclina, Biaxin (claritromicina) u Omnicef (cefdinir) para la Borreliosis.

Existen muchos antibióticos diferentes que pueden ser utilizados para la enfermedad de Lyme y las infecciones relacionadas con esta patología, y mi decisión con respecto al uso de algunos se suele basar en la combinación de las coinfecciones que presentan los pacientes y en la combinación de medicamentos que mejor funcionen para todas estas infecciones. Por ejemplo, la Doxiciclina y la Rifampicina funcionan bien juntos para el tratamiento del Lyme y la Bartonelosis, mientras que el Zithromax y el Mepron se usan a menudo para la Babesiosis. Otros medicamentos que utilizo con menor frecuencia incluyen la amoxicilina y la Alinia (nitazoxanida).

Si mis pacientes no obtienen un test positivo para la Babesia pero aún así sospecho que la infección está presente y causándoles los síntomas, entonces podría empezar administrándoles 500 mg al día de artemisinina, un extracto herbal que es efectivo contra la Babesiosis. Si después de sus tratamientos experimentan alguna mejoría o un empeoramiento de sus síntomas (como consecuencia de una reacción de Jarisch-Herxheimer o "Herx"), puede que de hecho estén infectados por Babesia a pesar de los resultados negativos en sus análisis.

Además, intento introducirles un solo medicamento nuevo por semana, de forma que por ejemplo, podría recetarles tinidazol, Zithromax y artemisinina, a la vez que les indico que deben empezar con cada uno de ellos por separado, en un orden específico. Amplío el periodo en la administración de nuevas medicaciones de manera que si los pacientes presentan una reacción negativa a un medicamento, enseguida sabrán de cuál se trata. También hago esto para que no presenten un "Herx" excesivo. Dicho esto, algunas personas no presentan "Herx" hasta tres o cuatro días después de estar tomando un medicamento, lo que significa que su reacción de Herxheimer puede que no se haga del todo evidente hasta después de una semana. Si esto sucede, espero hasta que hayan pasado la peor parte de su Herxheimer, antes de administrarles una nueva medicación.

En cuanto a la prescripción de antibióticos, soy un poco menos agresiva que algunos médicos expertos en Lyme, puede que debido a mi formación naturopática, y mis temores sobre los efectos negativos a largo plazo que muchos antibióticos pueden tener sobre el cuerpo. Sé que algunos médicos recetan cuatro o cinco medicamentos sólo para la Borrelia, antes de tan siquiera fijarse en las coinfecciones. Creo que el uso de agentes naturales y antimicrobianos herbales en combinación con los antibióticos me permite conseguir una eficacia similar con menos medicamentos. La tolerancia a los medicamentos, los efectos secundarios, el coste y los beneficios se deben sopesar a la hora de formular un protocolo eficaz, y al mismo tiempo equilibrado.

En realidad, tampoco receto antibióticos IV, ya que esto está fuera de mi campo de aplicación de tratamientos como médico naturopática. Sin embargo, estoy asociada con un M.D. que puede prescribir terapia intravenosa a los pacientes que lo necesiten. Tiendo a recomendar antibióticos IV a aquellos pacientes que presentan infecciones de larga duración y/o síntomas muy graves, especialmente neurológicos, y a aquéllos que no responden bien a las medicaciones orales.

Babesia

Tiendo a utilizar artemisinina como punto de partida para el tratamiento de la Babesiosis. Es un buen "trampolín" a otros tratamientos, y para las personas que no tienen seguro médico, es mucho más económica que los medicamentos para la Babesia. El Mepron (atovacuona), uno de los principales medicamentos para la Babesia, cuesta más de 1000 USD al mes, y el Malarone (atovacuona más proguanil) no es mucho más barato. En contraste, la artemisinina cuesta menos de 50 USD por un suministro de tres meses. También, me siento cómoda al integrar la artemisinina en un protocolo con otras medicaciones, y me preocupa menos la posibilidad de que cause toxicidad hepática, ya que los medicamentos para la Babesia la causan a menudo. Además, cuando los pacientes empiezan con artemisinina, tienden a presentar menos reacción de Herxheimer que con el Mepron, y al estar tomando primero artemisinina, su carga parasitaria se reduce un poco, de forma que cuando empiecen con el Mepron, sus reacciones de Herxheimer no sean tan fuertes.

Desafortunadamente, aunque el Mepron sea un medicamento útil para la Babesiosis, no siempre elimina la infección cerebral. Por este motivo, a veces cambio a mis pacientes a Lariam (mefloquina), el cual penetra mejor en el cerebro. Sin embargo es un medicamento muy fuerte, por lo que nunca empiezo con él y en lugar de eso, espero hasta que mis pacientes se estabilicen con el Mepron o Malarone durante un par de meses antes de cambiarles a esta medicación; de lo contrario, sus "Herxes cerebrales" pueden ser muy graves.

Aún así, muchas personas hacen bien en tomar una combinación de Mepron, Zithromax y artemisinina durante el tratamiento de la Babesia. Al igual que todos los protocolos del Lyme, no puede ayudar a todo el mundo, pero probablemente sea la mejor combinación de medicamentos con la que me he encontrado para el tratamiento de esta infección.

Bartonella

Para la Bartonelosis utilizo algunos de los mismos medicamentos que para la Borreliosis, tales como la doxiciclina junto con Levaquin (levofloxacino) o rifampicina, con buenos resultados; sin embargo, hay cierta hipótesis entre la comunidad médica especializada en Lyme sobre el hecho de que existan cepas de Bartonella que pueden llegar a ser más virulentas cuando se exponen a la doxiciclina. De forma que si mis pacientes empeoran cuando toman doxiciclina y esta sensación de empeoramiento va más allá de lo que cabría esperar de una reacción de Herxheimer, podría ser que estuvieran infectados con una de estas cepas de Bartonella. Si sospecho que éste puede ser el caso, entonces reconsidero los medicamentos que les administro.

Además, normalmente pruebo la rifampicina antes que el Levaquin, porque con este último existe un riesgo potencial de dañar los tendones. He tenido algunos pacientes que presentaron dolor de tendones con Levaquin, aunque afortunadamente sin roturas ni lesiones permanentes ¡Y ésta es una estadística que me gustaría mantener! En cualquier caso, estos dos medicamentos están entre los más específicos para la Bartonella.

Mycoplasma

Realizar pruebas de laboratorio para el Mycoplasma es problemático, puesto que los análisis estándar como Quest y LabCorp sólo analizan el Mycoplasma pneumoniae y ninguna de las otras cepas, tales como el M. fermentans y el M. hominis. Sin embargo, muchos laboratorios privados ofrecen análisis más completos. La doxiciclina y la rifampicina están entre los medicamentos utilizados para tratar el Mycoplasma, pero también he obtenido buenos resultados con agentes naturales como la plata coloidal.

Ehrlichia

Aproximadamente sólo el 20% de mis pacientes dan positivo en sus análisis para la Ehrlichia. A menudo, la infección puede llegar a ser eliminada cuando los trato con los mismos antibióticos que utilizo para la Borrelia, como la doxiciclina, rifampicina o Levaquin.

Virus oportunistas

A mis pacientes les realizo análisis para virus como el EBV (Virus Epstein-Barr), HSV1 y 2 (Virus del Herpes Simple 1 y 2), HHV-6 (Virus del Herpes Humano), así como el CMV (Cytomegalovirus). Aunque creo que estos virus añaden más estrés al sistema inmune, no he tenido mucho éxito tratando a mis pacientes con medicaciones antivirales. Personalmente, tengo dudas acerca del Valcyte. Creo que es un medicamento más eficaz para el HHV-6, pero indudablemente es tóxico para el hígado. El Valtrex es útil para un subgrupo de pacientes y es algo menos tóxico que el Valcyte.

Mis pacientes responden bien cuando los trato con una hierba denominada larrea tridentata en un producto llamado LarreaPlus de Biogenesis. Es especialmente beneficiosa para el tratamiento del virus del Herpes, y es preventiva para aquéllos con brotes del HSV-1 y/o HSV-2. Creo que esta hierba es al menos tan efectiva como el Valtrex, pero es menos tóxica para el organismo, y además es anti-inflamatoria. LarreaPlus también contiene propóleo de abeja, Melissa officinalis, hoja de olivo, L-lisina, zinc y Vitamina C.

Uno de mis retos en el tratamiento de los virus oportunistas es discernir si los anticuerpos IgG de mis pacientes en los resultados de sus análisis reflejan la presencia de una infección viral crónica o simplemente una exposición anterior a un virus. Es difícil conocer qué cantidad de la carga viral crónica juega un papel en su sintoma-tología. Mi experiencia ha sido que muchas personas con Lyme están coinfectadas con virus pero los tratamientos antivirales no modifican significativamente sus síntomas.

El Protocolo Herbal para el Tratamiento de la Enfermedad de Lyme

He elaborado un remedio con una mezcla de hierbas llamado la Dra. Nicola's Lyme Fórmula. Este producto contiene samento, cardencha, smilax (sarsaparrilla), guaiacum (una hierba antiespiro-quetas utilizada en Europa pero que no es muy conocida en los Estados Unidos), y astragalus (que se emplea para estimular el sistema inmune).

Cuando empecé a utilizar esta fórmula en mis pacientes, encontré que a menudo, éstos presentaban fuertes reacciones de Herxheimer al principio del tratamiento. De forma que ahora, en su lugar, comienzo administrándoles una tintura de cardencha, la cual he observado que es eficaz además de más suave para el organismo que el producto combinado. También he aislado el smilax de mi fórmula para administrarlo por separado. El smilax es algo así como un limpiador neurológico, y les ayuda a tratar el aspecto neurotóxico del Lyme. De manera que para aquellos de mis pacientes con fuertes síntomas neurológicos, les recomiendo que empiecen tomando smilax y teasel, para posteriormente prepararse para fórmulas herbales más potentes.

También, como parte de mi protocolo, utilizo el Factor de Transferencia Multi-Inmune de Researched Nutritionals, que es una fórmula excelente. Puedo empezar con este producto en mis pacientes, y luego añadir tintura de la raíz de cardencha a sus regímenes. Por lo general haré esto antes de administrar antibióticos, y dependiendo del paciente. Así que las primeras semanas de un protocolo típico para la enfermedad de Lyme podría suponer que los pacientes tomaran Diflucan y/o Nystatin, junto con smilax y el factor de transferencia la primera semana, añadiendo cardencha al protocolo la segunda semana, y posteriormente, añadiendo samento, guaiacum o mi fórmula herbal de Lyme la tercera semana. En la cuarta semana, los pacientes comienzan con antibióticos mientras siguen tomando los otros suplementos, porque creo que combinar las hierbas con antibióticos es mucho más eficaz que dar solamente antibióticos.

Además, es importante observar que aunque los antibióticos matan a los microbios, también debilitan al organismo. No son selectivos con lo que destruyen; no sólo atacan elementos malos sino también buenos, porque no diferencian entre microorganismos. Las hierbas funcionan sinergísticamente con los antibióticos, proporcionando refuerzo al hígado y otros órganos y tejidos. Los antibióticos producirán un efecto más grave sobre el cuerpo si las personas no toman hierbas de refuerzo, nutrientes y prebióticos.

Refuerzo del Sistema Inmune

Para reforzar el sistema inmune, recomiendo el factor de transferencia, betaglucanos, astragalus y colostrum, así como cócteles vitamínicos intravenosos. Soy una fan de los cócteles de Myer, los cuales son cócteles intravenosos que contienen calcio, vitamina B-12 y otras vitaminas B, Vitamina C, magnesio, y oligoelementos. Cuando mis pacientes se los ponen una vez por semana, les ayudan a aliviar sus síntomas, porque reciben las vitaminas y minerales que necesitan en más altas concentraciones que si los tomaran oralmente. Además, los nutrientes alcanzarán más fácilmente sus células por vía IV. Por ejemplo, las personas con Lyme tienen déficit de magnesio, y sospecho que muchas toman este mineral por vía oral pero gran parte no llega a sus células. Por desgracia, los cócteles intravenosos pueden resultar caros y difíciles de conseguir para los pacientes, especialmente si viven en áreas más alejadas.

Tratamiento de la Disfunción Hormonal

Soy partidaria de aportar a mis pacientes un gran refuerzo tiroideo y adrenal. Para determinar qué hormonas se necesitan, realizo un test de cortisol en saliva, el cual mide la función adrenal. Junto con esto, realizo análisis de sangre para el tiroides. Encuentro que muchos de mis pacientes presentan resultados en los test de hormona tiroidea que entran dentro del rango "normal-bajo", lo que en realidad significa que tienen un déficit subclínico de la hormona tiroidea. Para compensar dicha deficiencia, a menudo las personas piensan que deben suplementar su tiroides ya sea con hormona tiroidea sintética o Armour (la cual proviene de los cerdos), pero también pueden tomar hormona tiroidea bioidéntica, que imita exactamente a la hormona tiroidea humana y es mi método preferido de suplementación. Añadir iodina, zinc y selenio a la dieta— nutrientes requeridos por la glándula tiroidea para producir las hormonas tiroideas— es suficiente para aportar el refuerzo que necesitan.

También creo que si les doy a mis pacientes suplementos para su tiroides sin reforzar sus adrenales, es como poner un pie sobre el acelerador de un coche mientras que el freno de mano aún está activado. Esto se debe a que la suplementación tiroidea acelera el metabolismo del cuerpo, pero cuando las glándulas adrenales están débiles, el organismo no posee la fuerza constitucional para aguantar este metabolismo acelerado. De forma que tratar solamente el tiroides puede agotar aún más las adrenales.

Por esta razón, y debido a que la mayoría de mis pacientes sufren de agotamiento adrenal, también les administro mucha nutrición y refuerzo natural para sus adrenales, tales como las hierbas ashwagandha, rhodiola y Cordyceps, y nutrientes como las vitaminas B-5 y B-6. Recomiendo también regaliz si sus niveles de cortisol son bajos y sus glándulas adrenales necesitan reconstrucción, y siempre que no sean hipertensos o estrógeno dominantes, ya que el uso de regaliz está contraindicado en estas patologías. No recomiendo muchas fórmulas glandulares porque no creo que sean lo bastante naturales para el organismo, pero es una cuestión de preferencias. Si mis pacientes tienen un cortisol realmente bajo, puedo prescribirles hidrocortisona durante un corto periodo de tiempo, pero evito hacer esto siempre que sea posible.

Además, recomiendo suplementación con DHEA y pregnenolona, las cuales pueden ser bastante efectivas para reforzar las adrenales. Es importante asegurar que las proporciones de cortisol/DHEA en el organismo estén equilibradas, porque la DHEA protege contra algunos de los efectos catabólicos del cortisol. El cortisol es, en general, una hormona catabólica, de forma que cuando los pacientes presentan un déficit de DHEA, sus niveles de cortisol pueden llegar a descontrolarse. Pero el cortisol es una hormona muy importante que regula la glucosa en sangre, el metabolismo, la función inmune y la desintoxicación, así como otras funciones, y cuando los niveles de esta hormona en el organismo se desequilibran, entonces las hormonas reproductivas y otras por lo general también se desequilibran. La pregnenolona es la hormona "abuela" que las adrenales utilizan para producir otras hormonas, de manera que si el cuerpo tiene una alta demanda de cortisol debida a una respuesta de estrés crónica, entonces necesitará más pregnenolona para proporcionar este cortisol. Posteriormente, esto deja menos pregnenolona para la producción de otras hormonas como estrógenos, progesterona y testosterona. Por este motivo, a veces prescribo a mis pacientes hormonas bioidénticas para compensar cualquier deficiencia hormonal. Cuando las mujeres toman progesterona bioidéntica durante la segunda mitad de su ciclo menstrual, se pueden contrarrestar muchos de sus síntomas del SPM e incluso las exacerbaciones de los síntomas que presentan en ese periodo del mes. El gel de testosterona puede ayudar tanto a hombres como a mujeres a mantener la fuerza, la masa muscular magra, la energía y la líbido.

Curar el Intestino

Intento conseguir que mis pacientes tomen alimentos que refuercen sus intestinos, como el kefir, el té de kombucha y el zumo de aloe vera. También, es importante que tomen muchos probióticos, entre 50-100 billones de microorganismos por día. Researched Nutritionals posee una gran fórmula llamada Prescript-Assist que es un producto de organismos procedentes de la tierra que, en realidad me gusta porque los tipos de organismos presentes en él son resistentes al ácido del estómago, y no requiere refrigeración. En general, recomiendo una combinación de tres tipos de probióticos: procedentes de la tierra, una mezcla de acidophilus-bifidus y saccharomyces boulardii.

Tratamientos para el Alivio Sintomático

Insomnio

El insomnio es un problema importante para las personas con Lyme. En mi práctica no prescribo medicaciones para el sueño sino que recomiendo muchos remedios naturales para ayudar a mis pacientes a dormir. A menudo funciona bien 200 mg de 5-HTP, así como 5-10 mg de melatonina (los de liberación sostenida son buenos para aquéllos que no consiguen coger el sueño). Un baño caliente antes de ir a la cama también puede ser beneficioso. Unos 100 mg de progesterona oral antes de acostarse ayuda a las mujeres a dormir, especialmente si están en la perimenopausia. Además, tengo algunas pacientes periomenopáusicas cuyo insomio empeora durante la segunda mitad de su ciclo menstrual porque sus niveles de progesterona son bajos, de forma que suplementar con progesterona durante este tiempo puede ser beneficioso para ellas. Tratar los problemas de tiroides también puede solucionar el insomnio. Por último, la Eschscholzia californica (amapola de California) es una hierba que ayuda con el dolor y además es un buen sedante por la noche.

CAPÍTULO 10: Nicola McFadzean, N.D.

Dolor

Tratar el dolor neurogénico es difícil. Como se ha mencionado anteriormente, la amapola de California puede ayudar a aliviar el dolor, así como la Vitamina B-12. El suplemento que más recomiendo para el dolor se llama Soothe y Relaxx, de Researched Nutritionals, la cual es una compañía que elabora fórmulas útiles para afecciones presentes en las enfermedades crónicas como el Lyme. Este producto contiene glucosamina, MSM, condroitina y ácido hialurónico—todo lo que protege al tejido conectivo y las articulaciones—junto con magnesio y ácido málico, que es bueno para los músculos. Además contiene 5-HTP, bálsamo de limón, raíz de valeriana y pasiflora, todo lo que sede al sistema nervioso. Por último, tiene albahaca, curcumina y otras sustancias anti-inflamatorias. Parece que ayuda a nueve de cada diez de mis pacientes con dolor, espasmos musculares, ansiedad e insomnio. La hierba smilax también puede aliviar el dolor ya que elimina neurotoxinas del organismo. Utilizo mucho esta hierba en mis pacientes con síntomas neurológicos. Además, el magnesio, aplicado de forma tópica como una crema, es un gran relajante muscular y puede favorecer el sueño; cuando se combina con GABA, ayuda a reducir la ansiedad.

Ansiedad y Depresión

Al igual que otros síntomas, trato la ansiedad y la depresión de mis pacientes con remedios naturales. Entiendo que algunos pacientes tengan buenos resultados con antidepresivos, y creo que está bien que los tomen al principio de sus regímenes de tratamiento, para manejar los síntomas mientras el protocolo de Lyme empieza a funcionar, pero no son beneficiosos a largo plazo.

Algunas veces recomiendo a mis pacientes L-tirosina para el tratamiento de la depresión, ya que este aminoácido refuerza la producción de epinefrina y norepinefrina. No obstante, algunas personas sufren efectos secundarios con la L-tirosina; por ejemplo, pueden sentirse raros, como si hubieran tomado demasiado café, pero otras tienen buenos resultados y les ayuda a superar la depresión así como los problemas de atención, concentración y baja energía. Por el contrario, el 5-HTP, el L-triptófano, el GABA, la L-teanina y los aminoácidos de refuerzo como los que intervienen en la producción de neurotransmisores inhibidores y calmantes son buenos para aquellas personas que sufren de ansiedad. Si mis pacientes terminan necesitando medicamentos antidepresivos, les remitiré a un médico de atención primaria o a un psiquiatra para una prescripción.

Dolores de Cabeza

La hierba smilax glabrae (zarzaparrilla china) puede ser beneficiosa para aliviar los dolores de cabeza y las migrañas (puesto que es un eliminador de neurotoxinas), así como el ácido fólico y la B-12. También, evitar alimentos que causan inflamación puede reducir los dolores de cabeza y los síntomas neurológicos, porque muchos de estos síntomas (en general) son causados por la inflamación. Además, recomiendo cualquiera de las hierbas anti-inflamatorias que haya mencionado en las secciones anteriores, junto con muchas enzimas proteolíticas. Cualquiera de estas cosas puede calmar el sistema nervioso y reducir los dolores de cabeza.

Desintoxicación

No tengo un protocolo de desintoxicación establecido para mis pacientes. Existen muchos tipos diferentes de regímenes de desintoxicación para tratar las distintas agresiones tóxicas sobre el organismo, pero si tuviera que recomendar una sola sustancia para desintoxicar el cuerpo, sería el glutatión, especialmente el glutatión IV, el cual posee estupendos beneficios. Aumenta la energía, disminuye los niveles de dolor, mejora la función neurológica y disminuye la frecuencia con la que las personas presentan dolores de cabeza y migrañas. Además, los resultados son bastante inmediatos y sorprendentes y pueden durar varios días. He visto a pacientes que presentaban gran dolor y debilidad salir de mi consulta mucho más a gusto después de administrarles glutatión IV. Por tanto, me gusta utilizar el glutatión como punto de partida para la desintoxicación; y por sus beneficios sintomáticos, ya que es un antioxidante clave y ayuda a reforzar el proceso de curación.

Si no pueden emplear el glutatión IV, entonces recomiendo que utilicen la forma transdérmica de esta sustancia, o glutatión lipocéutico, el cual es un líquido elaborado de forma que puede ser absorbido a través de las membranas mucosas de la boca. Algunos médicos recomiendan tomar NAC (N-acetilcisteína) para aumentar el glutatión en el cuerpo. La NAC es un precursor del glutatión, pero me preocupa que la levadura intestinal pueda rebrotar, de modo que soy cuidadosa al recomendárselo a mis pacientes.

El otro suplemento que recomiendo como punto de partida para la desintoxicación es la metilcobalamina (metil-B12 o MB-12). La parte "metil" de la metil-B12 refuerza las vías de desintoxicación del cuerpo. La B-12 refuerza el sistema inmune y también es energizante.

Para la desintoxicación de metales pesados, últimamente, he estado administrando a mis pacientes supositorios de EDTA y de glutatión. Cuando estos dos supositorios se emplean conjuntamente, se ha demostrado que el organismo se deshace del triple de metales que si sólo se utilizara EDTA, de forma que se trata de una buena combinación. Sin embargo, a algunas personas no les gusta la idea de los supositorios, y en su lugar prefieren los quelantes orales.

Suelo prescribir DMSA oral a intervalos de tres días de tratamiento, y once de descanso, pero algunas personas con Lyme no se adaptan bien a este quelante porque causa demasiada reacción de desintoxicación y resulta muy difícil para ellos mantener el horario de dosificación. Por último, un médico experto en Lyme ha estado recomendando 100 mg de DMSA cada tres días, junto con NAC y ácido alfa lipoico, que puede ser un programa de quelación de metales pesados gradual y más llevadero. También he estado utilizando este protocolo, pero de momento, para mí es demasiado pronto para saber si puedo informar del mismo éxito que este doctor. En general, el EDTA es conocido por ser un buen quelante del plomo, mientras que el DMSA y el DMPS son más específicos para el mercurio.

Por último, tiendo a tratar al organismo de las infecciones antes que de los metales pesados. Una vez que los pacientes estén estables y les vayan bien sus tratamientos antimicrobianos, o se hayan estancado en su progreso y sospeche que los metales pesados puedan estar interfiriendo en el mismo, entonces les iniciaré en un protocolo de desintoxicación de metales pesados. Otros médicos creen que es importante limpiar al organismo de metales pesados antes de intentar el tratamiento para las infecciones. Al final, estas decisiones se toman según cada caso particular. ¡A menudo es difícil priorizar los problemas de salud de los pacientes y saber cuál de ellos tratar primero!

Tratamiento de los Problemas de Desintoxicación

Tomar aminoácidos y oligoelementos puede ayudar a aquellas personas con mecanismos de desintoxicación comprometidos, pero algunos pacientes son tan sensibles químicamente que incluso no puedo darles suplementos, de modo que podría empezar recomendando que tomen una fórmula de desintoxicación homeopática, con el fin de abrir sus vías de desintoxicación. A veces también recomiendo productos como Cell Food para proporcionar oxígeno extra a sus sistemas, o glutatión lipocéutico, para ayudar a sus cuerpos a eliminar las toxinas. Lamentablemente, algunas personas presentan un metabolismo del azufre deteriorado y, en realidad, el glutatión y el metil B- 12 pueden hacerles empeorar. Dichas personas no llevan bien muchos de los remedios, de modo que son un grupo de pacientes muy difíciles de tratar.

A veces, los problemas de desintoxicación se pueden corregir simplemente abriendo las vías enzimáticas de la fases uno y dos del hígado. Recomiendo alimentos médicos como Ultra Clear de Metagenics para ayudar a abrir las vías de la fase dos. La mayoría de las veces, las personas tienen más problemas con las vías de la fase dos que con las de la fase uno. La raíz del diente de león se puede tomar como un sucedáneo del café. En Estados Unidos no puedo encontrar nada parecido, de modo que lo traigo en jarras siempre que voy a Australia. Es muy bueno porque se parece al café, se elabora en una prensa francesa como éste mismo, y el sabor es fantástico. Es una forma estupenda de que los pacientes tengan un ritual como el del café pero sin cafeína, y es bueno para su hígado.

Dieta

Las personas con la enfermedad de Lyme no deberían consumir gluten. Esto es vital para su curación. Sé que no es fácil, sobre todo porque para estar realmente sin gluten, las personas deben conocer bien qué alimentos lo contienen. Sin embargo, es importante porque aquéllas que consumen muchos productos que contienen lácteos, azúcar y gluten son las que parecen empeorar con sus tratamientos, probablemente porque éstas son sustancias inflamatorias. No me importa que mis pacientes coman arroz integral y patatas, pero si los hongos son un problema para ellos, entonces cualquier carbohidrato puede agravar este problema. Si no presentan demasiados problemas con los hongos, entonces podrían comer algunos cereales.

Además de no consumir gluten, las personas con Lyme deberían evitar el azúcar refinado. Un estudio ha demostrado que una cucharadita de azúcar refinado suprime el sistema inmune durante dieciséis horas. Saber esto podría ayudar a las personas a pararse y pensar, "¡Dios mío, puede que no debiera tomar este postre!" Los productos lácteos son igualmente inflamatorios.

Hago hincapié en la importancia que tienen las frutas y las verduras para mis pacientes, así como las grasas saludables, tales como el aceite de lino. Tengo una receta de batido como desayuno que recomiendo, la cual contiene leche de almendras como base. También lleva proteínas en polvo para las adrenales y para equilibrar el azúcar en sangre; semillas de lino del terreno para el intestino, una cucharadita de aceite de lino para proporcionar ácidos grasos esenciales, y se puede añadir un poco de fruta fresca si los hongos no son un problema para los pacientes. A algunos de mis pacientes también les gusta añadir un saludable polvo "verde" a la mezcla, como el NanoGreens.

También es importante para las personas con Lyme poner su cuerpo en un estado tan alcalino como sea posible, especialmente cuando padecen un Herx. Beber zumo de limón con agua ayuda a conseguirlo, así como añadir a las bebidas un producto como el NanoGreens, ya que contiene verduras y frutas concentradas, y otros nutrientes alcalinizantes. Además de las frutas, verduras y grasas saludables, recomiendo que mis pacientes coman muchas proteínas magras, como el pollo orgánico, pavo y pescado capturado en libertad.

Además, en lugar de decirles lo que no pueden comer, intento centrarme en lo que sí pueden comer, y hago recomendaciones alimentarias para ayudarles con esto, tal como la receta de batido anteriormente mencionada. Por dar otros ejemplos, podría recomendar mantequilla de anacardos, nueces crudas, tortillas de maíz o hummus como tentempié.

Por último, animo a mis pacientes a comer poco y de manera frecuente a lo largo del día, en lugar de comidas más copiosas y a mayor intervalo, porque el régimen anterior resulta mucho más cómodo para las adrenales y los sistemas regulatorios del azúcar en sangre del organismo.

Abordaje de las Alergias Alimentarias

Recomiendo realizar el test de alergia IgG para los alimentos, porque encuentro que muchos de mis pacientes presentan sensibilidades alimentarias que normalmente no se imaginan que sean un problema (como a los arándanos, a los plátanos y al ajo). El test para las sensibilidades alimentarias consiste en una prueba de pinchazo en el dedo, que realizo en mi consulta. Luego la sangre de este pinchazo se envía a un laboratorio, donde se analiza para sensibilidades a más de noventa y seis alimentos diferentes.

He comprobado que a menudo los huevos llegan a producir sensibilidad en mis pacientes, pero no todo el mundo es igual. También he observado que a muchos de ellos no les iba bien consumir lácteos de vaca pero que pueden tolerar lácteos de cabra, de modo que para ellos esto les deja la opción de consumir la leche, queso y yogurt de cabra. En general, trato de impedir el consumo de productos lácteos, aunque los lácteos de cabra son un mal menor. El Kefir es la excepción a la norma, porque aunque se trata de un producto de leche fermentada, contiene cultivos activos y enzimas beneficiosas, y es mucho más fácil de digerir que el yogurt, y puede ayudar a mantener saludable la flora intestinal.

Ejercicio

La cantidad de ejercicio que las personas con Lyme deberían hacer depende de la gravedad de su enfermedad. En general, no empujo a mis pacientes a realizar demasiado ejercicio físico, especialmente si están realmente cansados y enfermos, o sus adrenales están agotadas, pero intento animarles a salir fuera, tomar el sol y dar paseos. Sobre todo, no les empujo a practicar ejercicio aeróbico. Son mejores los estiramientos suaves, o si se encuentran más fuertes, pueden realizar yoga y Pilates. Creo que es importante incluso para los pacientes encamados, incorporar algún movimiento en su rutina diaria—aunque esto sólo signifique hacer estiramientos suaves para mejorar la circulación, mover el líquido linfático y mantener el movimiento en los músculos.

Es fácil para aquéllos con Lyme "cruzar la línea" en lo que se refiere al ejercicio. Cuando empiezan a mejorar, intentan hacer todas las cosas que se perdieron mientras estuvieron enfermos, y antes de darse cuenta, ellos mismos se dejan llevar, van demasiado lejos y terminan agotados o de nuevo con dolor.

Retos del Médico y del Paciente en el Tratamiento de la Enfermedad de Lyme

Como médico, uno de mis mayores retos en el tratamiento de la enfermedad de Lyme es que no puedo dar a mis pacientes todas y cada una de las terapias o suplementos que necesitan. Económicamente, logísticamente, y por lo que sus cuerpos pueden tolerar ¡Es imposible para ellos hacer o tomar todo!

Por tanto, trato de reunir sus protocolos de una manera beneficiosa pero también manejable para ellos. No soy una gran partidaria de enviar a la gente a casa con docenas de frascos de vitaminas. No creo que esto sea realista, de modo que siempre trato de racionalizar y seleccionar los medicamentos más relevantes para cada paciente, lo cual es también un reto. Los medicamentos que más recomiendo (además de los antibióticos) son Soothe y Relaxx (Researched Nutritionals), el factor de transferencia, cardencha, zarzaparrilla y mi fórmula herbal de Lyme. Esos son mis cinco favoritos. Además, siempre recomiendo probióticos.

Otro reto para médicos y pacientes es que a menos que un protocolo esté totalmente planificado para los pacientes, el "cerebro de Lyme" les hace perder la noción de las terapias que tienen que hacer y los medicamentos que necesitan tomar. A menudo, los pacientes inician "optimistas" sus tratamientos, pero si no mejoran significativamente después de un mes, se desaniman y los abandonan. Trato de prepararles para el hecho de que el tratamiento del Lyme puede ser un camino lento y largo— una maratón y no una carrera corta, y que pueden empeorar antes de mejorar.

El Herx es un reto para los pacientes, pero ayuda, creo, cuando son educados para reconocer y comprender el proceso. Además, sin duda alguna, existen personas que se responsabilizan mucho más durante el transcurso de su tratamiento y curación, y ellos mismos buscan información sobre sus alternativas y de lo que pueden esperar durante el tratamiento. Creo que a estas personas tienden a irles muy bien en sus procesos de curación.

Los recursos económicos limitados también pueden ser un obstáculo a la curación. La enfermedad de Lyme es una enfermedad muy cara, y mucha gente no puede trabajar, lo que hace que la carga financiera sea aún más difícil de soportar. He visto a muchos de mis pacientes agotar sus ahorros, vender sus casas, pedir dinero prestado y vivir de la manera más austera para mantener sus regímenes de tratamiento.

¿Cuánto Tarda En Curarse La Enfermedad De Lyme?

El plazo para la curación de la enfermedad de Lyme depende de la persona. Tengo pacientes con los que he trabajado durante uno o dos años que están haciendo progresos pero que aún no están "fuera de peligro". También tengo pacientes que responden más rápidamente y se curan entre seis y doce meses. En general, he observado que los hombres tienden a responder más rápido a los tratamientos que las mujeres. Puede ser porque los desequilibrios hormonales de las mujeres crean un obstáculo para la curación, así como sus déficits de Vitamina D, porque la Vitamina D es importante para una adecuada función inmunológica, y dichas deficiencias son más comunes en las mujeres.

EFT (Técnica de Liberación Emocional) para la Curación del Trauma Emocional

Para abordar el componente emocional de la curación, recomiendo la EFT, Técnica de Liberación Emocional. Me parece que se trata de una estrategia muy poderosa para la eliminación de obstáculos hacia la curación.

Si bien el apoyo psicológico puede ser beneficioso en muchas situaciones, no es la forma más eficaz de acceder al subconsciente. Por esta razón, creo que la EFT es efectiva para abrirse paso a las áreas más profundas. Además, muchos de los pacientes no tienen dinero ni energía para acudir a las citas de apoyo psicológico todas las semanas, y uno de los mejores aspectos de la EFT es que es barata y las personas pueden practicarla en su casa, una vez que hayan aprendido la técnica. De modo que al principio, puede que refiera a mis pacientes a un psicólogo energético bien preparado, que pueda enseñarles las técnicas de EFT y después, puedan practicarlas ellos mismos por su cuenta. Encuentro que esta estrategia es particularmente útil para aquéllos que sufren de ansiedad.

El Papel de la Espiritualidad en la Curación

Creo que a las personas que poseen fuertes creencias espirituales les resulta más fácil el proceso de curación, porque la espiritualidad les proporciona una vía de escape a través de la cual pueden liberarse de sus preocupaciones y obtener esperanza. Parece que hablo cada vez más a mis pacientes sobre sus prácticas y creencias espirituales, e integro la oración en algunas de sus visitas.

Aunque soy absolutamente respetuosa con las creencias espirituales de los demás, si mis pacientes no tienen ningún tipo de práctica espiritual integrada en su régimen de curación, puede que al menos les introduzca el concepto de la meditación o les enseñe las técnicas de respiración profunda. Para algunas personas, las prácticas espirituales no tienen porqué implicar a Dios; pueden consistir en técnicas de relajación o una rutina diaria que les permita estar en sintonía con el universo o su propia capacidad interior de curación. Pienso que las personas que tienen fe presentan una actitud más positiva y tienen más gratitud en sus vidas cotidianas. No tienden a caer en una mentalidad negativa tan fácilmente. No me malinterpreten—las personas con Lyme pasan por un mal trago y es necesario reconocerlo, pero aquéllas que poseen una base espiritual tienden a aceptar más su situación, lo cual es beneficioso para la curación.

En el Cuadro Sintomatológico General de los Pacientes, ¿Siempre Es La Enfermedad de Lyme La Principal?

En mi práctica, observo un par de casos diferentes. Tengo pacientes que parecían estar muy bien antes de que tuvieran la enfermedad de Lyme. ¡Eran activos y saludables, y después, todo se echó a perder! Puede que sean capaces o no de identificar la fecha de su picadura de garrapata, pero en cualquier caso, se trata de ese tipo de cosas que suceden "de repente". La infección (es) de Lyme es probablemente lo principal en el cuadro sintomatológico general de estos pacientes. Después, existen otros pacientes que nunca se han sentido bien a lo largo de toda su vida. Estuvieron enfermos de niños; tenían asma, eccemas o resfriados frecuentes, y hoy en día pueden presentar debilidad inmune debida a una predisposición genética, o sólo porque tienen muchas toxinas e infecciones acumuladas a lo largo de todo este tiempo. Creo que para este tipo de personas, el Lyme puede haber sido "la gota que colmó el vaso". Además, algunas pueden tener un defecto de metilación que no les permita desintoxicarse y que ha contribuido al impacto que el Lyme ha tenido sobre sus cuerpos. Creo que debe haber por ahí una gran cantidad de personas que han estado expuestas a la Borrelia, pero cuyos sistemas inmunes han hecho frente de forma eficaz a la infección, y por tanto no han manifestado síntomas.

Tratamientos de Oxígeno Hiperbárico (HBOT) como un Complemento a la Curación

Los HBOT pueden ser altamente beneficiosos para aquéllos con Lyme. Si mis pacientes realizan esta terapia, a la vez trato de reforzar sus vías de desintoxicación, función mitocondrial y producción de energía celular, de forma que reciban el máximo beneficio de esta terapia. Al mismo tiempo, intento garantizar que su estado nutricional refuerce las vías antiinflamatorias. Los HBOT aceleran la curación celular y crean un entorno que es desfavorable para los microorganismos, debido a la alta concentración de oxígeno que se produce en el interior de las células. Si mis pacientes tienen Babesiosis, entonces los trato de esta infección antes de hacerles empezar la terapia hiperbárica. Algunos creen que los HBOT pueden hacer que los pacientes empeoren si no se han tratado de las infecciones por Babesia. En general, apoyo los HBOT, porque aunque sean un compromiso de tiempo y dinero, las recompensas por su uso a menudo son grandes.

Hábitos Beneficiosos en el Estilo de Vida

Creo que la conexión con otras personas es realmente importante, y aquéllas con la enfermedad de Lyme pueden beneficiarse si pasan tiempo con otras personas que también tengan Lyme. Los grupos de apoyo de la enfermedad de Lyme pueden ser beneficiosos, siempre y cuando no sirvan como foros para el pensamiento negativo y en cambio sean utilizados para compartir esperanza e información. Las personas que padecen Lyme deben rodearse a sí mismas de tanta positividad como sea posible.

También, animo a mis pacientes a leer el periódico, y si pasan mucho tiempo en la cama o no están muy activos, les animo a leer libros positivos que sean el estímulo para el cerebro y el espíritu, de modo que empleen su tiempo de forma productiva. De nuevo, la oración y la meditación pueden ser beneficiosas, así como intentar mantener un equilibrio en sus actividades vitales, de forma que no se sientan completamente privados y desconectados de la vida. Esto puede significar invitar a más amigos y contar con ellos para traer o llevar comida a casa. La desconexión de los demás puede ser un obstáculo a la curación.

Salir fuera de uno mismo también puede ser importante para la curación. Ayudar a los demás, por ejemplo, es una buena forma de hacerlo. Algunas veces, animo a mis pacientes para que escuchen a otros que están desalentados, aunque piensen que no tienen nada que ofrecer, porque solamente estar allí para otros que están sufriendo puede ser útil.

Cómo Pueden La Familia y Los Amigos Ayudar Al Enfermo

En general, existe un escaso conocimiento sobre la enfermedad de Lyme y creo que aunque amigos y familiares traten de comprender mejor a sus seres queridos con Lyme, puede ser un reto saber qué pueden hacer por ellos.

Es importante ayudar a los enfermos crónicos a mantener la esperanza. La familia y los amigos no deben apiadarse de sus seres queridos, pero en cambio, sí deben animarles. Hacerles pequeños favores es lo que marca la diferencia. Cuando no se sientan bien, hacer un tazón de sopa de pollo o frotar sus pies puede ser maravilloso. ¡Bonos regalo para masajes, cuidado de mascotas o servicio de recados son sumamente agradecidos!

Tengo un paciente cuya mujer le acompaña a todas sus citas. Tiene la enfermedad de Lyme, de modo que ella trae consigo cartas de trivial y crucigramas para mantener su cerebro en alerta y tenerle ocupado en la sala de espera. Es tan fantástico verla siempre ahí, apoyándole. Me gusta ver a las parejas involucrarse en la recuperación de sus seres queridos, y hacer cosas como acompañarles a las citas con sus médicos. De esta forma pueden, por ejemplo, ayudarles a recordar lo que se ha hablado durante las consultas, y proporcionarles apoyo moral.

Tuve otra paciente que estaba enferma por una exposición crónica a hongos. Ella y su marido se habían mudado a una nueva casa que tenía una demanda contra sus constructores, y ella enfermó tan pronto como ellos se habían trasladado allí. Sin embargo, su marido no creía que estuviera enferma. Pensé, ¡Pobre señora va a pasarlas canutas hasta que se mejore, no sólo porque se encuentra muy mal, sino también porque su marido ni siquiera se cree que esté enferma!

Pero luego tienes las otras; el marido es quien está allí con su mujer durante las citas con sus médicos, tomando notas y diciéndole, "Encontraremos una forma de pagar los tratamientos. Conseguiremos que te mejores, no te preocupes". Creo que estas personas son las que tienen un periodo de curación más fácil. El papel del apoyo emocional en la curación es enorme.

Últimas Palabras

La enfermedad de Lyme puede tener efectos devastadores sobre la vida de una persona, y el camino hacia la recuperación puede ser largo y agotador. Sin embargo, la recuperación es posible y las personas con Lyme nunca deberían perder la esperanza de una completa recuperación. Creo firmemente que la terapia de antibióticos, por sí misma, es insuficiente para conseguir la curación. La incorporación de un programa de nutrición holística, el refuerzo inmune, un protocolo de desintoxicación, estrategias para la salud digestiva, antimicrobianos herbales y la modificación de los estilos de vida sitúan a las personas en la mejor posición para la curación.

Cómo Contactar con la Dra. Nicola McFadzean, N.D.

RestorMedicine
1111 Fort Stockton Drive, Suite H San Diego CA 92103
Teléfono: (619) 546 4065
Fax: (619) 270 2582
E-mail: info@drnicola.com

•CAPÍTULO 11•

Marlene Kunold, "Heilpraktiker"
(Profesional de la Salud)
HAMBURGO, ALEMANIA

Biografía

Marlene trabaja en Hamburgo, Alemania como "heilpraktiker," que en español podría traducirse como "especialista en medicina alternativa", pero en Alemania, este título abarca una amplia gama de programas de formación y cualificaciones. Algunos profesionales con este título sólo están cualificados para hacer, por ejemplo, masajes de reflexología, mientras que otros realizan el tipo de trabajo que lleva a cabo Marlene, que es parecido al de un médico naturópata. Para conseguir su acreditación como heilpraktiker, Marlene tuvo que realizar una formación médica y superar un examen escrito y oral ¡El último de los cuales suponía estar de pie frente a médicos que le hacían preguntas difíciles en un intento por hacerle suspender dicho examen! Sin embargo, esta práctica de realizar preguntas difíciles es bastante común, y se hace con el objetivo de separar a "los buenos de los malos".

La educación y la formación de un heilpraktiker es más corta que la de un médico, pero es más holística, aunque el tiempo que se tarda en terminar un programa en particular depende en cierto modo de la iniciativa del estudiante y de cuánto quiera aprender. Marlene también ha realizado muchos seminarios, estudiando y enseñando ella misma, además de lo que aprendió a través de este programa. Que ella pueda trabajar como heilpraktiker holístico es una verdadera hazaña, ya que el 90-95% de aquéllos que desean conseguir este título no aprueban el examen de acreditación, porque es demasiado difícil. Sin embargo, aquéllos que lo consiguen, pueden entonces elegir las áreas de la medicina en las que desean especializarse y trabajar. También depende del propio heilpraktiker decidir cuánto quiere profundizar en las artes de la curación.

Hoy en día, Marlene tiene una consulta en Hamburgo. Aproximadamente el 40% de sus casos están relacionados con la enfermedad de Lyme.

Cómo Llegué a Involucrarme en el Tratamiento de la Enfermedad de Lyme

Yo misma tuve la enfermedad de Lyme durante doce años. Cuando la adquirí, el conocimiento sobre la enfermedad era escaso, y no presentaba signos ni síntomas típicos. Me contagié en 1995, durante un evento al aire libre. Estuve tumbada en la hierba y dos o tres días después, descubrí una erupción eccematosa en mi ombligo. No recordaba haber sido picada por una garrapata, pero en aquel tiempo no se sabía que el eczema podía ser un signo de la enfermedad de Lyme. También, tuve un poco de fiebre y los ganglios linfáticos doloridos pero pensé que quizás estos síntomas eran debidos a una reacción alérgica a una abeja.

En los años siguientes, desarrollé bronquitis persistente, así como frecuentes problemas de sinusitis. Acudí a un amigo que era médico, y me dio antibióticos (doxiciclina), la cual, en general ¡Me hizo sentir peor! Años más tarde, llegué a estar tan enferma que no podía seguir con mi trabajo. En aquel momento tenía una oficina de RP de éxito, y era periodista musical. Incluso tenía mi propio show de TV (¡del cual guardo los vídeos, almacenados bien lejos, porque creo que el show era bastante malo!).

Empecé a desintoxicar mi cuerpo y hacer otras cosas para mejorar mi salud, y mientras tanto, me mudé a Hamburgo desde Berlín. Poco después, me quedé embarazada, y después de tener a mi bebé, comencé a notar debilidad muscular en mi cuerpo. Cada vez que me arrodillaba para coger a mi bebé, no podía ponerme otra vez de pie. Subir escaleras llegó a ser casi imposible. Siempre que intentaba llevar algo, se me escapaba de mis manos. Mis articulaciones me dolían y mi estado mental era bastante lamentable.

Fui a ver a varios médicos diferentes, les dije que me hicieran las pruebas para Lyme, y realizaron los habituales análisis sanguíneos para la determinación de anticuerpos, los cuales siempre resultaban negativos, de modo que no sólo se negaban a darme antibióticos sino que creo que también creían que yo era rara! Decían que todos los síntomas "estaban en mi cabeza", y que estaba sometida a demasiado estrés.

Sin embargo, sospechaba que tenía Lyme, y empecé a investigar formas alternativas para analizar y detectar lo que me pasaba, y finalmente pude confirmar mi diagnóstico de la enfermedad de Lyme mediante estas pruebas. Sin embargo, en aquel entonces, aún no existían cosas como un test de transformación de linfocitos (el cual es una prueba importante que actualmente se utiliza en Alemania para analizar la Borrelia).

Probé diferentes remedios curativos, incluidas las máquinas de Rife, el dispositivo de frecuencias zapper del Dr. Clark y la plata coloidal. Posteriormente, utilicé ozonides, los cuales son remedios muy poderosos que además han resultado ser beneficiosos para el tratamiento de microbios intracelulares, y como consecuencia, mis síntomas empezaron a desaparecer. También, comencé a trabajar con un dispositivo llamado QXCI, que es precursor del sistema SCIO o de retroalimentación electrofisiológica que hoy en día se utiliza más comúnmente. Este dispositivo, junto con el ozonides, me permitió quedarme libre de síntomas.

Durante un tiempo, fui optimista porque creí que mi enfermedad de Lyme había desaparecido, pero dos o tres años después de estos tratamientos, me invitaron a ver a un curandero filipino y a asistir a una sesión "de aclaración". Intrigada, fui a ver al curandero, que me aplicó un tratamiento que comprometió mi respiración y causó que mi cabeza estuviera bloqueada durante unos minutos después del tratamiento. Luego desarrollé una fiebre intensa que me duró meses. Con el tiempo, descendió a un nivel más bajo, pero estuvo presente durante años. En otra ocasión, fui a ver a otro colega y ¡Me diagnosticó cáncer en el hígado! Me quedé estupefacta al recibir este diagnóstico, y empecé a hacer cada una de las terapias que había aprendido hasta entonces para el tratamiento del cáncer porque quería vivir. Casi al mismo tiempo me encontré con la información más reciente sobre la enfermedad de Lyme, que describía cómo los cánceres de diferentes órganos a veces se producían como consecuencia de la enfermedad de Lyme. De modo que aprendí cómo administrarme a mí misma inyecciones e infusiones intravenosas, y realicé literalmente todas las terapias que conocía de la medicina natural para el tratamiento del cáncer. Dichas terapias incluían la Cell Symbiosis (Dr. Heinrich Kremer), y tomar proteína-aceite omega 3 (Dr. Budwig). En aquel entonces mi hijo tenía seis o siete años y yo estaba en serias dificultades. A día de hoy, no sé hasta qué punto se había desarrollado el cáncer porque nunca quise ver el tumor que el médico había encontrado en mi hígado.

Poco tiempo después, un compañero me convenció para que me hiciera un test de transformación de linfocitos, de forma que pudiera determinar de una vez por todas si aún tenía la enfermedad de Lyme. Acepté, y después de más de diez años de resultados negativos en las pruebas de laboratorio, por fin este último dio positivo. Cuando tuve los resultados en mis manos, dije, "¡Sí! Es la enfermedad de Lyme." Esto me llevó a investigar de nuevo otras terapias que me libraran de dicha enfermedad. Sin embargo, encontrar una solución real me llevó un tiempo.

CAPÍTULO 11: *Marlene Kunold, "Heilpraktiker"*

En aquel momento, descubrí la terapia biofotónica del Dr. Woitzel para la enfermedad de Lyme. Combiné ésta con un protocolo que yo había desarrollado, y terminó siendo la solución perfecta de tratamiento para mí. Después del tratamiento, mi test LTT dio negativo, y así ha sido, hasta el día de hoy.

Cuando vivía en Hamburgo (y aún padeciendo de Lyme) abrí un centro de bienestar y una tienda llamada Catch a Dream, donde vendía una variedad de hierbas y otros remedios, así como suplementos nutricionales procedentes de todo el mundo. En aquel momento, yo era la única que tenía una tienda de este tipo en Alemania. Tenía muchos clientes con Lyme, alergias, adicciones a las drogas y otros problemas de salud que visitaban el centro de bienestar. Además, todavía no había recibido mi certificación como especialista en medicina alternativa, de modo que no podía tratarlos, pero sí podían consultarme y yo podía darles consejos, basado en mis propias experiencias con diferentes tratamientos. De alguna manera, esto era beneficioso porque si descubrí un remedio que funcionara para mí, podía compartirlo con las personas que acudían a mi tienda.

Posteriormente, a comienzos del milenio, recibí mi certificación como especialista en medicina alternativa, y entonces pude abrir una consulta y comenzar a tratar pacientes con Lyme así como a otras personas que estuvieran padeciendo enfermedades inexplicables. Por entonces, también había realizado mucha formación complementaria en inmunología, endocrinología, neurología y otras disciplinas, que me ayudaron a mejorar y ampliar a mi trabajo como especialista en medicina alternativa.

Al principio, trataba a mis pacientes con la enfermedad de Lyme (Borreliosis) con oxígeno estabilizado y glutatión. Esto ayudaba a reducir sus síntomas, pero no a eliminar todos los microorganismos de borrelia de sus células ni a curarles al 100%. Posteriormente, comencé a utilizar la terapia fotónica en mi consulta. Aplicaba los tratamientos a mis pacientes usando un dispositivo llamado el Bionic 880, que demostró ser muy eficaz para la erradicación de la borrelia. De hecho, desde que he utilizado el Bionic 880 junto con mi propio protocolo de curación específico (con el que he trabajado durante años), puedo afirmar que he encontrado un tratamiento exitoso para la enfermedad de Lyme (Borreliosis).

Sin embargo, la curación se trata de mucho más que simplemente eliminar la Borrelia, debido a que mis pacientes también se enfrentan a todo tipo de co-morbilidades, infecciones oportunistas y desafíos al sistema inmune como la inflamación sistémica, que también deben ser tratados si se quieren curar completamente.

Actualmente, estoy en proceso de escribir un libro en Alemán sobre cómo se producen las enfermedades autoinmunes, multi-sistémicas y crónicas. En este libro, hablo sobre los factores que juegan un papel en el desarrollo de la enfermedad, incluidas las infecciones crónicas. He observado que determinadas infecciones crónicas han sido subestimadas u olvidadas por la comunidad científica, incluso por personas cuyo trabajo respeto mucho, y creo que esto es un problema. Por ejemplo, muchos profesionales de la salud dirán que la Chlamydia no juega un papel en las enfermedades crónicas, y que los anticuerpos que presentan los pacientes a esta infección, en realidad, son indicativos de una antigua infección. Sin embargo, creo que dichos anticuerpos pueden reflejar la presencia de una infección crónica y activa, que puede jugar un papel tan importante en el desarrollo de los síntomas y de las enfermedades crónicas como la Borreliosis. Esta es una de las ideas, junto con otras, sobre las que hago hincapié en mi libro. Por otro lado, analizar los anticuerpos no proporciona necesariamente todas las respuestas. Los pacientes pueden obtener resultados negativos en los test de anticuerpos, incluso si tienen una infección activa, y también pueden tener resultados positivos en los test de anticuerpos cuando sus infecciones ya no están activas. Por tanto, puede ser difícil discernir el estado de sus infecciones. Por este motivo, sólo el LTT (test de transformación de linfocitos) puede realmente determinar si una infección está activa y si los tratamientos utilizados para esta infección en particular son acertados. Por desgracia, esta es la única prueba sanguínea fiable para muchos tipos de infecciones, especialmente las infecciones intracelulares. Además, es mucho más cara que los test de anticuerpos y sólo se ofrece en unas cuantas consultas.

Filosofía de Curación/Metodología de Tratamiento

Siempre que sospecho que mis pacientes tienen la enfermedad de Lyme (o Borreliosis, como se denomina aquí en Alemania), lo primero que hago es solicitarles un LTT, o test de transformación de linfocitos (como se ha mencionado anteriormente). Este test busca una reacción inmunológica celular específica frente a la Borrelia, y tiene aproximadamente un 90% de fiabilidad para detectar la infección activa.

Posteriormente, tengo que hacerles otros análisis de sangre, de forma que pueda determinar el estado de sus sistemas inmunes así como lo que está sucediendo en sus células. Dichos análisis incluyen:

- Homocisteína (para determinar cómo está funcionando la simbiosis celular)

- Zinc y selenio (para determinar la carga tóxica del cuerpo, además de cómo son de fuertes y adecuadas las respuestas inmunes)

- Vitamina D (los niveles de ésta casi siempre son bajos en aquéllos con enfermedad crónica. Esta vitamina es esencial para combatir la infección y la inflamación, así como para la producción de hormonas)

- Citoquinas inflamatorias (TNF alpha, IL-10, IL-1ß, Interferón gamma)

- Función de las células asesinas naturales

- Ritmo circadiano del cortisol. (En realidad, éste se realiza utilizando un test de saliva. Si los niveles de cortisol son bajos, entonces deben corregirse antes de que puedan comenzar los tratamientos para la Borrelia, ya que, de lo contrario, dichos tratamientos no tendrán éxito.)

- Estrés oxidativo nitrosante (para determinar el estrés mitocondrial)

- Glutatión intracelular

Después, utilizo los resultados de estos análisis para ayudarme a formular un protocolo de tratamiento para mis pacientes.

Mi tratamiento principal para la Borrelia es la terapia biofotónica utilizando el aparato Bionic 880. Esta terapia consiste en colocar nosodes homeopáticos sobre el plexo solar del paciente mientras se aplica una luz biofotónica en diferentes puntos de su cuerpo. Los nosodes homeopáticos contienen la impronta energética del microorganismo de la borrelia o cualquiera que sea la infección que esté tratando, y facilitan al cuerpo la información sobre lo que debe hacer, lo cual es, en el caso de la borrelia, expulsar al microorganismo de las células.

Acompaño estos tratamientos con infusiones intravenosas de oxígeno estabilizado, el cual se administra en una solución salina. El oxígeno estabilizado ayuda a oxidar los microbios que flotan en la sangre, y es un complemento útil a la terapia fotónica. Elimina la borrelia o cualquier otro microbio sensible al oxígeno que esté flotando en la sangre, y más o menos actúa como un limpiador sanguíneo.

Generalmente, mis pacientes necesitan ocho tratamientos biofotónicos para que remitan sus infecciones por Borrelia. A partir de su segundo o tercer tratamiento, también les doy para tomar por vía oral, nosodes homeopáticos para la Borrelia, que son del mismo tipo que coloco en su plexo solar para utilizar junto con los biofotones.

La mayoría de las veces, después de la terapia, también les administro inyecciones intramusculares de B-12, porque les aporta un poco más de estabilidad neurológica, y ayuda a sus organismos a curarse a muchos niveles.

Es importante indicar aquí que la terapia biofotónica no mata al organismo de la borrelia. Refuerza el sistema inmune, de forma que éste pueda conseguirlo por sí mismo mediante una mayor actividad de las células asesinas naturales, que se produce como consecuencia de una producción de ATP más eficiente.

Aquí es importante hacer una explicación científica. El cuerpo humano posee una alta sensibilidad, y sin embargo, una forma eficaz de producción de energía mediante el uso de oxígeno. Esta energía—ATP—es muy importante para nuestro organismo, que produce alrededor de setenta kilogramos, o aproximadamente 145 libras de ésta por día. Si esta energía no estuviera presente, entonces el organismo se moriría en cuestión de segundos. Al menos un millar de mitocondrias están presentes en todas las células, y estas mitocondrias llevan a cabo el trabajo de producción de energía. El proceso de formación de ATP es un ciclo, el cual se realiza en cinco pasos, o cinco fases, en las que los electrones son transportados de una fase a la siguiente. La Fase IV (o cuarto paso) en esta cadena absorbe aproximadamente el 90% del oxígeno inhalado por el cuerpo. Esta absorción se produce dentro de un rango de longitud de onda de 600 a 900 nanómetros. La enfermedad crónica se acompaña de una disfunción en la fase IV. La consecuencia de esto es que el proceso de transporte de electrones se "atasca", lo que posteriormente da lugar a mitocondrias disfuncionales que no pueden producir ATP adecuadamente. El Bionic 880 pasa a emitir fotones a una longitud de onda de 880 nm, la cual desciende dentro del rango de la fase IV del cuerpo- de absorción de fotones. El cuerpo puede, por tanto, utilizar los fotones del Bionic 880 para eliminar los bloqueos en su sistema de transporte de electrones. A su vez, las células asesinas naturales se benefician del aumento de ATP que se produce como resultado, y llegan a ser más eficaces para el cuerpo en su lucha contra la borrelia. La curcumina también puede ayudar en este proceso. De modo que con la ayuda del Bionic y un poco de curcumina, el organismo podrá eliminar los microbios intracelulares por medio de sus propios recursos.

Dicho esto, si la terapia fotónica se lleva a cabo sin la ayuda de otros sistemas en el organismo que puedan estar "en desarmonía", entonces se puede activar una respuesta inflamatoria sistémica. Si esto sucede, los pacientes se sentirán muy mal después de los tratamientos. La respuesta inflamatoria de sus cuerpos, los niveles de estrés nitrosante, e incluso las reacciones de neurotransmisores alérgicas o aberrantes pueden ser activadas por completo.

Después de administrar a mis pacientes oxígeno estabilizado tras su tratamiento con terapia biofotónica, entonces les administro un pulso rápido de glutatión, con el fin de reforzar el sistema antioxidante celular de sus cuerpos, el cual "funciona" mediante glutatión. Después de que el cuerpo comience a matar células que estén contaminadas por borrelia, se necesita un refuerzo antioxidante para desintoxicar los restos de estas células, así como las neurotoxinas de la borrelia, y esto se puede conseguir en parte con glutatión. De modo que el glutatión actúa como un tipo de ayuda para el sistema celular.

Por último, es vital reforzar al organismo de otras formas durante el tratamiento con fotones. Aconsejo a mis pacientes llevar una dieta baja en carbohidratos que sea alta en proteínas y ácidos grasos omega-3. También, es necesario durante el tratamiento tomar altas dosis de coenzima Q-10, magnesio, vitaminas B, D y C (que son anti-inflamatorias), probióticos y determinados aminoácidos que son precursores de los neurotransmisores. Sin embargo, recomiendo a los profesionales que realicen a sus pacientes análisis para determinar posibles deficiencias de los elementos anteriormente mencionados, antes de dar suplementos para cualquiera de ellos.

Nota de la autora: Para más información sobre cómo funciona el Bionic 880, véase el capítulo del Dr. Woitzel, que también utiliza biofotones para el tratamiento de la enfermedad de Lyme.

Procedimento de Diagnóstico

Cuando llegan a mi consulta nuevos pacientes, en primer lugar les pido que hagan un largo cuestionario. Luego, tenemos una conversación para hablar sobre sus respuestas, al igual que sobre cualquier otra información personal. Yo utilizo esta información, así como los resultados de sus pruebas de laboratorio, para establecer sus regímenes de tratamiento. A continuación, empleo dispositivos de análisis energético como el biotensor para confirmar los tratamientos que son más adecuados para ellos.

De forma que no sólo trato a mis pacientes para la borrelia, sino que también para otros problemas que pudieran tener. Es importante que analice la función de todo el cuerpo. Si no lo hago, entonces me equivocaré en el tratamiento de los pacientes.

Sin embargo, la eliminación de la borrelia debería estar en la primera línea de cualquier protocolo de tratamiento para el Lyme. Si el cuerpo no se deshace de la borrelia, entonces cualquier otro tratamiento será más o menos inútil.

También, es importante para mí determinar la función de las glándulas adrenales de mis pacientes, porque el éxito de cualquier régimen de tratamiento depende del correcto funcionamiento de las mismas. Si la función adrenal está disminuida, y los niveles de cortisol son bajos, entonces como terapeuta no tendré éxito en nada de lo que hago por mis pacientes hasta que no pueda mejorar el funcionamiento de sus adrenales.

Los síntomas de la fatiga adrenal incluyen la fatiga extrema, la depresión, el insomnio o dormir demasiado; por ejemplo, tener que dormir durante doce o quince horas, o no poder dormir profundamente. Además, aquéllos con fatiga adrenal tienden a contraer cualquier infección del entorno, a tener a menudo un bajo peso y falta de resistencia muscular. También, pueden presentar una tez pálida. El agotamiento en aquellas personas con fatiga adrenal puede ser tan profundo que contraigan lo que se denomina "síndrome de burnout o estar quemado", que significa que pierden todo el interés por sus obligaciones sociales y de la vida. Tener que llamar a la gente o hacer cosas en un tiempo determinado se vuelve insoportable para ellos. Básicamente, sólo son capaces de sentarse o estar tumbados, y no pueden hacer mucho más. Su tolerancia al estrés, al ruido o los olores también es muy baja.

Por tanto, la terapia para la Borreliosis y otras enfermedades puede no ser efectiva a menos que las adrenales se refuercen de forma adecuada, porque cuando las adrenales están débiles, el cuerpo simplemente no responde a los tratamientos. Aprendí esto después de tratar a muchos pacientes, porque había algunos para quienes el test LTT no se volvía negativo, incluso después de haber recibido varios tratamientos con fotones para la Borrelia, y yo me preguntaba, ¿Qué nos detiene aquí? Después de realizar varias pruebas, aprendí que una función adrenal mala era lo que estaba dificultando la curación de estas personas, y desde entonces he visto darse esta situación bastantes veces.

Además de las adrenales, la función tiroidea también debe ser analizada y tratada cuidadosamente, cuando sea necesario. La Triyodotironina, T-3, así como la TSH, están entre las pruebas que tengo que realizar para determinar la función tiroidea de los pacientes. Si sospecho que tienen una enfermedad autoinmune, así como altos niveles de estrés nitrosante (óxido nítrico y peroxinitrito) en su orina, entonces también puede ser necesario hacerles un análisis de anticuerpos tiroideos.

En resumen, cuando las glándulas adrenales y tiroidea no funcionan adecuadamente, es muy difícil que los pacientes se curen, y a menudo observo una función adrenal y tiroidea baja en aquellas personas con la enfermedad de Lyme.

En general, es bueno para los médicos mirar la función de todas las hormonas de sus pacientes cuando los están tratando, porque el sistema hormonal funciona mediante un sistema de retroalimentación inversa. La consecuencia de esto es que si los médicos "empujan" a una glándula sin tratar las otras, se puede ver seriamente alterada la homeostasis en el organismo de sus pacientes.

Pruebas Hormonales, de Neurotransmisores y Otros Tipos de Análisis

A mis pacientes les realizo un análisis urinario y salivar para revisar el funcionamiento de determinadas hormonas, como las catecolaminas, que son las hormonas "de lucha o huida". Éstas incluyen la epinefrina, norepinefrina y dopamina, las cuales son liberadas por las glándulas suprarrenales en respuesta al estrés.

El perfil de Estrés Neuroendocrinológico es otro análisis que tengo que realizar con frecuencia a mis pacientes. Existe un laboratorio en Munich (Lab4More), así como otro en Augsburg (Biolabs) que lo realizan. Estos laboratorios se especializan en el análisis de neuropéptidos, neurohormonas, catecolaminas y otras hormonas, así como neurotransmisores como el GABA, el glutamato, la serotonina y la dopamina. Mediante dichos análisis, puedo formular un protocolo de tratamiento para corregir los desequilibrios hormonales y de neurotransmisores de mis pacientes.

Por ejemplo, ayer tuve que hacerle el perfil de Estrés a una mujer joven que tiene treinta años y no ha tenido el periodo durante seis años. Padece ataques de ira, así como tendencia a auto-lesionarse físicamente con el fin de sentirse mejor emocionalmente. Además, tiene neuroborreliosis. Este tipo de paciente requiere un panel completo de pruebas para determinar los desequilibrios hormonales y neurológicos que juegan un papel en su enfermedad. Posteriormente, puedo corregirlos, por ejemplo, mediante el uso de aminoácidos y otros precursores de neurotransmisores, o con medicamentos homeopáticos que refuercen el funcionamiento de todo su organismo.

Además, aquí en Alemania, los médicos tienen la posibilidad de utilizar inyecciones que contienen extractos de órganos reales para regular las hormonas de sus pacientes. Por ley, dichos extractos deben ser preparados por los médicos y sólo pueden ser utilizados en sus consultas. No obstante, estos extractos son de una calidad y de una seguridad muy altas, y son efectivos porque estimulan millones de potentes células madre embrionarias en el organismo. (Véase más abajo para más información sobre su uso en el tratamiento de la disfunción adrenal).

El tratamiento de mis pacientes siempre es muy individualizado, aunque no acudan a mí "sólo" con la enfermedad de Lyme. Presentan una gran variedad de problemas, y todas las personas con Borreliosis padecen un conjunto de síntomas diferentes. Eliminar primeramente la Borrelia es importante, pero también lo es regular todo lo demás. Si nosotros (el paciente y yo) dejamos pasar por alto una cuestión importante, podríamos no alcanzar nuestro objetivo de salud.

Otro análisis que yo hago consiste en medir los niveles de homocisteína de mis pacientes. Si estos niveles son demasiado elevados, entonces sé que presentan un problema en la producción de ATP. Podrían tener, por ejemplo, un problema con la metilación, la cual está implicada en la síntesis de ATP. Debo descubrir la causa de sus altos niveles de homocisteína y regular su producción, de forma que su metabolismo celular funcione correctamente.

También, analizo los niveles de Vitamina D, porque este nutriente protege al organismo contra las infecciones; es a la vez anti-inflamatorio y anti-microbiano. Casi todo el mundo que padece una enfermedad crónica presenta un déficit de Vitamina D. Además, la Vitamina D en realidad no es una vitamina, es una hormona que ayuda a mantener a otras hormonas en equilibrio. Por este motivo, su papel en el cuerpo es vital para el mantenimiento de la salud.

Es interesante que en la actualidad, haya aproximadamente un veinte por ciento menos de fotones procedentes de la luz solar que llega a la tierra, que en años anteriores (el sol emite fotones, al igual que el cuerpo humano). Esto fue medido y analizado en un proyecto de investigación sobre el calentamiento global, pero puesto que los fotones son luz ¡Creo que es más acertado llamar a este fenómeno el *oscurecimiento* global por la actividad fotónica reducida, en lugar de *calentamiento* global! Ésta podría ser una razón por la que, hoy en día, muchas personas carecen de Vitamina D, especialmente en el norte de Europa, donde la gente tiende a estar dentro de casa durante el invierno cuando, en cualquier caso, hay menos luz solar.

Tratamiento de la Disfunción Hormonal

Refuerzo las suprarrenales de mis pacientes con una fórmula glandular que también contiene regaliz, ginseng siberiano y corea-no, Vitamina B-5 y otros micronutrientes. Además, recientemente he elaborado un extracto adrenal que está hecho de glándulas suprarrenales de animales criados de forma orgánica. Los resulta-dos preliminares del uso de este extracto han sido prometedores, pero hasta ahora sólo he tenido unas pocas experiencias con él. Parece que se debe tener precaución cuando se utilice en aquellas personas que se encuentren muy fatigadas y con déficit de cortisol. El extracto regenera las adrenales al mismo tiempo que aporta cortisol al organismo. Es muy difícil de producir, y en Alemania, los médicos y los profesionales de la salud deben elaborarlo ellos mismos para emplearlo sólo con sus pacientes. Los extractos de órganos se administran mediante una inyección dos veces por semana, y es importante combinar las inyecciones con extracto de timo, porque el sistema inmune necesita ser reforzado al mismo tiempo. Si el extracto de órgano adrenal se administra solo, en-tonces las adrenales podrían reaccionar de forma exagerada al mismo. Una sobreestimulación de las adrenales puede conducir a picos de adrenalina, frecuencia cardiaca acelerada y problemas de circulación. El extracto de timo ayuda a prevenir esta reacción.

Otro suplemento que yo recomiendo y que es beneficioso para ayudar a las glándulas adrenales a recuperarse son los ácidos grasos omega-3. ¡Las personas con Lyme deberían consumir—o más bien, inundar, su organismo con esta sustancia! Los ácidos grasos omega-3 también son importantes para la recuperación del sistema nervioso, y especialmente de la vaina de mielina que recubre los nervios, así como las membranas de las células del cuerpo. Además, los ácidos grasos omega-3 ayudan al organismo a deshacerse de las neurotoxinas de la borrelia. Por este motivo, recomiendo a mis pacientes altas dosis de ácidos grasos omega-3, como parte de la línea base de su terapia. Y cuando digo "dosis altas" significa de 3-5 cucharadas de aceite de linaza, junto con dos dosis de 3.000 mg de aceite de pescado omega-3 al día.

Para el tratamiento del tiroides, podría dar a mis pacientes selenio, si los resultados de sus análisis muestran que tienen un déficit de dicho mineral. Debido a que el zinc refuerza los elementos básicos para la elaboración de la hormona tiroidea, también puedo recomendar la suplementación con zinc. Si el tiroides necesita más refuerzo que éste, entonces le pediría asesoramiento y refuerzo adicional a un médico, que podría incluir la prescripción de un medicamento tiroideo que contenga las hormonas T3 y T4 activas. (En Alemania, los profesionales de la salud que no son médicos no pueden prescribir hormonas tiroideas, y tampoco están autorizados para prescribir ningún otro tipo de tratamiento hormonal).

Otra hormona que yo analizo y trato en mis pacientes es la DHEA. Cuando miro los resultados de sus análisis de cortisol y DHEA, después puedo determinar el grado de estrés o agotamiento que éstos presentan. Algunas veces sucede que antes del descenso de los niveles de cortisol de los pacientes (como consecuencia del estrés), sus niveles de DHEA se elevan. Esto se produce cuando el cuerpo se encuentra sometido a un estrés constante, tanto si el estrés tiene su origen en el entorno, la enfermedad o el trabajo de uno mismo. Sin embargo, si este estrés continúa, en algún momento, los niveles de DHEA en el organismo también disminuirán con el tiempo, de forma que tanto los niveles de DHEA como los de cortisol serán bajos. Siempre que veo esta situación en mis pacientes, les reco-miendo que pidan una receta de DHEA a su médico de atención primaria, ya que en Alemania, sólo los médicos pueden prescribir esta hormona. Afortunadamente, trabajo con médicos excelentes y muy respetados, que colaboran conmigo en este tema.

Suplementar con estrógenos y/o progesterona bioidénticos transdérmicos puede ser una buena idea para las mujeres, si éstas presentan un déficit de estas hormonas. Yo nunca jamás les aconse-jaré tomar hormonas sintéticas, sólo unas naturales que regulen el sistema endocrino. Una vez que sus hormonas estén reguladas, puede que les recomiende sustituir las bioidénticas por fitohormo-nas, u hormonas vegetales, que contienen algunas de las mismas propiedades de regulación hormonal que las hormonas bioidénti-cas, y también proporcionan información holística de la planta al organismo. Las plantas contienen múltiples componentes que funcionan sinergísticamente para beneficiar al cuerpo, mientras que los medicamentos sintéticos son elaborados a partir de extrac-tos de plantas, aislando sólo a uno o a dos de estos componentes de manera que el cuerpo no puede obtener el beneficio completo de todos ellos funcionando juntos. La soja, el trébol rojo, el Dong quai y el cohosh negro son ejemplos de plantas que son beneficiosas para el sistema endocrino femenino.

Tratamiento de la Inflamación

Las personas con enfermedad de Lyme presentan una inflamación silenciosa, crónica y sistémica en sus cuerpos. El dolor es una señal de inflamación, y cuando veo pacientes que tienen mucho dolor, entonces sé que tienen mucha inflamación sistémica, la cual necesi-to tratar. Si no la trato, entonces su recuperación será más complicada y agotadora.

Para determinar el grado de inflamación, analizo sus citoquinas, como la TNF-alfa, la interleuquina 10 y 6, el interferón gamma, y si es necesario, la interleuquina 1-beta. Los resultados de estos análi-sis también me ayudan a determinar otras cosas, como por ejemplo, si sus cuerpos están padeciendo una reacción alérgica a algo.

Existen cuatro o cinco medicamentos que son conocidos por disminuir la inflamación y la TNF-alfa. El laboratorio con el que yo trabajo en Berlín determina cuál de ellos es el mejor para mis pacientes, empleando un test específico que analiza cómo reaccionan sus TNF-alfa a determinados agentes como la boswellia, la curcumina, la artemisinina o un medicamento llamado TNF Direct.

Mi maravilloso amigo y colega Thorsten Hollmann, que trabaja en Wuppertal, Alemania, estableció este test. Él siempre descubre nuevas maneras interesantes para averiguar cuáles son los medicamentos y las pruebas de laboratorio que funcionan y cuáles no. Además, es experto en el diagnóstico y tratamiento del SFC (síndrome de fatiga crónica). En realidad, el SFC es a menudo una manifestación de la enfermedad crónica de Lyme, la cual se acompaña muchas veces de otros problemas como el virus del Herpes, el virus de Epstein-Barr, la Candida y los metales pesados. Se puede encontrar una gran variedad de material científico sobre éste y otros muchos temas interesantes en la página web de T. C. Hollmann: www.cfs-center.de.

Gracias a Thorsten Hollmann y a su metodología científica para la medicina holística, he tenido que ampliar rápidamente mis conocimientos en determinadas áreas de la medicina para mantenerme al día con su experto conocimiento sobre las enfermedades crónicas. ¡Cuatro ojos ven más que dos, como decimos en Alemán! Y cuando nosotros, los profesionales de la salud, revelamos nuestros hallazgos de forma conjunta, el resultado puede ser a veces muy esclarecedor.

Por tanto, el test de inhibición de la TNF puede ayudar a los médicos a discernir los medicamentos anti-inflamatorios más adecuados para sus pacientes, basándose en los resultados individuales de los análisis. Además, por lo general, es más acertado utilizar la forma micronizada de estos agentes, porque se necesita mucho menos cantidad (que con las otras formas) para conseguir los mismos resultados.

Cuando los síntomas articulares y el dolor de mis pacientes empeoran después del tratamiento con fotones, entonces esto me indica que la respuesta inflamatoria de sus cuerpos no ha sido tratada correctamente. Cuando los médicos trabajan la "anti-infección", están trabajando de forma "pro-inflamatoria", porque la inflamación es la respuesta fisiológica normal del sistema inmune cuando se elimina la infección. Sin embargo, siempre que haya una inflamación sistémica, es importante estar atento a la reacción exagerada del sistema inmune, pero existe una delgada línea entre el equilibrio de una respuesta inmune óptima y el tratamiento adecuado de los microbios. Por eso, cuando los médicos tratan tanto la inflamación como la infección en sus pacientes, que suele ser el caso, necesitan regular el tratamietno anti-infección de sus pacientes con algún tipo de tratamiento anti-inflamatorio. Si no se ocupan de cualquiera de éstos, entonces sus pacientes empeorarán.

Tratamiento de Otras Infecciones

Trato las otras infecciones de mis pacientes después de la Borrelia empleando la terapia fotónica, pero también refuerzo la eliminación de microbios con medicamentos herbales.

Ejemplos de hierbas antimicrobianas que utilizo en mi práctica incluyen la Kardenwurzel, que es un tipo de cardo, así como la hoja de olivo, la uña de gato y la artemisia (esta última la utilizo para los microbios intracelulares). Pero los medicamentos más prometedores para la eliminación de microbios no deseados son los ozonides, porque oxigenan el cuerpo mientras matan los bichos. Están elaborados en una base de aceite de ricino ozonizado, utilizando los aceites esenciales de potentes plantas. Son lipo e hidrosolubles, lo que significa que pueden alcanzar cualquier parte del organismo. Son un potente tratamiento para utilizar junto con los biofotones.

Una de las razones por las que utilizo medicamentos herbales junto con los biofotones es porque los pacientes pueden tener infecciones que yo no haya podido detectar y si utilizo solamente los nosodes y los fotones para tratar éstas, entonces puede que pase por alto alguna de ellas. Sin embargo, utilizar la sangre como un nosode homeopático generalmente limpiará cualquier infección no detectada, pero esto sólo se puede aplicar después de que el organismo haya tenido la oportunidad de aumentar su capacidad de recuperación. De lo contrario, las reacciones de Herxheimer de los pacientes podrían ser muy intensas.

En cualquier caso, creo que algunas veces tenemos que atacar a las infecciones desde distintos ángulos para eliminarlas todas. Por este motivo, puedo recomendar que mis pacientes tomen hierbas al mismo tiempo que realizan los tratamientos con fotones.

Algunos de mis pacients son sensibles a los medicamentos fuertes, de forma que una vez que me haya "desecho" de alguna de sus infecciones más importantes como la Borrelia, la Chlamydia o la Candida, entonces puedo tratarlos de otras infecciones no especificadas o factores estresantes, utilizando una gota de su sangre como nosode homeopático. El nosode sanguíneo funciona como un tipo de vacuna natural cuando se utiliza junto con los biofotones, y generalmente, el tratamiento con ambos se encarga del resto de las infecciones en el organismo. Esto se debe a que las células humanas (incluidas las de la sangre) contienen toda la información del cuerpo, de manera que aunque un patógeno no esté presente en la sangre, la sangre aún contiene información acerca de la presencia del mismo, tanto si el auténtico patógeno se encuentra en los tejidos como en cualquier otra parte.

Sin embargo, debo advertir a la gente contra la creencia de que los fotones y los nosodes son la solución para todo. La terapia fotónica sólo dona fotones al organismo, para ayudarle con lo que tiene que hacer. Esta es una cuestión de física, pero también existe una parte bioquímica en el cuerpo que necesita su propio refuerzo. Por tanto, si los pacientes no consiguen este refuerzo, puede que en el organismo se active un sistema, mientras se desatiende otro, lo que significa que el paciente puede empeorar en vez de mejorar como consecuencia de la terapia fotónica. Esto puede ocurrir, de modo que advierto a los lectores de no subestimar el poder de esta terapia.

Sin embargo, los fotones son muy efectivos para eliminar las infecciones. Algunos pacientes que han sido tratados solamente con nosodes, agentes de desintoxicación y anti-inflamatorios, tanto como con agentes reguladores TH1 y T2, han mejorado de forma significativa sólo con estos elementos, pero otros necesitan más refuerzo.

Desintoxicación

Es de gran importancia reforzar al organismo en su proceso de desintoxicación, y hacerlo junto con los tratamientos para la Borrelia, porque una vez que el cuerpo sea activado por fotones, las células empezarán a expulsar toxinas por sí mismas, y el organismo tiene que ser capaz de manejar dichas toxinas. Además, las células inmunes llevan a las células enfermas a la apoptosis, la cual es una muerte celular programada, y las células con Borrelia en su interior son marcadas para este tipo de destrucción. De modo que estos restos también tienen que ser procesados y expulsados del organismo, o de lo contrario, dañarán al mismo, por lo que es bueno contar con un programa de desintoxicación en lugar de tratar con todas estas neurotoxinas.

Mi protocolo de desintoxicación consiste en utilizar sustancias tales como el glutatión, el selenio, la cisteína, las zeolitas, el ácido alfa lipoico, los ácidos grasos omega-3 y los agentes que contienen azufre para quelar, aglutinar y eliminar las toxinas generadas por los biofotones y otros tratamientos. Sin embargo, todas estas sustancias de desintoxicación tienen que ser probadas en cada uno de los pacientes, porque no todo el mundo puede usar las mismas. Seleccionar el agente de desintoxicación o aglutinante de toxinas también depende un poco de los tipos de toxinas que los pacientes han acumulado en sus cuerpos. Por ejemplo, debo determinar si los solventes, los químicos, los metales pesados o los medicamentos son problemas importantes, y en qué grado influyen sobre la fisiología de mis pacientes. También puede ser importante analizar los genes de éstos para determinar cuáles son sus capacidades de desintoxicación.

Otra sustancia que encuentro beneficiosa para la desintoxicación es el extracto de brócoli. Un químico de este extracto refuerza la fase dos de desintoxicación en el hígado, el cual a menudo no funciona adecuadamente en el enfermo crónico, especialmente en aquéllos con déficit de glutatión o enzimas SOD. De forma que el extracto de brócoli hace que el hígado pueda eliminar más fácilmente las toxinas.

La zeolita es beneficiosa para la aglutinación de toxinas pero no afecta a las neurotoxinas o a las toxinas almacenadas. La lecitina y los ácidos grasos omega-3 son buenos para la desintoxicación de toxinas liposolubles y las que se encuentran en el cerebro. Además, protegen la parte lipídica de las membranas celulares. Para la desintoxicación de metales pesados, utilizo un medicamento llamado Biologo Detox. Este producto contiene chlorella micronizada, cilantro y setas con propiedades curativas. Es bastante poderoso, y a menudo lo utilizo en mis pacientes. Otro medicamento que yo utilizo es el Sporopollein, que también es un extracto del alga chlorella. Es muy potente y puede eliminar grandes cargas tóxicas del cuerpo. Para casos graves de toxicidad por metales pesados, la quelación intravenosa con EDTA podría ser el mejor tipo de terapia, pero es de alta potencia, y la mayoría de las veces, prefiero seguir un camino más suave con mis pacientes. Sin embargo, si responden bien a esta terapia, el mayor beneficio se produce cuando el terapeuta puede administrar diez sesiones de entre media hora y una hora. La terapia de quelación también es bastante cara.

Por último ¡No aconsejo a los profesionales ni a los pacientes desintoxicar los metales pesados utilizando los nosodes y la terapia fotónica! Esto es peligroso y lesivo, porque mientras que los fotones mobilizan los metales, no pueden aglutinarlos y a su vez, les invitarán a entrar en el sistema nervioso, lo cual es muy peligroso. Siempre que hablo con médicos y terapeutas, hago hincapié en que la desintoxicación de metales con estrategias energéticas y homeopáticas no es una buena idea, porque dichas estrategias mobilizan los metales pero no pueden expulsarlos fuera del cuerpo. Es importante utilizar una sustancia que además de aglutinar las toxinas, pueda ayudar al organismo en la excreción de las mismas, o de lo contrario circularán por el torrente sanguíneo y finalmente, se establecerán de nuevo en algún otro lugar del cuerpo.

Retos del Paciente y del Terapeuta en la Curación

Los problemas adrenales son el mayor obstáculo para la curación de mis pacientes, y el siguiente son los problemas con otras hormonas o glándulas. Aquellas personas con una desintoxicación comprometida también presentan problemas de curación, al igual que aquéllas con determinados trastornos emocionales.

A veces es importante para los pacientes hacerse preguntas como: "¿Me quiero curar? ¿Puedo trabajar para lograr mi curación? ¿Creo en mi curación? ¿Soy una persona positiva?" Y si la respuesta a todas estas preguntas es No, entonces deben trabajar para modificar dichas respuestas. La enfermedad de Lyme puede cambiar completamente la personalidad, y hacer que las personas sean tristes, agresivas, infantiles e hirientes, así como muchas otras cosas, y se necesita disciplina para modificar los patrones de pensamiento o la forma de ser de una persona.

Ayudo a mis pacientes con este aspecto de la curación, tratando de discernir cuáles son sus problemas emocionales y posteriormente, les facilito ejercicios, afirmaciones y otras sugerencias para la curación de éstos. Por ejemplo, puedo mandarles tareas que consisten en permanecer de pie frente al espejo todos los días diciendo cosas como, "¡Yo soy el que manda en mi cuerpo. Yo soy el que manda en mi vida. Por ahora, los problemas se deben quedar en un segundo plano!"

Algunas veces, también les enseño estrategias para la curación de cualquier trauma infantil residual, pero normalmente prefiero empezar realizando con ellos una terapia llamada Life System. Esta terapia utiliza la retroalimentación para proporcionarme una visión más profunda del fondo del alma, junto con diferentes estrategias que son útiles para descubrir el origen de sus problemas. Al utilizar estrategias de retroalimentación que impliquen luz, sonido y frecuencias energéticas, puedo por tanto regular sus miedos, o cualcualquier patrón emocional o de pensamiento negativo que pueda haberse establecido en el interior de ellos, y que les esté impidiendo su bienestar.

Otras personas necesitan perdonar para curarse, pero antes de que puedan hacerlo, tienen que saber lo que esto significa. Para mí, el perdón consiste en la creencia de que nuestras almas tienen contratos con otras almas y estamos aquí para cumplir dichos contratos. Digamos, por ejemplo, que el marido de una mujer le hace aprender una lección muy dolorosa. Si se mira desde un ángulo universal puede ser que tanto él como ella estuvieran de acuerdo con la situación que les llevó a dicha lección, y que ésta fuera necesaria para que ella diera el siguiente paso en su proceso de crecimiento personal.

Si lo miramos en este contexto, a las personas les resulta mucho más fácil olvidar, porque luego pueden decir, por ejemplo, "Tanto él como yo necesitábamos esta situación para aprender una determinada lección de vida". Por tanto, podemos estar agradecidos de que una persona querida estuviera dispuesta a "jugar de forma cruel," sólo para que nuestras tercas cabezas pudieran aprender esta lección. Por consiguiente, hay que dar las "Gracias" a la persona que nos hirió, en lugar de quejarse, "¡Eres demasiado cruel, y eres la razón de que yo me sienta mal!" Esto puede ser beneficioso porque hemos aprendido algo como resultado de la experiencia, y puede que la otra persona también. Nosotros éramos las herramientas divinas para el crecimiento del uno y el otro.

Recomendaciones Dietéticas y del Estilo de Vida Para la Curación

Higiene del Sueño

Si sospecho que mis pacientes tienen problemas inmunes o unas glándulas adrenales débiles, entonces les aconsejo que se vayan temprano a la cama, antes de las 10 P.M. También puedo recomendar que tomen melatonina antes de irse a dormir. Sólo es posible regenerar sus sistemas inmunes cuando consigan dormir profundamente.

Recomendaciones Dietéticas

Las personas con Lyme deberían llevar una dieta rica en AGE (ácidos grasos esenciales), así como en proteínas. Los carbohidratos se deberían mantener al mínimo, porque pueden resultar "pesados" para aquéllos que están muy enfermos, y pueden agravar la inflamación. A parte de estas pautas, las personas con Lyme deberían comer cosas que saben que pueden tolerar, porque algunas de ellas presentan intolerancias alimentarias y reacciones inmunes a determinados alimentos. La mayoría de los enfermos crónicos e intoxicados no toleran los lácteos o el trigo, por ejemplo. A veces recomiendo que mis pacientes pasen una semana sin consumir ningún producto lácteo, para ver cómo se sienten. Si no notan ninguna diferencia en sus síntomas, puede estar bien que sigan consumiendo un determinado producto lácteo. En cualquier caso, la leche no debería formar parte de la dieta de nadie, puesto que ¡Somos humanos y no terneros!

Si los pacientes se sienten peor después de consumir determinados alimentos, entonces deberían dejar de comerlos. Si sus adrenales no funcionan bien y sus niveles de cortisol son bajos, entonces es seguro que tienen intolerancias alimentarias y alergias. Además, es mucho más fácil para sus sistemas inmunes recuperarse cuando evitan los alimentos a los que reaccionan de forma negativa, así como aquellos incompatibles con su grupo sanguíneo. En general, evitar la leche y los productos lácteos, el trigo y los carbohidratos refinados, y especialmente la harina o el azúcar blanco, es lo más importante. La peor dieta posible para los que padecen Lyme incluiría harina blanca, azúcar blanco, proteínas animales y grasas cocinadas. ¡Así que las hamburguesas deben ser una cosa del pasado!

Ejercicio

Recomiendo a mis pacientes hacer ejercicio aeróbico suave, y determinados deportes, siempre y cuando estas actividades no les dejen agotados. Deberían evitar cualquier tipo de movimiento "brusco". El entrenamiento con pesas o el ejercicio que aumente el pulso por encima de 125 latidos por minuto no es beneficioso, porque lleva al organismo a un estado catabólico. Los pacientes de Lyme no deberían entrar en un estado catabólico porque éste produce dolor en sus cuerpos el día siguiente después de haber realizado el ejercicio, y por tanto provoca más estrés oxidativo, el cual no es beneficioso para la curación. Son mejores los ejercicios como caminar y montar en bicicleta.

El Papel del Óxido Nítrico en la Enfermedad

El óxido nítrico y el peroxinitrito son dos químicos que a menudo son abundantes en las personas con enfermedad de Lyme. Simplemente, cada vez que el organismo es bombardeado con microbios intracelulares, éste lucha contra ellos produciendo óxido nítrico en el interior de las células. La infección crónica intracelular aumenta los niveles de óxido nítrico durante un periodo de tiempo bastante largo en comparación con otras causas de producción excesiva de óxido nítrico. Por lo tanto, creo que las infecciones intracelulares tienen mucho que ver con los niveles de óxido nítrico elevado en el organismo. Posteriormente, los niveles de óxido nítrico elevados pueden causar la producción de peroxinitrito, que es una sustancia muy tóxica para la mitocondria. Cuando las personas con Lyme presentan elevados niveles inflamatorios, esto produce óxido nítrico para una regulación por aumento (de ahí también la producción de más peroxinitrito) que a su vez aumenta sus niveles inflamatorios, convirtiéndose así en un círculo vicioso. De modo que si los pacientes presentan estrés nitrosante en sus cuerpos, lo cual se puede verificar mediante un análisis de orina, sus terapeutas deben ayudarles también a interrumpir este ciclo. La interrupción del ciclo se puede realizar de varias formas. Administro a mis pacientes altas dosis de Co-Q10. La Co-Q10 juega un papel importante en la interrupción de la producción del ácido nítrico, al igual que las inyecciones de hidroxicobalamina (Vitamina B-12), el ácido alfa lipoico, el magnesio, la L-carnitina, la Vitamina D y altas dosis intravenosas de Vitamina C. También puede ser útil comprobar y regular cualquier otra deficiencia nutricional.

El científico Martin Pall ha escrito un libro titulado *Explaining Unexplained Illnesses*. Sus hallazgos y resultados sobre el estrés nítrico han sido asombrosos. Y a lo largo del año pasado, se ha publicado aún más información sobre este tema. Dichos descubrimientos son importantes, porque el estrés nítrico es uno de los factores claves en el desarrollo de enfermedades autoinmunes y multi-sistémicas tales como el SEPT, el SFC y las SQM, así como de enfermedades neurológicas como la EM y el Parkinson.

Estoy convencida de que los microbios intracelulares juegan un papel en el desarrollo de la enfermedad autoinmune. Pueden activar el ciclo del estrés nítrico en personas que padecen de inflamación a largo plazo, y no hay forma de que el cuerpo pueda cerrar este ciclo a menos que le ayudemos a hacerlo. Esta es otra razón por la que creo que es peligroso pretender o incluso esperar (como hacen algunos), que una máquina (el Bionic 880, por ejemplo) pueda curarlo todo. El Bionic puede iluminar el organismo donde esté oscuro; puede reforzarlo, pero no es una máquina que pueda curarlo todo. Existen demasiadas razones por las que se origina una enfermedad crónica, y los médicos deben determinar las áreas del cuerpo de sus pacientes que necesitan ser reguladas por aumento así como las que necesitan ser reguladas por disminución, y elegir el método más adecuado para volver a lograr el equilibrio. La gente tiende a desear tener tan sólo una herramienta con la que construir su casa pero esto es un sueño; no puede suceder. Los seres humanos son más sutiles y complicados que eso. Si por ejemplo los pacientes presentan una drástica deficiencia de vitamina B-12, entonces ¿Cómo esperan regular ésta con la terapia fotónica? Esta sola no funcionará. En cambio, deben dar al organismo un suplemento de Vitamina B-12.

Últimas Palabras

Como terapeuta, si alguna vez usted ha tenido que padecer una enfermedad, entonces contará con un tipo diferente de compasión cuando trabaje con pacientes que estén pasando por experiencias similares, debido a que usted ya ha pasado por lo que ellos están pasando y puede empatizar con ellos. Yo soy una de esas personas. Mis pacientes de Lyme no necesitan explicarme cómo se sienten, porque yo misma he experimentado muchos de sus síntomas.

Muchas personas con Lyme han adquirido la idea, por culpa de sus anteriores profesionales de la salud, de que sus enfermedades están "todas en sus cabezas"; sin embargo, en el fondo, ellas saben que esto no es cierto. Padecen una enfermedad inmunológica grave. Y me siento bendecida que pueda ayudar a dichas personas a demostrar lo que realmente está mal en ellos, y apoyarles para que vuelvan a estar bien de nuevo.

Cómo Contactar con Marlene Kunold, "Heilpraktiker"

Naturheilpraxis Marlene E. Kunold
Torstr. 40
D-22525 Hamburgo-Alemania
E-mail: hp-mek@gmx.de

•CAPÍTULO 12•

Elizabeth Hesse-Sheehan, DC, CCN
KIRKLAND, WA

Biografía

La Dra. Hesse-Sheehan es Quiropráctica Holística, Neuróloga Cuántica y Nutricionista Clínica Titulada. Posee una capacidad excepcional para conocer e integrar las técnicas de curación más novedosas y avanzadas en su formación holística clásica. Su metodología científica e intuición le han permitido ser una persona innovadora en diversos campos de la kinesiología, así como en la terapia fotónica y quiropráctica. Ampliamente formada en una variedad de modalidades de curación incluidas varias técnicas quiroprácticas, Análisis de la Respuesta Autonómica y Neurología Cuántica, ella utiliza las enseñanzas de los Drs. Dietrich Klinghardt, M.D., Ph.D., John Brimhall, D.C., Dominique Richard, M.D., W. Lee Cowden, M.D., George Gonzalez, D.C., Q.N., y Louisa Williams, D.C. Ha estado ejerciendo la medicina desde el 2000, y se ha especializado en la atención de enfermedades complejas incluyendo los síndromes de disfunción inmune crónica, la enfermedad de Lyme y el autismo. Tiene consultas en Kirkland y Spokane, Washington.

Filosofía de Curación

Intento descubrir y eliminar los obstáculos que dificultan la capacidad innata del organismo para curar y superar la enfermedad. Es importante encontrar estos obstáculos puesto que son los que impiden a los pacientes con la enfermedad de Lyme superar sus problemas de salud. Esto significa encontrar y reunir tantas piezas de su puzzle de curación como sea posible, de forma que puedan sanarse desde el interior.

Realizo Kinesiología Aplicada o ART (Análisis de la Respuesta Autonómica) y pruebas de laboratorio (incluidos test neurológicos y ortopédicos), junto con un examen físico para discernir los desequilibrios que estén presentes en los organismos de mis pacientes.

Después de trabajar durante varios años con enfermos crónicos, he llegado a la conclusión de que donde muchos médicos fallan es en la omisión de pruebas del sistema inmune. Parecen centrarse en el tratamiento de las infecciones, y si bien es importante tratar o controlar las infecciones de los pacientes, también es importante tratar su disfunción inmune. Hasta ahora he observado que muchos médicos (al menos en mi área geográfica) no realicen pruebas del sistema inmune, tales como los test de los subconjuntos de linfocitos y los paneles de inmunoglobulinas para determinar el estado de los sistemas inmunes de sus pacientes. Tampoco les observo haciéndose preguntas como, "¿Está el sistema inmune deprimido? Y si es así ¿Cuánto?, ¿Está presentando el paciente una respuesta autoinmune o hiperinmune?" Por consiguiente, no veo que los médicos estén realizando terapias orientadas para actuar y regular dicho sistema, y creo que esto debería ser una parte importante de cualquier protocolo de tratamiento.

Además, algunos médicos caen en la trampa de pensar que si simplemente matan los microbios, entonces el sistema inmune de sus pacientes volverá a recuperarse por su cuenta, pero no creo que esto suceda en todos los casos. Es importante erradicar las infecciones, pero los médicos también deben fortalecer el sistema inmune de sus pacientes. Algunas veces piensan, ¡Vamos a darle al paciente algunas setas o calostro! Estas sustancias podrían ser problemáticas para las personas que presentan respuestas autoinmunes o hiperinmunes, porque pueden estimular la parte incorrecta del sistema inmune. Por lo tanto, es importante para los médicos realizar a sus pacientes los test del sistema inmune. Además, aunque la realización del análisis ART puede decir a los médicos muchas cosas acerca de sus pacientes, no lo revela todo, como por ejemplo, cuáles son sus sub-poblaciones de linfocitos o sus proporciones entre células asesinas NK y células C3, C4 o C8.

Dicho esto, la Kinesiología Aplicada o el ART deberían ser utilizados para analizar las infecciones, las tensiones en los órganos y las toxinas en el cuerpo, ya que se sabe que los análisis de los laboratorios no pueden discernir entre dichos problemas. Después de todo, obtenemos muchos falsos negativos en los test del Lyme y de las co-infecciones.

De ahí que combine las técnicas de Kinesiología Aplicada y el ART con las pruebas de laboratorio con el fin de conseguir los mejores resultados analíticos posibles en mis pacientes.

Extractos de Células Madre Vegetales para el Tratamiento de Lyme y la Disfunción del Sistema Inmune

Mis actuales medicamentos bioquímicos de elección para el tratamiento de las infecciones, los biofilms y la disfunción del sistema inmune en las personas con la enfermedad de Lyme son varios tipos de medicamentos herbales, incluidos los extractos vegetales embrionarios, o extractos de células madre vegetales. Aunque este tipo de terapia es nueva en los Estados Unidos, las células madre vegetales han sido utilizadas ampliamente en Europa durante los últimos treinta años, y creo que son una modalidad curativa de gran alcance, con mucho potencial para curar a las personas con la enfermedad de Lyme.

Las dos principales compañías que distribuyen productos de células madre en los Estados Unidos son la Herbal Gem (de Bélgica) y la PSC Plant Stem Cells (de Italia).

Las células madre vegetales son medicamentos herbales elaborados por la recolección de plantas cuando están en su fase embrionaria y la creación de extractos a partir de sus tallos, brotes, raíces y semillas. Los extractos se elaboran a partir de plantas embrionarias que poseen una composición bioquímica enormemente diferente a los elaborados a partir de plantas adultas. Los extractos embrionarios vegetales contienen células madre reales de plantas (que sirven para desintoxicar, rejuvenecer y regenerar el tejido humano), y hormonas (que modulan el sistema inmune) y su contenido en fitoquímicos es mucho más elevado que las plantas adultas. Las plantas adultas son recomendadas por tener altos niveles de fitonutrientes, pero he observado que a menudo, no parecen beneficiar mucho a mis pacientes. Por ejemplo, tomar ginkgo y arándano. He sido testigo de muchas personas que toman estas hierbas y no han obtenido auténticos resultados beneficiosos por su uso. La literatura médica escribe sobre todos estos presuntos milagros que se supone que suceden en el cuerpo de las personas cuando éstas toman hierbas adultas, pero creo que dichos milagros no ocurren porque los fitoquímicos en las plantas adultas pueden desaparecer por completo o ser ampliamente reducidos—hasta un 60-75%. Sin embargo, dichos fitoquímicos son conocidos por estar presentes en altas concentraciones en las plantas embrionarias.

Los extractos de células madre vegetales sirven para reparar, rejuvenecer y renovar el tejido en el cuerpo humano. También, tienen la capacidad para, una vez en el cuerpo, diferenciarse en células especializadas, lo que significa que pueden tratar una gran variedad de problemas. Es más, los fitoquímicos en las plantas embrionarias poseen una amplia gama de efectos fisiológicos sobre el organismo, de modo que presentan un espectro muy amplio en su uso, lo que significa que un tipo de célula madre vegetal puede ser utilizada para tratar una multitud de problemas. Por ejemplo, todos los extractos elaborados a partir de tejido embrionario tienen altas cantidades de quercetina y/u otros agentes anti-inflamatorios contenidos en ellos, lo que significa que un simple medicamento puede ser anti-espiroquetas, anti-micótico y anti-viral, así como anti-inflamatorio. Esta es una ventaja, porque significa que a medida que los microbios están siendo eliminados, la inflamación del cuerpo se reduce debido a las propiedades anti-inflamatorias propias de la planta. Al mismo tiempo, también están siendo reparados y reforzados otros aspectos del sistema inmune. Además, los productos de células madre más resistentes pueden tratar todo tipo de infecciones. Mientras que algunos medicamentos son específicamente anti-virales o anti-bacterianos, otros poseen propiedades de los "cuatro grandes"; lo que significa que son anti-virales, anti-bacterianos, anti-micóticos y anti-parasitarios.

Las células madre vegetales tienen muchos usos, y se las recomiendo a mis pacientes para una variedad de problemas y síntomas diferentes. Uno de los medicamentos realmente espectaculares que utilizo en mi práctica se denomina Maize, que es uno de los productos anti-bacterianos más fuertes de la familia herbal de las células madre. Posee más de 200 fitoquímicos, de los cuales treinta y tantos son anti-inflamatorios. Esta es una gran ventaja porque la eliminación de microbios y la desintoxicación producen inflamación en el organismo, de forma que cuando los terapeutas den a sus pacientes un producto que sea anti-bacteriano así como anti-inflamatorio, están tratando varias piezas de su puzzle de curación.

Otro ejemplo de producto de células madre vegetales multi-usos es el Grapevine. En su forma embrionaria, el Grapevine es anti-viral, anti-bacteriano y anti-inflamatorio, así como un estimulante del sistema inmune y un quelante de metales pesados. Por lo tanto, se trata de un producto con cinco acciones muy diferentes sobre el organismo.

Otro gran aspecto sobre los extractos de células madre vegetales es que las dosis diarias recomendadas son tan bajas que, generalmente, la mayoría de las personas sólo necesitan nueve gotas al día de un único medicamento. Además, debido a sus componentes bioquímicos, y a las dosis tan pequeñas, los medicamentos poseen un mejor potencial osmótico, lo que da lugar a una mejor absorción y acción en el organismo. Por último, debido a que son tan polifacéticos, se necesitan menos suplementos complementarios para la curación, lo cual los hace rentables.

El número de extractos embrionarios que la gente con la enfermedad crónica de Lyme necesita depende de la persona, de su constitución, de los resultados de sus análisis y de sus problemas específicos. Las personas que sean hipersensibles, asintomáticas o que se encuentren en remisión puede que sólo necesiten uno o dos medicamentos. Aquéllas que estén muy enfermas y necesiten un refuerzo extra; por ejemplo, las personas con cáncer o disfunción inmune grave, podrían necesitar hasta trece medicamentos diferentes. Por ejemplo, los médicos que atienden a pacientes de cáncer deben hacer muchas cosas por sus pacientes; inducir la apoptosis (muerte celular programada), regular y modificar las respuestas de sus sistemas inmunes, regular sus procesos de desintoxicación, restaurar sus deficiencias nutricionales y posteriormente, administrarles los medicamentos para síntomas específicos. Pero sorprendentemente, las células madre vegetales pueden realizar todas estas cosas.

Otro gran aspecto sobre los extractos de células madre vegetales es que debido a que son derivados de las plantas, no de humanos, no existe el mismo tipo de controversia moral sobre su uso como con las células madre humanas.

Diferencia entre la Herbal Gem y la PSC Plant Stem Cells

Según tengo entendido, Plant Stem Cell Nutrition (PSC) fabrica sus productos de forma diferente a Herbal Gem. Por ejemplo, PSC se toma el tiempo de arrancar con pinzas el papel de envoltura alrededor de la yema, mientras que Herbal Gem no. Esto hace que los niveles de taninos no deseables sean más bajos en los productos de PSC que en los de Herbal Gem.

Además, la PSC utiliza un proceso de extracción de alcohol del 60%, mientras que Herbal Gem sólo utiliza un proceso de extracción del 30%. Alguna literatura médica afirma que la extracción máxima de las propiedades beneficiosas de las plantas se consigue utilizando alcohol de 60%. Por esta razón, prefiero los productos de PSC antes que los de Herbal Gem y además porque los productos de PSC contienen alcohol de uva orgánica, lo que significa que poseen altas cantidades de anti-oxidantes, como el
resveratrol. El alcohol de uva también es menos alergénico que el alcohol de grano.

Por último, es importante indicar que los extractos de células madre vegetales procedentes de ambas compañías son extractos en su totalidad, no diluciones, lo cual los hace muy potentes.

*Atención: Estos párrafos contienen solamente mi evaluación no oficial de estos productos.

Hierbas de Buhner como Células Madre

He encontrado que las hierbas descritas en el libro de Stephen Buhner (*Healing Lyme,* Raven Press) son muy beneficiosas en el tratamiento de la enfermedad de Lyme, y por esta razón, he solicitado que la Distribución de PSC fabrique las hierbas que él recomienda para la enfermedad de Lyme, pero en su forma embrionaria, y especialmente la andrografis, el eupatorio, la uña de gato y la artemisia. La forma en células madre de estas hierbas debería tener una acción mejor y más fuerte sobre el organismo que las plantas adultas, así como un rango más amplio de aplicaciones a dosis más pequeñas. Fui especialmente insistente en que la PSC desarrollara medicamentos de células madre de andrografis, porque esta hierba posee fitoquímicos específicos para la Borrelia, así como una alta afinidad por el sistema nervioso. Como resultado de mi petición, el producto de andrografis estará disponible en un futuro próximo, y será interesante ver cómo funciona. Mis pacientes de Lyme se han beneficiado enormemente por el uso del protocolo herbal de Buhner, de modo que emplear la forma embrionaria de estas hierbas debería proporcionarles incluso mejores resultados.

Por último, y como he mencionado anteriormente, todos los productos de PSC están elaborados en alcohol de uva, de manera que hay un alto contenido de resveratrol en todas sus extracciones.

Otras Hierbas Que Se Utilizan como Células Madre

Algunas de las otras hierbas que pronto estarán disponibles en forma embrionaria incluyen el palo de arco, la uña del diablo, (que debe ser muy efectiva para el tratamiento de síntomas como el dolor y la inflamación), la nigella, el trigo, el diente de león, la eufrasia, la mielenrama y la árnica (de nuevo, en la forma herbal, no homeopática). Se supone que estas hierbas tienen grandes efectos sobre el organismo, pero decepcionan cuando se utilizan clínicamente, debido a su bajo contenido en fitoquímicos. Por lo tanto, creo que los terapeutas empezarán a ver cómo pueden ser estas hierbas de poderosas cuando se utilicen en forma de extractos de células madre vegetales, y comiencen a obtener los resultados que se supone que son obtenidos con las hierbas adultas. La PSC, Plant Stem Cells, también fabrica medicamentos de células madre que pueden ser administrados como inyecciones intramusculares, lo cual será beneficioso para las personas con trastornos neurodegenerativos tales como la EM y la enfermedad de Lou Gehrig, al igual que para aquéllas con dolor intenso y difícil de manejar.

Desintoxicación

El Uso de Extractos de Células Madre Vegetales para la Desintoxicación

Curiosamente, las células madre vegetales también pueden ser utilizadas para la desintoxicación, porque poseen componentes como la fitoquelatina sintasa, metalotioneínas, oligoelementos y fitoquímicos que ayudan a la quelación, aglutinación, excreción y movilización de metales. Todas las células madre vegetales funcionan como medicamentos drenantes, pero las que son más útiles para los objetivos generales de desintoxicación incluyen la Vid, el Aliso, el Sauce Blanco, el Avellano, el Cedro del Líbano, el Pino de Montaña, el Álamo Negro, el Arándano, el Tilo, el Rosemary y el Enebro.

El Dr. Richard cree que las células madre vegetales son agentes quelantes superiores al DMSA y el DMPS, así como a otros, y afirma que son mucho más efectivos, al igual que seguros, para limpiar el organismo de metales pesados. Además, con extractos de células madre vegetales, los médicos no tienen que preocuparse por problemas como la sensibilidad de la vía de sulfatación del paciente, la disfunción renal, las erupciones micóticas y otros trastornos que pueden surgir como consecuencia del uso de los agentes de quelación anteriores. En mi práctica, empleo medicamentos embrionarios junto con otros agentes de desintoxicación, tales como el cilantro, la chlorella, las pectinas (manzana, cítricos y pomelo), los alginatos, las arcillas y el carbón vegetal.

Otras Estrategias de Desintoxicación

Además de las células madre vegetales, recomiendo baños de pies con limpiador iónico, dietas de desintoxicación (generalmente las dietas de eliminación de alimentos y las que siguen las normas de combinación de los mismos), zumos, agua orgánica, saunas, colónicos, enemas de café, electrolitos, minerales y agua alcalina que tiene un Ph de 9.5, para desintoxicar el organismo de las toxinas relacionadas con el Lyme. Entre las toxinas ambientales, las infecciones y el estrés de la vida diaria, la mayoría de las personas tienen demasiado estrés en sus cuerpos y son muy ácidos. Es importante que mantengan sus cuerpos en un estado alcalino con el fin de curarse de sus enfermedades crónicas. Por mucho que nos guste pensar que es posible corregir el pH del organismo con sólo tomar una bebida orgánica, he observado que normalizar este particular desequilibrio es difícil de hacer. Una de las formas más eficaces de lograrlo es bebiendo agua alcalina. Un sitio en Internet con mucha información sobre ionizadores que alcalinizan el agua se puede encontrar en: www.waterionizerauthority.com. Tyent y Jupiter son dos marcas de alta calidad.

También, es una buena idea para las personas con Lyme tener un filtro de calidad para el aire en casa, para ayudar a limpiar las esporas de mohos en interiores, los virus y la polución del aire. Para ello, recomiendo productos fabricados por Austin Air.

A pesar de que las células madre vegetales son bastante eficaces para desintoxicar una serie de sustancias del organismo, algunas veces las personas necesitan aglutinantes de toxinas adicionales, especialmente si están llevando a cabo un protocolo de eliminación de biofilms. Dicho esto, he observado que aquéllos que utilizan extractos de células madre necesitan menos aglutinantes de toxinas tradicionales, como la chlorella, el carbón vegetal y la pectina, y/o son capaces de reducir su uso entre el 25 y el 75%.

Por último, es importante que las personas con Lyme eliminen todas las fuentes posibles de toxicidad de su entorno, incluyendo disolventes domésticos, pesticidas, vacunas, ftalatos, plásticos, alimentos modificados genéticamente y químicos. Es común citar los metales pesados o el mercurio como las principales fuentes de toxicidad en el organismo, pero también existen muchas otras cosas que contribuyen a su carga tóxica general.

Tratamiento de los Problemas de Desintoxicación

No soy una experta en el tema de los perfiles genéticos para identificar los defectos genéticos que afectan a la capacidad para desintoxicar del organismo. Sé un poco sobre sulfatación, los problemas de las vías de metilación y NOS, y que éstos se pueden corregir en cierta medida tomando suplementos nutricionales y medicamentos de células madre vegetales. En cualquier caso, creo que los defectos genéticos se pueden superar, y esta creencia es apoyada por los estudios en epigenética, que demuestra ser un apasionado campo de estudio. Bruce Lipton, PhD, ha realizado un gran trabajo en este área y recomiendo encarecidamente su libro,

The Biology of Belief para cualquiera que desee saber más sobre la epigenética.

Además, creo que puede ser útil para aquellas personas con los mecanismos de desintoxicación comprometidos eliminar toxinas de sus cuerpos, empleando métodos de desintoxicación que hagan uso de los órganos además del hígado. Baños de barro, paquetes con aceite de ricino, baños de pies, saunas y drenaje linfático, por ejemplo, utilizan la piel para la desintoxicación. La desintoxicación también puede facilitarse mediante láser y terapia de luz. La Neurología Cuántica es un tipo de terapia que los terapeutas emplean para regular la función neurológica y orgánica en sus pacientes. Si mis pacientes de Lyme se pueden permitir su propio dispositivo de terapia de luz, (existen varios disponibles—uno que yo recomiendo es el Sota Lightworks, en www.braintuner.com), posteriormente puedo enseñarles cómo utilizarlo para la desintoxicación, así como para el refuerzo renal y hepático.

Este dispositivo de luz cuesta 280 USD, pero los pacientes pueden utilizarlo siempre. El que los médicos encuentren estrategias de curación que los pacientes puedan hacer por su cuenta, les ayuda económicamente, ya que no tienen que ser tan dependientes de sus terapeutas para todos sus tratamientos.

Dieta

Es importante mantener una dieta saludable para una completa recuperación de la enfermedad de Lyme. De hecho, creo que es al menos el 50% de la ecuación. En primer lugar, puede ser útil prestar atención y modificar (cuando sea necesario) las proporciones de los alimentos. Por ejemplo, algunos pacientes podrían beneficiarse del aumento en su ingesta de proteínas o verduras, o de la reducción en la cantidad de un determinado tipo de alimento que ellos consuman. Combinar y comer el mismo tipo de alimento durante las comidas puede ser beneficioso para aquellas personas con problemas digestivos. Por ejemplo, consumir solamente verduras y otros carbohidratos complejos durante una comida evitando las proteínas, o viceversa (comer proteínas pero no carbohidratos complejos en la misma comida) puede ser una buena idea. En general, trato de que mis pacientes con la enfermedad de Lyme no se acerquen a los cereales ni a los carbohidratos refinados. Aquéllos con el sistema inmune comprometido tienden a consumir demasiados azúcares, que alimentan las infecciones del organismo, suprimen el sistema inmune y causan inflamación y estrés al sistema endocrino. Comer alimentos que no tengan gluten ni caseína también es importante para aquéllos con Lyme. Si los biofilms son un factor en la curación, (los cuales casi siempre parecen estar presentes en toda persona con infección crónica) suprimir los alimentos que contribuyen a su formación, (como aquellos que contienen gluten y caseína), también puede ser una buena idea.

Pienso que además, es crucial evitar los alimentos modificados genéticamente, ya que dan lugar a un gran número de problemas en el organismo, incluidos la disbiosis y el Síndrome del Intestino Permeable. Sin embargo, establecer una dieta adecuada para los pacientes con la enfermedad de Lyme puede ser complejo, ya que tiende a ser difícil para ellos introducir suficientes verduras en sus dietas. Además, demasiadas proteínas pueden causar acidez, y si los pacientes no pueden comer cereales o lácteos, entonces puede ser duro para ellos encontrar bastantes alimentos satisfactorios de comer. Beber agua alcalina puede contrarrestar la acidez que resulta del consumo de proteínas, pero en cualquier caso, la mayoría de la personas con Lyme deberían llevar una dieta que tuviera al menos un cincuenta por ciento de verduras.

También es importante consumir alimentos orgánicos. Como mínimo, los pacientes deberían consumir carne y lácteos sólo procedentes de fuentes orgánicas, debido al alto contenido de hormona del crecimiento y antibióticos de los lácteos y la carne no orgánicos. Animo a mis pacientes con Lyme a que visiten la página de Internet: www.ewg.org, y buscar el "Dirty Dozen", que contiene una lista de las frutas y verduras no orgánicas con los mayores niveles de toxinas. Además, el sitio habla de qué frutas y verduras no orgánicas son buenos para comprar.

Tratamientos para el Alivio Sintomático

Dolor

El dolor puede ser un síntoma difícil de tratar. Los pacientes que han tomado extractos de células madre para su dolor han experimentado alivio, pero algunas veces se necesitan altas dosis de estos medicamentos para tratar este síntoma, a diferencia de otros síntomas, que requieren dosis más bajas. Y si se toman 90 gotas de un medicamento para tratar el dolor de una persona, este tratamiento se vuelve muy caro. Por esta razón, para algunas personas, utilizar células madre vegetales para tratar el dolor puede que no sea tan rentable como utilizarlas para el tratamiento de otros problemas, al menos hasta que no esté disponible una forma inyectable de dichos medicamentos.

Además de los extractos de células vegetales, la otra gran actuación que recomiendo para el tratamiento del dolor es el láser frío o la terapia de luz, y especialmente la Rehabilitación con Neurología Cuántica (mencionada anteriormente), la cual se trata de una técnica desarrollada por el Dr. George González, D.C., Q.N., que rehabilita el sistema nervioso. El Dr. González desarrolló la Rehabilitación con Neurología Cuántica (quantumneurology.com) después de que un masajista dejara a su mujer paralizada. Su mujer no podía caminar, había perdido toda la función vesical e intestinal, y había desarrollado otros problemas neurológicos graves. Mientras estaba en la escuela de quiropráctica, él la llevó a muchos de los mejores quiroprácticos del país.

En aquel momento, se encontró con un estudio sobre el láser frío, y durante varios años después utilizó lo que aprendió para desarrollar una técnica que al final empleó para rehabilitar completamente a su mujer. En realidad, ella es un milagro neurológico, porque la mayoría de las personas no se recuperan de una lesión de esta magnitud. De hecho, la mayoría de los neurólogos creen que si las personas con problemas neurológicos no curan después de seis meses de tratamiento, es probable que no mejoren nunca. Sin embargo, las técnicas de Rehabilitación con Neurología Cuántica han sido capaces de restaurar la función neurológica a gente diez, veinte, e incluso treinta años después de sus lesiones neurológicas. Eso es algo inaudito, un verdadero milagro.

La Neurología Cuántica es un procedimiento no invasivo que permite a los médicos controlar el funcionamiento de todos los nervios de sus pacientes mientras los rehabilitan. Las pruebas funcionales se pueden realizar para los nervios craneales, sensoriales y motores, así como para los nervios que inervan los órganos o vísceras del cuerpo. El 80% de los nervios del organismo son sensoriales, y son los responsables de una multitud de funciones, incluidas el proceso del tacto fino y grueso, el dolor, la presión, la percepción de frío y calor, el sentido vibratorio, la propiocepción y el reconocimiento de las formas. Los médicos pueden restaurar los patrones nerviosos de sus pacientes con este tipo de terapia de luz. Es un procedimiento muy eficaz y no invasivo que ha proporcionado a aquellas personas con Lyme un gran alivio de su disfunción cognitiva y motora, neuropatía y dolor. Es más, puede que sea uno de los tratamientos más eficaces para las personas con distrofia simpática refleja, fibromialgia, neuropatía y dolor articular, bursitis y enfermedades por el estilo. La terapia de luz puede ser utilizada para cualquier tipo de dolor, ya sea nervioso o muscular. Además, posee muchos otros efectos positivos sobre el organismo: aumenta la producción de ATP en las células, ayuda a que el organismo fabrique más sustancias naturales aliviadoras del dolor (sus anti-inflamatorios naturales), promueve la producción de colágeno, aumenta la oxigenación, desintoxica las células y facilita un mayor movimiento del sistema linfático. Básicamente, hace que el organismo se cure más rápido, alrededor de hasta un 30%. Puesto que los nervios se curan más lentamente que cualquier otra parte del cuerpo, cualquier técnica que aumente su tasa de curación un 30% es importante.

Además de esto, no es invasiva y los pacientes saben con bastante rapidez si les está funcionando. Por ejemplo, para un problema de ciática de larga duración, puede que los pacientes necesiten al menos diez tratamientos, pero sus médicos pueden realizarles pruebas musculares para averiguar cuántos tratamientos necesitan y si la terapia será beneficiosa para ellos.

Los cambios positivos se pueden producir bastante rápido, aunque el dolor puede ser difícil de manejar si se trata de un resultado directo de las infecciones de los pacientes.

Tengo una paciente de Lyme que tuvo una neuropatía horrible, y antes de su primera sesión de NC, había estado utilizando un andador. Tenía todo tipo dolor, así como DSR (Distrofia Simpática Refleja), que se trata de un síndrome de dolor grave que la hizo sentirse como si estuviera siendo aplastada hasta la muerte. Después de varios meses de tratamiento con el láser, el dolor de esta mujer disminuyó significativamente. Cada paciente responde de forma diferente a la terapia, pero creo que la técnica es importante y muy beneficiosa para muchas personas con la enfermedad de Lyme. Una vez más, muchos profesionales de la salud han asumido que con sólo matar las bacterias de Lyme, sus pacientes mejorarán, pero eso no es cierto en todos los casos.

Ansiedad y Depresión

Analizar y tratar la disfunción y las deficiencias de los neurotransmisores de mis pacientes son un componente integral para ayudarles a curar la enfermedad de Lyme y las enfermedades crónicas. NeuroScience es un laboratorio que realiza un panel completo de neurotransmisores, utilizando un análisis de orina y/o de saliva. El laboratorio analiza cosas como los niveles de histidina de los pacientes, el GABA, la epinefrina, la dopamina y la serotonina, y después recomienda suplementos para ellos, basándose en los resultados de sus análisis.

Un producto para el equilibrio neurológico que he observado que es beneficioso para muchas personas es el TravaCor, el cual regula una amplia variedad de neurotransmisores. Otro es el Kavinace, el cual es un tipo especial de GABA que tiene un efecto positivo sobre los lugares receptores de GABA, más que otros tipos de GABA, y es especialmente beneficioso para las personas con insomnio o las que padecen de ansiedad.

A menudo recomiendo Linden Tree, el cual es un producto de células madre vegetales que desintoxica el sistema nervioso, ayuda a aumentar los niveles de serotonina y alivia el insomnio y la ansiedad. Por tanto, un protocolo habitual para el tratamiento de la depresión y la ansiedad de mis pacientes podría incluir células madre vegetales, junto con los productos de NeuroScience u otros suplementos que afectan positivamente a los niveles de los neurotransmisores. También podría incluir medicamentos homeopáticos, tales como las flores o las gemas, que pueden ser beneficiosas para algunas personas.

Insomnio

El insomnio puede ser muy difícil de tratar. A menudo, para cuando los pacientes de Lyme acuden a mi consulta, ya han probado todos los remedios naturales "básicos" como el magnesio, la manzanilla, la valeriana y el lúpulo. Los extractos de células madre vegetales pueden ayudar a restaurar el sueño en algunos de estos pacientes, aunque hoy en día sólo existen un par de medicamentos elaborados específicamente para la disfunción del sueño; Higo, Árbol del Tilo, Semillas del Abedul de Plata y Cedro del Líbano. Este último medicamento contiene altos niveles de sesquiterpeno, el cual aumenta el oxígeno alrededor de los receptores de la glándula pineal, y estimula la liberación de melatonina. La Amapola de California también puede ser beneficiosa para el tratamiento del insomnio. Si mis pacientes no responden bien a ninguno de estos productos, les aconsejo que analicen sus neurotransmisores, y si sus niveles son realmente bajos, entonces les recomendaré que tomen melatonina, junto con otros precursores de neurotransmisores. No creo que sea bueno para la gente depender de la melatonina, pero al mismo tiempo, es una hormona relativamente segura de tomar y posee buenos efectos antioxidantes sobre el organismo. Si los neurotransmisores de mis pacientes se desequilibran, entonces intentaré regularlos de nuevo antes de prescribirles un medicamento para el sueño.

Asimismo, es importante practicar una buena higiene del sueño. Los ritmos circadianos de algunas personas se encuentran tan desordenados que ni siquiera tratan de irse a la cama hasta después de las once. La práctica de algunos rituales como apagar los aparatos electromagnéticos y no ver la TV en la habitación antes de dormir pueden ser de ayuda, así como intentar acostarse todas las noches a la misma hora.

Tratamiento de la Disfunción Hormonal

Analizar y controlar la disfunción hormonal de los pacientes es una pieza clave para resolver su puzzle de curación. Las hormonas son especialmente importantes para controlar la energía y la capacidad de manejar el estrés. Además, juegan un papel importante en la función del sistema inmune. La mayoría de las personas con Lyme presentan un desequilibrio hormonal generalizado.

Utilizo el test ART, así como análisis (de sangre, saliva y orina) para detectar desequilibrios hormonales en mis pacientes. Para aquéllos que ya están con un protocolo para ayudar a regular sus hormonas, y que aún presenten cansancio, realizo un análisis de ácidos orgánicos en orina que revele si las mitocondrias de las células son disfuncionales. (La mitocondria es el motor de la célula). Realizando una terapia nutricional específica, puedo curar sus mitocondrias, y conseguir que sus células comiencen a producir otra vez energía.

Sorprendentemente, las células madre pueden modular los desequilibrios hormonales. Si la cantidad o el funcionamiento de una determinada hormona son demasiado elevados, entonces las células madre pueden reducirlos. Si son demasiado bajos, las células madre pueden aumentarlos.

Además, las células madre tienen un efecto regenerativo sobre el organismo. Por ejemplo, un medicamento de células madre llamado Black Currant funciona como un tipo de cortisona natural pero no tiene los mismos efectos secundarios sobre el organismo que la cortisona sintética, e incluso la llamada cortisona natural. En cambio, tiene un efecto regulador sobre el sistema inmune, de modo que aquellas personas que lo toman obtienen los efectos anti-inflamatorios de la hormona sin los devastadores efectos de las glándulas adrenales. Al mismo tiempo, regenera las glándulas adrenales, para que eventualmente produzcan cantidades equilibradas de su propio cortisol.

Algunos médicos caen en el error de pensar que siempre que en sus pacientes los niveles de cortisol u otra hormona sean bajos, es necesario darles cortisol sintético u otra hormona. Sin embargo, esto no siempre es beneficioso, debido a que el organismo puede llegar a depender de dichas hormonas, en lugar de aprender cómo volver a elaborar las suyas propias. Otro problema es que algunas personas podrían incluso no tener deficiencias hormonales; sino simplemente desequilibrios. Sin embargo, el tratamiento de la disfunción hormonal en la enfermedad de Lyme es demasiado complejo. El estrés de las infecciones de Lyme contribuye a la supresión del sistema inmune, de modo que los médicos deben abordar todas estas pequeñas piezas del puzzle al mismo tiempo.

Si los pacientes tienen un buen protocolo de Lyme y con un buen programa para potenciar el sistema inmune, perfectamente sus organismos deberían curar con el tiempo todas las disfunciones hormonales por sí mismos. Esto no siempre ocurre, pero si los pacientes tienen que estar con un miligramo de DHEA para el resto de sus vidas porque sus cuerpos han sido tan dañados y estresados por el Lyme, esto sería aún mejor que darles diez miligramos de DHEA. Además, sus niveles hormonales pueden ser anormales debido a que sus problemas con los neurotransmisores no están siendo tratados adecuadamente, o exista algún tipo de estrés en sus vidas que no esté siendo tratado, como el estrés psicológico o emocional, o una alergia alimentaria. De modo que puede que sea más importante para ellos tratar estos problemas que simplemente suplementar sus organismos con una hormona.

Recomendaciones de Estilo de Vida para la Curación

Un problema que a menudo observo en mis pacientes es que cuando empiezan a sentirse bien, tienden a salir y ellos mismos se hacen daño. Es como si se dijeran a sí mismos, "¡Guau, puedo sentarme en el suelo durante cinco horas por primera vez en siete años!" Y yo debo decirles, "¡Bueno, a tu cuerpo no le gustó eso!". Por tanto, deben ser conscientes del exceso. Aunque sea difícil, cuando se han sentido tan enfermos durante tanto tiempo. Cuando consiguen un rayo de sol—es decir, una mejoría en los síntomas, en realidad lo que quieren es aprovecharlo, porque en el fondo de sus mentes, se están preguntando, "Vale ¿Cuánto tiempo va a durar este bienestar? ¿Cuánto tiempo tendré antes de sentirme otra vez hecho polvo?" Aunque comprendo lo que piensan, también es importante para ellos no deshacer todo el trabajo duro que han realizado para mejorar. Observo que este tipo de cosas suceden con frecuencia cuando mis pacientes realizan Neurología Cuántica. Consiguen que algunas funciones neurológicas se restauren de nuevo, se sienten bien y posteriormente, empiezan a salir y a dar largos paseos pero pronto se sienten mal otra vez, porque se excedieron demasiado rápido.

Además, es vital para las personas con Lyme minimizar el estrés tanto como sea posible. Encuentro que mis pacientes pueden llegar a agobiarse fácilmente por la vida, porque no se sienten bien, y este sentimiento les paraliza completamente. Tienen demasiadas cosas que hacer e incluso no pueden soportar empezar, de modo que les aconsejo simplificar sus vidas tanto como sea posible; por ejemplo, deshacerse de cosas y organizar sus casas. También les digo que establezcan rutinas por la mañana, por la tarde y por la noche, y luego ceñirse a ellas. También les digo que elaboren un menú para la semana y que luego realicen la compra para dicho menú, de modo que sepan lo que van a comer cada día. Hacer pequeñas cosas como éstas puede ayudarles a manejar el sentimiento de estar agobiados.

Además, creo que es importante para ellos dar pequeños pasos cuando intenten organizar sus vidas. Marla Cilley, la mujer que se encarga de la página web: www.flylady.net inspiró mi forma de pensar en este aspecto. Flylady dispone de un programa de tutoría online, completamente gratuito que fue diseñado originalmente para las madres que se quedan en casa, pero también se desenvuelve en el asesoramiento de los enfermos crónicos. Ella dice a sus lectores cosas como, "Tu casa no llegó a este estado de la noche a la mañana, así que no vas a organizarla de la noche a la mañana" y luego les da sugerencias para organizar sus vidas. Como por ejemplo, les dice a los lectores que establezcan un temporizador de quince minutos, y que sólo realicen tareas durante estos quince minutos. Una vez pasados estos quince minutos, pueden decidir si quieren gastar otros quince en la misma tarea, o en otra cosa. Es un juego psicológico que funciona, porque por ejemplo, si las personas se dicen a sí mismas que tienen que hacer su declaración tributaria y saben que esta tarea va a llevarles una eternidad, entonces puede que no la hagan. Sin embargo, si saben que sólo va a llevarles quince minutos, entonces podrían encontrarse mejor para hacerla, y como resultado, terminar haciendo en realidad más cosas que si hubieran intentado hacer toda la tarea completa por adelantado.

De modo que animo a mis pacientes a establecer rutinas, porque lleva mucho tiempo pensar y tomar decisiones en la vida. Cuantas más rutinas tengan, menos tienen que pensar. Al mismo tiempo, deben perdonarse y amarse a ellos mismos cuando fracasen en sus tareas.

Por último, las personas con la enfermedad de Lyme deben escuchar y estar en armonía con sus cuerpos y no hacer la vista gorda a sus necesidades. Algunas veces es necesario ser golpeado por un camión para que la gente comience a prestar atención a lo que necesitan, sobre todo las personas Tipo A, que no son muy buenas para escuchar a sus cuerpos. Es importante respetar las necesidades del organismo en cuanto al descanso, la alimentación, el juego, la creatividad, el rezo y el rejuvenecimiento, y aprender a dejarse llevar y priorizar lo que es importante en la vida.

Terapias para la Curación de las Emociones y del Espíritu

Para los pacientes con la enfermedad de Lyme, es importante abordar los traumas emocionales no tratados como parte de su proceso de curación. Para esto, recomiendo el programa Advanced Cell Training (anteriormente IRT, Immune Response Training). Se puede encontrar más información sobre el ACT en: www.advancedcelltraining.com. Esta es una poderosa modalidad de curación que trata los síntomas causados por traumas emocionales así como los causados por el Lyme. El fundador de la terapia, Gary Blier, permite a los participantes completar tres sesiones con una garantía de devolución del dinero (en el momento en que se publicó este libro). De modo que si éstos no observan un cambio en sus síntomas después de tres sesiones, entonces no tienen que pagar por dichas sesiones. Les digo a mis pacientes que vale la pena intentarlo, porque no tienen nada que perder económicamente si lo hacen.

También recomiendo las técnicas de liberación energética como la EFT (Emotional Freedom Technique), para la curación de traumas conscientes, o para los problemas que los pacientes de Lyme saben que tienen, como la depresión, por no ser capaces de realizar las mismas actividades diarias que hacían previamente a su enfermedad. Se trata de una técnica fácil de aprender, efectiva y barata que se puede hacer en cualquier momento y en cualquier lugar. Los pacientes pueden aprender a realizar esta técnica por su cuenta; existen muchas páginas web que muestran cómo hacerlo. O pueden acudir primero a un terapeuta EFT para aprender, y luego practicar las técnicas en casa. Si durante la técnica surge un problema que no puedan solucionar ellos mismos, siempre pueden volver al terapeuta para llevarla a cabo.

Como una gran técnica que recurre a los traumas o creencias del subconsciente, recomiendo Psych-K. Es muy buena para acceder a los traumas enterrados, reprogramando el cerebro y eliminando las creencias del subconsciente que están saboteando la curación de los pacientes, impidiéndoles que consigan sus objetivos. La Psych-K también es buena porque es una técnica que se puede combinar con el análisis muscular, el cual permite al terapeuta y al paciente discernir exactamente cuáles son los trastornos emocionales que necesitan curación. Posteriormente, los pacientes pueden considerar esta información y re-educar sus cerebros para recrear creencias más saludables.

También, me gustan las terapias que requieren la participación activa de los pacientes, a diferencia de la terapia de grupo tradicional, que se centra sobre todo en que los pacientes compartan sus problemas pasados y luego reciban consejos para la curación de los mismos. No es que haya nada malo en este tipo de terapia, pero me preocupa que las personas se queden atrapadas en la "historia de sus enfermedades", porque continúan reciclándolas y repitiéndolas a un orientador, y al hacer esto, refuerzan cada vez más sus sistemas de creencias. Este mismo problema también ocurre con algunos de los grupos de conversación online sobre la enfermedad de Lyme. Creo que hay un tiempo y un lugar para éstos, pero también pueden hacer que las personas se queden atrapadas en este vórtice energético del Lyme y que la enfermedad se vuelva más difícil de superar.

En cualquier caso, es importante alcanzar la mente subconsciente durante la curación del trauma emocional, y la terapia de grupo no siempre lo hace. Y mientras la EFT, por ejemplo, empieza como una terapia consciente, las heridas del subconsciente se pueden curar en el proceso, porque la EFT hace uso del subconsciente, o mente inconsciente, así como de la consciente. Creo que libros tales como *The Secret* (El Secreto) tienen valor para algunos, pero si una persona tiene una creencia subconsciente subyacente, tal como "No merezco estar bien", ninguna afirmación en el mundo va a cambiar esta creencia. Puesto que el 80% de nuestra mente está dirigida por el subconsciente, es importante realizar terapias que lleguen a la mente subconsciente.

Por tanto, aunque creo que es importante para las personas ser conscientes de sus pensamientos, deben profundizar y acceder a la mente subconsciente para descubrir las creencias perjudiciales que están allí atrapadas y que les dirigen a ellos y a sus decisiones. Además de la Pysch-K, APN (Psiconeurobiología Aplicada) y la PK (Psicokinesiología) son otras modalidades que llegan a la raíz de los problemas emocionales. Las terapias del Dr. Klinghardt, experto en Lyme, son de este tipo.

La RET, Rapid Eye Therapy, o Terapia de Movimiento Ocular Rápido, es otra buena forma de curación que elimina la mente subconsciente. Esta terapia es más suave que la EMDR (Eye Movement Desensitization and Reprocessing (Reproceso y Desensibilización del Movimiento Ocular), la cual obliga a la gente a revivir sus traumas. Los terapeutas deben tener cuidado con las terapias que producen esto. Existen formas de hacer que los pacientes sean conscientes de sus traumas sin forzarles a revivirlos. Además, cuando las personas reviven sus traumas, dichos recuerdos pueden quedarse relegados aún más allá de su memoria celular.

El Dr. Cowden, en sus seminarios de curación, establece que los terapeutas deberían conseguir tres afirmaciones en el análisis muscular de sus pacientes para ayudarles a discernir cuáles son los bloqueos emocionales que necesitan curación. Dichas afirmaciones son: "Estoy bien", "Quiero estar bien", y "Me merezco estar bien". Él encuentra que la mayoría de las personas fallan en al menos una de las afirmaciones. Después de las preguntas del análisis muscular, se pueden aplicar diferentes intervenciones para revertir las creencias no saludables. Una de las intervenciones del Dr. Cowden es la oración, la cual creo que funciona para algunas personas y para otras no. Algunas necesitarán aplicar metodologías cognitivas y energéticas, tales como las que he mencionado anteriormente. Además, la mayoría de las personas que conozco con la enfermedad de Lyme poseen una fuerte educación espiritual y puede que recen a menudo, pero eso no significa que necesariamente se estén ocupando del trauma emocional pasado que está contribuyendo a su enfermedad.

Otra técnica que recomiendo se llama el Healing Way Method, que no supone volver a experimentar o revivir experiencias pasadas traumáticas o desagradables. El Healing Way Method es un avanzado sistema de curación diseñado para servir a la evolución espiritual y curación de la humanidad, mediante la curación de creencias distorsionadas, actitudes inconscientes y respuestas emocionales automáticas, y mediante la intensificación de la conciencia de las personas sobre quiénes son en realidad y de su conexión con lo Divino. Es una terapia basada en la intención; es decir, los pacientes deciden lo que quieren cambiar en sus vidas. Ellos escriben y afirman verbalmente sus intenciones, lo que luego servirá de trampolín para todo lo demás que sigue en el proceso de curación. A través de esta terapia, los pacientes son capaces de transformar su situación en la vida y alcanzar sus objetivos propuestos para el cambio y el desarrollo personal. Se puede encontrar más información acerca de esta terapia en Internet en: www.healingwaymethod.com.

Por último, la homeopatía, la terapia del color y la modulación de neurotransmisores pueden ser beneficiosas para procesar y curar el trauma emocional. También recomiendo el libro, *Feelings Buried Alive Never Die,* de Karol Truman.

Descripción de la Persona Que Se Cura Completamente de la Enfermedad de Lyme

En general, es fácil conseguir que las personas enfermas tomen sus suplementos. Sin embargo, hacerles cambiar sus dietas y tratar sus traumas emocionales es mucho más difícil. Además, los pacientes más enfermos poseen un mayor bagaje emocional del cual deben encargarse, y por consiguiente, su curación es mucho más complicada, a menos que sean capaces de llevar a cabo la difícil tarea de curar dichos traumas emocionales. Las personas que no siguen una dieta saludable y que no tratan sus retos emocionales tendrán dificultad para mejorar.

Dicho esto, parece que a los terapeutas se les ha enseñado que si sus pacientes tratan únicamente sus problemas emocionales, esto lo arreglará todo. Pero conocí a una mujer que llevó a cabo algunas tareas de curación emocional y como resultado, tuvo una reacción de Herxheimer grave y acabó en el hospital durante tres días. ¡Ocuparse de sus problemas emocionales casi la mató! Me quedé sin habla, y pensé, *¿Qué diablos es esto? ¡Se supone que las personas mejoran cuando tratan sus problemas emocionales, y no que empeoren!* De modo que como terapeuta, puedes pensar que lo tienes todo planeado, pero luego te encuentras con que no es así y resulta que aún hay mucho misterio implicado en el proceso de curación. Por tanto, cuando mis pacientes no mejoran aunque yo así lo espere, ahora pienso: *Bueno, este puede ser el camino que ellos tienen que pasar para estar bien. Esto (el funcionamiento de la curación) no tiene nada que ver conmigo, después de todo. De verdad que no.* Pongo todo mi corazón en mi trabajo y doy recomendaciones a los pacientes con la enfermedad de Lyme, pero al final, sus caminos hacia la curación no tienen nada que ver conmigo. Quiero decir, que deseo ayudarles seriamente pero sus caminos en este mundo y el plan que Dios tiene para ellos, en realidad, están fuera de mi alcance.

No obstante, me he desilusionado por lo que sucedió con la mujer que empeoró al tratar sus traumas emocionales, porque yo la había animado durante mucho tiempo a que se ocupara de ellos, asegurándola que mejoraría una vez que lo hiciera.

Afortunadamente, su perspectiva ha sido que su crisis de curación tan sólo fue otro paso más en el proceso de curación, pero parte de mí sigue pensando, *¿Por qué tuvo que suceder? ¡Se suponía que el tratamiento de sus problemas emocionales sería la última pieza de su puzzle de curación! ¿Por qué no mejoró?* Pero este tipo de cosas pueden suceder. Con todas las herramientas y técnicas que utilizo en mi práctica, la curación de los pacientes se produce en capas. Nosotros pelamos una capa de la enfermedad, y luego aparece otra, y en ocasiones, la nueva capa implica la manifestación de nuevos síntomas. Es como si la mente subconsciente y/o el organismo dijeran, "¡Muy bien, gracias por prestarme atención finalmente, ahora lucha contra esto!" En consecuencia, los pacientes presentarán síntomas que nunca antes habían tenido, y esta sería la nueva pieza del puzzle de la que se tienen que ocupar.

¿Siempre Es la Enfermedad de Lyme la Causa Principal de los Síntomas?

La enfermedad de Lyme se denomina la gran imitadora, porque imita a más de 300 enfermedades diferentes. Algunos médicos dicen que la enfermedad de Lyme siempre es la causa principal de los síntomas en los enfermos crónicos con Borrelia y coinfecciones, mientras que otros creen que el Lyme sólo es una parte del problema. Ambas perspectivas probablemente son válidas y si el Lyme es la primaria o la secundaria en el cuadro sintomatológico general, depende de la persona. Por ejemplo, algunas personas podrían tener virus que siempre han estado en sus cuerpos y que con el tiempo, han destruido sus sistemas inmunes iy posteriormente su Lyme "se despertó" y decidió hacer una fiesta con su colágeno! Luego existen otros que, antes de ser infectados por la Borrelia, eran personas totalmente saludables, pero después de un paseo por el bosque, desarrollaron la enfermedad de Lyme. Sin embargo, intento no quedarme atascada averiguando cuál fue la primera causa de los síntomas de mis pacientes. Simplemente trato de hacer recomendaciones para su curación basándome en sus síntomas, sus análisis y en qué punto de su trayecto de curación se encuentran actualmente.

En cualquier caso, tanto si sus síntomas son o no causados en su mayoría por la enfermedad de Lyme, es beneficioso para ellos no mirar a sus enfermedades a través de "la lupa del Lyme". Por ejemplo, cuando un paciente presenta un pequeño bulto en su piel y dice, "Estoy segura de que es Bartonelosis", yo respondo, "Podría ser, o puede que llevara puesta una camiseta que le rozara". No todos los síntomas se relacionan con la enfermedad de Lyme. Además, aunque es importante estar informado acerca de la enfermedad de Lyme, no creo que sea beneficioso para la gente quedar enganchados en una mentalidad de "la enfermedad de Lyme". En ocasiones, un resfriado sólo es un resfriado, y un tic ocular tan sólo es un tic ocular. Es bueno observar los síntomas, pero no llegar a obsesionarse con ellos. ·

Retos del Médico y del Paciente en el Tratamiento de la Enfermedad de Lyme

Un gran reto que los médicos tienen en el tratamiento de los pacientes con Lyme es hacerles creer que las estrategias emocionales pueden ser útiles para su curación, incluso cuando los pacientes afirman que ellos "ya lo han hecho todo".

Otro reto es cuando "el remedio llega a ser peor que la enfermedad". Algunas veces la manera de salir de la enfermedad es muy difícil. Cuando los pacientes responden al tratamiento pueden volverse más sintomáticos. Y aunque los médicos traten de ayudarles lo más posible durante este proceso, para algunos esta ayuda no es suficiente. El cumplimiento es un reto para los pacientes cuando éstos se encuentran más enfermos durante un régimen de tratamiento, especialmente cuando no parecen estar progresando mucho en su curación.

Hacer frente a las limitaciones económicas de los pacientes es otro gran problema, tanto para médicos como para pacientes. Muchos pacientes de Lyme se han arruinado económicamente por la enfermedad porque no están trabajando y en consecuencia han perdido muchos ingresos. Muchos tampoco tienen un gran sistema de apoyo, pero necesitan muchos tratamientos y para ellos es imposible económicamente pagarlos.

No todo el mundo puede permitirse saunas, Neurología Cuántica o baños de pies, no digamos de los suplementos y los alimentos orgánicos. Si los pacientes tienen un presupuesto limitado, probablemente no puedan permitirse alimentos orgánicos, y para mí, esto es un obstáculo en su recuperación.

Por otra parte, esto puede no ser cierto si crees en la filosofía de que lo que sucede en la vida de una persona es lo que se supone que tiene que suceder. Sin embargo, parte de mí se resiste a esta filosofía, y pienso, *Si tan sólo esta paciente pudiera comprarse esto...si tan sólo pudiera permitirse aquello, ella estaría bien.*

Desgraciadamente, al final, creo que en general, aquellas personas que tienen unos recursos económicos adecuados tienen una mayor probabilidad de curación que las que no los tienen.

Por otro lado, conozco algunos pacientes de Lyme que tienen unos recursos económicos adecuados porque trabajan, y si bien son lo bastante funcionales para tener un trabajo, parece que no pueden curarse completamente porque ellos mismos tienen que empujarse todo el tiempo. ¡Los síntomas de dichas personas mejoran enormemente cuando se van de vacaciones! Por lo tanto, a pesar del hecho de que puedan tener más recursos económicos que otras porque trabajan, no se curan porque tienen que tratar el estrés del trabajo. Este es otro reto en el tratamiento de los pacientes con Lyme.

Cómo Pueden Ayudar al Enfermo la Familia y los Amigos

¡La familia y los amigos pueden ayudar a sus seres queridos con la enfermedad de Lyme dándoles más dinero para pagar los tratamientos! También, es importante ayudarles a hacer las pequeñas cosas. Cocinar, comprar y limpiar la casa, por ejemplo, pueden marcar la diferencia enormemente, al igual que ayudarles a organizarse, de modo que sus casas estén menos desordenadas, ofrecerse a llevarles a las citas, u organizar sus suplementos para la semana. Dichas tareas pueden ser, en realidad, retos para el enfermo. Las personas con Lyme se agobian por todo lo que tienen que hacer, de modo que a veces no hacen nada. Es como si se paralizaran. Por este motivo, es importante echarles una mano con dichas tareas. Quiero decir ¡Que yo ni siquiera estoy enferma, y sé que sería una gran ayuda para mí si alguien viniera una vez por semana a cocinar para mí!

Respetar lo que siente la persona enferma también es útil. La familia y los familiares deberían educarse acerca de la enfermedad y creer a sus seres queridos cuando les hablan sobre sus síntomas. ¡No se los están inventando! Necesitan que se les reconozca y que se les anime.

Ejercicio

El tipo de ejercicio que las personas con enfermedad de Lyme deberían realizar depende de la persona y de su condición. Algunas personas responden bien al ejercicio aeróbico, al entrenamiento con pesas y a sudar, tres veces por semana. Para otras, dicho ejercicio es imposible, y necesitan hacer cosas como estiramientos o yoga. Animo a mis pacientes a realizar todo lo que les funcione. Existen muchas formas de aumentar el ritmo cardíaco sin salir a realizar ejercicio aeróbico. Lo ideal sería que la gente encontrara actividades con las que disfruten y que impliquen algún tipo de movimiento y cuidado del cuerpo físico, pero que estén al alcance de sus limitaciones físicas. Deberían asegurarse de que cualquiera que sea la actividad que realicen, ésta sea divertida, de modo que les mantenga interesados y motivados. ¡Y no deberían olvidar dar pequeños pasos al empezar un programa de ejercicios!

Tratamientos para la Enfermedad de Lyme Que No Son Beneficiosos

Cuando los pacientes toman demasiados medicamentos, esto es perjudicial para su curación. Veo este problema con frecuencia en niños autistas que tienen la enfermedad de Lyme; están con Valtrex, medicaciones anti-psicóticas y todo tipo de antibióticos. Aunque entiendo que a veces los medicamentos son necesarios, me preocupan los efectos a largo plazo que dichos medicamentos tienen sobre el sistema inmune y el intestino. También me preocupa que utilicemos en exceso las terapias antibióticas, y que creemos más "super-bacterias" como resultado. De todos modos, matar a los microbios sólo es una pieza del puzzle. Reforzar el sistema inmune del paciente, regular sus hormonas y regenerar sus órganos y tejidos es igual de importante.

Tratamiento de los Problemas Estructurales

El tratamiento de la enfermedad de Lyme es un proceso multifactorial. Rara vez se trata de nada más que tratar las infecciones, y por esta razón, es importante para los médicos abordar tantos factores como sea posible que contribuyan a las enfermedades de sus pacientes. Además de las toxinas físicas y algunos otros problemas que he mencionado anteriormente en algunas partes de este capítulo, dichos factores incluyen el estrés electromagnético y geopático, las alergias y los problemas estructurales.

Muchos médicos no abordan ni tratan los problemas estructurales de sus pacientes, pero gran parte de la energía del organismo está dirigida a mantener la estructura del cuerpo, de modo que si médicos y pacientes no se encargan de esta pieza del puzzle del Lyme, entonces los pacientes tendrán menos energía disponible para la curación. Cuando la estructura del cuerpo está desalineada, el sistema nervioso no puede enviar las señales apropiadas a órganos y tejidos. Por ejemplo, cuando un hueso desalineado irrita el nervio que va al hígado, el resultado es un hígado que no funciona correctamente.

Las personas con la enfermedad de Lyme tienden a tener una postura horrible, así como dificultades para mantener los ajustes quiroprácticos. Esto sucede por varios motivos. En primer lugar, las bacterias del Lyme atacan al colágeno, y posteriormente esto destruye el sistema de refuerzo estructural del organismo. En segundo lugar, cuando las glándulas adrenales son débiles, esto crea una laxitud ligamentosa (los ligamentos también ayudan a mantener la estructura del cuerpo). Afortunadamente, las células madre vegetales pueden reforzar los tejidos blandos del organismo y favorecer la producción de nuevo colágeno.

Si las personas con Lyme no intentan solucionar sus problemas estructurales, entonces empeorarán sintomáticamente, y en el futuro desarrollarán más artritis, dolor muscular y articular, y no debido al Lyme, sino a los problemas estructurales. La gente subestima la importancia de la estructura en la salud humana. Los quiroprácticos lo entienden, pero éstos tienden a saber poco acerca de la enfermedad de Lyme, por tanto, también es importante que conozcan más sobre esta patología. También es importante que los profesionales de la salud expertos en Lyme entiendan la importancia de solucionar los problemas estructurales cuando ayudan a sus pacientes a curarse de esta enfermedad.

Una de las técnicas en Neurología Cuántica consiste en regular la columna vertebral y las extremidades con una herramienta llamada Arthrostim. El Arthrostim es un dispositivo que parece una pistola y suena como un martillo neumático. Esta herramienta vuelve a colocar a los huesos en su lugar, pero también puede ser empleada para liberar los puntos de activación y conseguir la liberación visceral, o de los órganos limitados. Por tanto, se trata de una herramienta multifactorial que puede ser enormemente útil para solucionar los problemas estructurales en aquellas personas con Lyme. Es más, ya que la Neurología Cuántica también rehabilita el sistema nervioso, los terapeutas pueden curar funcionalmente los sistemas nerviosos de sus pacientes al mismo tiempo que tratan sus problemas estructurales. Por último, la terapia también puede curar hasta cierto punto la laxitud ligamentosa, pero desde que estamos hablando de una población que no puede mantener bien sus ajustes, es más importante aún que el aparato libere energía en el organismo para la curación, a medida que alivia los síntomas.

Las personas con la enfermedad de Lyme tienen ligamentos y segmentos vertebrales que son hipermóviles debido a la laxitud, pero los ligamentos y las vértebras que rodean a éstos también pueden ser hipomóviles, y cuando esto no se trata, puede causar degeneración. Mantener los ajustes quiroprácticos y realizar los tratamientos, tales como los encontrados en la Neurología Cuántica, pueden ayudar a corregir y prevenir dicha degeneración. Cuando los pacientes llevan un buen plan de tratamiento del Lyme que consiste en eliminar las bacterias, reforzar el sistema musculo-esquelético e inmune y regenerar el colágeno, entonces sus problemas estructurales serán más fáciles de tratar.

Por último, creo que una metodología polifacética es lo mejor para tratar la columna vertebral. Algunos de los extractos de células madre vegetales son buenos para la regeneración del colágeno y para reforzar la salud del tejido blando, al igual que otros suplementos existentes en el mercado. Por lo tanto, realizar una combinación de técnicas prácticas, trabajar con el láser frío sobre el sistema nervioso y tomar suplementos, constituyen la mejor estrategia global para el tratamiento de los problemas estructurales. Cualquier cosa que se pueda hacer para reforzar la estructura del organismo, y liberar tanta energía curativa como sea posible, ayudará de forma significativa a la curación del paciente.

Para la suplementación de colágeno, recomiendo Collagen Complex PCHF(S), el cual es una mezcla de vitaminas y minerales que refuerzan la producción de colágeno. También, recomiendo un producto de amino ácidos llamado MAP que es un bajo consumidor de nitrógeno, lo que significa que es altamente absorbible. Este producto fue originalmente desarrollado para deportistas de élite, pero se encontró que ayuda de forma significativa a los pacientes de cáncer cuyos músculos se estaban debilitando. Algunos pacientes con la enfermedad de Lyme que han utilizado este producto observan un cambio positivo durante las primeras dos semanas de iniciarlo. Muchas de las células madre vegetales son excelentes para rejuvenecer y restaurar el tejido blando. El Cedro del Líbano es un medicamento de células madre vegetales que también ayuda a promover la producción de colágeno. Se denomina el Botox natural, porque después de varios meses ¡Se cree que rellena las arrugas! Por último, la terapia láser (o de luz) también es beneficiosa, porque junto con la estimulación de la producción de colágeno, reduce la inflamación y estimula a la mitocondria para producir energía.

Últimas Palabras

Las personas con la enfermedad de Lyme siempre deben recordar que la curación de este tipo de patologías es una maratón, no una carrera corta. Deberían permanecer vigilantes y trabajar en tantas piezas de su puzzle de curación como puedan. Nosotros los terapeutas, de este campo estamos buscando constantemente formas más fáciles, rápidas y mejores de tratar esta enfermedad. A las personas con enfermedad de Lyme, sólo me gustaría decirles:

¡Ustedes pueden superarlo! No tengan miedo a probar diferentes tratamientos, y "buscar soluciones." Si usted tiene un gran kinesiólogo, usted podrá orientar mejor sus alternativas de tratamiento. ¡Y por favor, recuerde que usted NO es su enfermedad!

Cómo Contactar con Elizabeth Hesse-Sheehan, DC, CCN

Experience Health, Inc.
Dra. Elizabeth Hesse Sheehan DC QN
12121 100th NE Kirkland, WA 98034
www.experiencehealth.info

•CAPÍTULO 13•

Jeffrey Morrison, M.D.
NEW YORK, NY

Biografía

El Dr. Jeffrey Morrison es un médico que defiende una metodología nutricional para el cuidado de la salud, así como para la prevención y reversión de enfermedades degenerativas. Los tratamientos del Dr. Morrison están dirigidos a potenciar la capacidad del cuerpo para curar y desintoxicarse por sí mismo. Los tratamientos seguros, no tóxicos y no invasivos están demostrando ser más poderosos que los tratamientos convencionales, los cuales implican fármacos y cirugías que a menudo son peligrosas.

El Dr. Morrison terminó su licenciatura en psicología en la Universidad de Rochester y obtuvo su doctorado médico en la Universidad de Medicina Jefferson de Philadelphia. Formado y licenciado en Medicina de Familia, completó su formación complementaria en medicina ambiental.

En 2001, el Dr. Morrison formó parte del equipo médico del Atkins Center de Medicina Alternativa y Complementaria en New York City, donde trabajó con el Dr. Robert Atkins, el promotor de la famosa dieta pobre en carbohidratos, la Metodología Nutricional Atkins (o dieta Atkins, como se conoce normalmente). Posteriormente, pasó a ser el director médico del Wellness Medical Center de Medicina Integrativa en New York City.

En 2002, el Dr. Morrison abrió The Morrison Center en la Quinta Avenida, a tan sólo unos pasos de la Union Square de Manhattan. Desde entonces, el Dr. Morrison ha utilizado con éxito su medicina integrativa y su metodología nutricional tanto para la optimización de la salud como para el tratamiento y la prevención de enfermedades degenerativas, tales como la artritis, la enfermedad de Lyme, la hipertensión, los desequilibrios hormonales, la obesidad, la diabetes, la fatiga crónica, la ansiedad, el envenenamiento por metales pesados y muchas otras dolencias.

El Dr. Morrison es miembro de la Academia Americana de Medicina Ambiental (AAEM-The American Academy of Environmental Medicine) así como profesor y miembro de la Junta Directiva de la Universidad Americana para el Avance de la Medicina (ACAM— American College for the Advancement in Medicine). Ha aparecido en televisión, escrito artículos en periódicos y capítulos para libros de texto, y ha dado conferencias por todo el país en el campo de la medicina complementaria e integrativa.

El Dr. Morrison ha destacado como especialista de la salud en The Discovery Channel, Next Top Model, y en varios documentales relacionados con el anti-envejecimiento. También, ha contribuido con artículos en publicaciones como Cosmopolitan, Men's Journal, Shape, Fitness y New York Magazine, así como en otras fuentes relacionadas con la salud por todos los Estados Unidos.

Filosofía de Curación/Metodología de Tratamiento

Comencé a involucrarme en el tratamiento de la enfermedad de Lyme cuando empezaron a llegar a mi consulta pacientes con síntomas de Lyme y me di cuenta de que no sabía cómo tratarlos. De modo que en 2005, recibí seis meses de formación avanzada en el tratamiento de las infecciones transmitidas por garrapatas por parte del Dr. Burrascano, médico especialista en Lyme y esto me ayudó a dar forma a lo que hago hoy en día.

Durante el tratamiento de la enfermedad de Lyme, mi objetivo es asegurarme de que he identificado las infecciones que presentan mis pacientes, lo cual consigo mediante pruebas sanguíneas y realizando una historia completa de sus síntomas. No siempre tengo claro por qué algunos pacientes no mejoran, incluso después de ser tratados para la enfermedad de Lyme. En consecuencia, cuando éstos son tratados, es importante para los médicos asegurarse de que todas las coinfecciones comunes de Lyme hayan sido tomadas en cuenta, incluyendo la Babesia, la Bartonella y la Ehrlichia, así como las infecciones oportunistas como la Chlamydia pneumoniae, el Mycoplasma, y los virus como el HHV-6 y el Epstein-Barr.

A menudo, una persona que recibe una picadura de garrapata presentará los síntomas, mientras que otra no, lo que significa que los factores genéticos y medioambientales probablemente también determinan si una persona desarrollará la enfermedad de Lyme crónica. Por esta razón, junto con el tratamiento de las infecciones, también trato el sistema inmune y corrijo cualquier deficiencia nutricional. Evaluar los niveles cuantitativos de inmunoglobulinas, los subtipos de IgG, los niveles de B-12 y ácido fólico, la 25-hidroxi Vitamina D, la ferritina y los niveles de magnesio en los glóbulos rojos son una parte importante de esta evaluación.

También encuentro que mis pacientes lo pasan muy mal para superar las infecciones si en su organismo presentan altos niveles de toxinas ambientales, tales como las acumulaciones de mercurio y plomo. De forma que también estableceré un protocolo para la eliminación de dichas toxinas, cuando sea necesario.

Otros dos problemas comunes que presentan los pacientes de Lyme y que afectan a su curación son las infestaciones parasitarias o la proliferación de levaduras en sus tractos digestivos. A veces, sus síntomas se relacionan más con uno de ellos o ambos problemas más que con las infecciones por Lyme, por tanto realizo un análisis fecal para clarificar si éstos son un problema y posteriormente, tratarlos como sea necesario.

Por último, analizo las hormonas, incluyendo el cortisol, la DHEA-S, la testosterona, la hormona del crecimiento, ect., y si existen desequilibrios, también los corrijo.

Protocolo de Tratamiento para la Borreliosis y las Coinfecciones

Borreliosis

Si mis pacientes tienen una enfermedad de Lyme crónica que consiste solamente en Borreliosis (y no en coinfecciones), entonces les administro cualquier medicación que necesiten para mejorar. Podría ser doxiciclina oral u otro medicamento. En mi práctica, algunas veces utilizo una combinación de antibióticos para tratar la Borreliosis pero no siempre es necesario dar a los pacientes múltiples antibióticos. El Ceftin (cefuroxima) y la azitromicina son una combinación que utilizo a menudo, cuando es necesario. El Omnicef (cefdinir) y el Biaxin (claritromicina) es otra buena combinación. Sin embargo, nunca sé la combinación que mejor funcionará, porque cada paciente es diferente. Algunas veces, la mejor forma de saberlo es investigando qué medicamentos les han funcionado o no en el pasado, así como los tratamientos que aún no han probado.

Además de las medicaciones orales mencionadas anteriormente, también podría administrar a mis pacientes Flagyl (metronidazol), el cual prescribo entre medias de los ciclos de antibióticos bactericidas. Por ejemplo, podría dar a un paciente Ceftin con azitromicina, y luego alternar estas dos medicaciones con Flagyl. Si los antibióticos orales no son suficientes, entonces podría utilizar inyecciones de Bicillin (penicilina) intramusculares. El siguiente paso del tratamiento, si los pacientes no responden bien a las medicaciones orales y/o a las inyecciones, consistiría en administrarles antibióticos intravenosos. En mi práctica, intentamos evitar los antibióticos IV, porque éstos presentan muchos riesgos, a pesar de que proporcionan muchos beneficios. La terapia intravenosa requiere una línea CCIP, (un catéter central de inserción periférica) que se deja en el cuerpo del paciente durante cuatro o doce semanas seguidas. Las líneas CCIP producen susceptibilidad a la infección cutánea y pueden irritar los vasos sanguíneos. El catéter se sitúa cerca del corazón, lo que también podría causar irritación en el organismo si no se colocara correctamente. Por lo tanto, existen riesgos con la terapia IV y tiendo a administrarla sólo a pacientes que no responden bien a los antibióticos orales o intramusculares.

Babesia y Bartonella

Para el tratamiento de pacientes con Babesia, utilizo Mepron (atovacuona) y azitromicina, o Malarone (atovacuona más proguanil). También suelo utilizar artemisia, que es una hierba antiparasitaria. No siempre es evidente que la infección haya desaparecido después del tratamiento, de modo que normalmente dejo un periodo de tres meses para evaluar la respuesta del paciente a dichos tratamientos. Además, es importante tener en cuenta que los medicamentos por sí mismos pueden debilitar a los pacientes y, muchas veces, es difícil saber si éstos aún tienen síntomas como resultado de sus infecciones o si están presentando efectos secundarios por sus tratamientos.

Para el tratamiento de la Bartonella, prescribo Levaquin (levofloxacino), Bactrim, o rifampicina, entre uno y tres meses.

Tratamiento de las Infecciones Oportunistas

Si bien puede ser importante descubrir si los pacientes tienen infecciones oportunistas (que no son lo mismo que las coinfecciones comunes del Lyme), no necesariamente las trato porque creo que, por lo general, no son la causa de los síntomas. Éstas sólo tienden a causar problemas si los pacientes presentan otros trastornos importantes además del Lyme, tales como la proliferación de levaduras, toxicidad por metales pesados o deficiencias nutricionales, y tienden a desaparecer una vez que dichos problemas hayan sido tratados. Por ejemplo, en el pasado utilizaba medicamentos antivirales para las infecciones oportunistas, pero me frustraban porque generalmente no hacían que el paciente se sintiera mejor y tampoco eliminaban las infecciones.

¿Son Siempre La Enfermedad de Lyme y las Coinfecciones la Causa Principal de los Síntomas?

El Lyme y las coinfecciones no siempre son la primera, o la principal, causa de los síntomas en aquellos de mis pacientes con enfermedades crónicas asociadas al Lyme. Por ello, realizo otras cosas en mi práctica además del tratamiento del Lyme y las coinfecciones, tales como protocolos de desintoxicación y el tratamiento de las deficiencias nutricionales, la proliferación de levaduras y los desequilibrios hormonales. Para algunas personas, uno o más de los problemas anteriormente mencionados es más acusado en su cuadro sintomatológico general que las infecciones de Lyme. Por tanto, la pregunta siempre es ¿Cuál es la causa subyacente de los síntomas de los pacientes? A veces esto es fácil de entender, pero otras veces, es más complicado.

Tratamiento de las Infecciones por Levaduras

Si los pacientes presentan proliferación de levaduras, esto puede causar inflamación en su organismo, así como reacciones de Herxheimer cuando la infección es eliminada por el tratamiento.

La modificación dietética es el tratamiento más importante para las levaduras. Para los pacientes es importante mantener una dieta baja en carbohidratos y levaduras. El azúcar, el pan, el queso curado, el vinagre y los productos de panadería se encuentran entre los alimentos que deberían evitar. También, prescribo determinadas hierbas, como el ácido caprílico, la berberina y el extracto de semilla de pomelo, o medicamentos como la Nistatina en polvo, el Nizoral y el Diflucan para ayudar a eliminar los hongos.

Desintoxicación de Metales Pesados

Si los pacientes presentan una importante toxicidad por metales pesados, entonces es vital eliminar dichos metales de su organismo, porque éstos influyen de forma negativa sobre el sistema inmune. Disminuyen la actividad de las células natural killer (NK) y producen susceptibilidad a las enfermedades autoinmunes.

Además, los pacientes presentan mucha más dificultad para la curación de la enfermedad de Lyme crónica si tienen altos niveles de metales pesados, de modo que es necesario tratarlos, además de las infecciones.

Los síntomas de toxicidad por metales pesados muchas veces son parecidos a los del Lyme, y pueden incluir falta de concentración, alteraciones de la memoria, temblores y disfunción cognitiva. Por lo tanto, debo tener en cuenta este factor cuando diagnóstico a los pacientes. Después de un diagnóstico clínico preliminar, realizo análisis de sangre para el mercurio, el plomo o el metal en cuestión, así como un test de provocación en orina para metales pesados. El test de orina consiste en administrar a los pacientes un agente quelante como el DMSA, o el calcio EDTA, y luego pedirles que recojan su orina durante seis horas para ver si alguno de los metales aparece en la misma. Si presentan altos niveles de metales, entonces también me aseguro de que no es debido a una exposición actual y posteriormente, realizo algún tipo de protocolo de desintoxicación. Éste podría incluir saunas y tomar determinados nutrientes que mejoren la eliminación de metales, tales como los aminoácidos que contienen azufre como el MSM y el ácido alfa lipoico. También puedo recomendar agentes como el DMSA o el calcio EDTA. Los baños podales iónicos y la terapia colónica también pueden ser útiles.

Tratamiento de la Disfunción Hormonal

Regular las hormonas de los pacientes es un componente importante de cualquier protocolo de éxito para la enfermedad de Lyme. Las hormonas del organismo funcionan como una orquesta, y cuando un grupo de hormonas se desequilibra, las otras también lo hacen. En mi consulta, analizo el funcionamiento de una variedad de hormonas, incluyendo las hormonas sexuales como el estradiol, la progesterona, la testosterona y la DHEA- S. También analizamos las hormonas pituitarias como la LH (hormona luteinizante), la prolactina y la HGH u hormona del crecimiento. Analizamos las hormonas adrenales como el cortisol y la pregnenolona, así como las hormonas tiroideas, incluidas la TSH, la T3 Libre y la T4 Libre. Los análisis de sangre son una forma muy fiable de medir las hormonas. Dependiendo de nuestro nivel de sospecha acerca de las hormonas que podrían estar desequilibradas en nuestros pacientes, puede ser que realicemos pruebas de seguimiento para clarificar mejor dónde y/o cuáles son sus problemas específicos. De modo que, por ejemplo, si los pacientes presentan bajos niveles de corti-sol, esto podría sugerir que tienen un problema adrenal, y continuaríamos con una prueba de estimulación con Cortrosyn para confirmarlo. Esta prueba determina si el organismo puede producir cortisol en respuesta al estrés, y si revela que los niveles de cortisol del paciente son bajos, entonces reforzaremos sus adrenales con terapia sustitutiva con cortisol o hierbas suplementarias.

En mi práctica, utilizo la terapia de sustitución con hormonas bioidénticas (TSHB) para la mayoría de los problemas hormonales. La TSHB se refiere a la sustitución de hormonas con el mismo tipo de hormonas que produce el cuerpo humano. Éstas se elaboran en las farmacias que realizan fórmulas magistrales. Para el tratamiento de los problemas tiroideos, puede ser que les recomiende un pro-ducto llamado Armour tiroideo, que se considera bioidéntico, pero no todo el mundo obtiene buenos resultados con él. Por ejemplo, a los pacientes con enfermedades tiroideas autoinmunes podría irles mejor con la terapia de sustitución tiroidea no bioidéntica, como el Synthroid.

La respuesta a las hormonas bioidénticas puede variar. Por ejem-plo, si los pacientes responden bien al cortisol bioidéntico, tienden a responder muy bien. Si no responden bien, tiendo a saberlo muy rápidamente por sus síntomas. Algunas veces, emplear alternativas al cortisol bioidéntico, como el ginseng, el regaliz o los nutrientes que refuercen las adrenales tales como el aceite de pescado y las Vitaminas B-5 y C, puede ser beneficioso.

A veces, la disfunción hormonal puede ser la causa principal de los síntomas en las personas con enfermedad de Lyme. Muy a menudo, la gente se queda encasillada pensando sobre las enfermedades crónicas en términos de categorías, tales como "Lyme", y no se paran a considerar si podría haber otro problema en el organismo que esté permitiendo prosperar a la infección por Borrelia.

Tratamiento de las Deficiencias Nutricionales

Los nutrientes básicos que recomiendo a mis pacientes incluyen un buen multivitamínico, aceite de pescado, (al menos 1000 mg, 2x/día), glicinato de magnesio, (200 mg/día), Vitamina C, (1000 mg, 2x/día), probióticos (Essential Formulas elabora un buen producto), y enzimas digestivas (como el Benezyme). También, a menudo recomiendo el hongo Cordyceps (200 mg/día) porque aumenta el recuento de células Natural Killer y mejora la energía de los pacientes. La Vitamina B-12 (1000 mcg/día), en forma de inyección o líquido sublingual puede mejorar la energía, la memoria y el estado de ánimo. Los suplementos de hierro, en forma de glicinato de hierro, algunas veces son necesarios si los pacientes tienen anemia. El Ferrasorb de Thorne Research, Inc. es un buen producto de hierro que yo utilizo. Por último, también utilizo en mi práctica Vitamina C intravenosa y nutrientes traza, ya que éstos parecen ser beneficiosos para fortalecer el sistema inmune de los pacientes. En ocasiones, añadiré magnesio a la Vitamina C IV, y encuentro que la gente presenta unos resultados absolutamente fantásticos con esta combinación. El protocolo de suplementación nutricional que recomiendo para mis pacientes también depende de sus síntomas. La mayoría de ellos tienen déficit de vitamina B-12, en parte porque es uno de los nutrientes más difíciles de absorber por el organismo. Además, si han estado tomando antibióticos, es probable que tengan menos bacterias beneficiosas en el intestino, las cuales son necesarias para ayudar a absorber la B-12.

La mayoría de mis pacientes también presentan un déficit de Vitamina D. Las mujeres tienden a tener bajos niveles de hierro. Si los pacientes están tomando Mepron, entonces presentarán niveles bajos de Co-Q10, porque el Mepron agota la Co-Q10. Las deficiencias de magnesio son probablemente tan comunes como las deficiencias de B-12. Los niveles de magnesio se van agotando siempre que una persona esté sometida al estrés, que básicamente es lo que le pasa a cualquiera que esté siendo tratada de la enfermedad de Lyme, y una vez que los niveles de magnesio intracelular están bajos, es muy difícil volver a aumentarlos, porque el mecanismo celular responsable del bombeo de magnesio al interior de las células se vuelve disfuncional. Una persona con deficiencia de magnesio puede tener espasmos o calambres musculares crónicos. Los déficits de magnesio también se suman al problema de la fatiga crónica, porque el magnesio es necesario para estabilizar el ATP, la moneda energética de la célula.

Creo que a veces, las deficiencias nutricionales también pueden ser la primera, o principal causa de los síntomas de los pacientes, y pueden estar presentes tanto si están o no tomando antibióticos para la enfermedad de Lyme. La gente en los Estados Unidos no sigue una dieta óptima. Tiende a comer comida basura, o si come sus verduras, a menudo éstas son bajas en nutrientes debido a la prevalencia de las prácticas de agricultura no ecológicas y al suelo pobre en nutrientes. De modo que puede ser que la gente consuma productos alimentarios inferiores, a pesar de que esté intentando comer el tipo "correcto" de alimentos. Además, está que el enfermo crónico requiere mayores niveles de nutrientes para curarse. El concepto popular de que las personas tienen unas necesidades nutricionales similares es una tontería. Nadie esperaría que un atleta olímpico tuviera las mismas necesidades nutricionales que alguien que esté sentado en el sofá todo el día. Y en el enfermo crónico, el sistema inmune está corriendo una maratón olímpica, y por lo tanto, el organismo de dichas personas requiere una mayor nutrición que el de aquéllas que no están enfermas. Nuestro cuerpo es una máquina, (con la diferencia de que el organismo se puede curar por sí mismo) y funcionará correctamente si le proporcionamos una nutrición adecuada, pero tenemos que asegurarnos de que las piezas de construcción estén presentes, de forma que puedan curarse ellos mismos. A veces esto significa administrar a mis pacientes inyecciones intramusculares de vitaminas o por IV, además de recomendarles una dieta adecuada y suplementos.

Magnesio

En mi consulta, también somos conocidos por administrar muchas inyecciones de magnesio a nuestros pacientes. Como se ha mencionado anteriormente, esto es importante porque una vez que los niveles de magnesio son bajos en el interior de la célula, la única forma eficaz de aumentarlos es garantizando que el magnesio llegue a donde tiene que ir para introducirse en el organismo. Los niveles de magnesio del organismo normalmente son más altos en el interior de las células, pero cuando éstas se vuelven disfuncionales, la bomba de magnesio de las mismas se daña y el resultado es que el magnesio no puede ser transportado al interior de ellas adecuadamente. De modo que para superar la barrera de entrada, debe haber una mayor concentración de magnesio fuera de la célula. Esto se puede conseguir mediante la administración de inyecciones de magnesio, lo cual restablece la bomba de calcio/magnesio a la normalidad.

El organismo posee una forma eficaz de regular el magnesio, y su capacidad para conseguir una alta concentración en las células mediante la administración de este vía oral es limitada. Por tanto, me parece necesario dar a mis pacientes magnesio de forma intramuscular o intravenosa con el fin de conseguir un pico alto de concentración en sangre de dicho mineral. La administración de magnesio por estas vías debe ser realizada bajo la supervisión de un médico, porque el procedimiento tiene sus riesgos. Por ejemplo, si alguien tiene una lesión renal o una baja presión sanguínea, se podrían producir problemas.

Recomendaciones Dietéticas

En general, si los hongos no son un problema primordial para mis pacientes, recomiendo que sigan una dieta que en mi consulta denominamos el plan de comidas de Metodología Equilibrada. Este plan permite el consumo de las siguientes fuentes de proteínas: pollo de corral, carne de vacuno alimentado con pasto, pavo, pato y pescados que posean un bajo contenido en mercurio. El atún, por ejemplo, se debería evitar. También se permiten en este plan la mayoría de las verduras, pero aconsejo a mis pacientes con síntomas articulares que eviten las verduras solanáceas, como las patatas blancas, los tomates, las berenjenas y los pimientos. Las algas están permitidas, al igual que las frutas de bajo índice glucémico, cuando se consumen sólo en temporada. De forma que en la primavera, por ejemplo, es bueno comer cítricos, moras y cerezas; en el otoño, los mejores son el melón, la manzana y la pera. El motivo por el cual recomiendo comer las frutas de la temporada es porque probablemente no han sido recogidas demasiado pronto o rociadas con pesticidas o conservantes durante su crecimiento en temporada. Además, es mejor conseguir los alimentos localmente porque se apoya a las granjas locales y los alimentos no han sido recogidos y repartidos de forma temprana. Cuando la fruta se recoge demasiado pronto, su nivel de nutrientes es menor que en la fruta a la que se le ha permitido madurar plenamente. Además de los alimentos mencionados anteriormente, también recomiendo cereales integrales, como el arroz integral, el trigo sarraceno, el mijo, la quinua y la avena. Si los cereales integrales no son procesados, tienden a ser sanos para la mayoría de la gente, pero también depende de la persona. Las legumbres son permitidas, así como los aceites saludables, como el de oliva, el de coco y el de semillas de uva. Por último, es importante evitar los alimentos blancos, incluidos el arroz blanco, el pan, las patatas y los productos lácteos (excepto el yogur, para algunas personas).

Desintoxicación

Creo firmemente que la mayoría de los pacientes con la enfermedad de Lyme crónica debería realizar algún tipo de protocolo de limpieza y desintoxicación colónica, hepática e intestinal. Algunas veces recomiendo a mis pacientes una dieta de desintoxicación específica, que consiste básicamente en utilizar un batido de proteínas a base de arroz como sustitución de una comida, mientras se eliminan determinados tipos de alimentos de la dieta. Se puede encontrar más información acerca de esta dieta de desintoxicación en mi página web, www.TheMorrisonCenter.com.

Además, recomiendo medicamentos homeopáticos para mejorar el drenaje linfático, renal y hepático. Una marca de medicamentos que yo empleo es Pekana de Alemania. El paquete de desintoxicación Pekana incluye tres medicamentos diferentes, uno para cada uno de los sistemas/órganos mencionados anteriormente. Además, me aseguro de que mis pacientes tomen fibra soluble, como cáscaras de psilio o linaza, para garantizar un movimiento intestinal regular—al menos de una a tres veces al día. Esto garantiza que el sistema de eliminación del organismo funcione adecuadamente. Creo que si los pacientes toman fibra soluble, junto con arcilla de bentonita, generalmente no es necesario que tomen otros aglutinantes de toxinas.

Recomendaciones en el Estilo de Vida

Les digo a mis pacientes que sigan una rutina durante todo el día. Es importante acostarse antes de las 10:30 PM y conseguir dormir al menos ocho horas o lo que el cuerpo necesite, así como despertarse todos los días a la misma hora. Tomar el desayuno, comer, cenar y hacer ejercicio a la misma hora cada día también es beneficioso. En realidad, las rutinas pueden eliminar tensión del organismo.

Tratamientos para el Alivio Sintomático

Insomnio

Les digo a mis pacientes que duerman en una habitación completamente oscura. Si la habitación no está oscura, deberían colocar unas persianas opacas o ponerse algún tipo de máscara sobre sus ojos a la hora de acostarse. En absoluto deberían ver la televisión en el dormitorio, ni leer en la cama. ¡La cama es para dos cosas; dormir y ya saben que más! También les digo a mis pacientes que se vayan a dormir antes de las 10:30 PM, porque después de esta hora, las glándulas adrenales empiezan a despertarse y a darles un nuevo aliento, de modo que les resulta más difícil dormirse.

Los suplementos que recomiendo para dormir incluyen melatonina, en dosis de 0.5 mg como mínimo; el GABA, (500-1500 mg), 5-HTP (100-200 mg), y la raíz de valeriana (500-1,000 mg). Además, algunas veces beber solamente infusión de manzanilla también puede servir. A veces los medicamentos farmacológicos son necesarios, pero nuevamente, eso depende de la persona. Los medicamentos que puedo recomendar incluyen el Ambien, el Sonata, el Rozerem o incluso el Xyrem.

Dolor

El tratamiento adecuado para el dolor depende de su causa. En ocasiones, es una consecuencia de un bajo nivel de magnesio en el organismo, y si éste es el caso, entonces administro inyecciones de magnesio a mis pacientes. A veces trato el dolor nervioso con Neural Therapy, que es una técnica de inyección que ayuda a restablecer el sistema nervioso y repolarizar las fibras nerviosas. Para el dolor de una determinada articulación, puedo inyectar procaína, y/o DMSO, que son sustancias anti-inflamatorias, en y alrededor del área afectada. También recomiendo aceite de pescado, MSM y boswellia, así como unas especias amargas como la curcumina y la cúrcuma. Para algunas personas, utilizo dosis bajas de Naltrexona, o Plaquenil, pero en mi práctica no me gusta utilizar Neurontin u otros narcóticos.

Depresión/Ansiedad

Para el tratamiento de la depresión, puedo recomendar SAM-e (1200mg diarios) o rhodiola y 5-HTP (100mg 2x/día). Para la ansiedad, recomiendo el aminoácido L-teanina (200/mg, 2-6 cápsulas al día), GABA (500 mg, 1-2 cápsulas, 2x/día) y/o ashwagandha, que es un tónico adrenal (500 mg, 2x/día). También, puede ser beneficioso el aceite de pescado y un producto llamado Pro DHA, al igual que los medicamentos homeopáticos, como el Rescue Remedy.

Si los pacientes presentan un trastorno de Estrés Postraumático, recomiendo que realicen una terapia denominada Somatic Experiencing, que alivia de manera significativa la ansiedad asociada a esta patología, ayudando a eliminar del cuerpo la respuesta de lucha-o-huida.

También puede ser que remita a algunos de mis pacientes con problemas emocionales a un psiquiatra holístico, que pueda prescribirles antidepresivos farmacológicos, si fuera necesario.

El trauma emocional puede jugar un gran papel en los síntomas de los pacientes, y al igual que las deficiencias hormonales o nutricionales, también puede ser una de las principales causas de los síntomas. En mi experiencia, he observado que siempre existe un componente físico y emocional en la enfermedad y que ambos deben ser tratados para que los pacientes vuelvan a sentirse bien. Otra práctica que yo recomiendo para curar la depresión y la ansiedad es la meditación, pero aconsejo a mis pacientes que trabajen con un terapeuta para aprender cómo realizarla de forma correcta. El ejercicio es igual de importante, y recomiendo prácticas como el yoga, el Pilates o incluso el entrenamiento con pesas, dependiendo de la capacidad física de cada uno. Lo más importante es que los pacientes hagan algo para mover sus músculos y mejorar la circulación, porque esto ayudará a su mente y a su organismo a recuperarse.

Errores en el Tratamiento de la Enfermedad de Lyme y Tratamientos Poco Beneficiosos

Si los pacientes reciben tratamientos sólo para la enfermedad de Lyme y no mejoran, entonces deben preguntar a los médicos que los tratan si es posible que tengan alguna otra infección o razón para sus síntomas. Al hacer esto, rompen con la forma de pensar (de los profesionales y los pacientes por igual) de ¡Que el único problema que tienen las personas con Lyme es la enfermedad de Lyme! Quiero decir que, el Lyme es una terrible enfermedad, y afecta a las personas de una forma crónica, pero no todo el mundo tiene la enfermedad de Lyme sola. Los médicos y los pacientes deben, por tanto, revisar las opciones para determinar lo que está pasando. Por ejemplo, además de los antibióticos que están tomando para el Lyme, a veces los pacientes necesitan rehabilitación para los efectos negativos que el Lyme ha producido en sus organismos.

Además, así como los desequilibrios y las deficiencias subyacentes en el organismo pueden contribuir a la enfermedad de Lyme crónica, la enfermedad de Lyme por sí misma puede igualmente activar o empeorar los problemas subyacentes en el mismo. Por ejemplo, la sensibilidad al gluten puede aparecer en las personas con Lyme. Antes de la enfermedad de Lyme, la sensibilidad al gluten puede que haya estado latente o de forma subclínica, pero puede aparecer cuando el organismo es atacado por la enfermedad de Lyme y las coinfecciones asociadas, y posteriormente, puede tener un papel protagonista en el cuadro sintomatológico general.

Obstáculos y Retos para la Curación

Existen varias razones por las que la gente no se cura de la enfermedad de Lyme, o por las que sus procesos de curación se complican.

La primera es la genética. Algunas personas están predispuestas genéticamente a la enfermedad y simplemente no poseen un sistema inmune adecuado para manejar las infecciones correctamente. Por ejemplo, Ritchie Shoemaker, M.D., en su libro, *Mold Warriors*, escribe sobre los defectos genéticos que dificultan la capacidad de las personas para desintoxicarse de las toxinas biológicas que producen los agentes infecciosos. Además, los problemas emocionales pueden complicar o bloquear la curación. Algunas personas, por ejemplo, interiorizan su enfermedad, y creen que es la consecuencia de algo que hicieron mal, o que se merecen estar enfermos. Otros se desaniman porque el camino hacia la recuperación es largo, pero es importante para ellos mantenerse positivos y optimistas, y continuar buscando una cura.

A veces el proceso de curación es rápido, pero lo más frecuente, es que lleve un tiempo prolongado, y los pacientes tienen que estar preparados para pasar por este proceso con unas expectativas realistas. Es beneficioso cuando sus terapeutas pueden estar disponibles, no sólo para darles la información acerca del tratamiento, sino también para ser un apoyo emocional para ellos. En mi práctica, trato de dar a mis pacientes tanto apoyo emocional como ellos necesiten. También puede ser que los remita a un terapeuta para un apoyo emocional adicional. Creo que esto ayuda enormemente a su recuperación.

Otro obstáculo a la curación de los pacientes es no encontrar la causa(s) subyacente(s) de sus síntomas. Este sería el reto más difícil en el tratamiento de la enfermedad de Lyme. La curación requiere profundizar y buscar, y en ocasiones, re-evaluar a los pacientes y a sus protocolos de principio a fin. Por ejemplo, cuando han seguido un protocolo durante un año, o un año y medio, y aún no han avanzado en su curación, debo decirles "¿Sabe qué? No estamos consiguiendo el progreso que esperaba, de modo que vamos a volver a analizar todo desde el principio". Y entonces les hago otro estudio diagnóstico, que consiste en realizar más análisis de sangre, tomar otra historia clínica y realizar un examen físico. Inevitablemente, acabo encontrando un problema que no habíamos considerado inicialmente.

Por ejemplo, esta misma semana descubrí que alguien a quien nosotros habíamos estado tratando para la enfermedad de Lyme crónica, en realidad tenía un problema micótico como principal causa de sus síntomas. La paciente había pensado que era Lyme, pero después de una completa reevaluación, determiné que era un problema por hongos, de modo que empezamos a tratarla con antimicóticos, y posteriormente, mejoró. Como médicos, nos gusta confiar en que hacemos siempre lo correcto, a la primera, pero esto no siempre sucede.

Si las personas con Lyme se encuentran mejor con un determinado protocolo, deben continuar con lo que sea que están haciendo. Lo más importante es que ellos mejoren. Creo que si los pacientes no están mejorando con su actual protocolo, pero quieren sentirse bien, buscarán cualquier tratamiento que sea necesario para lograrlo. Una persona que esté motivada hará lo que sea para sentirse bien, y normalmente, el dinero no es un factor en el proceso.

Amigos, Familia y Últimas Palabras

Los familiares deberían tener tiempo para escuchar por lo que están pasando sus seres queridos con la enfermedad de Lyme y participar en su viaje hacia la curación hasta el grado en que sus seres queridos se los permitan. Al hacerlo, los familiares pueden aprender sobre el proceso de curación y sobre qué clase de enfermedad es el Lyme, de modo que puedan ser de apoyo, tanto de forma emocional como garantizando que sus seres queridos hagan todo lo que tienen que hacer para sentirse bien.

Por último, las personas con la enfermedad de Lyme deberían conservar la esperanza. Hay soluciones en alguna parte; sólo tienen que ser descubiertas.

Cómo Contactar con el Dr. Jeffrey Morrison, M.D.

The Morrison Center
103 Fifth Avenue, 6th Floor
(Between 17th and 18th Street)
New York, NY 10003
Número Teléfono/Fax:
Consulta: 212-989-9828
Fax: 212-989-9827
Website: www.TheMorrisonCenter.com
Email: staff@themorrisoncenter.com

• APÉNDICES •

¿Por Qué Fallan Los Tratamientos del Lyme?
Por James Schaller, M.D., M.A.R.

Mi paciente medio ha visitado entre 10-50 médicos antes que a mí. Dichos pacientes no se han curado de su enfermedad de Lyme. A continuación, se presentan las razones más comunes para el fracaso de sus tratamientos:

1. ***Muchos médicos y pacientes ignoran profundamente cómo interpretar un Test de Western Blot***. Dicen si es "negativo" o "positivo." Incorrecto. Si una persona presenta solamente una "banda de huellas dactilares", tiene la enfermedad de Lyme. Estas bandas altamente específicas, aceptadas de forma general en la literatura mundial, son 13, 14, 17, 21, 23, 24, 25, 28, 31, 34, 35, 37, 39, 47, 50, 54, 83, 84, 93 y 94. El laboratorio puede ser un laboratorio basura que no invierta nada para optimizar su kit de pruebas, pero si una de estas bandas es positiva—el Lyme está presente. IGeneX tiene el mejor Western Blot del mundo. Ningún otro laboratorio ha invertido tanto, durante tanto tiempo, para crear el mejor test. Si su médico quiere utilizar en primer lugar un ELISA, simplemente hágalo. Para ser sincero, el test ELISA es inútil como herramienta de diagnóstico, no detecta ni siquiera los

pacientes más evidentes con PCR positiva y una clara historia de erupciones cutáneas en Ojo de Buey, que aunque no es la norma, proporciona la evidencia de espiroquetas.

2. ***Los médicos no son conscientes de las actuales metodologías de tratamiento.*** Los médicos que siguen una metodología de tratamiento IV año tras año no tienen "actualizados" sus conocimientos sobre el Lyme. Diez años de tratamiento de la enfermedad de Lyme no es aceptable. Los llamados tratamientos "curativos" a menudo simplemente reducen la carga patógena del organismo o disminuyen los síntomas sin erradicar por completo los diferentes tipos de agentes infecciosos.

3. ***Algunos tratamientos sencillamente son inútiles. Por ejemplo, el uso de oxígeno hiperbárico (HBOT), no funciona bien para el tratamiento de las infecciones transmitidas por garrapatas***. El uso del HBOT en estudios con ratones no es aplicable a los humanos. Para demostrar que el HBOT es inútil para el tratamiento de las infecciones transmitidas por garrapatas, decidí realizar un estudio con financiación propia para examinar sus beneficios en el tratamiento del Lyme (Borrelia), Babesia, Ehrlichia y Bartonella. Después de recibir 120 tratamientos a 2.4 atmósferas durante 90 minutos cada uno, todos los participantes aún presentaban resultados positivos claros para las cuatro infecciones. Por tanto, la afirmación de que el HBOT "acaba con" la enfermedad de Lyme, no tiene ninguna validez. Hablé con el fallecido Dr. Fife detenidamente y he evaluado de forma cuidadosa el estudio de investigación sobre HBOT del Dr. Robert Lombard, el cual confirmó este hallazgo más adelante. Me gusta este tratamiento para muchos problemas médicos, pero no cura las infecciones transmitidas por garrapatas. Puede ayudar en otros aspectos del sufrimiento de los pacientes.

4. ***Ignorar información nueva conduce a fracasos en el tratamiento***. Todos los grupos médicos tienen fundadores que representan el núcleo de su organización. Dichos fundadores tienen la mente cerrada a la hora de recibir nueva información. Simplemente se trata de la naturaleza humana. Por ejemplo, he publicado muchos libros novedosos sobre las infecciones avanzadas transmitidas por garrapatas, todos mostrando nueva información crítica. Para algunos médicos "Expertos en Lyme", hizo falta que los pacientes cultos les arrojaran una copia antes de que ellos leyeran esta nueva información, y para entonces, ya habían pasado años. Algunos profesionales de la salud creen en un Presidente o en un Papa experto en Lyme, pero dicho experto no existe. Claro, algunos de ellos ofrecen información útil de investigaciones anteriores. Sin embargo, nadie ha dominado la medicina moderna para las infecciones transmitidas por garrapatas y toda la información más reciente sobre las coinfecciones.

5. ***¡Médicos enfermos están intentando tratar a pacientes enfermos!*** Varios médicos me han pedido que comparta mis diferentes conclusiones, porque ellos mismos han enfermado y necesitan un tratamiento que les ayude. Les pedí que dejaran de tratarse a sí mismos, y que pasaran una hora en una consulta, revisando exhaustivamente los resultados de laboratorio. La mayoría de ellos se negaron. Trágicamente, lo que podrían haber aprendido curándose ellos mismos podrían haberlo traducido en una verdadera ayuda para sus pacientes.

6. ***Las actuales recomendaciones de tratamiento son profundamente deficientes***. A menudo los tratamientos IV son utilizados sin destructores quísticos a base de antibióticos sintéticos o herbales. El tratamiento más común para la Babesia es una cucharadita de Mepron/750 mg., dos veces al día. Los remedios herbales para la Babesia utilizados más generalmente son la artemisinina, dihidroartemisinina o artesunato (por ejemplo, Zhang

Artemisia de Heprapro.com). Este último consiste en una dosis estándar de una cápsula, tres veces al día—sin embargo, todos las metodologías mencionadas anteriormente fallan en las dosis recomendadas y publicadas, incluso después de largos ensayos de tratamiento.

7. ***La falta de estudios doble ciego de dos años conduce a fracasos en el tratamiento de la Bartonella.*** Por ejemplo, he encontrado que altas dosis de Levaquin, Rifampin, Zithromax, Doxiciclina, Mycobutin, Ceftin, Omnicef, Cumanda y Banderol, todas fallan en la cura de la Bartonella. Estos antibióticos, junto con los dispositivos de Rife que se utilizan a diferentes energías y frecuencias, pueden disminuir la carga patógena del organismo y producir sensaciones iniciales y convincentes de mejoría, pero ninguno de dichos tratamientos conduce a la curación de la Bartonella.

8. ***Los análisis existentes para la Babesia, la Bartonella y la Ehrlichia son notablemente deficientes.*** Algunos test de PCR o ADN procesados por un popular laboratorio de la Costa Este, a menudo pasan por alto una infección positiva hasta diez veces. Si un laboratorio necesita producir diez muestras de orina o sangre para mostrar un resultado positivo, no es funcional. Algunos laboratorios sólo analizan la PCR tisular cuando el tejido presenta claramente Lyme, Babesia y Bartonella que pueden verse microscópicamente. Esto es un desastre de diagnóstico. Sorprendentemente, algunos dependen de grandes laboratorios nacionales para realizar el examen manual de los glóbulos rojos para buscar la Babesia y la Bartonella. Nunca he visto a un gran laboratorio nacional detectar la Babesia o la Bartonella en más de 600 frotis manuales. Ningún laboratorio nacional ha sido capaz de detectar estas infecciones ni una sola vez en pacientes con determinadas cadenas de Babesia y Bartonella. En

repetidas ocasiones me he ofrecido para ayudarles a mejorar su tecnología, poniéndoles en contacto con expertos en hematología y en infecciones transmitidas por garrapatas. No les importaba que sus frotis manuales fueran inútiles, y fui ignorado repetidas veces.

9. ***La base del conocimiento tanto sobre el análisis como sobre el tratamiento de la Bartonella es prácticamente catastrófico.*** La Bartonella es una de las infecciones más comunes del mundo. Denominarla una "coinfección" puede ser un error. En todo caso, el Lyme (Borrelia) puede ser la "coinfección". La Bartonella se encuentra en un gran número de vectores comunes incluidos ácaros del polvo, pulgas, heces de las pulgas, saliva de las mascotas, garrapatas, etc. Sorprendentemente, puede desactivar o disminuir los anticuerpos en la enfermedad de Lyme, la Babesia, la Ehrilichia, el Anaplasma e incluso a sí misma. La Bartonella flota en la sangre y además penetra las paredes de todos los vasos sanguíneos sin causar una fiebre mortal, y de hecho, en realidad la disminuye. Es la infección de máximo sigilo. Desactiva los anticuerpos, la fiebre y los químicos protectores de la función inmune a medida que daña los órganos de 20-60 formas diferentes en cualquier parte del cuerpo.

10. ***El uso de "protocolos" o "procedimientos" establecidos en el tratamiento de las infecciones transmitidas por garrapatas es medicina sádica "de matasanos".*** ¿Por qué? Trata a cada ser humano enfermo como una máquina construida de la misma manera y que tiene exactamente los mismos problemas, lo que en definitiva hace del paciente un objeto. Vemos esta mentalidad en delincuentes peligrosos, que transforman a las personas en objetos en un esfuerzo por adaptarse a sus percepciones sesgadas del mundo. Se trata de una medicina basura por aplicar un protocolo general a un único cuerpo humano, con un grupo de infecciones polifacéticas y

complejas y una respuesta bioquímica única. Por tanto, hacer esto es "medicina **de matasanos**" e inútil, así de simple.

11. **Puesto que la Bartonella desactiva la producción de anticuerpos en infecciones como la Babesia microti o la Babesia duncani y en la enfermedad de Lyme, esta infección se debería considerar en todas las primeras consultas, pero muchas veces no es así.** Sugeriría que los médicos aprendan los 60 patrones cutáneos diferentes que se pueden crear por la Bartonella o una combinación de las infecciones Bartonella/Lyme. También les sería útil familiarizarse con los marcadores indirectos que están asociados con la infección por Bartonella, así como con aquéllos que están asociados con la combinación de infecciones Bartonella/Babesia, como IL-6, IL-1B, TNF-a, ECP, y VEGF. Hablamos de los patrones clínicos que se observan como consecuencia de dichos resultados en el libro *Babesia 2009 Update* book and *The Diagnosis and Treatment of Bartonella* (disponible en www.lymebook.com).

12. **Algunos pacientes tienen muy pocos parásitos protozoarios de Babesia, pero están causando serios problemas en sus cuerpos. Sin embargo, los médicos no reconocen que sean un problema.** Su pequeño número produce que no sean detectados en los exámenes visuales FISH, en los test de anticuerpos y PCR.

13. **La mayoría de los laboratorios no analizan las nuevas especies de Babesia y Bartonella, tales como la Babesia duncani o muchas de las otras especies documentadas de Babesia (15) o Bartonella (10) que infectan a los humanos, pero los médicos no pueden descartar la presencia de estas infecciones sólo porque los pacientes presenten resultados negativos para éstas.** Un modo de reducir el fracaso de los tratamientos es emplear nuevos trucos médicos para detectar la Babesia sigilosa. (La Babesia puede causar síntomas de fatiga continua, dolores de cabeza y aumento de peso, etc., al mismo

tiempo que dificulta el tratamiento de la enfermedad de Lyme).

a. El "truco" es sencillo: A un paciente se le administran dos medicamentos para eliminar la Babesia como el Mepron y el artesunato o Malarone (administrado por el proguanil). Dichos medicamentos se utilizan durante diez días a una dosis que tanto el médico como el paciente sientan que merece la pena el riesgo. Generalmente, al menos uno de los medicamentos eliminará algunos de los parásitos de Babesia. Aproximadamente entre diez y catorce días más tarde, se realiza un test de laboratorio de seguimiento, en el que se extrae sangre y se presta especial atención a los niveles de ECP (que se producen para matar a los parásitos). El nuevo nivel de ECP se compara con el basal. Si la ECP aumenta significativamente, por lo general es un signo de "Herxheimer" por Babesia. (Los eosinófilos liberan ECP y probablemente inyectan restos de Babesia). Cambios en el IL-6, IL-1B, TNF-a y el VEGF en los resultados de este test también son indicativos de Herxheimer por Babesia.

b. Una opción añadida es esperar seis semanas después de realizar este "truco" y comprobar los anticuerpos frente a Babesia microti o duncani del paciente. Un paciente joven con una enfermedad grave fue finalmente diagnosticado de esta forma, y después de tres semanas de triple tratamiento de Babesia presentó una mejoría clínica importante por primera vez en seis años. No poder detectar una Babesia sigilosa y de bajo volumen es un problema común cuando se tratan las infecciones transmitidas por pulgas y garrapatas. Generalmente, los profesionales de la salud con talento pasan por alto dichos parásitos en los glóbulos rojos, pero este truco casi siempre causa que los parásitos se muestren y puede ahorrar al paciente años de tratamientos fallidos.

14. **El análisis de Bartonella de la mayoría de los laboratorios nacionales es inútil. Es impresionante leer sobre los llamados "sabios" que informan a los pacientes de que no tienen Bartonella sólo porque un gran laboratorio no encontró anticuerpos frente a la infección en su sangre.** En primer lugar, estos "sabios" no entienden que la Bartonella desactiva sus propios anticuerpos, y que los grandes laboratorios sólo analizan una (o dos) de las especies que infectan a los humanos, y sus títulos de corte son increíblemente elevados. Afortunadamente, el test IGeneX Bartonella FISH estará disponible muy pronto en todo el país (excepto en el estado de New York).

15. **La inflamación y las infecciones bajan la comprensión.** Las infecciones transmitidas por garrapatas habitualmente destruyen la capacidad de los pacientes para comprender los tratamientos y da lugar a cambios en la personalidad y/o una gran resistencia para la realización de los test. Esto se debe principalmente a un deterioro del lóbulo frontal (la parte del cerebro implicada en la autoconciencia). Se muestran ejemplos de comprensión disminuida en las siguientes situaciones:

    a. Los pacientes sienten que están curados cuando sólo han experimentado una mejoría en sus síntomas.

    b. Los pacientes acuden a propósito a médicos que utilizan laboratorios de menor calidad.

    c. Los pacientes se niegan, con resistencia férrea, a realizarse los análisis para las infecciones transmitidas por garrapatas.

    d. Los pacientes rechazan los resultados positivos de los test con un gesto de las manos.

16. ***Algunos pacientes insisten en que sus problemas son por hongos y no por infecciones transmitidas por garrapatas. No pueden creer que ambas situaciones son importantes y cualquiera de ellas podría ser "la última gota" para ellos.*** Algunos pacientes enferman después de una inundación, una fuga grande o algún otro problema de intrusión de agua. Sólo sienten que están enfermos debido a las micotoxinas que se han formado en sus casas 36-48 horas después de la intrusión del agua en las paredes de yeso, el aislamiento, el enmoquetado y otros materiales con celulosa o polvo. El EPA declara que el 30% de los edificios de los EEUU tienen hongos en su interior. Algunos de estos hongos de interiores tienen químicos clasificados como armamento militar en sus superficies. Cuando la sala de la tumba del último Rey de Polonia, Casimiro IV fue abierta en París en 1973, diez de los doce científicos que estuvieron presentes murieron. Un superviviente tenía experiencia en hongos y posteriormente, encontró tres especies de hongos tóxicos.

17. ***Residir en un lugar con hongos impide que la gente se cure de las infecciones transmitidas por pulgas y garrapatas.*** Este importante factor fue el catalizador de mi decisión de escribir dos libros sobre el tratamiento de los hongos. Desde el año 1880 sabemos que el polvo y una humedad elevada conducen al crecimiento de bacterias y hongos en los interiores. Su presencia hace que la enfermedad de Lyme sea mucho más difícil de curar.

18. ***El Lyme presenta al menos una biotoxina superficial, la patentada BbTox1, y algunas personas no pueden desintoxicarse de esta biotoxina.*** Los pacientes con patrones HLA 15/16--6/5--51 probablemente no sean capaces de eliminar las biotoxinas del Lyme (R. Shoemaker) y deben tomar un aglutinante, como la Colestiramina, que ha sido utilizada para aglutinar las biotoxinas desde los años 70. Se han identificado otros patrones en 2009 que pueden ser los responsables de que el organismo libere lentamente las biotoxinas del Lyme.

19. ***Muchos pacientes que han tenido infecciones transmitidas por garrapatas presentan niveles muy altos de inflamación. Comenzar con dosis altas de antibióticos agrava este problema y complica la curación.*** Por tanto, las dosis de inicio de cualquier medicamento o hierba deberían ser muy bajas y aumentadas gradualmente a niveles más altos. Además, sustancias protectoras del hígado deberían ser administradas junto con estos medicamentos. Comenzar con una dosificación completa en un paciente "con sensibilidad medicamentosa" es similar a una batería química en funcionamiento. Las reacciones masivas de tipo Herxheimer se pueden confundir con reacciones alérgicas y pueden causar ataques de pánico, dificultad para respirar, dolor en el pecho y graves migrañas. Esta descuidada metodología, igual para todos, es común en numerosas consultas en las que unos pocos "protocolos" de mayor importancia son la rutina.

20. ***A menudo se necesitan "curitas" médicas para salvar un trabajo o un matrimonio y para cuidar de los niños, pero los médicos no siempre los prescriben.*** Sin embargo, muchas veces son un componente muy a tener en cuenta. El dolor, la fatiga, el insomnio grave, la depresión y la ansiedad con frecuencia

aumentan con las reacciones de tipo Herxheimer o como resultado de la presencia de las infecciones. Por tanto, los tratamientos parche (o curita) muchas veces son útiles y de ayuda para los pacientes. Trato con personas que trabajan en empresas, escuelas, equipos profesionales y con familias grandes. Quieren dormir 13 horas al día. Necesitan estimulantes durante un periodo de tiempo. El uso de estimulantes sintéticos o naturales se describe en *The Diagnosis and Treatment of Babesia* (disponible en www.LymeBook.com). Los pacientes no se benefician por dormir más de 8 horas. ¡Sólo puede servir para que les despidan!

21. ***Algunos profesionales de la salud no se sienten cómodos siendo agresivos con el diagnóstico de sus pacientes y el tratamiento de las infecciones transmitidas por pulgas y garrapatas. Esto es un problema.*** Si los profesionales de la salud no han dedicado 1.000 horas de formación sobre esta complicada área emergente de la medicina que requiere un gran estudio, entonces sus pacientes necesitan encontrar a médicos que se lo tomen en serio, en lugar de alguien que sólo esté "haciéndoles un favor" simplemente realizando algunos análisis.

22. ***Algunos pacientes recaen debido a que "se cansan del tratamiento". Esto quiere decir, que han sido tratados durante muchos años y están hartos.*** Han recibido nutrientes y antibióticos IV, han tomado 40 pastillas al día, probado una gran variedad de tratamientos especializados, y actualmente están cansados de todo. Se encuentran al final de la cuerda de su tratamiento. Esto es lo que sucede cuando los médicos no los tratan de manera completa y eficaz al principio de su tratamiento. Se acaban cansando del mismo. Los pacientes deberían considerar un pequeño descanso del tratamiento, y discutir esta opción con franqueza con sus terapeutas. No deberían confundir curación con mejoría.

23. ***La dosis de tratamiento que "aturde a los microorganismos" no es la misma dosis que conduce a la curación.*** La curación no es una mera reducción de la carga bacteriana. Por ejemplo, el uso de Bicillin una vez por semana sin un destructor quístico nunca curará a los pacientes de Lyme porque no se eliminan los quistes. Por tanto, años después de recibir este tratamiento, los niveles de las células del organismo que luchan contra el cáncer, marcadas por algunos como las CD57, todavía pueden estar por debajo de 90, lo que indica una infección activa. Posiblemente este es un buen test específico para la enfermedad de Lyme y otras infecciones transmitidas por garrapatas. (Los test C3a y C4a definitivamente no son específicos para el Lyme).

24. ***Familiares, amigos y otros profesionales de salud desconfiados difaman a los expertos en Lyme, y convencen a los pacientes para que dejen a los terapeutas que realmente los están ayudando.*** Generalmente utilizan el argumento de "el dinero" o el de "la rapidez de su curación" para disuadir a los pacientes de recibir la ayuda de aquéllos que sinceramente intentan ayudarles. Si los pacientes han estado luchando durante años con diferentes infecciones, no van a curarse en cuatro meses.

25. ***El último año, se propuso la existencia de biofilms del Lyme. Muchas espiroquetas producen biofilms, de manera que esta información realmente no debe ser sorprendente, pero no ocuparse de éstas puede minar los resultados de un tratamiento.*** De hecho, muchas espiroquetas en la boca son conocidas por producir biofilms, y se cree que limitan la eficacia de los antibióticos. Las organizaciones con millones de donaciones e inversiones en investigación nunca se han ocupado de este asunto.

Actualmente estoy trabajando en un manual que trata de las diferentes opciones de tratamiento para atacar los biofilms. No existe ningún artículo o libro que analice las más de veinte formas que propongo para combatir un biofilm del Lyme. Algunos profesionales creen que las enzimas altamente específicas, los medicamentos o algún mineral pueden minar un biofilm del Lyme. A pesar de que las enzimas son como llaves muy específicas, no se ha demostrado que ni una sola enzima sea la "llave" para minar un biofilm del Lyme.

26. *El auto-tratamiento es fácil de seguir pero no conduce a la curación. Generalmente los mejores expertos son caros, aún cuando se acude a personal no especializado, y su nivel de experiencia puede ser incierto.* El Internet parece ofrecer muchas alternativas de tratamiento efectivas pero ninguna de ellas, en realidad, es buena. Algunos profesionales de la salud parecen muy limitados en su metodología de tratamiento, mientras que otros están abiertos a casi todo. Por tanto, los pacientes se suben a un barco médico y ellos mismos se empujan hacia el mar. Leen a lo loco. Prueban los tratamiento a, b y c. Leen los testimonios de cientos de pacientes. Prueban una multitud de cosas diferentes sin prescripción. Algunos días, semanas o meses, se sienten mejor. Otras semanas no se sienten tan bien. Están desilusionados. Se preguntan a sí mismos, "¿Por qué tengo que hacer todo el trabajo y el aprendizaje?". No están en el sitio adecuado. Existen personas que ya han estudiado casi todas las cosas que los que padecen el Lyme van a estudiar durante los próximos diez años. Necesitan orientadores.

27. *En muchos de mis libros y en muchos sitios de Internet, los pacientes pueden leer sobre la prevención de las picaduras de pulgas y garrapatas.* No necesitan estar infectados con Bartonella, Lyme, Babesia o cualquier otra infección. Pueden saber más acerca de los pasos

básicos para protegerse a sí mismos de las picaduras de garrapata si hacen treinta minutos de lectura.

28. ***Las infecciones transmitidas por pulgas y garrapatas causan aislamiento. Arruinan las relaciones sociales debido a la disfunción cognitiva de la persona enferma, de su deficiente lucidez, depresión, diferentes adicciones, rabia, ansiedad y extrema hostilidad, o porque él/ella se niega a tratarse. Algunas veces pueden incluso provocar la violencia en aquellas personas infectadas. Esto impide la recuperación.*** Probablemente la Bartonella es la peor causa de estos problemas, pero el Lyme, la Babesia y las reacciones de tipo Herxheimer que causan también pueden aumentarlos. El aislamiento conduce a la disminución de las opciones de tratamiento. En última instancia, pueden llevar al divorcio y a la pérdida de las relaciones familiares y de amistad. Esto a su vez da lugar a la disminución de los recursos y del apoyo, al mismo tiempo que enferman. Los humanos aislados, como decía a menudo la Madre Teresa, son los seres más pobres sobre la tierra.

EXISTEN OTRAS RAZONES PARA EL FRACASO DEL TRATAMIENTO DEL LYME, PERO PARA LOS MÉDICOS Y PARA LOS PACIENTES ES IMPORTANTE CONOCER AL MENOS LAS BÁSICAS.

ACERCA DEL DR. SCHALLER: James Schaller, M.D., M.A.R., es el autor de 26 libros, seis de ellos sobre las infecciones transmitidas por garrapatas. Ha publicado más libros que nadie sobre dichas infecciones. El Dr. Schaller es el autor de 27 artículos en revistas revisadas por expertos y es uno de los más prolíficos y creativos en el mundo de los expertos en Lyme (LLMD). Es un investigador a tiempo completo con financiación propia, con una consulta privada a tiempo parcial que ofrece una atención personalizada a los pacientes. Puede visitar la página web del Dr. Schaller en: www.personalconsult.com.

Apéndices

Los siguientes libros escritos por el Dr. Schaller se venden a través de la empresa que publica el libro que usted tiene ahora en sus manos, BioMed Publishing Group, disponible en www.lymebook.com:

- *The Diagnosis and Treatment of Babesia*

- *The Use of the Herb Artemisinin for Babesia, Malaria and Cancer* [este libro habla de todos los derivados de la Artemisia]

- *Mold Illness and Mold Remediation Made Simple*

- *Bartonella: Diagnosis and Treatment* [2ª parte]

- *2009 Babesia Update: A Cause of Excess Weight, Migraines, and Fatigue*

- *The 35 Causes of Lyme Disease Treatment Failure [Fecha de lanzamiento prevista: Diciembre, 2009]*

Microbios, Toxinas y Conflictos Emocionales sin Resolver: Una Teoría Unificadora Basada en una Entrevista con Dietrich Klinghardt, M.D., Ph.D.

Artículo Escrito por Scott Forsgren, Fundador y Editor de www.BetterHealthGuy.com

A lo largo de mi trayectoria con la enfermedad de Lyme, busqué profesores y consejeros que pudieran ayudarme a definir mi comprensión del proceso de la enfermedad que tomaba lugar dentro de mi cuerpo todos los días. Desde el inicio, no era suficiente aceptar que la crisis que experimentaba era el resultado de una simple infección. Sabía que había algo más en el complejo puzzle de mi enfermedad. También sentía que una metodología de tratamiento basada únicamente en intentar manejar la infección no se traduciría en el nivel más alto de salud que yo me había propuesto alcanzar una vez más.

Después de ochos años de enfermedad y lo que a veces sentía como si fuera un fin inminente, fui diagnosticado con la enfermedad de Lyme en Julio de 2005. Finalmente tenía un nombre para la enfermedad que había asolado mi cuerpo durante tantos años. Ahora podría dirigir mejor mi investigación hacia la búsqueda de alternativas de tratamiento eficaces.

Poco después, supe del Dr. Dietrich Klinghardt, M.D., Ph.D. en Seattle, Washington. El Dr. Klinghardt está reconocido por muchos como el mejor experto en el campo de la enfermedad de Lyme. Cuando comencé a saber más sobre el trabajo del Dr. Klinghardt, de repente se me encendió la luz. Comprendí mi enfermedad de un modo diferente y completamente nuevo. Entendí cómo enfocar mi recuperación de una forma, que por primera vez, hizo que me sintiera con energías como para mejorarme. Desde el día que conocí al Dr. Klinghardt, mi viaje se ha modificado positivamente para siempre.

El "Axioma de Klinghardt" analiza los múltiples factores que contribuyen a la enfermedad y sirve como una única teoría unificadora para las enfermedades crónicas. Este axioma presenta tres componentes principales: los microbios, las toxinas y los conflictos emocionales sin resolver. Analiza las relaciones sociales dentro de esta triada y explica cómo la mayoría de los intentos para recuperarse de una enfermedad crónica no tendrán éxito sin un programa de tratamiento que se ocupe de cada uno de estos componentes de forma simultánea.

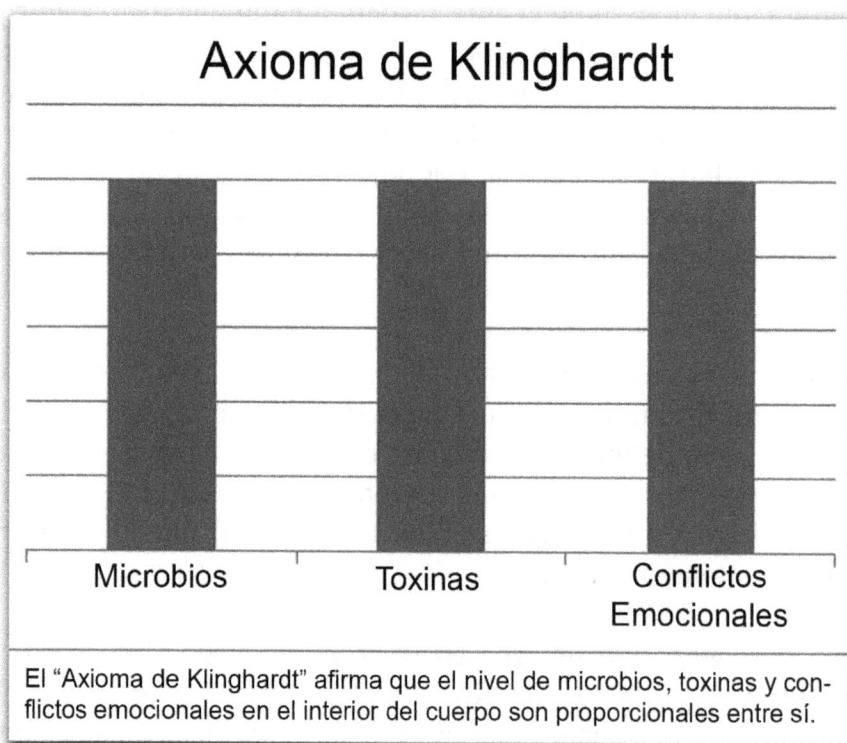

Axioma de Klinghardt

| Microbios | Toxinas | Conflictos Emocionales |

El "Axioma de Klinghardt" afirma que el nivel de microbios, toxinas y conflictos emocionales en el interior del cuerpo son proporcionales entre sí.

El "Axioma de Klinghardt" afirma que "El cuerpo siempre se esfuerza por alcanzar el equilibrio entre las toxinas, los problemas emocionales sin resolver almacenados y la presencia de microbios patógenos". Sólo mediante un protocolo de tratamiento bien planificado que tenga en cuenta todos estos factores, se logrará que el paciente vuelva a un estado de bienestar. Echemos un vistazo más a fondo a algunas de las relaciones descritas por el axioma.

El nivel de infección en el organismo se relaciona directamente con el nivel de toxinas, o la carga tóxica del cuerpo. Si esta última es alta, el nivel de microbios causante de la enfermedad también será alto. Esto conduce a una carga combinada total del cuerpo que da lugar a una enfermedad crónica. Una vez que se alcanza este estado, no existen soluciones fáciles. No se puede tratar de hacer frente a la carga de infección del cuerpo mediante un único protocolo microbiano. La carga tóxica del cuerpo también debe ser tratada para que haya alguna posibilidad de éxito en reducir la carga infecciosa del paciente.

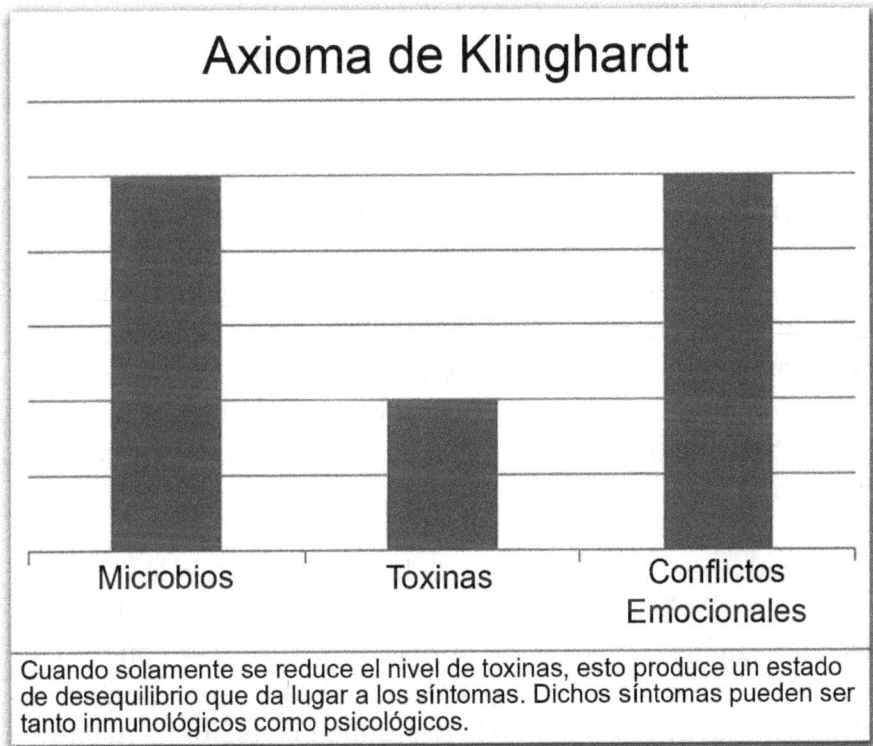

Axioma de Klinghardt

Microbios   Toxinas   Conflictos Emocionales

Cuando solamente se reduce el nivel de toxinas, esto produce un estado de desequilibrio que da lugar a los síntomas. Dichos síntomas pueden ser tanto inmunológicos como psicológicos.

Las toxinas pueden proceder de múltiples fuentes internas y externas tales como los metales pesados, retardantes de incendios, residuos de insecticidas, micotoxinas de los hongos, biotoxinas del Lyme y muchas más. Dichas toxinas producen una supresión del sistema inmune en los distintos compartimentos del organismo donde éstas residen. Una vez que estas toxinas contaminan un área del cuerpo y se reducen la función y la vigilancia inmunológica, dicho compartimento se convierte en el caldo de cultivo ideal para los microbios patógenos y se establecen numerosas infecciones. Dichos microbios no sólo se instalan, sino que básicamente son libres de producir más daño al cuerpo como consecuencia de la incapacidad del sistema inmune para manejar a estos microorganismos en áreas en las que la concentración de toxinas es muy elevada.

Si se intenta reducir el nivel de infección sin al mismo tiempo reducir la carga tóxica del cuerpo, cualquier resultado positivo será de corta duración. Una vez que el agente antimicrobiano se deje de administrar, las infecciones comenzarán a instalarse de nuevo en su antiguo hogar donde se desarrollarán en presencia de un entorno tóxico.

Los microbios crecen y prosperan de forma proporcional al nivel de toxinas almacenadas en el cuerpo. Una metodología de tratamiento de mayor efectividad sería disminuir al mismo tiempo tanto el nivel de toxinas como de organismos infecciosos en el cuerpo. De hecho, puede darse el caso de que un enfoque basado en la reducción de toxinas, la modulación y el refuerzo inmune den lugar a un resultado efectivo incluso en ausencia de un programa antimicrobiano agresivo.

Si tenemos en cuenta el efecto de las toxinas sobre los microbios a un nivel superior, debemos considerar el efecto de la radiación electromagnética, una toxina muy poderosa sobre el cuerpo humano. Los campos electromagnéticos (CEMs) procedentes de los teléfonos móviles, las torres de telefonía, los teléfonos inalámbricos y de otras fuentes pueden estimular con fuerza el crecimiento de muchos microbios en nuestro interior.

Los hongos, por ejemplo, aumentan su tasa de crecimiento y producen más micotoxinas virulentas en presencia de CEMs. Sienten que están siendo atacados y responden luchando.

Se supone que todos los niveles del microbioma son influenciados por la radiación electromagnética, incluidos los virus, las espiroquetas, el Mycoplasma, el estreptococo, el estafilococo y muchos otros. Por tanto, al examinar el efecto de las toxinas sobre los microorganismos, no debemos considerar solamente la carga tóxica de nuestro cuerpo. Debemos analizar las fuerzas tóxicas que están a nuestro alrededor y esforzarnos todo lo posible por minimizar las toxinas externas que también poseen poderosas propiedades que favorecen la enfermedad.

A continuación, pasamos a los conflictos emocionales y cómo los traumas del pasado representan un factor importante en la curación. En las enseñanzas del Dr. Klinghardt en el área de Psiconeurobiología Aplicada (APN), el Dr. Klinghardt habla sobre las relaciones

"El cuerpo siempre se esfuerza por alcanzar el equilibrio entre las toxinas, los conflictos sin resolver almacenados y la presencia de microbios patógenos."

entre las emociones específicas que experimentamos y los órganos que son afectados por dichas emociones. Por ejemplo, la ira y la frustración son emociones primarias que se asocian con los riñones. Ser demasiado crítico o controlador afecta al intestino grueso. Las emociones de soledad o abandono afectan al intestino delgado.

Cuando dichas emociones están presentes y no se tratan, alteran el flujo sanguíneo en los órganos asociados. Los conflictos sin resolver producen bucles de excitación en el subconsciente y son expresados por las ramas del sistema nervioso simpático, lo cual conduce a hipoperfusión y vasoconstricción (flujo sanguíneo reducido) así como a una hipersensibilización de los receptores del dolor.

Cuando se reduce el flujo sanguíneo, la vigilancia inmunológica también se reduce en dichos órganos y la liberación de nutrientes y oxígeno se ve disminuida. Como consecuencia, los niveles de infección y toxinas aumentan, puesto que el sistema inmune ya no es capaz de llevar a cabo su trabajo en dichas áreas. Si los órganos que se deterioran son órganos de desintoxicación como los riñones o el hígado, se produce una disminución general en la eliminación de toxinas que resulta en una redistribución de las mismas dentro del tejido conectivo y de la matriz.

La matriz es el espacio entre las células–el área del cuerpo que incluye los vasos sanguíneos, los nervios autónomos, los fibroblastos, el colágeno, la elastina, los glicosaminoglicanos, las membranas celulares de las células vecinas, las células del sistema inmune y los nutrientes. La matriz es el lugar desde donde los nutrientes y las sustancias transportadoras de información pasan al interior de las células y a donde van las toxinas que salen de las células.

La matriz en su conjunto es un importante lugar de almacenamiento para las toxinas del cuerpo. Psicológicamente, la matriz se relaciona con los conflictos emocionales sin resolver con la madre. Básicamente es otro órgano del cuerpo. Si el organismo pudiera desintoxicar cada día más de lo que tiene en su interior, no habría la necesidad de un órgano de almacenamiento. Sin embargo, si el cuerpo no pudiera desintoxicar lo que se encuentra a diario, la matriz se convertiría en un contenedor de almacenamiento de reserva y actuaría como una esponja. Una vez que la matriz es contaminada, los nutrientes, el agua y el oxígeno transportado al interior de las células se deterioran, el transporte de restos metabólicos desde las células a las vías de excreción se bloquea y la enfermedad crónica avanza. Las espiroquetas Borrelia viven en la matriz y son organismos consumidores de colágeno que se alimentan de tejido conectivo. Una de los elementos clave de un buen protocolo de desintoxicación es garantizar que la matriz ya no actúe como una esponja para los residuos tóxicos.

Para la mayoría de las personas es fácil aceptar que los microbios o las infecciones son un factor importante en una enfermedad como la de Lyme. Para algunos, se hace algo más difícil comprender del todo cómo la carga tóxica de nuestro cuerpo favorece la proliferación de los microbios causantes de enfermedad. A menudo, se trata de un orden de magnitud más desafiante para un paciente aceptar que los traumas emocionales o conflictos pueden ser un factor contribuyente a su enfermedad. Sin embargo, dichos conflictos afectan de manera muy significativa a nuestra capacidad de desintoxicación, que luego da lugar a una acumulación de toxinas elevada y a un alto nivel de microbios. Sólo mediante un programa de tratamiento que trabaje para tratar cada uno de estos tres factores, el paciente podrá encontrar y alcanzar el bienestar duradero y un nuevo estado de salud óptimo.

Fuentes:

Dietrich Klinghardt, M.D., Ph.D. es un pionero muy respetado en el campo de las enfermedades crónicas y el tratamiento de la enfermedad de Lyme. El Dr. Klinghardt estudió medicina en Freiburg, Alemania. Desde entonces, ha creado un sistema de diagnóstico integral conocido como ART, o Análisis de la Respuesta Autónoma, que ha modificado muchas prácticas médicas y ayudado a numerosos profesionales a convertirse en terapeutas de talento.

El Dr. Klinghardt ha publicado recientemente un nuevo conjunto de 5-DVD orientados a educar a médicos y pacientes. El conjunto se titula "Protocols for Patients and Practitioners: Fundamental Teachings of Dietrich Klinghardt, M.D., Ph.D." y actualmente está disponible en:

www.lymebook.com/dietrich-klinghardt-dvds

El "Klinghardt Protocol 2008" que trata sobre las metodologías de tratamiento de las enfermedades crónicas y la enfermedad de Lyme se puede encontrar en la página web del Dr. Klinghardt:

www.klinghardtneurobiology.com

Perspectivas en el Tratamiento de la Enfermedad de Lyme

Acerca del autor de este artículo:

Scott Forsgren, autor de este artículo, es el editor y fundador de BetterHealthGuy.com donde comparte sus doce años de trayectoria a través de las enfermedades crónicas solamente diagnosticadas como la enfermedad de Lyme después de ocho años de búsqueda de respuestas. Ha asistido a numerosas conferencias impartidas por el Dr. Klinghardt y también ha sido paciente del Dr. Klinghardt durante los últimos 3 años. El Dr. Klinghardt ha sido un poderoso consejero, profesor y guía mientras Scott trabajaba para entender la enfermedad que previamente había ocupado una gran parte de su vida mientras se movía hacia un lugar de salud y bienestar.

Acerca de Connie Strasheim

Connie Strasheim nació en 1974 y creció en Denver, Colorado. Obtuvo una licenciatura en Español Para Los Negocios y se graduó entre el dos por ciento mejor de su clase en la Universidad de Colorado en Boulder. Además de otros empleos, dedicó su veintena a trabajar como auxiliar de vuelo para United Airlines en New York y viajó alrededor del mundo. En su tiempo libre, participó y dirigió viajes de misiones humanitarias en América Latina y escribió novelas y libros de viajes. Éstos fueron inspirados por sus vivencias en el extranjero, en Argentina, así como por sus viajes por más de cuarenta y cinco países.

En Septiembre de 2004, y a la edad de 30 años, "cayó en picado" con la enfermedad de Lyme (aunque algunos síntomas habían empezado a manifestarse muchos años antes, durante sus años de universidad y puede que incluso en su niñez). Durante los siguientes años, visitó a más de trece médicos antes de que finalmente fuera diagnosticada con la enfermedad de Lyme en Junio de 2005, por el Dr. Arlyn LaBair en el Centro de Fatiga y Fibromialgia en Denver. Durante los años posteriores, en un intento por curarse ella misma, se convirtió en investigadora médica a tiempo completo. No siendo ya capaz de trabajar como auxiliar de vuelo, trabajó a tiempo parcial como intérprete médico y profesora particular de español siempre que su salud se lo permitía.

En Noviembre de 2007, Connie viajó a Costa Rica para escribir su primer libro sobre el Lyme, *The Lyme Disease Survival Guide: Physical, Lifestyle and Emotional Strategies for Healing,* y experimentar temporalmente lo que era, en cierto modo, una forma de vida más asequible y saludable.

Durante los últimos cuatro años, ha experimentado una mejoría importante de la enfermedad de Lyme, aunque no esté completamente curada, debido muy probablemente, al daño que el Lyme ha producido en su cuerpo y a la presencia continuada de toxinas y/o infecciones de baja intensidad. No obstante, ella ha recorrido un largo camino desde el 2005, y continua mejorando cada vez más con cada año que pasa. Este año, espera trabajar de nuevo a tiempo completo, por primera vez en casi cinco años. Connie vive en Denver, Colorado, y está disponible de forma moderada para entrevistas.

www.ingramcontent.com/pod-product-compliance
Lightning Source LLC
Chambersburg PA
CBHW080408270326
4192 9CB00018B/2946